KB122805

Goodwin & Guze's Psychiatric Diagnosis

Carol North & Sean Yutzy 저

이봉건 역

Sixth Edition

Oxford University Press

Goodwin & Guze's Psychiatric Diagnosis

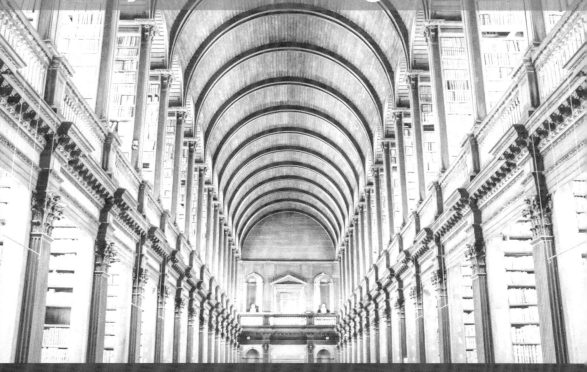

Goodwin & Guze의
이상 행동의 이해와 분류

Carol North & Sean Yutzy 저

이봉건 역

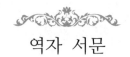

역자 서문

본 역자는 1988년1월초에 미국 SUNY Albany의 심리학과 임상심리 프로그램의 공동 director인 E. B. Blanchard의 초대를 받아 부설 Center for Anxiety and Stress Disorder에 연수를 받으러 간 적이 있다. E. B. Blanchard 교수는 학교 밖에 있는 이 센터에서 Stress Clinic을 책임운영하였고, 또 다른 공동 책임자인 David Barlow 교수는 Phobia Clinic을 책임운영하고 있었다. 이때 Blanchard 교수의 대학원 정신병리학 (psychopathology) 강의를 청강한 적이 있는데, 그 주교재가 본 원서(『Goodwin & Guze, Psychiatric Diagnosis』, 1984년 판)였고, 읽을거리는 1천 쪽이 넘는 논문이 별도로 부과되었다. 이 원서는 간결하면서도 행동적이고 객관적 입장에서 근거를 중시하며 임상실무에 필요한 행동증상을 잘 기술하고 있었다. 귀국한 후 이 원서는 본 역자의 대학원 임상심리 프로그램의 정신병리학 또는 고급이상심리학 과목의 교재로 사용되었다. 근 30년간 이 원서를 주교재로 사용해오다 보니까, 대학원 수준의 임상실무에 도움이 될 달리 마땅한 교재를 발견하지 못하여, 후학들을 위해 이 책을 번역해야겠다는 마음을 먹게 되었다.

이 책은 미국 정신의학계에서 객관적 근거를 중시하는 와싱톤 학파의 Donald W. Goodwin, M.D. & Samual B. Guze, M.D.의 35년간 유명한 저술인 『Psychiatric Diagnosis』를 Carol North & Sean Yutzy가 대를 물려받아 관련된 최신의 과학적 연구를 추가하여 저술한 책이다. 이 원서의 특징은 우선 임상 실무에 적용가능한 내용을 충실하게 소개하고 있는 점이다. 또한 최근 동향과 연구결과를 빠뜨리지 않고 상세하게 소개하고 있어서, 세계적으로 정평 있고 많이 채택되는 교재인 것도 장점이다. 원서는 『DSM-IV-TR』 체제로 되어 있지만, 이 책의 장점이자 주요 근간인 정신병리의 서술은 그대로 유용하다. 본 역서에서는 원서에서의 총 14개 장 중에서 임상실무용으로 필수적이라 판단되는 10개 장을 소개하였다. 『DSM-5』는 본 역자가 학부 이상심리학 교재용으로 Davison, Neale, & Kring, & Johnson의 『Abnormal Psychology』 (2015)를 번역한 『이상심리학』(시그마프레스, 근간) 책을 참조하라.

원서를 번역함에 있어서 독자가 읽기 쉽고 이해하기 쉽도록 노력했다. 보다 우리 말답고 읽어서 쉽게 이해할 수 있게끔(readable), 의역하고 문장을 다듬었다. 또한 가급적 한글을 사용하다 보면 뜻이 정확하게 들어오지 않을 수 있으므로 독자의 이해를 돕기 위하여, 과거 이정균 교수팀의 정신과교과서(정신의학, 일조각)의 방식에 따라서 한글과 영어를 병기하였다. 이는 국내의 전문 용어가 통일되어 있지 못하여 의사소통이 원활하지 못할 수 있는 점을 보완하고, 전공 원서를 읽을 때와 자료검색을 할 때 도움이 될 것이다.

이 방면의 보다 효율적인 학습을 위해서는 우선 학부 수준의 이상심리학 교재를 읽고, 객관식 문제를 풀어서 전반적으로 고르게 숙지하는 것이 좋다. 더 깊은 공부 & 실무능력 증진을 위해서는 임상실무에 초점을 둔 책(예: 본 역서)을 읽는다. 그 다음에는 임상 실무에 관한 주관식 문제를 풀어본다(예: Kaplan & Sadock의 『Synopsis of Psychiatry and Study Guide and Self-Examination Review』). 다음에는 사례집을 읽는다(예: Meyer의 사례집 『Case Studies in Abnormal Psychology』 번역서, 학지사 근간). 또한 외국에서 제작된 사례 증상을 충실히 소개하는 비디오테이프를 시청하는 것도 도움이 될 것이다. 끝으로 관련 전문가로부터 지도감독(supervision) & 피드백을 받는 것이 도움이 될 것이다.

본 역서를 출간함에 있어서 세밀하고 꼼꼼하게 교정을 해주고 교재의 가독성을 높이기 위하여 문장을 많이 다듬어준 글로벌콘텐츠의 편집부 직원들께 감사드린다.

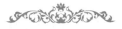

6판 서문
Preface to the Sixth Edition

이 교재가 첫 출간된 지 35년이 지났다. 이 기간 동안에 정신의학은 두 가지 주목할 만한 노선에 따라 진보한 것이 명백하다.

첫째, 대부분의 정신과의사(psychiatrists)들은 진단가(diagnosticians)가 되었다. 이를 위한 토대의 어느 조그만 부분도 이 교재의 초기 판의 저자와 협력자들이 마련해주지 못했다. 여기에는 미국 St. Louis에 있는 Washington 대학교의 Eli Robins, Robert A. Woodruff, Donald W. Goodwin, 그리고 Samuel B. Guze 이 포함된다. 특히, 정신과 질환/진단에 대한 이들의 두 갈래의 철학적 접근법은 정신질환의 근원에 대해서 "불가지론(agnostic)"의 입장을 취하는 것으로서 신뢰스럽고, 재생산 가능한 자료에 토대를 두고 정신과적 결론(진단 기준을 포함하여)을 내리는 것이었다. 진단을 위한 접근방식으로는 정신과 질환의 근원에 대해 "이론적이지 않은(atheoretical)" 원칙을 적용하여, 과학적 증거에 기반을 두고 결론을 도출하고 기준을 개발하였다. 이런 접근은 1980년에 가장 잘 팔린 『DSM-III』(『정신장애의 진단 및 통계 편람』, 3판; 『Diagnostic and Statistical Manual of Mental Disorders』, 3rd edition)이 출간된 후에 훨씬 폭넓게 받아들여졌다(그리고 현장에서 전반적으로 받아들여졌다). 『DSM-III』와 Washington 대학교 접근방식 사이의 "유사점"은 놀랄 만한 일이 아닌데, 위에서 소개한 저자들이 『DSM-III』 전문위원회의 저자들 중의 일원이었을 뿐만 아니라 연구위원회 구성원 전체의 1/3이 Washington대학교에서 훈련받았기 때문이다.

궁극적으로, 『DSM-III』는 대부분의 다른 의학 영역에서 오랫동안 사용되어 왔던 바, 주요 정신질환에 대한 널리 인정될 수 있는 공통언어와 명료한 기준을 굳건하게 해주었다. 주요 정신질환에 대해 좌절을 겪었기 때문에, 젊은 과학적으로 훈련된 의사들은 출간된 체제(framework)를 의사소통, 연구, 진단, 그리고 처치의 토대로서 최소한은 의지할 수 있었을 것이다. 전문분야 안팎 모두에서 존경받는 많은 학자들이 지난 20년간 이런 접근방식을 공격해오곤 했지만, 대부분의 모든 정신과 관할 영역에서의 이것의 유용성은 부정할 수 없는 채로 남아있다.

특히 홍미로운 것은 20년이 지나오는 동안에 외부로부터의 영향력이 정신의학 분야에서 진단 모형을 사용하는 것을 더욱더 군건히 해주었다는 점이다. 그밖의 발전 사항 중에서도, 진단은 진료에 대한 비용청구시 기본적인 요구사항이 되었는데 (즉, 포괄수가제[diagnostic-related groups, 또는 DRGs]), 단지 특정 진단(특히 II축 장애 등은 제외하고)만을 변제(payment)하면 되었다. 인증(accreditation)의 요구조건은 일반 의학에서 진단의 균일성을 강제화 하였으며, 그리고 처치를 담당한 전문가 사이의 의사소통이 활발해졌는데, 특히 의학 전문분야들 간에 그러하였다.

요약하면, 내부의 영향력과 외부의 영향력이 모두 정신의학계로 하여금 진단적 또는 의학적 모형을 주요 정신질환에 대한 인정받는 접근법으로 받아들이게 몰고 갔다.

두 번째 주목할 만한 노선은 비판적 검토가 계속되는 가운데 시간이 흘러감에 따라서 주요 정신과 진단에 대한 이와 같이 경험적으로 근거를 둔 "접근방식"이 점차 퍼지게 되었다는 것이다. 『DSM-III』가 출간된 후 연속해서 여러 번의 근소한 개정이 있었는데 (1987년의 『DSM-III』 개정판[Revised] 『DSM-III-R』, 1994년의 『DSM-IV』, 그리고 최근 2000년의 『DSM-IV-Text Revision』[DSM-IV-TR]을 포함하여), 대부분의 학자들은 가장 최근 판(『DSM-IV/DSM-IV-TR』)이 이 세상에서 가장 널리 인정된 정신과 진단 교재가 되었다고 주장한다. 본 정신과 진단이라는 교재의 초기 저자들에 의해 처음으로 뒷받침을 받았던 이런 접근방식의 안정성은 검토와 시간의 시련을 우뚝 거쳐서 확립된 것으로서 이제는 이런 접근의 근본적인 내재된 강점을 입증해주고 있는 것이다.

Sam Guze은 사망하기 2년 전에, 우리(C.S.N.와 S.H.Y.)에게 본 정신과 진단이라는 교재의 6판을 쓰도록 요청하였다. 우리는 이 방면의 발전에 대한 그의 견해와 보조를 같이 하며 그리고 신경과학이 수십 년간에 걸쳐서 진화해왔지만, 정신과 진단의 기본은 불변의 상태에 머물러있다는 그의 견해에 동조하였다. 우리가 이 최신 판에서 달성하고자 노력했던 것은 관련된 최신의 과학적 연구를 추가하는 것으로서, 이런 연구는 놀랄 것도 없이 정신과 진단이 최우선이라는 명제를 계속 뒷받침해주고 있다.

이 6판에서는, 모든 장(chapters)에 가장 최신의 신뢰스러운 자료가 포함되도록 갱신되었으며 또한 보다 현대적인 언어에 맞게 다소 근소한 갱신도 이루어졌다. 각장 별로 신경생물학적 발견(neurobiological findings)이라는 새로운 절을 추가하여 각진단에 관련된 내용을 개관하고 있다. 독자는 일부의 진단이 지난 13년간에 걸쳐서 집중적인 연구의 대상이 아니었다는 것을 명백하게 알 수 있게 될 것이며 그리고 생물학적 연구결과를 조사해보아도 이를 포함시킬 것을 지지하는 새로운 발견의 조짐도 나타나지 않았다는 것을 알 수 있을 것이다.

단지 약 12개의 진단 항목(실체, entities)만 포함되어야 한다는 우리의 입장(이와 같이 이단적인[heretical] 견해에 대해서는 초판의 서문을 보시오)은 확고부동하지만, 학계에서는 다른 진단, 특히 외상후 스트레스 장애와 경계선 성격장애의 타당도 확립을 향해서 적극 추진해왔다. 우리는 이 두 진단에 대한 장들(chapters)도 포함시켰는데, 왜냐하면 이 두 진단이 최근에 상당한 흥미를 이끌고 있으며, 이 두 진단의 타당도 및 신뢰도의 현재 수준을 보여주기 위해서이다(물론 우리가 이 두 진단이 본 교재의 이전 판에서 소개된 첫 12개 진단과 같은 수준의 타당도가 확립되었다고 여기기 때문은 아님).

6판에서는 장들의 순서와 배열을 다소 조정하였다. 공황장애와 공포장애는 하나의 단일한 장으로 합쳐졌는데, 그 이유는 공황장애가 이제는 공포장애의 한 유형으로 정의되고 있기 때문이며, 역으로도 마찬가지이다. 외상후 스트레스 장애와 강박장애도, 공황 및 공포 장애의 경우와 마찬가지로, 불안 장애로 분류되기 때문에, 이 진단들을 이어서 제시하는 것이 자연스럽다. 반사회성 성격장애는 이제는 신체화장애 뒤에 제시되는데, 그 이유는 이 두 장애가 성별(gender)에 의해 부분적인 영향을 받는 정신병리 연속체(spectrum of psychopathology) 위에 위치할 수 있음을 보여주는 역사적 증거가 있기 때문이다. 경계선 성격장애에 대한 새로운 장은 이 교재의 이전 판에 소개된 유일한 성격장애의 장 뒤에 배치하였다. 또한 진단에 대한 증거 기반의 기준(evidence-based criteria)의 발달 과정 및 그 역사를 개관하기 위해 입문의 장(introductory chapter)이 추가되었다. 이 의도는 독자들에게 이 교재의 나머지 부분에서도 그 근간이 되는 진단 지침의 근원을 알려주기 위한 것이다.

우리는 참고문헌을 광범위하게 최신으로 갱신하였으며, 애초의 연구논문(original research articles)을 인용했던 것의 상당 부분을 최근의 개관논문으로 대체함으로써 독자들에게 장차의 연구를 위해 당장 접근가능한 자료출처를 알려주려고 하였다. 애초 연구의 역사적 고찰에 관심이 있는 독자들은 이 교재의 이전 판에서 인용된 문헌을 찾을 수 있을 것이다.

현재의 저자들은 정신과 진단(Psychiatric Diagnosis)이라는 본 교재의 애초의 목표에 철두철미하게 충실히 머물러 있다. 즉 정신의학에서의 현대적인 지식을 간명하고 실용적인 요점 정리식으로 소개하는 것, 자료 인용은 풍부히 제시하되, 이론은 많지 않고, 그리고 개인적 의견은 가능한 한 적게 제시하는 것이다.

C. S. N.
Dallas, Texas

S. H. Y.
Albuquerque, New Mexico

초판에의 서문
Preface to the First Edition

장미는 장미이고 장미이다.

GERTRUDE STEIN

왜냐하면 장미는 계속 장미로 남아있기 때문이다.

분류에는 두 가지 기능이 있다. 의사소통 그리고 예측이 그것이다. 장미는 간명하게 정의될 수 있다. 장미에는 새의 깃 모양의 잎이 있고, 장미 과(科)에 속한다 등등. 당신이 그 정의에 대해 무언가를 알고 있는 사람에게 '장미'를 말하는 경우에는, 의사소통이 이루어진다.

또한 장미는 그 생애 과정(life history)을 예측할 수 있다. 즉 장미는 장미로 머물러 있다. 장미가 국화로 변한다면, 장미는 애초부터 장미가 아니었을 수도 있다. 유충이 나비로 변하듯이, 장미가 국화로 변하는 것이 늘상(routinely) 있는 일이라면, 그것도 자연스러운 일이다. 자연스런 발달 과정에는 변형(metamorphoses)이 들어가 있을 수도 있지만 그것도 "자연스럽게(natural)" 늘상(routine) 있는 것이어야 한다.

의학에서 분류는 "진단(diagnosis)"으로 불리며, 이 책은 정신과적 조건(psychiatric conditions)의 진단에 관한 책이다. 진단 항목—질병, 질환, 증후군—은 유용성이 있을 만큼 충분히 연구된 것일 경우에만 포함시켜 소개한다. 장미처럼, 이런 진단 항목은 명료하게 정의될 수 있으며 다소간의 예측가능한 경과를 갖고 있다.

위와 같은 항목을 선택할 때, 지침은 다음과 같았다 : 진단은 예후이다(Diagnosis is prognosis). 정신의학에는 진단 항목이 많지만, 임상 문헌에 기반을 둔 것은 거의 없다. 즉 해당 조건이 명료한 기준에 의해서 정의되고 추적조사 연구를 통해서 예후에 대한 지침을 제공해주는 것이 거의 없다. 이런 부분이 부족하기 때문에, 이와 같은 항목은 사회학자들이 말하는 소위 "이름붙이기(labeling)"와 비슷한 것들이다. 두 가지 예를 들면, "수동공격성 성격(passive-aggressive personality)" 그리고 "정서적으로 불안정한 성격(emotionally unstable personality)"이 있는데, 이들은 대부분의 성격 진단의 경우와 마찬가지로, 부적절하게 연구가 이루어져 왔기 때문에 우리는 이런 항목이 유용한지의 여부를 알지 못한다.

모든 환자가 이 교재에 소개된 항목을 사용해서 진단을 내릴 수 있는 것은 아니다. 이런 경우에는, "진단불가(undiagnosed)"라는 것이 우리의 생각에는 부정확한 명칭을 적용하여 우리가 알고 있는 것보다 더 많은 뜻이 부정확하게 들어가는 것보다는 더 적절할 것이다. "기능적(functional)" 그리고 "심인성(psychogenic)" 그리고 "상황에 따른 반응(situational reaction)"과 같은 용어가 설명 불가능한 것을 의사가 설명하려고 할 때 때로는 쓰고 싶은 표현이다. 이들은 통상 "나는 모른다"는 것을 의미하기 때문에, 우리는 이를 피하고자 한다.

정신의학에서의 분류가 아직도 원시적인 단계에 머물러 있기 때문에, 우리가 항목을 선택할 때 의구심을 가져야하는 데에는 상당한 근거가 있다. 일반적으로 우리는 쪼개기 보다는 합친다. 따라서 우리는 정동장애(affective disorders)가 두 개가 있게 된다. 즉 공식적인 분류용 명칭으로는 6개의 정동장애가 언급되는데, 주요(primary) 정동장애와 부차적(secondary) 정동장애의 두 개가 있다. 정신분열증은 "예후가 좋은(good prognosis)" 정신분열증과 "예후가 나쁜(bad prognosis)" 정신분열증으로 나누는데, 일부의 학자들은 좀 더 세분해서 나누기를 선호한다. 이렇게 하는 이유는 "자료(the literature)"에 있는데, 이는 주로 추적조사 결과(follow-up studies)를 의미한다.

"추적조사는 진실을 가장 잘 드러내주는 것으로서, 이는 암초처럼 많은 세세한 이론을 난파시켜주고 바위로서 그 위에 더 나은 이론을 세울 수 있게 해준다"라고 P. D. Scott는 썼다. "부검이 일반의사에 중요한 것처럼 추적조사는 정신과의사에게 중요한 의미를 갖는다." 이런 연구가 모두 완전하지는 않지만, 우리들은 없는 것보다는 있는 것이 낫다고 생각한다. 그리고 피할 수 없이, 우리의 "임상적 판단"이 개별적인 연구들의 장점을 평가하는 데 더 우세했던 적이 있었다. 정신의학의 어떤 교재도 오늘날에는 어느 정도 이런 부분이 없이 쓸 수는 없을 것이지만, 우리는 개인적 견해를 최소한으로 제한하려고 노력했다. 대부분은 아니지만 많은 주장에는 자료를 인용하였으므로, 독자는 참고문헌을 검토하여 스스로의 판단을 세울 수 있을 것이다.

"질병(disease)"이라는 용어를 쓸 때에는, 이의 의미는 다음과 같다 : 즉 질병은 증상(symptoms) 및/또는 증세(signs)의 집합체(cluster)로서 경과를 다소 예측할 수 있는 것이다. 증상이란 것은 환자가 당신에게 알려주는 것이다. 즉 증세라는 것은 당신이 보는 것을 말한다. 해당 집합체는 신체적 비정상과 연관이 있을 수도 있고 또는 없을 수도 있다. 요점은 질병이라는 집합체가 질병을 확인하고, 예방하며, 때로는 치유시키는(curing) 것을 전문으로 하는 의사의 진찰을 초래할 수 있다는 것이다.

많은 사람들이 정신과적 문제를 질병으로 생각하는 것은 어려운 일이다. 한 가지를 들면, 정신과적 문제는 통상 증상 —생각 및 감정에 대한 호소(complaints)— 또는 남에게 피해를 주는 행동으로 구성되어 있다. 발열이나, 발진 같은 증세는 거의 없다. 진단을 확진시켜줄 실험실 검사도 거의 전무한 실정이다. 사람들이 말하는 내용도 시간이 흐르면서 달라지며, 행동도 마찬가지이다. 증세 보다는 증상에 대해서 의견의 일치를 보는 것이 통상적으로 더 어렵다. 그러나 정신과적 문제가 무엇이든지 간에, 이 문제에는 "진짜" 질병과 공통점이 있는데 - 일반의사의 진찰로 이어지게 되며 통증(pain), 괴로움(suffering), 기능부전(disability) 및 사망과 연관이 있다.

질병 또는 의학적 "모형"에 대한 또 다른 반대는 질병에 대한 오해로부터 비롯된다. 질병은 종종 신체적 비정상과 같은 것으로 취급된다. 사실상, 질병은 일반의사가 사용하는 항목으로서, "사과"가 식료품 상인이 사용하는 항목인 것과 마찬가지이다. 질병은 명확하며(precise) 그리고 연관된 현상이 시간의 흐름에 따라 안정되어 있다면 유용한 항목이다. 질병은 관행(conventions)에 불과한 것으로서 자연에 있는 그 어느 것과도 "들어맞는" 것이 아닐 수 있다. 수세기를 거치면서, 질병은 왔다 가버렸고, 일부는 다른 것들에 비해서 더 유용하여, 우리의 현재의 "질병"—의학적이든 정신과적이든—은 현재 오늘날 우리가 겪는 그것이 백 년 전의 증상과 증세의 동일한 집합체라는 보장은 없다. 반대로, 좀 더 많은 것을 알게 될수록, 보다 유용한 집합체가 등장하기 마련이다.

이 교재에는 설명이 거의 없다. 그 이유는 대부분의 정신과적 조건에 대해서 설명이 없기 때문이다. "원인 불명(Etiology unknown)"은 정신의학의 대표적인 특징일 뿐만 아니라 독소이기도 하다. 역사적으로, 원인이 일단 알려지고 나면, 질병은 "정신과적"인 것에서 벗어난다. 비타민이 발견되자, 비타민 결핍에 따른 정신과적 장애는 더 이상 정신과의사가 치료하지 않게 되었다. 스피로헤타(spirochete)가 발견되자, 페

니실린이 나왔고, 한때 주요 정신과적 장애이었던 신경매독(neurosyphilis)은 정신과의
사가 아닌 의사들이 치료하는 감염 질환의 하나가 되었다.

그러나 대부분의 의학적 질환에 대해 실제로 알려진 것은 거의 없다. 감염성 질병
조차도 감염된 이들 중 일부는 증상이 있고 다른 이들은 없다는 점에서 수수께끼로
남아있다.

사람들은 물론 원인론에 대해 계속해서 숙고하며, 그런 숙고가 검증할 수 있는
가설을 만들어내면 좋은 것이고 숙고가 진실로 잘못 받아들여지면 나쁜 것이다. 이
교재에서는, 숙고는 대체로 피하는데, 그 이유는 다른 자료에도 풍부하게 소개되어
있기 때문이다.

정신의학을 향한 이와 같은 접근방식에 대해서 마지막 한 마디를 하겠다. 때로는
"기질적(organic)"이라고도 불린다. 이는 호도하는 것이다. 아마도 더 나은 용어는 "불
가지론(agnostic)"일 것이다. 증거가 없으면, 우리는 알약이 말보다 더 낫다는 것을
믿지 않는다. 증거가 없으면, 우리는 화학이 양육방식보다 더 중요하다는 것을 믿지
않는다. 증거가 없으면, 우리는 판단을 유보한다.

옹호하는 것이 이 교재의 목적은 아니다. 오히려, 우리는 현대의 지식을 정신의학
의 관할권 안으로 들어온 이와 같은 곤란한 문제점—엉성하게 정의되고 형편없이
이해되고 있는—에 적용하는 데 이 교재의 접근방식과 관점이 유용할 것이라고 기
대한다.

D. W. G.
Saint Louis
December 1973

목차

제1장 정신과 진단의 발전
Evolution of Psychiatric Diagnosis

　　정신의학에서 진단적 접근은 미국에서는 그 전통이 길지 않으며 찬란하지도 않다. 역사적으로 1800년대 후반 유럽에서는, 프로이트와 그가 정립한 영향력 있는 정신분석 학파에서는 원인이 '심인성(psychogenic)'인 것으로 여겨지는 증상에 초점을 맞추고 있었다. 이에 따라서 정신분석의 기본 원리가 미국으로 수입되었고, 여기에서는 20세기 중 거의 3/4에 해당되는 기간을 정신분석이 지배하였다.

　　미국정신의학협회(American Psychiatric Association: APA)에서는 1952년에 첫 번째 『정신장애의 진단 및 통계 편람(Diagnostic and Statistical Manual of Mental Disorders: DSM)』(I)을 출간하는 등, 미국 정신의학은 기술적 접근(descriptive approach)을 향해 점차 옮겨가기 시작하였다. 당시의 교재에는 다양한 정신과적 상태를 진단 명칭과 함께 수록해놓기는 했지만, 명확한 기준을 제시하지 않았으며, 대부분의 증상은 특정 상황 또는 스트레스 자극에 대한 반응의 관점에서 개념화하였다. 그 당시 미국에서 지배적이었던 프로이드 학파의 접근방식에 맞게, 증상의 원인은 상징적 의미가 있는 저변의 역동적 갈등에 있는 것으로 간주되었다. 환자의 증상을 이해하려면 환자의 발달력과 인생 경험을 탐색해야만 하였다(14). 이와 같은 접근방식에서 이 분야가 과학적으로 발전하는 데 부딪혔던 문제점은 정신과적 문제의 원인론(etiology)에 대한 위와 같은 지배적인 가정을 과학적으로 검증할 수 없다는 것이 결함이라는 점이었다(18). 더욱이 신뢰도가 낮은 문제점으로 인해서 증상에 대한 해석이 곤란하게 되어서, 증상 해석이 각 환자마다 독특하게 달랐으며, 임상가마다 일관성이 없었다. 위와 같은 접근방식을 사용해서 정신과적 문제에 대해 정의를 내리는 것은 건강한 사람과 아픈 사람을 구분하는 것을 어렵게 만들었으며 이런 사례에 대한 임상가들 사이의 의사소통에 지장을 초래했다. 1968년에 APA에서는 두 번째 판(『DSM-II』)(2)을 발표했는데, 정신질환(mental illness)을 질병(disease)으로 보는 개념을 받아들이기는 했지만 여전히 명시적 기준이 없었다. 진단의 신뢰도(diagnostic reliability)는 아직 제시할 대상 속에 들어있지도 않았다. 정신의학(psychiatry)은 각종 의학 전문분야 속에서 자리를 잡기 위해서는 질병을 분류하기 위한 '질병분류학(nosology)'으로 알려진 역학 체계(epidemiological system)를 개발하는 것이 필요했다(14).

프로이트를 앞서거나 같은 시대에서 정신과적 문제를 전문으로 하는 유럽의 의사 몇 명(Kraepelin, Kahlbaum, Bleuler 등등)은 정신질환의 현상을 특유의 증상(unique symptoms), 경과(course) 및 시간의 흐름에 따른 결과(outcome)에 따라서 '증후군(syndromes)'으로 묶어서 기술하는 것이 더 유용하다는 것을 발견하였다. 이 의사들은 훨씬 이전인 1600년대 후반에 Sydenham이 처음으로 시작해서 Koch, Pasteur, Virchow 및 다른 학자들이 수 세기 동안에 걸쳐서 계속 발전시켜 온, 질병에 대한 진화적인 접근방식을 따랐다. 이 학자들의 대부분은 증후군을 파악해내면 해당 질환을 보다 잘 이해할 수 있게 되어 아마도 원인론도 알 수 있게 될 것이라고 가정했던 것이었다. Kraepelin은 정신장애(mental disorder)가 신체 질병(physical diseases)과 동일한 것으로 간주하였다. 그는 입증되지 않은 원인론적 이론에 의존하기보다 질병의 외양적 특징을 기술(describe)하기 위해 많은 사례를 주의 깊게 관찰하는 의학 전통을 따랐다. Kraepelin은 경험적 연구가 궁극적으로는 정신질환의 생물학적 근원에 대한 증거를 제공해줄 것이라고 예측했다.

분류/진단 접근방법과 그에 뒤따르는 과학적 방법은 미국 정신의학계에서는 20세기 후반 '기술 학파(descriptive school)'가 등장하기 전까지는 체계적으로 적용되지 않았다. 기술 학파의 전통은 Sydenham, Kraepelin 및 다른 학자들의 초기 업적에 토대를 둔 것이다. 1960년대 전반과 1970년대 초에는 "진단 지향적 사고방식의 최전방팀"(p. 259)(18)으로 서술되는 St. Louis의 Washington 대학교 연구진이 정신의학에 대한 기술적 접근을 정교화시켰고, 자신들이 당시 주류였던 정신분석 학파와는 근본적으로 다르다고 구분 지었다. 당시의 미국 정신의학계에서는 정신질환이 의학적 장애의 하위군이라는 믿음이 논란거리였다(18). 이런 믿음을 가진 연구진의 구성원들은 종종 '신 크레펠린 추종자(Neo-Kraepelinians)'로 지칭되었는데, 어떤 이들은 이들을 '기질적(organic)' 또는 '생물학적' 입장을 지향한다고 서술하였지만, 증상의 근원에 대한 이 그룹의 입장은 단순히 "증거 또는 반복해서 재생할 수 있는 자료가 보여주는 것"을 추구하는 것뿐이었다.

1970년에 세인트루이스(St. Louis)에 있는 Washington 대학의 Robins와 Guze(17)는 정신과 진단의 타당도 및 신뢰도를 세우는 데 필요한 단계에 대해서 논문을 출간했다. 5단계에는 다음의 내용이 들어있었다:

1. 임상적 기술(clinical description). 첫 번째 단계는 임상적 양상을 기술하는 것이다. 인종, 성별, 발병 연령, 촉발요인(들) 및 그 밖의 항목을 써서 해당 장애를 정의할 수 있다. 미국에서 기술된 임상적 양상은 영국, 러시아 및 그 밖의 국가에서도 마찬가지로 동일해야 한다.

2. 실험실 연구(laboratory studies). 여기에는 발견된 내용을 똑같이 재현해서 입증해 보일 수 있는 화학, 생리, 방사선, 또한 해부(생검 또는 부검)를 통한 실험실 검사가 포함된다.

3. 다른 장애들과의 경계 설정. 관심 있는 장애의 증상이 중복가능성이 있는 다른 장애들과 구분될 수 있어야 한다.

4. 후속 연구(follow-up studies). 최초 진단을 추적조사(통상 1년이나 그 이상의 기간 이후)해서 다시 확인하는 것으로서, 최초의 원래 진단을 확고하게 하는 것이다.

5. 가계 연구(family studies). 대부분의 정신과 질환은 그 뿌리가 유전적이든 또는 환경적 원인이든 간에, 가계를 타고 내려오는 것으로 나타났다. 가계도에서 질환이 있었다는 것이 확인되면 해당 진단의 타당도가 뒷받침되는 것이다.

1972년에 Feighner 등(10)은 위와 같은 단계를 충족시키는 진단 및 그 기준의 개요를 밝혔다. 여기에 포함된 진단은 다음과 같다: 주요 정동 장애(조증/우울증), 부차적 정동 장애, 정신분열증, 불안 신경증, 강박 신경증, 공포신경증, 히스테리아, 반사회적 성격장애, 알코올 중독, 약물의존, 정신지체, 기질적 뇌 증후군, 신경성 식욕부진증, 그리고 그 밖의 몇 가지 다른 장애가 있다. 뇌 증후군들은 제외시킨다고 하더라도, 병적 병변(pathological lesions)을 재현해서 입증해 보일 수 있는 실험실 연구는 아직까지도 개발되지 못했다는 것에 주목해야한다. 그러나 대부분의 단계(1, 3, 4, 5)를 사려 깊고 조심스럽게 완료하고 반복 확인하는 절차를 거쳐서 주요 정신질환의 타당도에 대한 토대가 확고하게 수립되었다.

출간되는 문헌에 기록을 남기기 위해, 이 연구팀은 진단 정신의학(diagnostic psychiatry)에서의 그들의 초기 업적을 영국 및 그 밖의 유럽 문헌에서 출간하였는데, 이는 그들의 생각에 적대적인 미국의 손길이 닿지 않는 곳이었다(Samuel B. Guze, 개인적 서신왕래에서). 1974년에 Robert A. Woodruff, Jr., Donald W. Goodwin, 그리고 Samuel B. Guze이 공저한 정신과 진단 Psychiatric Diagnosis 책의 첫 번째 판이 Oxford 대학교 출판부에서 출간되었다(19). 의대생들의 교육을 위해 저술했지만, 이 책은 이 분야의 우상이 되었다. 당시에 이 책은 진단 정신의학의 가장 권위 있는 교재였는데, 왜냐하면 당시 APA의 진단 교본에는 아직까지도 경험에 기반을 둔 기준이 수록되지 않았기 때문이었다.

1970년대 후반에 Robert Spitzer는 놀라운 정치적 수완을 발휘하여 두 개의 공식적 정신과 학파, 즉 정신분석 학파와 증거에 기반한/생물 학파의 회원들을 대상으로(18) 학회를 개최하여(Samuel B. Guze, 개인적 의사소통에서)『진단 및 통계 편람』제3판 (『Diagnostic and Statistical Manual』;『DSM-III』)을 만들어 내었다. 이 교본은 대부분의 정신병리(psychopathology)의 기원에 대해서 비이론적인 입장을 취하기로 되어 있었다(주목할 만한 것은, 이 교본의 채택을 막으려고 위협했던 반대 세력을 누그러뜨리기 위해, 프로이트 정신분석의 기본 개념인 신경증(neurosis)이라는 용어를 장애(disorder)라는 단어 뒤에 괄호 속에 넣는 식으로 보존하였다(18). 신경증이란 용어는 진단 교본의 그 다음 판에서는 사라졌다).『DSM-III』는 의학적 진단이 의료 시술과 연구의 핵심이라는 Washington 대학(St. Louis) 팀의 주장을 받아들인 APA의 진단 편람 중 최초의 것이었다. 『DSM-III』교본에는 주요 정신질환의 진단을 위한 Feighner 기준이 사실상 총괄적으로 들어있었다. 불행하게도 타당도와 신뢰도에 대한 고려사항에서, 또한 이 교본에는 본질적으로 검증되지 않은 기준이 매겨진 대략 213개의 그 밖의 '정신장애' 항목들도 수록되어 있었다. 그럼에도 불구하고, 타당하고 신뢰할 만한 정신과 진단을 이용하는 공통된 언어를 제작한 것과 명시적 기준을 정의한 것은 중요한 발전이었다.

어떤 학자들은 『DSM-III』의 발전을 하나의 혁명으로 간주한 반면에, 자료를 중시하는 많은 정신의학자들은 이를 단순히 당시의 상당히 진화된 일반적 의학 모형에 발맞추어 움직이는 것으로만 보았다. 『DSM-III』의 탄생으로 정신과 진단이 임상가뿐만 아니라 연구자에게도 실용적이고 유용하게 되었다. 이제 정신과 의사들은 정상과 비정상 사이의 경계가 흐릿한 차원적 관점보다는 이분법적으로 주요 정신질환에 대한 명확한 경계를 제공해주는 정신과 진단을 구비하게 되었다. 이러한 진단은 경험적 증거의 뒷받침을 받지 못한 채 이론에만 근거한 원인론적 기제에 토대를 두기보다는 정신병리에 대한 관찰 기록에 근거해서 내려진다(18). 특히 주목할 것은 주요 진단에 대한 진단 신뢰도(검사자들 사이의 진단 일치도 또는 의견이 같은 정도를 측정하도록 고안된 카파 통계치(kappa statistic)로 잰 것)가 우수 내지 탁월의 범위에 해당되는 것으로 나타나서, 임상적 근거를 토대로 내린 의학적 진단의 신뢰도가 잘 확립된 것임을 보여주었다. 자료/증거에 기반을 둔 학파는 정신과 질병분류에 대한 자신들의 접근방법을 단순히 "의학적 모형(medical model)"으로 계속해서 기술하고 있다(1973년부터). 이 용어는 '생물학적(biological; 유전자 및 두뇌 화학 같이 순전히 신체 과정에만 초점을 두는 데서 제한점이 있음을 함축함)' 모형에 비해서 더 광범위하다. 의학적 모형은 범주/진단 접근방식보다 기술적인 측면이 더 강하다. 범주/진단 접근방식에서는 의학적 정의와 서술 내에서 환경 및 사회의 측면을 위시해서 질환의 모든 측면을 다룬다.

처음에는 『DSM-III』 개발에 참여한 학자들과 정신의학의 새로운 의학적 모형을 받아들인 전문가들이 Washington 대학에서 훈련받은 전문가로 구성된 '보이지 않는 대학'을 구성하고 있다는 주장이 제기되었는데, 이들은 Iowa 대학교, Minnesota 대학교, Kansas 대학교, 뉴욕시에 있는 Columbia 대학교의 책임자 자리로 옮겨갔다. 이런 학자들의 수효와 그들의 출간물이 늘어가고 이러한 임상가/과학자들이 『DSM-III』 및 그 이전의 진단편람을 배경으로 해서 미국 정신의학계에서 자리를 잡음에 따라 이와 같은 보이지 않는 대학은 미국에서 주류 교육기관으로 성장하였다.

당시의 의학 및 정신의학에서의 지배적인 추세 덕분에 『DSM-III』의 도입으로 초래된 변화가 가일층 촉진되었으며, 당시 주류 세력은 이런 변화를 받아들였다(18). 『DSM-III』가 도입되기 전에는, 정신의학은 의학에 관한 과학적 연구 및 의료 실제의 주류 바깥에 머물러 있는 실정이었다. 심리학자, 사회복지사 및 그 밖의 정신건강

전문가들이 정신과 의사를 대신하겠다고 나설 정도였다. 정신의학에 대한 비판자들은 정신질환에 대한 정의에 객관적 기준이 없다고 주장하면서, 정신질환은 존재하지 않는다고까지 단언하기도 하였다. 『DSM-III』에서는 객관적 진단 기준을 제공하여 정신과 진단을 의학의 영역 속에 포함되도록 해주었다. 정신의학은 의학 내에서 한 전문분야로서의 자리를 다시 확보한 것이다. 진화하는 컴퓨터 기술은 질병에 관한 경험 자료를 수집하고 조사하는 데 상당히 기여하였다. 진단에서의 발전이 있자 이는 제약회사 및 독자적 연구자들이 특정 장애의 치료를 위한 신약 및 다른 치료법을 개발하도록 하는데 강력한 유도요인이 되었다. 보험회사에서는 타당성이 입증된 장애의 처치에 대한 보상을 하는 데 지침서가 될 특정화된 치료법에 대한 입증할 수 있는 증거를 보험회사에 제공해주는 진단 구조를 찾고 있었다. 진단에서 신뢰도가 구축되자 새로운 연구 기회와 방향이 나타나게 되었다(18).

APA 교본의 후속판(『DSM-III-R』 (4), 『DSM-IV』 (5), 그리고 『DSM-IV-TR』 (6))에서는 『DSM-III』에서부터 시작된, 미국 정신의학을 진단 분류에 대한 경험 기반의 체계로 변형시키는 것을 더욱더 굳건히 하고 재확인해주고 있다(18). 그러나 후속판에서는 또한 정신장애로 명명된 수효를 더 증가시켰고 더 확장시켰다(5, 6). 불행하게도 이와 같이 새로이 공표된 진단명칭은 위에서 언급한 단계를 충족하지 않았는데도, 시간이 지남에 따라 정신과 진단의 타당도와 신뢰도 구축을 위한 '최고 표준'이 되었다. 요약하면, 최근판(DSM-IV-TR) 속에 수록된 진단 명칭의 대부분은 진단의 최고 표준을 충족하지 못했다. 놀랄 것도 없이, 1990년대 및 그 이후에 부호화되었지만 주요하지 않은(coded non-major) '정신장애' 또는 진단명칭(labels)의 상당수에 관한 연구결과는 공병 현상(comorbidity, 진단 경계 상의 문제)에 관련된 의미 있는 의문점을 불러 일으켰다(이러한 문제점에 대한 관련된 예시는 이 책에서 외상 후 스트레스 장애와 경계선 성격장애의 장을 보시오).

정신의학에서 의학적 모형을 옹호하는 움직임의 효과는 그간 상당하였다. 미국 정신보건연구원(National Institute of Mental Health)에서는 『DSM-III』와 그 후속판을 정신과 장애 분류에 대한 권위 있는 교본으로 받아들였다. 『DSM-III』가 출간되자마자 곧, 미국에서는 의대생과 전공의 과정에 있는 의사들은 APA 진단 기준에 기반을 둔 자격시험을 치러야 될 것으로 기대되었다. 학술지 및 미국의 연방 연구지원 기관에서도 이와 마찬가지로 현대의 진단 관행을 APA 기준에 수록된 대로 따라 주었다.

다른 지역의 동료들, 심지어는 다른 국가의 동료들도 마침내 공통의 진단 언어를 사용하는 데 동참하게 되었다(18).

이런 역사적 과정을 통해 정신과 진단의 교재는 살아남았으며 진단의 수효는 증가하지지 않았지만, 교재의 분량 면에서는 증대되었다. 지난 반세기 동안 타당한 주요 정신질환을 뒷받침하는 축적된 자료는 천천히 공을 들여서 2판, 3판, 4판, 5판 및 이제는 6판으로 포함되게 되었다. 원저자도 모두 바뀌게 되었다. 처음에는 Bob Woodruff(1976), 나중에는 Don Goodwin(1999), 그리고 마지막으로 Sam Guze(2000)이 떠나갔다. 이 책의 새로운 저자들은 Washington 대학 팀에 속했던 원저자인 Eli Robins과 Sam Guze의 지도를 받았으며, 학생 시절에 지난 수십 년간 이 교재로 교육 받은 수백 그리고 수천 명의 다른 학생들과 함께 『정신과 진단(Psychiatric Diagnosis)』이라는 본 책을 읽었다.

이 책의 다음 장부터는 해당되는 장 속에 포함되어 있는 진단과 관련되어 수십 년간 축적된 풍부한 자료를 개관하고 있다. 이런 정보는 가장 최신의 연구결과에 대한 낱선 개관(review)을 제시하고자 하는 것이 아니다. 오히려, 경험적 연구를 통해 깔끔하게 잘 수립된 정신과 진단의 원리를 가르치고 뒷받침할 수 있기 위해서 정신과 장애에 대한 기본적이면서 오랜 세월을 거쳐 검증된 증거를 제공하자는 것이 그 취지이다.

이 장은 정신의학 분야를 뒤흔드는 최신 동향에 대해서 적절한 관점으로 다루고 소개하지 않고서는 마칠 수 없을 것이다. 생물학적 과학기술에서 진화하는 발전은 새로운 과학적 탐구 방향을 지속적으로 제시해주고 있다. 이와 같은 많은 선도적 활동이 정신병리를 이해하는데 근본적 진보를 약속해주기는 하지만, 실망스럽게도 기대한 효과를 가져다주지 못했다. 하나의 고전적인 예는 덱사메타존 억제검사(dexamethasone suppression test)인데, 이는 1980년대 초에 도입된 것으로서, 정신의학의 첫 번째 실험실 검사에 해당될 것으로 기대되었다(8). 이와 같이 널리 인정받는 지표는 많은 관심을 불러일으켰고 그 덕분에 수백 개의 논문이 쓰이게 되었다. 그러나 검사의 민감도(sensitivity)가 낮아서 임상적 유용성이 제한되었다. 물론 이 검사는 유용한 연구 도구로 남아있다.

정신의학적 유전학(psychiatric genetics)은 질병분류 방식의 통찰을 가져와서 정신과 진단의 개념화 및 유용성을 더욱 혁명적으로 발전시킬 가능성이 있는 또 다른 영역이다. 유전형-표현형(genotype-phenotype)의 관계를 보다 명료하게 밝힐 수 있게 되면 결국에는 정신과 질환의 분류에서 전통적인 Kraepelinian 이분법적 방식을 버릴 수밖에 없게 될지도 모른다고 예측된 바가 있다(9). 그러나 계속된 연구결과는 좌절감을 더욱 많이 안겨주게 되었고 유전 연구로 밝혀진 사실들이 경험에 기반을 둔 정신과 질환의 분류 방식을 조만간에 곧 근본적으로 바꾸어줄 것이라는 조짐도 없다. 첫째, "멘델의 법칙 같은" 유전자가 주요 정신장애에서 발견된 적이 전혀 없었고 앞으로도 발견되지 않을 것이라는 점이 일반적으로 인정되고 있다. 둘째, 자연이 가져오는 유전요인의 작용을 파악하려는 것은 순전히 유전 분석방법만을 갖고 정신장애를 분류해내고자 하기 위한 것이 아니다. 왜냐하면 정신과적 표현형(psychiatric phenotype)은 유전자에 의한 결과 그 이상의 것이기 때문이다. Kendler(12)는 최근에 정신병리를 일으키는 데 관여하는 것으로 알려진 유전자라고 하더라도 정신과 진단의 토대가 되지 못한다고 결론지었다. 그는 분자 유전학(molecular genetics)이 전통 유전학처럼, 정신과 진단의 개념정립을 발전시키는 데 실망스럽겠지만 거의 도움이 안 될 것이라고 예측했다.

생물 과학에서의 발전은 정신의학의 분야가 진화하도록 계속해서 도전적 자극을 주고 있다. 정신의학에서의 분류에 대한 경험적 접근이 소규모의 학자 팀과 그들이 만든 『정신과 진단(Psychiatric Diagnosis)』이라는 책이 이 분야를 변화시키는 도구가 되었던 1970년대에는 혁명적이었지만, 당대의 분류 체계는 이제는 수십 년간 보편적으로 받아들여져 왔다. 그러나 이 책의 초판이 발간된 이후 연구결과가 급속도로 많아지자 책을 수정해야 된다는 압력이 계속 있어 왔다. 당연히, 현재의 분류 체제를 비판하는 학자들은 진단 개념의 '차원적 구조(dimensional construction)'를 추구하던 과거 시대의 제안을 또다시 거론하고 더 확대해서 주장해왔다.

과거 및 새로운 일부 목소리들이 정신병리에서 차원적 방법론을 포함시키자고 계속해서 주장하고 있지만, 진단 평가시 범주 간 구분(categorical process)을 포기할 만한 설득력 있는 이유도 제시된 바가 없다. 정신과 분류에서의 차원적 구성요소를 지지하는 학자들은 진단 분류의 범주식 분류체제를 계속 옹호하기는 하면서도, 진단 분류시 차원 측정치를 덧붙이는 것이 장점이 있다고 강조하고 있다(II, 13). 많은 상황에서 항목 측정과 차원 측정은 서로 관련되어 있으며 때로는 동일하다. 더욱이, 차원 접근이 자료, 통계적 힘(statistical power), 그리고 정신과적 변화의 측정을 어느 정도는 증진시켜줄 수 있지만, 이것은 진단 평가의 실제 타당도를 여러 방면에서 살펴보고 있지 못하다. 범주로 구분하는 방식은 연구시(피험자) 포함 기준(inclusion criteria)을 수립하고 치료에 대한 임상적 의사결정을 내리는 데 의심할 바 없이 핵심적인 것이다.

항목 분류식의 진단 접근법을 비판하는 학자들은 정신과 진단의 수효가 팽창하는 것이 문제가 된다고 올바른 지적을 하고 있다(15). 증상이 있으면서도 진단 기준에 부합하지 않는 사람들을 분류할 수가 없는 것을 걱정하는 학자들은 '부분적' 또는 '스펙트럼' 진단이라는 개념을 내세우고 있다. 진단 사례와 그 밖의 것 사이에 명확한 경계가 없는 것만을 계속해서 걱정하는 학자들은(16), Washington 대학의 전통에 따라 평가된 5개 사례 중 약 1개 사례는 진단 구조 속에서 주요 항목으로 분류할 수 없다는 원저자의 상세한 설명을 보지 못한 것이다. 그래서 항목 간 경계를 구분할 때 불확실한 부분이 진단 분류 과정 속에 포함되게 되었고, 진단적 의사결정시 달리 해결할 수 없는 문제를 이런 방식으로 우회하게 되었다.

정신과 분류 체계를 다차원으로 만들려는 움직임 이외에도, 정신의학계는 단시간적 관점(short time frames)에서 정신병리를 평가하고 약물치료/심리치료 개입을 정당화해주는 성과 측정도구(outcome measures)를 개발하라는 압력을 외부로부터 상당히 받고 있었다. 이러한 추세는 임상 및 연구 상황에서 정신과 장애의 파악을 위한 간단한 선별 도구와 자기보고식 설문검사를 사용하는 것을 촉구해왔다. 그러나 이와 같이 짧은 길만 추구하는 것으로서는 특정한 정신과 진단을 조심스럽게 확립하는 것을 대체하지 못한다. 어떤 선별용 도구가 환자에 대한 전반적 평가시 쓸모가 있을 수 있지만, 이런 도구는 공식 진단에 기반을 두고 있지 않거나 또는 공식 진단에 필요한 정보를 산출해주지 못한다. 선별용 도구는 위험도가 높은 하위 집단을 식별하는데 적절하고 유용할 수 있는데, 관심 대상이 되는 집단이 너무 커서 소속된 모든 구성원들에 대한 충분한 진단평가가 불가능할 때, 이들 중에서 질환에 걸릴 위험성이 높은 사람들을 가려내어 충실한 진단 기준을 이용해서 후속된 평가를 실시할 수 있는 경우에만 해당된다. 그러나 공식적인 면접을 실시하지 않고 선별용 도구에만 의존해서 처치방향을 결정하는 데 기초가 될 수 있는 정신과 진단을 내리지 말아야 한다. 더욱이 선별용 도구는 정신병리의 일반적인 유병률을 평가하기에는 부적절하다. 불행하게도 연구문헌에는 선별용 도구를 부적절하게 사용하여 사례를 진단하고 일반인에서의 유병률을 추정한 연구들이 많이 들어있다.

전반적으로 볼 때, 정신과 진단은 절대적으로 중요한 것으로서, 개별 환자 또는 전체 인구 중에서의 (유병) 확률을 추정하기 위해 선별용 도구를 사용하는 것은 진단에 대한 첩경이 되지 못한다. 더욱이 질병의 차원적 측면이 정신과 장애에 대한 이해를 높여줄 수 있을지는 몰라도, 이런 것은 정신과 진단을 대체할 수 없는 것이다. 적어도 당분간은 정신과 의사 및 다른 전공의 의사는 지금까지 잘 확립된 정신과 진단에 의존해서 전통적인 방식으로 —환자와의 임상 면접(clinical interviews)을 통해— 정보를 수집해서 평가 및 치료결정의 지침으로 삼아야 할 것이다.

끝으로, 이 책의 본 판은 선배들께서 의료 실제와 연구의 주류가 되는 활동을 뒷받침하는 정신과 진단을 확립하고 타당화하기 위해서 수행한 원천적이고 종자의 역할을 한 노력에서 비롯된 것이다. 우리는 최근 인기를 끌고 있는 선별용 도구, '부분적 (partial)' 진단이라는 개념, 차원적 분류, 또는 정신과 진단의 경험적 전통에서 충분히 타당화되고 유용한 것으로 간주된 장애 이외의 것들은 받아들이지 못한다. 확실한 것은, 대략 50년간에 걸쳐서 이루어진 경험적 연구결과에 기반을 둔 진단의 전통은 —본 책은 새로운 지식과 새로운 변화를 충실하게 소개할 수 있도록 개정되었는데— 미래 세대의 학생들에게 정신과 진단의 기본적 개념을 잘 가르쳐줄 것이다.

참고문헌

1. American Psychiatric Association. *Diagnostic and Statistical Manual of Mental Disorders*, 1st edition. Washington, DC: Author, 1952.
2. American Psychiatric Association. *Diagnostic and Statistical Manual of Mental Disorders*, 2nd edition. Washington, DC: Author, 1968.
3. American Psychiatric Association. *Diagnostic and Statistical Manual of Mental Disorders*, 3rd edition. Washington, DC: Author, 1980.
4. American Psychiatric Association. *Diagnostic and Statistical Manual of Mental Disorders*, 3rd edition, revised. Washington, DC: Author, 1987.
5. American Psychiatric Association. *Diagnostic and Statistical Manual of Mental Disorders*, 4th edition. Washington, DC: Author, 1994.
6. American Psychiatric Association. *Diagnostic and Statistical Manual of Mental Disorders*, 4th edition, text revision. Washington, DC: Author, 2000.
7. American Psychiatric Association Task Force on Laboratory Tests in Psychiatry. The dexamethasone suppression test: an overview of its current status in psychiatry. Am. J. Psychiat., 144:1253-1262, 1987.
8. Carroll, B. J. The dexamethasone test for melancholia. Br. J. Psychiat., 140:292-304, 1982.
9. Craddock, N., O'Donovan, M. C., and Owen, M. J. Genes for schizophrenia and bipolar disorder? Implications forpsychiatric nosology. Schizophr. Bull., 32:9-16, 2006.
10. Feighner, J. P., Robins, E., Guze, S. B., Woodruff, R. A., Winokur, G., and Muñz, R. Diagnostic criteria for use in psychiatric research. Arch. Gen. Psychiat., 26:57-62, 1972.
11. Helzer, J. E., Kraemer, H. C., and Krueger, R. F. The feasibility and need for dimensional psychiatric diagnoses. Psychol. Med., 36:1671-1680, 2006.
12. Kendler, K. S. Reflections on the relationship between psychiatric genetics and psychiatric nosology. Am. J. Psychiat., 163:1138-1146, 2006.
13. Kraemer,H. C.,Noda, A., andO'Hara, R. Categorical versus dimensional approaches to diagnosis: methodological challenges. J. Psychiat. Res., 38:17-25, 2004.

14. Mayes, R., and Horwitz, A. V. DSM–III and the revolution in the classification of mental illness. J. Hist. Behav. Sci., 41:249–267, 2005.

15. Mullen, P. E. A modest proposal for another phenomenological approach to psychopathology. Schizophr. Bull., 33:113–121, 2007.

16. Neese, R. M., and Jackson, E. D. Evolution: psychiatric nosology's missing biological foundation. Clin. Neuropsychiat., 3:121–131, 2006.

17. Robins, E., and Guze, S. B. Establishment of diagnostic validity in psychiatric illness: its application to schizophrenia. Am. J. Psychiat., 126:983–987, 1970.

18. Rogler, L. H. Making sense of historical changes in the Diagnostic and Statistical Manual of Mental Disorders: five propositions. J.Health Soc. Behav., 38:9–20, 1997.

19. Woodruff, R. A., Jr., Goodwin, D. W., and Guze, S. B. *Psychiatric Diagnosis*. New York: Oxford University Press, 1974.

20. Young, A. *The Harmony of Illusions: Inventing Post-traumatic Stress Disorder*. Princeton, NJ: Princeton University Press, 1996.

제**2**장   기분(정동) 장애
Mood(Affective) Disorders

 불행한 기분이 너무 커서 자기에게 주어진 주변의 좋은 것들을 모두 잊어버리고 삶과 관련된 모든 감정도 마음속에서 사라진 것 같이 느껴질 때가 있다. 이처럼 극단적인 비관적 마음 상태로 들어가게 되는 데에는, 인생을 관조하고 죽음에 대해 생각하는 것 그 이상의 것이 있는 것이다. 당사자는 자기 스스로 병리적 멜랑콜리(melancholy)의 희생물이 된 것이다. … 이처럼 정신적 고통에 민감해져서 그 영향을 받는 일은 신경계통이 아주 정상일 때는 거의 일어나지 않는 일이다; 건강한 사람이라면 불행의 잔인한 칼끝의 희생자가 되었다고 하더라도 이런 일은 거의 나타나지 않는다. … 이런 일은 고뇌가 활발하게 양성 반응을 나타낸 것으로서, 건강한 삶을 영위하는 사람은 전혀 모르는 일종의 정신적 신경통의 일종이다.

William James
The varieties of religious experience.
In *The Epidemiology of Depression*

우울(depression)과 다행감(euphoria, 과도한 행복감)은 기분장애의 주요 증상이지만, 유일한 증상은 아니다. 기분이 저조한 것(low moods)은 불면증, 식욕부진, 자살 충동, (자신이) 쓸모없다는 느낌 또는 남에게 짐이 된다는 느낌 등의 증상과 연관되어 있으며; 다행감과 관련된 증상에는 과잉활동(hyperactivity)과 사고의 비약(flight of ideas) 등이 있다. 우울과 다행감의 정도가 환자의 생활 환경과는 잘 맞지 않는 부적절한 경우가 종종 있다. 예전에는 '정동 장애(affective disorders)'로 알려졌던 이 조건(장애)이 미국정신의학회 진단편람(American Psychiatric Association's diagnostic manual) 1987년도 판인 『DSM-Ⅲ-R』에서부터 '기분장애(mood disorders)'로 명칭이 바뀌었다.

명칭이 어떻든 간에, 기분장애의 정의는 변하지 않았다. 이는 기분 상으로 오랫동안 문제가 발생한 것으로서 위에서 기술된 심각한 증상이 동반되는 것이 특징인 일단의 장애들을 지칭한다. 기분장애는 끊임없이 분류되고 또 세분되어 왔는데, 이는 연구자들이 '정상'과 '비정상'을 구분해내서는 각기 독특한 발달 과정, 가계 유병률(familial prevalence), 경과 및 예후, 그리고 처치에 대한 반응에 따라서 달리 구분되는 임상적 군집(clinical clusters)을 만들어 낸 결과이다. 한 세기가 지났어도 가장 만족스러운 분류 방식에 대해서는 아직도 의견의 일치를 보지 못하고 있다.

이와 같이 분류방식 상으로 다양성이 있지만, 공통된 내용이 있다. 기분장애의 주요한 특징은 우울한 기분, 고양된 기분(조증), 또는 우울한 기분과 고양된 기분이 교대로 나타나는 것이다. 심한 우울은 '주요 우울증(major depression)'이라고 부른다. 기분장애를 정의해주는 구성요소는 기분 일화(mood episodes)이다. 이는 당사자의 통상적인 기분과는 다르게 뚜렷하고 지속적인 변화가 나타난 것으로서 증상이 동반되며, 주요 우울 일화(major depressive episode)는 2주 동안, 조증 일화(manic episode)는 1주 동안 지속되는 경우이다.

기분장애의 분류방식은 미국정신의학회에서 2000년도에 출간한 『DSM-Ⅳ-TR』에 따라 제시한다. 주요 우울증 일화와 조증 일화의 진단 기준은 표 2.1과 2.2에 각각 제시되어 있다.

조증 일화와 주요 우울증 일화는 그 자체만 갖고서는 진단을 내릴 수 없는데, 왜냐하면 기분장애가 있는 환자는 한 가지 질환을 겪는 과정에서 다양한 유형의 기분 상의 일화를 겪을 수 있으며, 각기 다른 일화는 별개의 장애로 진단되지 않기 때문이다. 이는 조증 기분장애에 대한 고전적 용어인 '조울병(manic depressive illness)'을 살펴보면 잘 알 수 있는데, 조울병이란 말은 조증 일화 및 주요 우울 일화 두 가지가 모두 나타나야 해당 진단을 내릴 수 있음을 시사해주는 것이다. 또한 새로운 용어인 '양극성 장애(bipolar disorder)'라는 말도 이 장애의 핵심 특징을 똑같이 보여주고 있다. 이 두 용어는 맞바꾸어 사용할 수 있다.

기분장애는 조증이 나타나면, 우울증이 나타나는지의 여부에 관계없이, 양극성 장애에 해당되는 것으로 정의된다. 우울증만 나타나는 경우에는, '단극성(unipolar)' 또는 주요 우울이라는 용어가 종종 사용된다('양극성[bipolar]'이니 '단극성[unipolar]'이니 하는 용어에 원래 함축된 뜻은 양극성 장애에는 조증과 우울의 병력이 있음을 함축하는 반면, 단극성에는 조증이나 우울 중 한 가지만의 병력이 있음을 함축하고 있다. 사실상 '양극성'이란 말은 우울이 있었던 없었던 간에 상관없이 조증의 병력만 있음을 지칭하는 것이다. '단극성'은 조증이 없이 우울 일화만 있는 경우를 지칭한다).

양극성 장애의 기준에 부합되는 환자 중 무려 40%가 우울 특징(features)이 있는 일화와 조증 특징이 있는 일화를 모두 나타내는데, 이런 경우를 혼재성 일화(mixed episodes)라 부른다. 12개월 안에 조증 일화가 4번이나 그 이상 나타나는 양극성 장애는 급속 순환성(rapid cycling)이라고 명시된다.

경미한 유형의 우울 증후군은 '기분부전 장애(dysthymic disorder)'로, 경미한 유형의 조증은 '경조증(hypomania)'으로, 그리고 조증이나 정신증 일화가 없이 경조증이나 우울증 일화 모두를 나타내는 경미한 유형의 양극성장애를 '순환성 장애(cyclothymia)' 또는 '양극성 II형 장애(bipolar II disorder)'라고 부른다.

이상의 모든 용어를 적용할 수 있으려면, 기분 상의 문제(장해) 그 이상이 필요하다. 다른 장애와 구별되는 일단의 특징적인 임상적 양상, 즉 증후군(syndrome)이 존재해야만 한다.

표 2.1 주요 우울증 일화의 진단기준

A. 다음의 증상 중 5가지(또는 그 이상)가 동일한 2주 기간 동안에 나타났고 과거의 기능과 차이가 있다; 증상들 중 적어도 한 개는 (1) 우울한 기분 또는 (2) 흥미나 즐거움의 상실이다.
  주: 일반적 의학적 상태, 또는 기분과 일치하지 않는 망상이니 환각에 기인하는 것이 명백한 증상은 포함하지 않는다.
  (1) 거의 매일, 하루 중 대부분을 우울한 기분을 나타내는데, 이는 주관적 보고(예: 슬프거나 공허하다)나 타인에 의한 관찰(예: 눈물을 글썽인다)로 파악됨. 주: 소아와 청소년의 경우 과민한 기분으로 나타날 수 있다.

(2) 거의 매일, 하루 중 대부분을 모든 또는 거의 모든 활동에 대한 흥미나 즐거움이 현저히 감소된 것(주관적 설명 또는 타인에 의한 관찰로 파악됨).

(3) 식이요법을 하지 않고 있는 동안의 의미있는 체중감소 또는 체중증가(예, 한달 동안에 체중의 5% 이상 변화), 또는 거의 매일 식욕의 감퇴 또는 증가. 주: 아동의 경우에는 예상 체중 증가치에 도달하지 못하는 것을 감안하라.

(4) 거의 매일 불면 또는 과다수면.

(5) 거의 매일 정신운동성 동요 또는 지체(안절부절못하거나[restlessness] 느려진다는[being slowed down] 주관적 느낌만이 아니라, 타인이 관찰 가능해야 함).

(6) 거의 매일 피로하거나 또는 기운 부족.

(7) 거의 매일 무가치감 또는 과도하거나 부적절한 죄책감(망상적[delusional]일 수도 있음)을 느낌(아픈 것에 대한 단순한 자책이나 죄책감이 아님).

(8) 거의 매일 생각하거나 집중하는 능력의 감퇴, 또는 우유부단함(주관적 설명 또는 타인에 의해서도 관찰됨).

(9) 죽음에 대한 반복적인 생각(단순히 죽는 것에 대한 두려움이 아님), 구체적 계획이 없이 반복적인 자살생각, 또는 자살기도나 자살하려는 구체적 계획.

B. 증상이 임상적으로 의미 있는 고통을 일으키거나 또는 사회적, 직업적이거나, 다른 중요한 기능영역에서 손상을 일으킨다.

C. 증상이 물질(예: 남용하는 약물, 처방된 약물)에 의한 직접적인 생리적 효과 또는 일반적 의학적 상태(예: 갑상선 기능저하증) 때문이 아니다.

D. 증상이 사별(bereavement, 예: 사랑하는 사람을 잃은 것)로 더 잘 설명되지 않는다.

*『DSM-IV-TR』(234)의 진단기준에서 번안함.

역사적 배경(Historical Background)

기분장애에 대한 기술은 히포크라테스(Hippocrates)로부터 시작되었다. '멜랑콜리아(melancholia)'라는 말은 통상 그에서부터 비롯된 것으로 여겨지는데, 이는 뇌의 흑담즙(black bile)과 점액(phlegm)이 "정신을 음침하게 만들어서 정신을 멜랑콜리(melancholy)하게 만드는" 식으로 영향을 미친다는 그의 견해와 관련된 것이다(133).

표 2.2 조증 일화의 진단기준

A. 비정상적이고 지속적으로 고양되고(elevated), 확장되거나(expansive), 또는 과민한(irritable) 기분이 뚜렷하게 나타나는 기간이 적어도 1주일 이상 (또는 입원이 필요한 경우에는 기간은 관계없음) 지속된다.

B. 기분장애의 기간 동안에는 다음의 증상 중 3개(또는 그 이상)가 지속되었으며(기분이 단지 과민한 상태뿐인 경우라면 4개) 그리고 의미 있는 정도로 나타났어야 한다.

(1) 팽창된 자존심과 과대성(grandiosity)

(2) 수면 욕구의 감소(예: 단지 3시간밖에 안 잤는데 푹 쉰 것 같음)

(3) 평소보다 더 말이 많아지거나, 계속 지껄여야 할 것 같은 압박감

(4) 사고의 비약(flight of ideas) 또는 사고가 질주(racing)한다는 주관적 경험

(5) 주의산만(distractibility, 즉 중요하지 않거나 상관없는 외부 자극에 주의가 쉽게 쏠림)

(6) 목표지향적 활동의 증가(사회적으로, 직장이나 학교에서, 또는 성적으로) 또는 정신운동성 동요 (psychomotor agitation)

(7) 고통스러운 결과가 초래될 가능성이 높은 쾌락활동에 과도하게 몰두(예: 무절제한 충동구매, 무분별한 성행위, 어리석은 사업투자)

C. 기분의 장해(disturbance)로 인해 직업적 기능 또는 일상적 사회적 활동이나 타인과의 관계를 현저히 손상시키거나, 또는 자신이나 타인에게 해를 끼치는 것을 방지하기 위하여 입원이 필요할 정도로 충분히 심각하거나, 또는 정신병적 양상(psychotic features)이 있다.

D. 증상이 물질(예: 남용하는 약물, 처방된 약물, 또는 다른 처치)에 의한 직접적인 생리적 효과 또는 일반적 의학적 상태(예: 갑상선 기능저하증) 때문이 아니다.

*『DSM-IV-TR』(234)의 진단기준에서 번안함.

약 500년 후, 기원전 2세기 초에 카파도키아의 아레타이오스(Aretaeus of Cappadocia)는 멜랑콜리아와 조증 사이에 관계가 있음을 인정하고 이를 기록하였다.

멜랑콜리아에 걸린 사람들이 하나의 특정한 유형에 따라서만 영향을 받은 것은 아니다. 즉 이들은 독을 타지 않았는지 의심하거나, 사람이 싫어서 사막으로 달아나거나, 또는 인생에 회의를 갖게 되거나 인생을 증오한다. 언제든지 마음이 느슨해지면, 대부분의 경우 흥겹게 떠들게 되고 … 이 환자는 뚜렷한 이유도 없이 뻥뻥하거나(dull) 엄숙한 고뇌의 표정을 짓고(stern), 풀이 죽어 있거나(dejected) 지나치게 활력이 없으며(torpid) … 또한 이들은 투정을 잘 부리게 되고(peevish), 기가 죽어있게 되며(dispirited), 잠을 못자고, 잠을 잘 못 잔 상태에서 일어나게 된다. 까닭모를 두려움이 이들을 사로잡게 되며, 병이 심해지면 … 이들은 살아있는 것에 대해 불만을 표시하고 죽고 싶다고 하게 된다(114). Aretaeus는 정동 장애가 종종 일화적으로 나타날 뿐만 아니라 또한 만성적으로 줄어듦이 없이 꾸준히 계속 나타나기도 하는 것을 관찰했다. 히포크라테스(Hippocrates)처럼, 그는 그 원인을 체액의 불균형 탓으로 돌렸다: "그것(흑담즙)이 위장과 횡경막까지 올라오게 된다면, 그것은 멜랑콜리를 만들어 내게 된다. 그것은 악취와 비린내 나는 가스가 위장 속에 괴게 하고 트림이 나게 한다. 이것은 우르릉거리는 소리가 나는 바람을 밑으로 내려 보내서 이해력을 손상시킨다(133).

19세기 프랑스의 의사 Falret는 우울증이 일화적으로 나타났다가 경감되고는 지속 기간이 늘면서 다시 증상이 나타나는 속성을 기술하였는데, 이는 남성보다 여성에게 더 자주 발생하는 질환이며, 때로는 촉발 사건과 관련되어 나타나고, 때로는 조증과 교대해서 번갈아 나타나는 것(la folie circulaire)으로 기술하였다. Falret 및 그와 같은 시대의 인물인 Baillarger(이 분도 또한 조증과 멜랑콜리아의 반복적 발병에 대해 기술했음)는 아마도 나중에 조울정신병(manic depressive psychosis)에 대한 Kraepelin의 개념에 영향을 주었을 것이다.

1896년에 Kraepelin은 기능적 정신병(functional psychosis)을 두 집단, 즉 조발성 치매(dementia praecox)와 조울정신병으로 구분하여 정신의학에 주요 공헌을 하였다. 조발성 치매는 (경과가) 만성적이고 증세경감이 없으며 일반적으로 예후가 나쁘다. 반면에, 조울정신병은 만성적으로 병약한 상태로만 시종 있는 것이 아니다. 1896년에 자신의 책 6판을 출간한 후에, Kraepelin은 조발성 치매의 범위를 계속 좁게 정의하였으나, 조울정신병의 범위는 확장시켜서 거의 대부분의 기분 상의 비정상도 포함시켰다. 만성 우울증도 일화적 질환과 마찬가지로 포함되었고, 조증도 우울증과 마찬가지로 포함되었다(126, 221).

Kraepelin은 조울정신병이 사회적 및 심리적 영향과는 일반적으로 관계가 없고, 병의 원인이 '선천적(innate)'인 것이라고 지속된 주장을 해왔다. Freud 및 정신분석가들은 그 반대의 입장을 취했다. Freud는 1917년에 출간된 『애도와 멜랑콜리아(Mourning and Melancholia)』라는 책에서 우울증의 정신역동적 발생 이론을 소개했다(70). Freud는 우울증과 애도가 '애정 대상(love-object)' 즉, 큰 가치를 두는 어떤 것의 상실에 대한 반응이라는 면에서 공통점이 있다고 가정했다. 비애(grief)는 건강한 반응으로서 멜랑콜리아와 다른데, 멜랑콜리아에서는 해결되지 않은 부정적 감정이 강렬하게 내부를 향해 발산되는 것으로서, 그 결과 절망, 무가치감(sense of worthlessness), 자해의 생각, 그리고 그 밖의 다른 우울 증상을 야기하는 것이다.

20세기 초부터 '내인성(endogenous)' 우울증과 '반응성(reactive)' 우울증의 구분에 대한 뜨거운 논쟁이 시작되었다. 이 논쟁의 발단의 일부는 정신 현상 전반에 대한 Kraepelin 추종자와 Freud 추종자 사이의 관점의 차이에서 비롯되었다. Kraepelin과 그의 추종자들은 19세기 독일 의학의 전통에 입각해서 증후군에 따른 증상을 기술하는 식으로 병리 행동의 범위를 찾고자 하였다. Freud와 그의 제자들은 병리적 상태에서 가장 명백하게 드러나 보일 수 있는 정신적 기제(mental mechanism)를 찾았지만, 해당 병리적 상태에만 국한되는 것을 찾은 것은 아니었다. 이러한 태도의 차이뿐만 아니라, 크레펠린 학파의 정신과 의사들은 중증의 입원환자를 주로 다루고, 프로이트 학파의 정신과 의사들은 경증의 외래환자를 치료하는 경향이 있었기 때문에 견해차는 더욱 가팔라졌다. 이러한 차이는 아직까지도 완전히 풀리지 않았다. 수십 년간, 기분장애의 분류는 이 두 방식의 영향을 받아서, 이분법적으로 보는 것이 가장 흔히 사용되어, 내인성 대 반응성, 정신증 대 신경증, 동요성(agitated) 대 지체성(retarded) 우울증으로 구분해왔다.

수 세기 동안, 우울증에는 두 가지 주요한 유형, 즉 '반응성'과 '내인성' 우울증이 있다는 가정이 암암리에 깔려 있었다(53). 반응성 우울증은 촉발사건에 의한 직접적인 결과 또는 사회적 및 심리적 스트레스에 대한 당사자의 독특한 개인적 반응으로 간주되며, 신경증적 특징을 갖고 있는 것으로 여겨진다. 반면에, 내인성 우울증은 정신증적 특징을 갖고 있는 것으로 여겨진다. 반응성 우울증은 신체요법에 대해 반응을 덜 보이며, 내인성 유형의 우울증에 비해서 경미한 것으로 여겨지지만, 이러한 가정은 경험적 연구를 통해 확인되지 않았다(168). 현재 『DSM』 체계에서의 우울증의 진단적 분류에서는 반응성/내인성의 하위 유형에 대해 언급하지 않고 있다. 그러나 이러한 구분의 타당성에 대한 논란은 계속되고 있다. 최근에는 스트레스 상황에 처하면 주요 우울증에 걸리기 쉬운 사람들에게서 세로토닌의 조절에 관계가 있는 변종 유전인자가 발견되었고, 이는 생물학적으로 취약성이 있는 사람에게서 우울증의 원인으로서의 스트레스 환경의 역할에 대해 관심을 많이 갖게 해주었다(41).

원인에 대한 추론을 하지 않고 주요 우울 장애의 하위 유형을 구분하는 대안적 방식이 일차적(primary) 장애와 이차적(secondary) 장애의 개념이다. '일차적 정동 장애(primary affective disorder)'는 우울증이나 조증의 일화 이외에는 정신과 장애의 과거 병력이 없었던 사람에게서 나타난 주요 우울증에 적용되는 용어이다. '이차적 정동 장애(secondary affective disorder)'는 우울증이나 조증 이외의 다른 정신과 질환이 이미 있었던 환자에게서 나타난 주요 우울증 장애를 지칭한다. 달리 말하면, 어떤 사람에게서 기분장애의 첫 발생이 다른 정신과 장애보다 앞서서 나타났으면, 이 기분장애를 일차적이라고 간주되며, 기분장애가 다른 정신과 장애가 발생한 후에 나타났으면 이차적이라고 간주된다. 경도의 수준이나 심한 수준의 우울증이 있는 환자는,

환각이나 망상 같은 정신증 증상(psychotic symptoms)이 있든 없든, 일화의 횟수가 많든 적든, 그리고 발생한 나이에 관계없이, 일차적 또는 이차적 정동 장애로 진단될 수 있다.

『DSM-IV-TR』에서는 '일차적' 및 '이차적' 정동 장애로 구분하지는 않지만, 우리는 다음과 같은 이유로 이러한 구분을 한다. 즉 일차적 정동 장애와 이차적 정동 장애의 증상은 비슷하지만, 이 두 장애는 예후와 치료방향이 다르다(60, 180, 182, 224). 일차적 정동 장애는 이전에 정신과 장애나 만성적으로 몸을 쇠약하게 만드는 신체질환을 앓았던 적이 없는 경우에 해당되는 것으로서, 일화의 사이사이에는 정상적으로 지내는 기간이 섞여 있는 것이 특징이다. 이차적 정동 장애의 경우에는, 통상적으로 이미 만성적인 질환이 앞서서 있던 경우로서 일화가 발생하지 않은 기간에도 상태가 좋지 않다.

일차적 정동 장애와 증상으로 구분되지 않는 우울증 증후군은 흔히 강박장애, 공포 장애, 공황장애, 신체화 장애, 알코올 및 약물 의존, 그리고 반사회적 성격과 관련되어 나타난다. 사실상, 거의 모든 정신과 장애—여기에는 정신분열증과 두뇌 증후군도 포함해서—에서는 이차적 우울증이 나타날 위험성이 높다(이차적 조증은 훨씬 적게 나타난다).

일차냐 이차냐로 구분하는 것이 갖는 또 다른 이점으로는 일부 연구결과에 따르면 일차적 정동 장애에는 이차적 정동 장애의 경우에 비해서 자살의 위험성이 높게 나타났다는 점(단 알코올 중독이 공존하는 사례는 제외되는데, 이 경우 자살 위험이 상당히 높아지기 때문임)이 있다(203, 211). 끝으로, 일차적 정동 장애와 이차적 정동 장애를 구분하는 것은 치료에 대한 결정을 내릴 데에도 영향을 미치게 된다. 즉 후자의 경우에는 우울 증상 이외에도 이미 갖고 있는 질환도 치료해야만 하기 때문이다(87).

기분장애를 단극성과 양극성의 하위 유형으로 분류하는 것은 Leonhard 등(131)이 처음으로 제시한 것이다. 이런 분류방식을 뒷받침하는 연구결과가 유럽과 미국에서 지난 수십 년간 나왔다(18, 19, 23, 155, 176, 222, 223). 양극성 질환이 있는 환자는 단극성 환자에 비해서 발병 나이가 다소 빠르다. 이들의 과거력을 보면 일화가 더 잦고 그 기간도 짧은 것이 특징인데, 이는 조증 일화뿐만 아니라 우울증 일화의 경우에도 마찬가지이다. 양극성 환자의 친척들 중에서 기분장애의 유병률은 단극성 환자의 친척들 사이에서의 유병률에 비해서 더 높다.

연구자들을 괴롭혀 왔던 기분장애 분류 방식에 관한 많은 의문점이 아직도 해결되지 않은 채로 있다. 현재로서는 양극성 또는 단극성 질환에서 촉발 사건이 어떤 중요한 영향을 미쳤는지의 여부를 평가할 방법이 없다. 현재도 문제가 되는 것은 사별(bereavement)의 경험을 우울증의 경험과 어떻게 구분해낼 수 있을까 하는 오래전부터 내려오는 의문점이다.

역학(Epidemiology)

일차 정동 장애의 유병률의 추정치는 연구대상이 되는 표본이나 모집단에 달려 있을 뿐만 아니라 질병의 정의에도 달려 있다. 과거의 연구결과에 따르면, 주요 우울증의 평생 유병률은 일반인에서 5~9%로 추정되었다(69, 91, 162). 정신과 장애에 대한 국가 차원의 세대별 연구인 역학조사식 포착 지역 연구(Epidemiologic Catchment Area study)에서는 25년 전에 구조화된 진단 면접 방식을 사용하여, 일반 미국인 모집단에서 주요 우울증의 평생 유병률이 5%임을 발견하였다(220). 보다 최근의 정신과 장애에 대한 국가차원의 세대별 연구인, 미국인의 공존 질환에 대한 국가적 조사(the National Comorbidity Survey)에서는 훨씬 높은 17%로 나타났다. 이 연구에서는 다른 진단도구를 사용하였고, 기억 단서(memory cues)를 제공해주었으며, 보다 젊은 층을 대상으로 조사하였다(119, 219). 이 방면의 연구들에서의 이와 같은 방법론적 차이 때문에 어떤 자료가 더 정확한지 알기가 어렵게 된다(218,219). 18개의 모집단의 유병률에 대한 보다 최근의 체계적 개관 결과, 주요 우울증의 평생유병률은 6.7%, 양극성 장애의 평생유병률은 0.8%로 나타났다(218). 연구자들은 방법론적 차이로 인해서 연구결과 상의 차이점을 설명해낼 수가 없었다.

이러한 변동성의 원인에 대한 또 다른 설명은 문화 및 유전 상의 차이가 정동 장애의 실제 유병률에 영향을 미칠지도 모른다는 것이다. 예를 들면, 1983년도에 펜실베이니아에서 수행된 12,500명의 아미쉬 파(Amish, 보수 기독교 종단) 신자들에 대한 연구에서는 주요 정동 장애의 유병률이 1%로 나타났다(59). 아미쉬 파 기독교 신자들은 알코올 중독, 약물남용, 그리고 사회병질이 사실상 존재하지 않는 사회적 응집성이 높은 환경에 거주하는 대가족들로 구성된 문화적 및 유전적으로 동질적인 집단이다. 정동 장애의 발생률이 더 높다는 연구보고들은 다른 정신과적 장애를 갖고 있는 사람들로 인해 '오염된(contaminated)' 집단을 대상으로 했기 때문이라고 생각해볼 수 있거나 또는 아미쉬 신자들이 다른 집단에 비해서 정동 장애의 유전적 소질이 더 적기 때문일 수도 있다. 끝으로, 아미쉬 신자들에 관한 연구가 『DSM-III』 기준을 적용한 최초의 연구 중 하나였기 때문에, 세 번째로 가능한 설명은 선행 연구들에서는 다소 느슨한 기준을 사용했기 때문에 오류-긍정(false-positives)으로 인해 발생률을 부풀리게 되었을 수 있다.

어떤 경우이든, 사설 정신과 병원에서는 주요 우울증으로 인해 환자들이 가장 흔히 입원하게 된다고 보고하고 있으며, 이는 대부분의 정신과 클리닉의 경우에도 마찬가지이다. 더욱이, 주요 진단이 무엇이든 간에, 보통 우울증 때문에 정신과적 자문을 요청하게 된다. 예를 들면, 한 연구에서는 공황장애를 갖고 있는 환자들 중에서 1/3이 부차적 우울증(secondary depression)을 호소하였다(11). 부차적 우울증은 정신과 현장에서 볼 수 있는 알코올 중독, 신체화 장애 및 여타 장애에서 정신과적 자문을 요청하는 주요 이유가 된다(130, 151, 232). 우울증은 일차적이든 부차적이든 정신과에서 가장 흔히 진단되는 사례임이 확실하다(120, 124, 218, 233).

대부분의 연구에서는 기분장애가 남성보다 여성에게서 더 흔하다는 것을 보여주고 있다. 그러나 이는 일부 연구결과에 의해서 여성이 남성보다 두 배 많은 것으로 나타난 단극성 장애에만 적용될 수 있을 것이다(68, 127, 218). 확실한 것은, 양극성 장애에서는 남성과 여성이 이 장애를 겪을 확률이 거의 같다(68, 92, 218). 그러나 양극성 장애가 있는 환자들 중에서도 여성은 우울 일화를 더 많이 나타내며, 남성은 조증 일화가 더 많다(127).

지난 세기 동안에는 늦게 출생한 연구대상 집단(cohorts)에서 주요 우울증의 유병률이 높아지고 있다는 증거가 점차 늘어나고 있다(68, 119, 218). 발병 연령이 낮아지고 있는 추세이며, 일화가 재발하는 경우가 증가하고 있는 추세이다(68).

인간뿐만 아니라 동물을 대상으로 한 많은 연구결과는 어릴 적의 부정적 생활사건이 뇌하수체 축(HPA axis)을 경유하여 뇌의 영속적 변화를 가져오고, 이것 때문에 나중에 우울증에 걸리기 쉽게 될 수 있다고 결론짓고 있다(84, 164). 어릴 적의 부정적 환경 요인은 성인기에 기분장애가 발달하는 데 관련이 있다(75, 90). 어릴 적 아동기의 부정적 경험이 기분장애의 발달에 영향을 준다는 이론을 지지하는 많은 증거들은 연구대상으로 적절한 인간을 골라서 쓰지 않고 동물만을 대상으로 한 연구에서 나왔거나, 또는 성인기의 정신병리 발달에 영향을 주는 다른 위험 요인이 통제되지 못하여 혼입된(confounded) 연구결과이다.

양극성 정동 장애와 평균 이상의 직업 또는 학력 성취 사이에 관계가 있다고 시사되었지만(225), 연구결과에 의하면 양극성 환자가 다른 일반인에 비해서 사회경제적 지위가 낮다는 것이 입증되었다(81, 190). 양극성 환자의 친척들도 이들보다는 사회경제적 지위가 더 나을 것으로 보인다(217).

우울 장애는 산업화가 잘 이루어진 국가에서, 그리고 도시 생활환경에서 유병률이 더 높다(68). 국제적으로 수행된 전집(모집단) 연구를 개관한 결과에서는 단극성 장애와 양극성 장애 모두에서 평생 유병률이 유럽 지역 연구에서 가장 높았고 아시아 지역 연구에서는 가장 낮은 것으로 나타났다(218).

임상적 양상(Clinical Picture)

우울 일화가 있는 환자의 주요 호소는 통상 심리적인 것으로서, 여기에는 무가치감, 절망감, 또는 자해의 생각이 있다. 그러나 우울증 환자가 통증, 심계항진, 숨쉬기 어려움, 위 내장 기능장애, 두통, 또는 그 밖의 신체적 불편감만을 주로 호소하는 경우도 많다(17, 110, 112, 202).

우울 질환을 갖고 있는 환자들이 경험하는 안 좋은 기분(dysphoric mood)은 보통 슬픔이나 낙담을 특징으로 하지만, 어떤 환자들은 자신이 절망감, 성마름(irritable), 두려움, 근심걱정, 또는 단순히 의기소침한 상태에 있는 것으로 설명하기도 한다. 이따금, 환자들은 주요 우울증인 것처럼 보이는 것을 보여주기도 하는데, 안 좋은 기분(dysphoric mood)이 약간 느껴진다고 보고하는 것이다. 이런 환자들은 불면증과 식욕부진을 호소하는 수도 있다. 이들은 면담하는 의사에게 자신은 슬프지 않다고 말하면서도 펑펑 우는 경우가 있다. 이런 환자들은 드물지만, 정신과 의사들이 모르는 것은 아니다. 어쨌든, 우울 질환이 있는 환자는 일화 기간 동안에 쾌감상실(anhedonia)이 우세하면, 슬픔이나 기분이 가라앉은(low mood) 증상을 나타내지 않을 수 있다(3). 주요 우울증이 우울한 기분을 못 느끼면서도 나타날 수 있다는 것이 상식에 어긋나는 것으로 보일지 모르지만, 이런 현상이 나타날 가능성이 있다는 것을 인식하는 것은 임상가로 하여금 이런 사례를 알아보는 데 도움이 될 수 있으며, 이런 일은 의료 현장에서 자주 발생할 수 있다.

우울증의 특징이 되는 또 다른 증상에는 체중감소가 수반되는 식욕부진, 불면증, 새벽에 잠이 깸, 기운 부족, 일반적인 피곤함이나 쉽게 피로해지는 것, 동요(agitation) 또는 (그 반대로) 정신운동성 지체, 일상 활동에의 흥미상실—여기에는 성에 대한 흥미상실도 포함됨—, 죄책감으로 인한 자책—이는 그 강도가 망상의 수준일 정도로 강할 수 있음—, 자신의 생각을 초점 맞추듯 집중해서 할 수가 없는 것—이때 자신의 생각하는 과정이 느려진 것(slowed thinking)을 종종 깨닫기도 함—, 그리고 죽음이나 자살에 관한 생각을 자꾸 하는 것 등이 있다.

주요 우울증이 있는 환자들이 흔히 말하는 것은, "무언가 내 마음에 이상이 생겼다."는 것이다. 환자들은 주치의에게 자신의 마음이 제 정신을 잃어가는 것 같거나 또는 자신의 감정이 조절불능의 상태로 들어간 것 같아서 걱정된다고 종종 말하곤 한다. 또한 우울증 환자들은 자신이 회복될 것인지에 대해 기대를 적게 하는 경우가 흔하다. 이러한 비관적인 전망이 당사자인 환자에게서 보이면 그가 우울한 상태에 있을 수 있다는 경고로 받아들여야 한다. 신체질환이 있는 환자들은 중병에 걸렸다고 하더라도 증세 호전의 희망을 모두 버리는 법이 거의 없다.

어떤 우울증 환자들의 경우에는 동요(agitation) 증상이 너무 압도적이어서 다른 증상들은 거의 대부분 놓치는 수가 있다. 이런 환자들은 친척이나 친구로부터 이들이 모습이 계속 왔다 갔다 하고, 손을 뒤틀고, 자신의 운명을 한탄하고, 자기 말을 들어주는 아무에게나 매달리는 것으로 발견되었을 때 의사에게 데려오게 된다. 이들은 마음의 위안을 받기를 바라며, 도와줄 것을 간절히 원하지만, 그 어느 것도 이들을 만족시켜주지 못한다.

다른 환자들의 경우에는 지체(retardation) 증상이 현저하다. 생각과 운동행동 두 가지 모두가 현저하게 느려지는 증상이 나타난다. 과거에는 몇 분밖에 안 걸렸던 일이 이제는 여러 시간이 걸릴 수 있다. 이런 환자들은 너무 느려져서 이들의 말을 들어주는 것이 힘들게 느껴질 수 있다. 정신운동성 지체(psychomotor retardation)가 너무 심해진 나머지 어떤 환자는 말이 없어지거나 뻣뻣한 상태에(stuporous) 빠질 수 있다(63, 207).

편집 증상이 주요 우울증이 있는 환자들에게서 나타날 수 있다. 자신이 무가치하다는 생각과 연관되어 과장된 관계사고(ideas of reference)를 보이는 것이 보통이다. 우울증 환자가 보이는 망상의 특징은 건강 염려 또는 허무주의(nihilistic)에 관한 내용이다. 심각한 수준의 우울증 환자의 일부는 자신이 너무 죄가 크고 사악해서 전 세계의 혐오의 대상이 되었다고 여기거나 자신이 끔찍할 정도로 부적절한 사람이고 실패를 많이 해서 이 세상이 붕괴되고 있다고 여기는 수가 있다.

또한, 환각도 주요 우울증에서 나타날 수 있다. 비난하는 목소리가 들리거나, 또는 죽은 친척의 환영이 보이면서 죄책감이 수반되는 경우가 흔하다. 주요 우울증의 경우에 나타나는 망상과 환각은 보통 "기분과 일치하는(mood congruent)" 것으로서, 그 내용이 당사자의 우세한 기분과 일치한다. 망상과 환각이 주요 우울증 동안에 나타난다면, 그 주제는 통상 죄책감, 빈곤함, 죽음, 또는 당연한 벌을 받는다는 내용이 흔하다. 조증의 일환으로 나타나는 망상과 환각은 팽배한 자존감, 능력, 또는 조물주나 유명한 사람과 특별한 관계가 있다는 것이 그 내용이다.

『DSM-IV-TR』에는 기분장애의 진단적 특징의 하나로서 기분과의 일치성(mood-congruence)이 들어있다. 기분과 일치하지 않는 정신증적 특징(psychotic features)은 정신분열증에서 더 흔히 나타나는데, 예를 들면, 당사자가 끔찍한 망상 관련 경험을 설명하면서도 (기분은) 명랑하고 편안한 것으로 보이는 경우이다. 기분과의 일치성이 중요하다는 것은 체계적 연구결과보다는 널리 퍼져 있고 공유된 임상적 경험을 그 주요 기반으로 한다.

우울증 환자들은 병이 나타나게 된데 중요하다고 간주하는 사건을 언급할 수도 있고 하지 않을 수도 있다. 환자가 촉발 사건을 설명할 때, 검사하는 의사가 이것을 진지하게 받아들이기에는 놀랄 정도로 사소하고 매우 어려운 경우가 때때로 있다. 더욱이, 어떤 증상들은 소위 촉발 사건이라고 할 만한 것 이전에 사실상 시작된 경우도 있다. 이는 우울함을 느끼기 시작한 환자들 중 일부는 자신의 우울을 설명해줄 수 있는 이유를 찾는다는 것으로서, 분명한 이유 없이 우울함을 느끼게 된 것을 믿을 수 없거나 믿고 싶지 않다는 것이다.

여성 우울증 환자들이 우울증의 촉발 요인으로 자주 언급하는 스트레스 사건은 임신과 출산이다. 기분장애가 있는 여성의 경우, 양극성 장애 환자의 37%와 단극성 장애 환자의 17%는 임신 중 또는 산후에 우울증 일화를 처음 겪었다(101).

음주 습관의 변화도 우울증에 동반하는 경우가 종종 있다(93, 194). 과거에 알코올 중독의 병력이 없었는데도 폭음하기 시작한 중년기의 사람들은 우울증을 겪고 있을 가능성이 있다. 반면에, 어떤 사람들은 우울하면 평소보다도 술을 더 적게 마신다. 한 의사(178)가 이 병을 갖게 되면 기분이 어떤지를 감동적으로 기술하였다:

우선 기분이 대단히 좋지 않다. 우울증은 광견병(rabies)을 제외하고는 그 어떤 병보다도 더 불쾌한 질병일 것이다. 정신적 고통이 항상 있고 또한 심인성 신체통증도 종종 있다. 어떤 이가 이런 환자에게 우울증으로 인한 고통을 다른 고통과 비교해보라고 하면, 그 이는 중세의 고문실 속에서도 눈썹이 올라가게 할 정도의 그런 말을 내뱉고 말게 될 것이다.

자연히 이런 환자들 중 상당수는 자살하기도 한다. 이들은 천국으로 가고자 자살을 하는 것이 아니라, 지옥에서 벗어나기 위해 이와 같은 일을 저지른다. 둘째, 환자는 가족과 친구들로부터 고립되어 있는데, 왜냐하면 우울증에 걸리면 타인에 대한 애정이 줄어들 뿐만 아니라, 자신이 다른 사람들로부터 사랑을 받을 자격이 없다는 생각이 들거나 심지어는 자신이 갖고 있는 우애도 가족친지들에게 해가 될지도 모른다고 생각하기 때문이다. 셋째, 우울증 환자가 괴로워하는 모습을 남들이 보고 견디기 어렵기 때문에, 이 환자는 남들로부터 배척을 당하기도 한다.

동정심(sympathy)에도 한계가 있다. 정신과 의사들조차 이런 사례를 다룰 때는 자기 보호 장치를 구동시킨다. 자문해주는 정신과 의사(consultant)는 이런 환자를 외래 환자로 병원에 의뢰할 수도 있다. 자문의가 너무 짧게 자문에 응해주는 나머지 환자가 겪고 있는 수준의 고통에 대해서 못 듣게 될 수도 있다. 자문의는 이 우울증 환자를 치료해보았어도 효과가 없다는 이유로 우울증의 진단을 성격장애 중의 하나로 바꿀 수도 있다. 이는 자문의의 마음을 편하게 해주는데, 왜냐하면 성격장애가 있는 환자들은 괴로워하지 않는다는 이상하지만 널리 퍼져 있는 믿음 때문이다.

마지막으로 넷째, 환자들은 자신의 병을 숨기려는 경향이 있다. 환자는 외부에 관한 자신의 우울증적 태도 때문에, 자신이 사회로부터 실제보다 더 받아들여지지 않을 것이라고 여길 수 있다. 따라서 환자는 남들에게 자신의 기분이 얼마나 좋지 않은지에 대해 말하지 않는 것이다.

대부분의 우울증 환자들의 경우, 심지어는 아주 심한 수준의 환자라고 하더라도 일상적인 일은 처리해낼 수 있다. 단 이들에게 없는 것은 자발성과 리더십이다. 그럼에도 불구하고, 이들 중 상당수는 상당히 낮은 수준의 기능을 발휘하면서 일을 계속 할 수는 있으며, 이들에게서 부족한 부분은 동료들이 종종 덮어주게 된다. 최소한의 사회적 및 직업적 기능이 남아있다면, 이 세상에는 우울증 환자가 홀로 외롭게 남게 되며, 이 환자는 자기가 믿는 신 또는 자녀를 위해서나 또는 자신의 개인적 고통이 죽는 것보다는 낮다고 생각하게 하는 그 어떤 이유로 인해 계속 투쟁하듯이 살아갈 것이다.

심리학자인 Kay Jamison(100)은 양극성 우울증을 스스로 겪고 나서 그 정서적 고통에 대해 기술하였다:

깊은 멜랑콜리아는 거의 동맥 같은 수준의 극심한 고통으로 밤낮으로 들어왔다가 나가고, 들어왔다가 나갔다. 이는 무자비하고 가차 없는 고통이어서 희망이 전혀 보이지 않으며, 냉혹하고 찹찹한 실존 이외에는 다른 대안이 없고, 무섭게 요동치는 절망의 밤을 지배하는 생각과 감정의 차가운 밑바닥 흐름은 잠깐이라도 멈추는 법이 없다(p. 114).

Jamison은 또한 자신의 조증 체험에 대해서도 기술하였다:

… 이런 고삐 풀린 강렬한 기분이 잡아당기는 힘은 대단히 강력하다; 그래서 이성과 감각 사이에 옛날부터 있어 왔던 소통은 감각의 우세 상태로 인해서 거의 항상 주목을 끌 정도로 격렬하게 녹아 없어진다. 조증이 다소 약한 상태일 때에는 겨울철에 봄을 약속하고—그리고 아주 잠깐 동안, 봄을 가져다주는 식으로 그 기간 동안의 생명력을 전해주기도 한다. 그러나 낮 동안의 차가운 빛 속에서는 다시 점화된 질환으로 인한 현실과 그 파괴적 속성이 이와 같이 선택적으로 떠올린 것으로서, 욕구불만이 팽배하며, 강렬하지만 평온한 순간이 가져오는 환기 효과를 꺾어 내리는 경향이 있다. 내가 복용하는 약물을 바꾸어서 이런 기분을 다시 떠올리고 싶은 마음이 들어도, 평온한 흐름이 금방 처음에는 열광적 흐름으로 변하였다가 마침내는 통제할 수 없는 미친 상태로 바뀐다는 냉정한 사실 때문에 순식간에 주저앉게 된다(p. 212).

조증의 핵심 특징은 다행증(euphoria), 과잉활동(hyperactivity), 그리고 사고의 비약(flight of ideas)이다. 모든 조증 환자에게서 다행증이 나타나는 것은 아니다. 그 대신 어떤 환자들의 경우 성마름(irritable)이 나타나기도 한다. 사고의 비약이란 어떤 한 생각에서 다른 생각으로 급격히 옮겨가는 것을 말한다. 조증 환자에 대한 다른 사람의 반응은 교감신경계의 흥분에 의한 즐거움으로 나타나는 경우가 종종 있다. 사실 경험이 많은 임상가들은 자신이 환자로 인해서 즐거워하고 있음을 느끼면, 즉각 환자가 조증(manic) 또는 경조증(hypomanic, mildly manic) 상태에 있을 가능성에 대해 생각한다. 사고의 비약은 정신분열증에게서 보이는 지리멸렬(incoherence)과 사고 이탈(tangentiality)과는 달리, 사고 사이의 연결성은 빈약하지만, 보통의 경우 이해할 수 있는 말이다(코미디언은 청중을 즐겁게 해주기 위해 잘 조절한 사고 비약을 종종 써먹는다). 이 증상은 말의 압박감(push of speech)으로 인해 주의를 끌게 되는데, 즉 말의 압박감이란 짧은 시간 동안에 상당히 많은 내용을 말하는 것을 말한다. 이런 말 표현 시에는 리듬 있는 표현(rhyming), 동음이의어를 쓴 말장난(punning), 그리고 농담조의 연상(jocular association)이 수반될 수 있다.

정신증 증상도 또한 나타난다. 즉 피해망상과 과대망상, 환각, 관계사고 등이 나타난다. 이런 증상은 통상 기분에 일치하는 경우가 일반적이다. 일부 환자의 경우 우울증과 조증이 동시에 나타난다. 이들은 다행감의 분위기에서 이야기하면서도 울거나 여러 증상들이 이상하게 결합되어 나타나는 양상을 보이기도 한다.

기분장애를 양극성과 단극성 유형의 두 가지로 나누는 현재 쓰이는 방식은 이 두 유형 사이의 기본적 차이점에 기반을 둔 것이다. 단극성 장애와 비교할 때, 양극성 장애는 발병 나이가 이르고, 순환성 우울증이며, 산후에 발생하는 경우가 더 높고, 그리고 자살 시도를 더 많이 하는 경향이 있다. 단극성 장애는 발병 나이가 다소 늦고, 한 가지 속성의 일화를 보이며, 불안이 함께 있는 경우가 많다(64, 181, 188, 217, 224). 양극성 장애의 경우에는 정신증(psychotic) 상태인 때가 많고, 정신운동성 지체와 쾌감상실이 나타나기 쉽다. 단극성 장애의 경우에는 동요성 우울증(agitated depressions)이 많고, 불안과 신체화가 함께 있는 경우가 훨씬 더 많다(50, 155, 157).

일부 아동은 성인기의 주요 우울증과 비슷한 우울 일화를 보인다. 즉, 울고, 사회적 위축(social withdrawal), 과민성(hypersensitivity) 및 행동 문제(behavioral problems)를 나타낸다(200). 이런 일화가 주요 정동 장애의 초기 모습인지의 여부는 명확하지 않다. 두 가지 관찰결과는 그렇지 않을 수가 있음을 시사한다. (1) 성인의 우울증과 달리, 아동기 우울증은 여성에게서 더 많지가 않다(200). (2) 우울증이 있는 아동의 수면 시간은 또래 나이의 정상 아동과 다르지 않은 반면에, 우울한 성인은 정상 성인과 달리 잠에 드는데 시간이 더 걸리고, 밤새 잠에서 더 자주 깨어나며, 그리고 아침에 일찍 깨어나는 경우가 더 많다(27, 216).

성인기의 우울증에서는 서파 수면(slow-wave sleep)(3 & 4 단계)이 감소하고, 급속안구운동(REM)의 잠복기가 짧아지며, REM 밀도가 증가한다(12, 216). 우울한 아동의 수면에 대한 연구에서는 이러한 차이를 입증해주지 못했다(27).

이는 수면장애가 우울 증후군 내에서 다소 갑자기 출현한 것이거나 또는 아동과 성인의 우울증에 중요한 차이가 있음을 시사한다. 인체 성장 호르몬(human growth hormone: HGH)은 대부분 수면 중에 분비되기 때문에, 수면은 성인과 달리 아동에서는 또 다른 기능을 발휘하는 것이다. 일종의 생리적 상태로서, 수면은 성인보다는 아동에게서 더 보호받을 수 있다. 어느 경우에든, 수면 관련 지표는 성인기의 우울증의 경우와 비교해서 아동기 우울증을 알려주는 신호로서는 덜 유용한 것으로 보인다.

생물학적 연구결과(Biological Findings)

지난 20년간, 우울증에 대한 모노아민(monoamine) 모형이 발전했는데, 이는 주로 세로토닌과 노아드레날린에 관한 것이다. 그 밖에도 다양한 두뇌 속의 신경전도체 계통(brain neurotransmitter systems)이 조증과 우울증 모두에 연관되어 있는데, 여기에는 도파민, 글루타메이트, 그리고 GABA 등이 있다(107). 그러나 이 계통에서 문제가 있는 것이 기분장애의 근본 원인이라는 것이 입증되지 못했으며, 이런 문제는 장애의 결과 또는 장애에 걸릴 위험요인일 수 있다는 점이 지적되었다(54).

신경영상(neuroimaging) 연구는 해마 및 편도체에서 뿐만 아니라 변연계, 전전두엽 및 전측 대상 피질(anterior cingulate cortex)에서 혈류와 포도당 신진대사 상으로 이상이 있음을 입증해주고 있다(107). 기분장애의 신경병리적 연구결과에서는 cryoarchitectural 변화가 전전두엽 피질에서 확인되었는데, 특히 신경교(glial)의 손실과 신경세포의 크기와 밀도가 감소되었으며, 시냅스 종말 단추(synaptic terminals)와 수상돌기를 위시한 해마 및 피질하의 구조에서도 이런 변화가 나타났다(89). 해마 용적의 감소는 우울 질환의 지속 기간에 비례하는 것으로 나타났다(137). 항우울제 처치에 대한 반응으로 발생하는 잠식성(rodent) 해마에서 신경학적 원인(neurogenesis)의 비중이 높다는 것이 입증되었다(189). 이런 발견들은 기분장애에서 신경가소성(neuroplasticity)의 손상 및 해마의 신경학적 원인론(neurogenesis)에 대한 이론을 촉발시켰지만, 이런 과정들이 어떻게 관여하게 되는지를 알아내려면 추후 연구가 필요하다.

수십 년간 연구자들은 양극성 기분장애와 단극성 기분장애의 생물학적 연관성을 알아내려고 노력해 왔다. 많은 연구들이 신경화학적 측정치를 조사하였는데, 여기에는 혈소판 이미프라민 결합(platelet imipramine binding), 모노아민 산화 효소 활동(monoamine oxidase activity), catechol-O-methyltransferase 활동(catechol-O-methyltransferase activity), 뇌의 도파민 활동, 뇌 척수의 세로토닌과 신진대사물, 플라즈마 GABA와 코르티솔 수준, 소변의 노에피네프린과 신진대사물, 인슐린 내성, 미토콘드리아 에너지 변환(mitochondrial energy transduction), 그리고 혈소판 세포 내부의 칼슘 수준(platelet intracellular calcium levels) 등이 있었다. 의미 있는 발견이 간혹 가다 보고되기는 했지만, 단극성 우울증과 양극성 우울증 사이의 생물학적 차이를 일관되게 반복 가능한 수준으로 보여주는 증거는 나타나지 않았다(50, 158, 228). 또한 뇌영상 연구들도 단극성 우울증과 양극성 우울증 사이의 일관성 있는 차이보다는 두 장애 사이의 강력한 유사성을 보여주었다(50). 그러나 양극성 우울증과 단극성 우울증을 직접 비교한 연구는 거의 없었고, 대부분의 연구에서는 개별적인 연구결과를 비교한 것이다.

덱사메사손 억제 검사(dexamethasone suppression test: DST)는 Carroll(39)에 의해 도입되었는데, 정신의학에서의 최초의 실험실 검사로 불리어 왔다. 20년 이상 동안, DST는 환호와 비판을 동시에 불러일으키면서, 기분장애의 생물학적 지표(biomarker)로서 가장 흔히 사용되는 것으로 자리를 잡았다(64, 97). DST는 기분장애에 대해서만 상당히 민감한 것으로 나타났다. 즉 우울증 환자의 약 50%가 양성으로 나왔는데, 이는 덱사메서손을 일정량(a dose) 복용한 이후 혈중 코르티솔 수준의 억제가 저항을 받은 것이다. 이 검사의 특정성(specificity)은 더 높은 것으로 나타났다. 정상적인 통제 피험자 중 약 10% 정도만이 억제가 나타나지 않았다(nonsuppressors). 그러나 특정성은 치매와 알코올 남용을 위시한 일부 정신과 조건에서, 그리고 체중 감소가 수반되는 의학적 조건에서는 70% 이하로 떨어졌다. 우울증에서의 DST의 초기 수치가 치료

방향을 알려줄 정도로 항우울제에 대한 반응을 충분히 예측해주지는 못하고 있다(6).

보다 최근에는, 우울장애와 연관된 시상 뇌하수체선(hypothalamic pituitary-adrenal: HPA) 축의 변화를 평가하기 위한 도구로서 화합된(cornbined) 덱사메타손/코르티코트로핀 방출 호르몬(dexamethasone/corticotrophin-releasing hormone(dex/CR-H)) 검사가 개발되었다 (97). 효과적인 항우울제 처치와 더불어서, dex/CR-H 는 정상화되었고, 이는 이 검사가 약물의 효과와 처치에의 반응을 예측하는데 유용할 수 있음을 시사해준다. 우울증에 대한 실험실 진단 검사로서 제안된 또 다른 방식은 우울증이 의심되는 환자들에게 갑상선 방출 호르몬(thyroid-releasing hormone: TRH)를 투입하는 것이었다. 연구결과는 다양했지만, 일부 연구에서는 단극성 환자의 절반 또는 그이상이 갑상선 방출 호르몬(TRH) 상태를 뒤흔들어놓은 뒤에 갑상선 자극 호르몬(thyroid-stimulating hormone: TSH) 분비가 '멈추는(blunted)' 반응을 보였다. 현재까지도, dex/CRH 검사 또는 TRH 검사도 우울증에 대한 일관성 있는 생물학적 지표를 제공해주지 못하고 있다(98).

발달 과정(Natural History)

기분장애의 발달 과정은 변동성이 크다. 장애에 걸릴 위험이 큰 나이는 (특별히 한정된 것이 아니고) 생애 전반에 걸쳐 있다. 이 질환이 통상적으로 일화적인 속성이 있다는 점과 더불어, 이 두 가지 점에서 기분장애는 여타의 다른 정신과 질환과 구분된다.

주요 우울증의 평균 발병 연령은 40대에 있다(57). 양극성 환자의 경우는 평균 발병 연령이 30대에 있다(181). 연구결과 발병 나이에서 가족 구성원 사이에 의미 있는 상관관계가 있다는 것이 발견되었다(135).

아동에게서 나타나는 조증이 매우 드물거나 심지어는 존재하지 않는다는 견해가 오랫동안 지속되어 왔는데, 이 견해는 이 장애가 이전에 인식했던 것보다 훨씬 더 일반적이라는 견해로 점차 대체되고 있다. 이와 같이 제대로 알아차리지 못한 이유 중의 하나는 이 장애의 진단이 어렵다는 것과도 관련이 있다고 여겨지고 있다. 아동기 조증은 특징적 증상 및 종단적 경과(longitudinal course), 공병 패턴, 그리고 처치에 대한 반응 면에서 성인에 대한 진단기준과 들어맞지 않는다(29).

환자는 기분장애의 단일한 일화를 재발 없이 얼마나 자주 겪는가? 조증 일화가 있는 환자들의 대부분은 우울증과 조증이 여러 차례 재발한다(77). 주요 우울증 일화가 있는 환자들의 50~70%는 평생 동안 한 번 또는 그 이상의 일화를 뒤이어서 겪게 된다(9, 95). 따라서 기분장애는 질환으로 인한 일화가 생애 기간 중에 뚝뚝 동떨어져 있는 것으로 횡단적으로 보던 과거의 관점과 반대로, 점차 평생(lifetime) 장애로 인식되고 있다(82, 111, 119, 177). 우울 일화가 있는 환자들의 약 10%에서는 질환의 양상이 점차 양극성인 모습으로 나타나기 마련으로써, 약 5%에서는 조증이 완전한 형태로, 또 약 5%는 경조증의 수준으로 후속 일화에서 나타나기 마련이다(2, 46). 기분장애가 있는 환자의 20%는 의사들이 다루기 어려운 만성 질환으로 발전된다(47, 68, 78, 129).

주요 우울증의 일화와 일화 사이에는 잔여 증상이 나타나는 경우가 많다(116, 117). 미국 NIMH의 국가적 우울증 협동연구(National Collaborative Depression Study)의 자료를 분석한 결과에 따르면, 환자들이 완전한 강도의 우울증 일화를 겪고 있지 않는 때에도 절반 이상의 시간 동안에 무언가 증상을 겪을 수 있음을 보여주었다(104). 양극성 장애도 유사한 패턴을 보여주었다. 즉 환자들이 일화 사이에 절반 이상의 시간 동안에 잔여 증상을 계속 나타내고 있는데, 우울 증상이 조증 증상보다 더 많이 나타났다(105). 치료를 받으면, 일화의 발생빈도와 강도가 크게 줄어들며, 양극성 환자는 일화 사이에 완전히 건강한 기능 수준으로 돌아오는 경우도 종종 있다(78, 213).

각 일화 마다 그 지속기간은 상당한 차이가 있어서, 며칠간에서부터 수십 년까지 다양하다. 환자 중 절반 정도가 6개월 이내에 회복되며, 2년 지나면 80%, 6년 지나면 90%가 회복된다(9). 그러나 그 이후에 회복되는 경우는 거의 없다(111).

환자에게 재발의 위험성이 가장 높은 시기는 회복 후 12개월 이내이다. 환자들이 잘 지내는 기간이 길수록, 재발할 위험성은 더 낮아진다. Angst(9)가 개관한 장기간의 추적조사(follow-up) 연구결과는, 6개월 이내에 주요 우울증 환자의 13%가 재발함을 보여주었다. 재발의 위험은 1년 지나면 2배, 2년 지나면 3배가 되다가, 그 이후에는 재발율이 감소한다. 5년 지나면 환자들 중 3/4가 재발하였다. 우울증 일화가 계속되면, 후속되는 일화는 이전의 일화에 비해서 더 빨리 그리고 더 심한 수준으로 나타나기 쉽다(82, 118). 재발의 위험성이 높아지는 것은 다음과 관련이 있다. (1) 우울증 지표 일화(index episode)의 기간, (2) 잔여 증상, (3) 일화의 횟수, 그리고 (4) 다른 정신과 장애의 공존과 관련 있다(9, 118). 재발률의 차이는 처치 간의 차이 때문일지 모른다.

합병증(Complications)

일차적 우울증과 자살은 분명히 연결되어 있다. 자살한 사람의 50~70%는 돌이켜보면 과거에 우울증의 특징이 있는 증상이 있었던 것으로 확인된다. 주요 우울증이 있는 사람의 자살에 관한 17개의 연구를 개관한 결과, 이들 중 15%는 결국에는 자살로 죽게 되는 것으로 발견되었다(85). 그러나 연구대상이 되었던 환자들은 입원병동에 입원한 심각한 사례였으며, 모든 우울증 환자를 대표한다고 할 수는 없다(184). 이보다 대표성이 더 높은 모집단에 대해서도 자살률은 연구된 적이 없다. 그럼에도 불구하고 기분장애와 관련이 있는 특정 자살률은 일반 모집단에서의 자살률에 비해서 10~30배나 더 높다(10, 169).

자살하는 사람들의 상당수가 그 이전에도 자살 기도를 했었지만, 자살 기도자 중 일부분만이 자살에 성공한다. 자살 기도자 10 또는 20명 중 약 1명이 자살 기도를 한 이후 5~10년 이내에 자살로 인해 시체로 발견된다(73, 171, 208). 자살의 위험성이 가장 높은 기간은 자살 기도 후 2년 안의 관찰기간 동안인 것으로 보인다(73, 208). 자살 기도 시의 의학적 심각성(위험성이 큰 자살 기도)은 미약한 예측요인에 불과할 뿐이다. 의학적으로는 심각하지 않은 자살 기도라고 하더라도 때로는 완전한 자살로 이어진다. 결국 이전에 자살 기도를 했느냐의 여부는 자살에 성공하는 것을 잘 예측해주지 못한다.

자살할 위험성은 증상의 심각한 정도와 꼭 상관관계가 있는 것이 아니다. 자살 위험은 정신과 질환, 나이가 65세 이상인 것, 남성인 것, 혼자 사는 것, 최근의 스트레스(특히 중요한 상실이 발생한 것), 화기류에 접근 가능한 것, 절망감, 과거의 자살 기도, 자살할 생각을 전한 것 등과 관련이 있다(76). 자살과 가장 자주 연관되는 두 가지 장애는 주요 정동 장애와 물질 사용 장애이지만, 정신분열증과 성격장애도 자살에 성공하는 사례에서 자주 나타난다(28, 99, 214).

자살 운운하는 환자가 자살을 저지르지는 않는다는 통설은 잘못된 것이다. 자살 의사를 전파한다는 것은 자살 위험성이 높다는 것을 알려주는 것일 수 있다. 그러나 자살 행위를 완수하는 것에 너무 골똘해 하는 사람은 자살을 결행하는 마지막 날이 되어도 남들에게 자신의 뜻을 전달하지 못하는 경우가 종종 있다(99).

주요 정동 장애가 있는 환자들에서 사망률이 증가한 것은 대부분 인위적인 요인, 특히, 자살에 기인하는 것으로서, 사망률 증가 중 55%에 관련되며 예상한 것보다 사망할 위험성을 8배나 높여주는 것이다. 또한 주요 정동 장애가 있는 환자들은 일반인 중에서 동일한 조건의(matched) 사람에 비해서, 자살 이외의 다른 요인으로 인해 사망할 확률도 높다(99). 자연사로 인한 사망도 사망률 증가 중 45%를 설명해주는데, 이는 기대한 것보다 그 위험성이 1~3배나 높은 것으로서, 이런 위험성 증가의 원인은 대부분 감염, 정신계, 신경계, 순환계 및 호흡계의 장애로 인한 것이다(88).

알코올 중독(alcoholism)은 주요 정동 장애의 합병증으로 나타날 수 있다. 이는 특히 중년기나 노년기에 폭음을 시작하는 경우에 특히 그러한데, 왜냐하면 '주요(primary)' 알코올 중독은 통상 이보다는 더 젊은 시기에 시작되기 때문이다. 또 약물남용도 주요 정동 장애의 합병증으로 나타날 수 있다.

판단력 저하도 주요 정동 장애의 또 다른 합병증이다. 판단력 저하, 진탕마시기, 그리고 충동적이고 비현실적인 의사결정을 내리는 것은 조증 일화 시에 나타나는 특징이다. 또한, 잘못된 결정을 내리는 것은 흔히 우울 일화 시에 나타난다. 직장을 그만두거나, 다른 도시로 이사하거나, 배우자와 별거하는 것은 우울증과 관련되어 나타나는 좌불안석의 불만족(restless dissatisfaction) 상태에 기인할 수 있다. 임상가들은 우울증 환자들에게 증상에 분명한 차도가 있을 때까지는 인생의 중요한 결정을 내리지 말라고 종종 권고한다.

출산 후 나타나는 정신과 질환에 관한 연구에 따르면, 양극성 장애가 있는 여성은 다른 어떤 때보다도 산후 회복 중에 우울증이나 조증 일화를 나타내기 쉽다. 산후 우울 일화를 나타낸 적이 있다면, 양극성 장애 여성이 다음에 임신하고 나서 또 다른 일화를 나타낼 가능성은 높다. 연구결과에 의하면, 양극성 장애 여성의 20~30%가 출산 후 산후회복 기간 중에 조증이나 정신증의 일화를 겪었다. 가족 중에 산후 회복기 중의 정신증의 전력이 있으면, 양극성 장애 여성의 출산 후 해당 장애의 발생률이 50% 이상으로 높아진다(42, 103).

최근의 3개 연구는 주요 우울증이 대학중퇴를 위시하여 학업수행의 저조와 의미 있게 관련이 있다는 것을 보여주었다(8, 96, 150). 큰 대학에서 수행된 한 연구에서는 우울증으로 진단된 학생들은 평균 평점이 0.5점 낮은 성적을 받은 것과 관련이 있었지만, 우울증에 대한 치료를 받은 학생들은 평균 평점 상으로 거의 같은 성적을 보여주었다(96). 큰 대학에서 수행된 다른 연구에서는 우울증으로 인해 학교를 멀리 했던 학생들이 학급으로 되돌아왔을 때 우울증이 없는 다른 학생들이 복귀했을 때만큼 잘 해내지는 못했다(150).

인지검사에서는 주요 우울증이 있는 환자들은 주의력의 결손, 명시적 언어 기억과 시각 기억(explicit verbal and visual memory)의 결손(그러나 암묵 기억[implicit memory]은 보존되어 있는 것으로 보임), 집행 기능(executive functioning)의 결손, 운동 및 인지영역에서의 속도 저하를 보여주는 경우가 있었다. 우울증의 정도는 인지적 결손의 정도와 관련되어 있었다(146). 위와 같은 기능 결손은 노인들에게 더 두드러진다(13, 80, 154).

때로는 우울증으로 인한 기억 결손이 매우 심해서 치매로 오진되는 수가 있다. 문제의 본질이 무엇인지의 여부는 우울증이 회복되어 기억력이 되돌아왔을 때 드러나게 된다. 우울증으로 인한 기억력 결손은 '가성치매(pseudodementia)'라고 불리는데, 이는 1세기가 된 오래된 용어인데 최근에 논란의 대상이 되었는데, 왜냐하면 이 말에 함축된 뜻은 증후군이 되돌릴 수 있거나 적어도 다른 유형의 치매와는 구분된다는 것이다. 특히 노인들에 대해서는 뇌 영상촬영 연구결과는 이런 구분이 다소 불분명해짐을 시사해주고 있다(167, 230).

인지적 어려움은 양극성 장애 중 우울증 기간뿐만 아니라 조증 기간에서도 관찰되었다(146, 179). 몇몇 연구에 따르면, 기분장애에서 보이는 인지적 결손은 기분상태가 안 좋은 일화에서 회복되었다고 해서 이것도 그에 따라서 꼭 회복되는 것은 아님을 시사해주고 있다(13, 45, 143-45). 양극성 장애에서 보이는 인지적 결손은 특정한 상태에 의해 조절되기도 특질적인 속성(trait markers)을 띤다고 생각된다. 양극성 장애의 일화 기간 동안에 보이는 인지적 결손이 정신분열증에서 관찰 되는 것만큼 심각할 수도 있다. 그러나 일화와 일화 사이에는 양극성 장애가 있는 환자들의 인지적 기능수준은 정신분열증이 있는 환자들에 비해서 훨씬 우수하다(45, 179).

가계 및 유전 연구(Family and Genetic Studies)

1960년대에 수행된 여러 개 연구들은 정동 장애가 가계를 통해 전해 내려오는 것에 대해 서로 유사한 결론에 도달하였다. 즉 정동 장애는 가계를 통해 내려오는 경향이 있으며 양극성 유형과 단극성 유형으로 구분될 수 있다. 1960년대 이전의 가계 연구(family studies)들은 단극성 우울증과 양극성 장애를 구분하지 않았지만, 기분장애가 일반적으로 가계를 통해 유전되는 경향이 있음을 입증해주었다(196). 일반적으로 양극성 장애가 있는 환자들은 친척 중에 양극성 장애가 있는 사람들이 있으며 단극성 장애가 있는 환자들은 친척 중에 단극성 장애가 있는 사람들이 있다(102, 193, 206).

이러한 관계는 지금까지 알려진 것보다 더 복잡할 수 있다. 가계 연구에 따르면 양극성 질환은 단극성 우울증이 있는 친척에게서보다 양극성 질환이 있는 친척에게서 더 자주 나타나지만, 단극성 우울증은 단극성 질환이 있는 친척들과 양극성 질환이 있는 친척들 모두에서 동일한 비율로 나타난다고 일관성 있게 보고되고 있다(7, 148, 153, 193). 전반적으로 볼 때, 이러한 연구결과들은 단극성 기분장애와 양극성 기분장애가 개념적으로 구분될 수 있음을 뒷받침한다(7).

반면에, 입양아 연구와 쌍둥이를 대상으로 한 연구들은 기분장애에서 유전 요인이 역할을 발휘한다는 강력한 증거를 제공해주고 있다(153, 193, 196). 1928년에 기분장애가 있는 쌍둥이에 관한 연구(196)가 처음 수행된 이래, 그간 상당히 많이 연구가 이루어졌다(4). 양극성 우울증과 단극성 우울증 모두에 대한 쌍둥이 연구결과는 이란성 쌍둥이보다는 일란성 쌍둥이 사이에서 (발병) 일치율이 훨씬 더 높다는 것을 일관되게 보여주고 있다(148, 153, 193, 196). 단극성 우울증의 유전 가능성(heritability)은 30~50%로 추정되는 반면, 양극성 장애의 경우에는 유전 가능성이 60~80%로서 상당히 높다(115, 148, 153, 193). 따라서 양극성 질환은 단극성 질환에 비해서 유전 요인의 영향을 더 많이 받는 것으로 보인다.

입양아를 대상으로 하는 연구는 친가족의 장애 발생률과 입양 가족의 발생률을 비교해서 유전 요인과 환경 요인이 유전의 승계 정도(heredity)에 상대적으로 미치는 정도를 검증하는 데 가장 강력한 연구설계법이다(153, 196). 기분장애에 초점을 두고 수행된 몇 개 없는 입양아 연구들은 입양아의 단극성 우울증과 입양아의 입양 가족이 아니고 친가족의 단극성 우울증 사이에 의미 있는 관계가 있음을 입증해주고 있다. 이와 동일한 양상이 양극성 우울 장애에 대해서도 발견되었다(153, 193).

25년 전 즈음에 Winokur와 그의 동료들은 단극성 우울증과 알코올 중독 사이에 관계가 있다는 주장을 하였다(109). 이들은 일련의 출간물을 통해서 '순수한 우울성 질환'과 '우울 스펙트럼 질병(depressive spectrum disease)'을 비교한 결과를 제시하였다. 후자는 가족 중에서 남자는 알코올 중독과 사회병질이 많고, 여자는 일찍 발병하는 (early-onset) 단극성 우울증이 많은 경우를 지칭한다. Cadoret은 4개의 입양아 연구결과를 개관했는데(36), 알코올 중독자의 딸이지만 입양되어 떠나가 버리지 않은 경우는 통제집단, 그리고 이 딸의 자매로서 입양되어 떠나가 버린 경우에 비해서 우울증이 더 많이 나타난 반면에, 이번에는 거꾸로, 우울증이 있는 사람의 친척이 우울증이 없는 입양자에 비해서 알코올 중독이 더 많이 나타났다. 이러한 결과는 가족 구성원 중에서 우울증이 알코올 중독과 연계해서 나타나는 정도가 환경 요인의 영향을 받는 지도 모름을 시사한다.

주요 우울증 환자의 1급 친척에서 심각한 정신과 질환의 가족력이 있으면 이 환자의 나중의 상태가 좋지 않을 것(poor long-term outcome)으로 예측될 수 있다(56). 연구 결과에 의하면, 주요 정동 장애 또는 알코올 중독이 있는 환자가 가족 중에 자살 기도를 한 전력이 있으면, 자살의 위험성은 높아진다(187). 그러나 자살 기도의 가족력이 있다고 하더라도 사회병질, 히스테리아, 또는 아편 중독이 있는 환자들의 경우는 자살을 통해 죽는 데 성공할지의 여부를 예측해주지 못하는 것으로 보인다. 기분 장애에서 유전이 전해 내려오는 양상은 멘델의 유전 법칙을 따르지 않으며 (non-Mendelian) 다중유전(polygenic)의 특성을 갖는 것이 거의 확실한 것 같다.

양극성 장애에 대한 최초의 게놈 전반 연계분석(genome-wide linkage analysis)은 1993년에 수행되었다. 그 이후로 이와 같은 연구 20개에서는 유전 표식(genetic markers) 또는 돌연변이(mutations)가 있는 장애의 공동 분리(cosegragation, 유전인자의 전송)를 탐색하고자 하였다. 그러나 민감 유전자 연계 또는 연관(susceptibility gene linkage or association) 연구에서도 동일한 결과가 반복해서 나타나지 못했다(170, 175). 2개의 종합분석(meta-analyses) 결과에서는, 관련 가능성이 있는 두 개 영역으로 13q32와 22q12-13, 그리고 그 밖의 관심대상인 3개 영역으로 9p21-22, 10q11-22, 14q24-32이 시사되었다(15, 192). 선도적 역할을 하는 연구자들이 결론짓기를, 양극성 장애에 대해서는 (염색체) 접합 부위(locus)가 단 한 곳만 있는 것이 아니라고 하였다(즉, 양극성 장애가 있는 사람의 최소한 절반에서 유전적 취약성의 최소한 절반은 설명해 준다는 뜻임)(139). 양극성 장애는 여러 개의 유전인자가 서로서로 상호작용하고 환경 요인들과도 상호작용하여 이들이 종합해서 나타나는 것이 틀림없다는 것이다. 이질성(heterogeneity), 표현형(phenotype), 그리고 불완전한 침투현상(incomplete penetrance)도 양극성 장애의 유전적 수수께끼 중에 포함되는 것으로 보인다(138, 175).

주요 우울증의 유전 연구는 20년이 지나는 동안 거의 진보가 없었다(38, 226). 14곳의 각기 다른 유전인자 부위(1p, 1q, 2q, 3centr, 4q, 5q, 6q, 8p, 11q, 12g, 15g, 18q)가 최소한 두 개의 연구결과 반복해서 드러났다(38,226). 그러나 그 중 어느 부위도 전반적으로 인정받고 있지는 않다(38, 226). 염색체 q33-34는 특히 흥미로운데, 왜냐하면 유전자 연계연구 및 연관 연구 모두에서 여성에게서 확인되었기 때문이다(226). 남성 또는 여성이냐의 성 특정성(sex specificity)과 유전학적으로 구별되는 하위 유형에 관한 연구들은 주요 우울증의 유전적 기초를 밝히는 데 도움을 줄 수 있을지 모른다(38).

감별 진단(Differential Diagnosis)

비탄(grief)과 주요 우울증을 구별하는 것은 어려울 수 있다. 사별한 사람은 비탄과 우울증을 모두 어느 정도까지는 나타낼 수 있기 때문이다(134, 212). 사랑하는 사람을 잃은 후 첫 2개월 동안은 우울 증상이 보편적이다. 그래서 이 사람이 주요 우울증의 진단 기준을 충분히 충족하더라도, 우울증의 진단은 보류되고 사별로 인한 증후군으로 간주된다. 2개월이 지난 후에야, 주요 우울증으로 진단을 내린다. 단 나타나는 증상이 기능 저하가 두드러지고, 무가치감에 빠져 있고, 자살 의사가 있으며, 정신증(psychosis), 또는 정신운동성 지체(psychomotor retardation) 등이 있거나, 또는 증상이 두 달 이상 지속될 경우에 한한다(3, 134). 비탄과 관련된 증상은 항우울제 처치에 효과가 없는 것이 보통이지만, 사별과 관련되어 나타나는 우울 증상은 효과가 있다(134).

공황장애와 일차적 정동 장애를 감별 진단하는 것은 어려울 수 있는데, 왜냐하면 일차적 정동 장애에서는 불안 증상이 자주 나타나고, 공황장애에서는 우울 증상이 자주 나타나기 때문이다. 이 두 장애의 구분은 주로 시간적 선후 관계에 의해서 결정된다. 불안 증상이 우울 증상보다 먼저 나타났다면, 공황장애로 진단된다. 우울 증상이 먼저 나타났다면, 일차적 정동 장애로 진단된다. 공황장애는 비교적 생애 초기에 시작되는 것이 보통이다. 현존하는 자료에 따르면, 일차적 정동 장애에서는 이차적 공황이 별개의 공병 장애에 불과한 것만이 아니라 심각성을 나타내는 지표로 보인다(121). 이와 반대로, 우울증이 공황장애에 대해 부수적으로 나타나는 이차적 증상일 경우에는, 우울증은 별개의 구분되는 장애라기보다는 공황장애로 인한 부수현상인 것으로 보인다(52).

일차적 정동 장애가 있는 환자는 신체 증상을 종종 호소한다. 역으로, 정동 증상도 신체화 장애의 일부로 종종 호소한다. 우울 증상과 불안 증상이 지배적이라면, 신체화 장애의 진단을 내릴 때 신중히 해야 하는데, 이는 특히 환자의 나이가 30세 또는 그 이상에 이르기까지 신체화 장애가 나타난 적이 없을 경우에 더욱 그러하다. 일차적 정동 장애가 있는 환자들이 다양한 신체 증상을 호소할 수는 있지만, 이런 증상은 국한되어 나타날 뿐 신체의 관련 계통(system review)을 따라서 퍼지는 경우는 거의 없다. 더욱이, 신체화 장애에서 전환 증상(설명이 불가능한 신경과적 증상)과 월경 증상이 함께 나타나는 경우는 일차 정동 장애에서는 아주 드물다.

일차적 정동 장애에서는 강박관념도 통상 보고된다. 강박장애와 일차적 정동 장애의 구분도 또한 시간의 선후 관계를 토대로 이루어진다. 강박관념과 강박행동이 우울 증상보다 먼저 나타났다면, 일차적 정동 장애의 진단을 내려서는 안 된다.

정신분열증과 일차적 정동 장애를 구분하는 것은 보통의 경우에는 문제가 되지 않는다. 정신분열증은 잠행적으로 발병하는(insidious onset) 만성 질환인데, 일차적 정동 장애에서 발견되는 특징인 시간의 흐름에 따른 증세 경감(remitting course)이 없다. 일차적 정동 장애가 있는 환자는 정신분열증에서 특징적으로 나타나는 공식적 사고 장애(formal thought disorder)가 나타나지 않는다. 간혹 가다가 조증과 정신분열증 사이의 구분이 어려울 수 있다. 정신분열증에서 나타나는 기괴하고 극적인(bizarre and dramatic) 환각, 망상, 그리고 정신적 내용상의 비정상인 것은 조증에서도 나타날 수 있다. 과거에 증세 경감이 있는 일화성 질환을 앓은 적이 있거나, 다행감(euphoria), 과잉활동성(hyperactivity), 또는 사고의 비약(flight of ideas)이 있다면 정신분열증이라기보다는 조증으로 진단을 내리는 것이 더 적절할 수 있다. 정신분열증과 양극성 장애가 가계도 상으로 따로따로 구분된다는 것이 잘 기록되어 있지만, 어떤 가계도에서는 이 두 장애가 함께 나타난다는 것도 잘 알려져 있다. 이는 특히 정신증 수준의 양극성 질환인 경우에 그러하다(26, 48, 49, 139). 따라서 정신증을 보여주는 환자의 경우에는 양극성 장애의 가족력(family history)을 조사해서 정신분열증의 감별 진단 과정에서 정동 장애의 가능성을 살펴보아야만 한다. 물론 이것이 정신분열증의 진단을 배제해 버리기 위한 것은 아니다.

수십 년간 임상가들은 분열정동형 정신증(schizoaffective psychosis)과 정신분열형 (schizophreniform) 장애는 일차적 정동 장애보다 정신분열증에 더 밀접하게 관련된 것으로 가정했다(22, 113). 종단적 연구결과에 따르면, 정신분열형 장애는 정신분열 증에서 나타나는 정신증 증상이 단기간 동안에 보다 경미한 수준으로 나타나는 것으로 정의되는데(3), 때로는 정신분열 장애로 발전하거나 때로는 기분장애로 진전되기도 한다(22). 예후가 좋은 (갑자기 발병하고, 병전 기능 수준이 좋고, 정서 둔마[flat affect]가 없는) 환자들은 가족력과 그 경과가 기분장애의 경우와 더 일치하는 것으로 보인다. 예후가 좋은 것과 관련된 특징이 없는 환자들은 가족력과 그 경과가 정신분열증의 경우와 더 일치하는 것으로 보인다. 분열정동 장애는 정신증과 기분 관련 증상이 모두 현저하게 나타나는 것으로 정의되는데, 이전에는 현저하게 정신분열증적인 질환(predominantly schizophrenic illness)과 현저하게 정동적인 질환(predominantly affective illness)으로 구분한 적이 있었다(113). 최근의 개관결과에 따르면, 분열정동 장애가 있는 환자들이 보이는 질환이 어떤 면에서는 정신분열증과 더 비슷하고(예: 정신증의 양성 증상) 다른 면에서는 기분장애와 비슷하다는(예: 기분 관련 증상과 정신적 고통[distress]) 것이 확인되었다(14). 점증하는 증거들은 이제 이와 같은 정신과 장애가 정신분열증과 양극성 질환 사이의 어디엔가 위치를 점하고 있는 것으로서, 그 특성이 시간의 흐름에 따라서 불안정하여, 현저하게 정신분열증적인 질환이나 또는 현저하게 양극성적인 질환으로 진전되는 경향이 있다는 것을 시사하고 있다(14, 22, 43). 오늘날, 정신분열형 질환과 분열정동형 정신증은 두 가지 모두 기분장애보다는 정신분열증과 관련된 정신증적 장애의 일부로 분류되고 있다(3, 113).

우울 증상은 만성 및 급성 뇌 증후군에도 뒤따를 수 있다. 혈관성 질병이 있는 환자는 연관된 우울증의 발생률이 높다. 혈관성 우울증이 특히 심각한데, 다른 종류의 우울증에 비해서 기능결손이 심하고 치료효과도 좋지 않다(106). 확실한 혈관성

소인으로 인해서 발생한 우울증이 있는 환자는 주요 우울증 환자에게서 관찰되는 주요 우울증의 가족력이 없다(106). 극심한 우울증이 있는 노인 환자에게서 전반적 기억 손상이 나타나는 경우에는 그 일차적 원인이 우울증 또는 치매인지를 결정하는데 진단상의 어려움을 가져올 수 있다(230). 이런 구분을 내리는 데 도움이 되도록 안내지침이 제시되기는 했지만(230). 이 둘을 임상적으로 구분하려고 하기 보다는 우울증과 인지적 손상 모두의 저변에 깔려 있는 신경해부학적 토대를 이해하려고 추구하는 것이 궁극적으로는 더 유용할 수 있다(167).

정신과적 증상은 특정 약물의 부작용으로 나타나는 수도 있다. 스테로이드 성분이 정신증, 조증, 그리고 우울증 상태를 촉발시킬 수 있다는 것은 오래 전부터 알려진 사실이다(174). 우울증후군을 나타나게 하는 데 관련된 그 밖의 약물에는 항고혈압제, 지질(脂質) 강하제(lipid-lowering drugs; statins), 그리고 에스트로겐 수용기 조절제(estrogen-receptor modulators)가 있다(125, 174). 현존하는 증거에 따르면 인터페론 알파(interferon-alpha), 인터루킨-2(interleukin-2), 성선(性腺) 자극 호르몬 방출 호르몬 억제제(gonadotropin-releasing hormone agonists), 메플로퀸(mefloquine; 항말라리아제), 프로게스틴 방출 피임제(progestin-releasing contraceptives; 황체 호르몬, 특히 progesterone), 그리고 프로프라놀롤(propranolol; 부정맥(不整脈)·협심증 따위의 치료에 쓰임)이 우울증과 비슷한 증상을 일으키는 데 관련이 있다. 그러나 진단 도구를 사용한 연구결과는 위와 같은 성분들이 주요 우울증을 일으키는 데 어떤 역할을 발휘한다는 것을 지지하지 않고 있다(125, 174).

양극성 장애는 단극성 우울증이 있는 환자의 감별 진단시 항상 고려해야만 한다. 왜냐하면 10명의 우울증 환자 중 약 1명은 종국에는 양극성 질환과 관련이 있었던 것으로 드러나기 마련이기 때문이다(2, 79, 218). 외견상 단극성 질환이던 것이 양극성 질환으로 바뀌어서 나타나는 것은 25세 이전에 발병한 사람에게서 질환의 경과 초기에 아주 흔하다(68). 양극성 장애는 약물사용 장애 및 성격장애와 감별되어야 하며, 아동의 경우, 품행장애(conduct disorder) 및 주의력결핍/과잉활동 장애(attention-deficit/hyperactivity disorder: ADHD)와 감별되어야 한다.

임상적 관리(Clinical Management)

주요 우울 장애를 관리하려면 지지적 심리치료(supportive psychotherapy)를 항상 적용해야 한다(4). 많은 임상가들은 통찰 지향적 심리치료(insight-directed psychotherapy)가 환자에게서 내면의 동기와 심층적 감정을 파악하는 것을 중시하는 요법이다 보니, 환자의 죄책감을 높여주는 경향이 있기 때문에 적절하지 않은 치료법으로 믿고 있다. 그러나 가용한 증거에 따르면 어떤 유형의 심리치료법들은 경증 또는 중간 수준의 우울증에는 유용할 수 있다고 한다. 연구 대상이 된 심리치료법은 3가지 유형이다. (1) 심리치료만 실시된 것을 통제집단과 비교한 경우, (2) 심리치료를 항우울제와 비교한 경우, (3) 심리치료와 약물을 병행한 경우를 심리치료만 한 경우 및 약물만 투여한 경우와 비교한 것. 이 연구에서는 5가지 주요한 유형의 심리치료가 적용되었다. (1) 인지치료, (2) 행동치료, (3) 대인관계치료, (4) 집단치료, (5) 부부치료.

인지치료(cognitive therapy)의 목표는 현존하는 부정적 인지를 파악해내서 이를 좀 더 긍정적이고 적응에 도움이 되는 것으로 대체하는 것이다(21, 128, 231). 행동치료(behavior therapy)에서는 남들로부터 자기가 원하는 반응을 얻어내는데 도움이 될 새로운 행동 기술과 대인관계 기술을 배우게 한다(195). '사회기술 훈련(social skills training)'은 행동치료의 한 유형으로서, 자기주장 훈련(assertiveness training)과 언어적 및 비언어적 역량을 강조하는데, 이 역량을 개발하는 데 역할 연습(role play)을 활용한다(21, 105, 195). 대인관계 심리치료(Interpersonal psychotherapy)는 과거보다는 현재에 그리고 내면의 심리적 과정(intrapsychic processes)보다는 대인관계에 초점을 맞추게 해서 건강한 기능수준으로 되돌아가는 것을 촉진시켜준다. 이 치료의 목표는 대처 기술, 문제해결 기술, 그리고 사회적 및 대인관계 기술을 발달시키는 데 있다(58, 142). 집단치료(group therapy)에서는 한 명의 심리치료자와 환자집단이 환자들의 정서 상태와 행동에서 변화를 일으키려고 함께 노력한다. 부부치료(marital therapy)는 개인, 부부나 가족, 또는 부부들이 참여한 집단을 대상으로 실시할 수 있다.

덜 심각한 유형의 주요 우울증에 대해서 심리치료, 약물요법 및/또는 이 치료법을 병행한 경우를 비교한 연구들을 종합적으로 개관한 몇몇 결과들이 결론짓기를, 심리치료만 단독으로 적용한 경우와 약물만 단독으로 적용한 경우 모두 효과가 있었고 치료하지 않은 경우에 비해서 더 낫다고 했다(40, 71, 94, 172). 심리치료와 항우울제 약물치료가 효과면에서 비슷하다고 결론을 내린 연구들은 심리치료를 통해 효과를 보기 좋은 환자들을 선택해서 포함시켰기 때문에 주요 우울증이 있는 대부분의 환자를 대표하지 못한다는 이유로 비판을 받았다(54). 따라서 심리치료와 약물요법은 모두 1차 진료기관 및 외래환자용 정신건강 관리기관에 오는 경도에서 중간 수준의 우울증에 대한 1차적 치료법으로 적용될 수 있을 것이다(40). 약물처방은 신속하고도 강력한 효과를 가져다주는 이점이 있다(94). 심리치료는 환자로 하여금 치료에 계속 참여하도록 하고, 재발을 줄여주는데, 특히 약물복용을 중단한 환자들의 재발을 줄여주는 데 도움이 되는 것으로 보인다(71, 94). 더욱이 심리치료는 대인관계 기술, 사회에의 적응, 행복감(well-being), 그리고 약물처방만으로는 얻지 못하는 치료에의 만족감이 높아지는 것과 관련이 있는 것으로 보인다(94, 172). 약물처방과 심리치료를 병행한 방법을 비교한 연구들을 개관한 결과는 병행(혼합) 치료가 어느 한 가지 종류의 치료법만을 사용하는 경우보다 그 크기는 작지만 일관된 우세 효과가 있다고 결론지었다(71, 94, 172).

어떤 환자들은 어떤 치료법이나 또 다른 치료법에서 썩 좋은 효과를 못 볼 수도 있다. 임신 중이거나 약물로 인한 부작용이 견디기 힘든 경우 약물복용이 어렵게 될 수 있다(40). 어떤 환자들은 심리치료를 받는 것을 싫어하는 경우도 있으며, 다른 환자들은 약물복용을 거부하는 경우도 있다(40). 다행히도 연구결과에 의하면, 덜 심각한 수준의 우울증이 있는 환자들에게는 자신에게 맞는 가장 적합한 치료법을 제공해주어도 되는데, 그 이유는 약물치료와 심리치료의 효과가 일반적으로 비슷하기 때문이다. 그러나 심한 우울증이 있는 환자들에게는 약물치료와 심리치료를 병행하는 혼합 치료법이 권고된다(71). 우울증 일화를 관리하기 위한 두 가지 주요 신체적 접근방법으로는 약물치료와 전기충격요법(electrotherapy)이 있다.

최초의 항우울제 약물처방은 모노아민 산화효소 억제제-A(monoamine oxidase inhibitor-A; MAO-A) 종류 중의 하나였다(229). 원래 결핵의 치료를 위해 개발된 것으로서, 이 약물은 기운이 나게 하는 효과(energizing effects)가 있는 것으로 발견되었다. 모노아민 산화효소 억제제(MAOIs)는 심각한 부작용을 나타낼 수 있다. 타이라민(tyramine; 혈압상승물질)이 들어있는 식음료—특히 치즈, 일부 와인, 맥주—는 피해야 하는데, 왜냐하면 고혈압의 위험이 있기 때문이다. 고혈압의 위험을 피하기 위해서 MAOI류를 복용하는 환자들은 암페타민류(amphetamines) 또는 교감신경흥분제 물질

(sympathomimetic substances)이 들어있는 약물도 복용하지 말아야 한다. 수십 년간에 걸쳐서, 안전에 대한 염려 때문에 MAOI 항우울제를 널리 사용하는 것이 제한되었다(185).

세레길린(selegiline)은 최근에 FDA에서 승인을 받은 우울증 처방제인데, 피부에 붙이거나 바른다. 세레길린은 소량 투여하면 선택적 MAO-B 억제제로 작용하지만, 다량 투여 시에는 MAO-A도 억제한다(66. 185). 식이조절을 통해 타이라민 섭취를 조절하는 것이 소량 투여 시(24시간마다 6mg까지 투여)에는 필요하지 않지만, 타이라민을 절제(tyramine avoidance)하지 않으면서 더 많은 양을 투여하려면, 그 전에 보다 많은 경험을 해볼 필요가 있다. 피부를 통한 투약시의 주요 부작용은 피부 반응과 불면증이다. 성기능장애와 체중의 과도한 증가와 같은 고전적인 MAOI 부작용들은 다행스럽게도 세레길린에서는 드물다(185).

수십 년 동안 삼환계 항우울제(즉, 이미프라민(imipramine)과 아미트리프탈린(amitriptyline))는 MAOI를 대신해서 우울증에 대한 약물요법의 주축으로 자리를 잡았다. 삼환계 항우울제에는 몇 가지 불쾌한 부작용이 있는데, 목이 마름, 기립성 저혈압(起立性 低血壓, orthostatic hypotension), 경련, 과잉진정(鎭靜過度, oversedation), 그리고 체중 증가가 그것이다. 이러한 부작용은 약을 계속 복용하면 줄어드는 경우가 종종 있다. 자주 나타나지는 않지만, 심각한 부작용으로 나타날 수 있는 것은 심장 부정맥(不整脈, cardiac arrhythmias)이다.

삼환계 항우울제는 이 약을 신진대사시키고 처리하는 능력이 사람마다 아주 다르다. 신진대사가 빠른 사람(metabolizer)과 느린 사람 사이에서 40배 만큼이나 차이가 있다는 것이 보고된 적이 있다. 의사가 치료에 적절한 용량이라고 여기는 것이 실제로는 유독성 혈장 수준(toxic plama levels)을 일으키거나 또는 치료능력이 부족한 수준(subtherpeutic levels)에 해당될 수도 있다. 이러한 이유로 치료에 적절한 용량이라고 보이는 것이 투약시 증세가 호전되지 않거나 의미 있는 부작용을 일으키는 경우에는 삼환계 약물의 혈장 수준을 계속 관찰할 필요가 있다.

1980년대 후반에는 새로운 종류의 항우울제가 사용할 수 있게 되었다. 선택적 세로토닌 재흡수 차단제(selective serotonin-uptake inhibitors; SSRI)가 개발되었는데, 세로토닌이 우울증과 관련이 있다는 증거 때문이다(191). 이러한 부류에는 fluoxetine(Prozac), sertraline(Zoloft), paroxetine(Paxil), citalopram(Celexa)이 있고 그 밖에도 아주 많은 종류가 있다. 이러한 약물은 삼환계 항우울제만큼 효과가 있으면서도 심각한 부작용이 더 적다(예: 심장에 해를 끼치는 일이 거의 없다)(20). 따라서 이중 효과를 낼 수 있도록 항우울제 유형이 개발되었는데, 노르에피네프린(norepinephrine)뿐만 아니라 세로토닌(serotonin; venlafaxine [Effexor]) 또는 도파민(dopamine; bupropion [Wellbutrin])을 차단하는 이중 효과를 내는 약이 개발되었다(191). 이러한 모든 항우울제는 그 종류에 관계없이, 의미 있는 항우울 효과가 나타나려면 적어도 3 내지 4주 동안 투약해야 한다.

우울증 상태에서 증세 완화가 나타난 뒤에는, 증상 재발이 발생할 위험이 높은 시기가 있는 것으로 믿고 있다. 이러한 위험 기간이 얼마나 갈 것인지를 알 길이 없기 때문에 급성 증상이 완화된 후에는 최소한 6개월간 항우울제를 계속 복용하게 하는 것이 일반적인 관행이다.

주요 우울증의 치료에 쓸모가 많다고 널리 인정된 것과 달리, 항우울제는 양극성 우울증에 대해서는 특별히 도움이 되는 것으로 보이지 않는다(165, 166). 항우울제는 우울한 상태에 있는 양극성 환자의 약 3분의 1에서 조증(mania)을 촉발시킬 수 있으며, 혼합된 일화(조증과 우울증 양상을 동시에 나타냄)를 가져올 수도 있으며, 또한 조증 상태와 우울증 상태 사이의 "순환을 빠르게 하는 것(rapid cycling)"을 가져올 수도 있다(65, 79, 132, 160). 따라서 항우울제는 단극성 우울증에 적절한 치료법이지만, 양극성 우울증에게는 나쁠 수 있으며, 이는 특히 양극성 장애의 우울증 일화에 대한 지속적인 치료의 경우 그렇다. 양극성 우울증에 대한 긴급한 치료 또는 예방(prophylactic) 차원의 처치를 위해 항우울제를 사용할 때에는 주의를 기울여야 한다(65). 삼환계 항우울제와 벤라팍신(venlafaxine)은 각각 조증과 부프로피온(bupropion)으로의 이동을 촉진시키기가 더 쉬우며, SSRI류는 이런 일을 일으킬 가능성이 더 적다(67, 74, 79, 132). 그러므로 가능하면, 항우울제는 양극성 장애가 지속되는 기간(maintenance phase) 중에는 중단되어야 하는 것이 바람직하다(67). 또는 적어도 기분 안정제(mood stabilizer)와 함께 투약되어야, 조증으로 전환되는 것을 막는 데 도움이 될 수 있을 것이다(79).

리튬이 조증의 치료 시 강하게 추천되는 치료법이지만, 이 약물이 단극성 우울증(unipolar depression)의 일차적인 치료법으로서의 쓰임새는 제한적인데, 왜냐하면 효과를 보이는 비율이 단지 30~40%에 불과하기 때문이다(64, 141, 165, 166, 197, 197). 그러나 리튬을 추가적으로 투입하는 것이 단극성(unipolar) 질환에 대해서 항우울제만을 투여시의 치료효과를 더 키우는 데 효과가 있는 것으로 인정되어 왔다(61, 197). 단극성 질환이 있는 환자가 양극성 장애 또는 경조증 증상(hypomanic symptom)의 가족력이 있는 경우에는, 이런 가족력이 없는 경우에 비해서 리튬이 항우울제로서 더 큰 효과를 나타낼 수 있다(55).

어떤 환자들은 연중의 특정 시기 특히 가을과 초겨울에 우울증을 겪기도 한다. 『DSM-IV-TR』에는 계절성 정동 장애(seasonal affective disorder; SAD)가 주요 우울 장애(major depressive disorder)의 하위 범주로 들어있다(30). SAD의 진단기준에는 양극성 장애나 재발성 주요 우울증(recurrent major depression)의 발생과 연중 특정 기간 사이에 시간적 관계(예: 가을이 되면 우울증이 규칙적으로 나타남)가 있는 것이 포함되어 있다. 점증하는 문헌 자료들은 이런 장애에 대해 효과적인 치료가 있을 수 있다는 것을 알려주고 있다. 효과적인 치료법에는 가을철과 겨울철에 햇빛과 비슷한 파장의 인공불빛을 오랫동안 쬐는 것이 들어있다(209). 현재 시중에 나와 있는 장비들은 이러한 불빛을 쬐어준다. 불빛을 쬐는 시간 또는 하루 중 언제 쬐는 것이 가장 효과가 있는지에 대해서는 아직 일치된 의견이 없다(209). 치료의 효과(effectiveness)는 —확실히 존재한다면— 야간의 멜라토닌 생성을 억제하거나 생체 리듬을 다른 방식으로 조절하는 것에 의한 것일 수 있다(186). 학자들은 환자들이 광원에서 몇 피트 떨어진 거리에서 4시간씩은 앉아 있을 것을 권장한다. 이의 결과로서 생길 수 있는 백내장(cataracts) 또는 망막 손상의 가능성은 아직 충분히 평가되지 않았다.

약물 치료 관련 문헌에서는 우울증의 치료에 쓰이는 항정신성 약물과 알코올을 함께 복용하지 말도록 경고하는 내용이 아주 많다. 알코올과 바비튜레이트 제제(barbiturates)를 함께 복용하는 경우에는 그 결과는 치명적일 수 있다. 알코올과 벤조디아제핀 진정제 사이에서는 누적효과가 덜하다. 알코올을 삼환계 항우울제와 함께 복용하면 이 두 약물의 진정 효과가 더욱 커진다. 알코올을 급히 복용하면 삼환계 항우울제의 혈장 농도가 높아져서, 치명적인 중독에 걸릴 가능성이 높아진다(205). 그러나 알코올 중독자들은 항우울제 약물이 신진대사를 좀 더 빠르게 하여, 결과적으로 혈중 수준이 떨어지게 된다(205).

특정 환자에게 가장 적합한 항우울제를 고르는 것은 과학에서 관련 정보를 얻을 수 있지만(210), 이 작업은 또한 예술이기도 하다. 다양한 항우울제의 효과는 기본적으로 서로 비교할 수 있다; 따라서 고르는 과정은 본질적으로 특정 약물의 부작용

프로파일을 기반으로 이루어진다(4). 항우울제 약물은 부작용 프로파일상으로 다양해서, 임상가로 하여금 각 환자가 처한 특별한 상황에 이 부작용이 부합되게 사용할 수 있게 해준다. 예를 들면, 부프로피온(bupropion; Wellbutrin)은 기운이 솟게 해주는 효과(energizing effect)가 있어서 잠을 못 자게 할 수 있다. 미르타자핀(mirtazapine; Remeron)은 진정 효과를 가져다주는데, 이는 잠을 못자거나 동요(agitation)가 있는 우울증을 치료할 때 유용할 수 있다. 미르타자핀은 체중을 유의의하게(significantly) 증가시킬 수도 있다. 반면에 부프로피온(bupropion)은 체중 감소와 연결될 수 있다. 체중 증가는 원하지 않고 정신이 또렷한 각성상태(alertness)는 원할 때에는, 부프로피온은 합당한 선택 대상이 될 수 있다. 여위었거나 근심걱정에 빠져 있는 암 환자들의 우울증을 치료하기 위해서는, 체중 증가 및 진정 작용이 있는 미르타자핀(mirtazapine) 약물이 치료 제제로 선호된다.

항우울제 약물은 —통제 연구에서 우울 일화를 단축시켜주고, 증상의 강도를 줄여주며, 재발을 막아줄 가능성이 있는 것으로 입증되었음— 기분장애가 있는 환자에게서 자살을 줄여준다고 입증되지는 못했다(16, 159, 215). 자살 방지 센터는 1960년대에 많은 도시에서 설립되었는데, 자살률에서 뚜렷한 효과를 보여주지 못했다. 이와는 대조적으로 리튬 지속복용 치료(lithium maintenance treatment)는 뚜렷하게 자살을 감소시키는 효과가 있음이 입증되었다(16, 86, 159).

위약조건(placebo)을 통제한 연구에서는 N-메칠-D-아스파테이트(N-methyl-D-aspartate: NMDA) 수용기 길항제 약물인 케타민(receptor antagonist drug ketamine)을 정맥주사로 투여(intravenous administration)한지 72시간 이내에 우울 증상이 통계적으로 의미 있게 호전된 것을 발견하였다. 이는 이런 유형의 약물이 우울증의 치료에서 기여할 가능성이 있음을 시사하는 것이다(25). 이 결과를 확인하려면 보다 규모가 큰 통제 연구를 통해서 반복검증(replication)하는 것이 필요하다. 위 결과는 우연히 얻은 큰 성과(serendipitous)로서 위 연구에서의 주요 목표는 아니었다(147). NMDA 길항제(antagonist) 약물요법의 임상적 적용 가능성은 이 약물이 갖고 있는 환각 유발(psychotomimetic) 효과와 이런 종류의 약물에 대한 남용 가능성 때문에 제한될 수 있다.

전기충격요법(electroconvulsive therapy: ECT)은 우울증에 적용할 수 있는 것 중에서 가장 효과적인 유형의 처치로서 모든 의학적 치료 중에서 가장 효율적인 것 중의 하나로 간주되는데, 그 효과를 보는 비율은 80~90%에 이를 정도로 높다고 보고되고 있다(58, 83). 그러나 ECT를 사용하는 것은 우울증의 치료에 효과적인 약물이 나온 이후로는 줄어들었다. 근래에 이르러 ECT가 다시 복귀하고 있음에도 불구하고(44), ECT는 항우울제로 효과를 보지 못하는 환자 또는 증상이 너무 심해서 병원 밖에서는 치료를 할 수 없는 환자에게는 아직도 유보되는 경향이 있다(140). 이에 대한 부분적인 이유는 대중의 인식이 부정적이고 언론매체에서 ECT적용을 계속해서 부정적으로 묘사하기 때문이다(44). ECT가 임상장면에 처음 도입된 1940년대 초반에는 척추 및 기타 부위의 골절상을 유발하기도 했다. 전기요법을 의료장면에 맞게 수정하는 진보가 이루어지자, ECT는 안전도가 입증되는 과정을 거쳐서 기술적으로 정교해진 절차로 진화했다(83). 이제 ECT에 대해서는 환자들도 겁을 덜 먹게 되었으며, 합병증도 덜 일으킨다. 환자들은 (몸에) 대단히 신속하게 효과를 나타내는 바비류레이트 진정제(barbiturate)로 잠깐 동안에 마취를 받은 후에, 근육 이완제로서 보통 숙시닐콜린(succinylcholine)이 투여된다. (ECT를 가하는) 전극은 전두 측두엽(frontotemporal) 부위에 부착시키고 소량의 일정한 크기의 전기를 이 두 전극 사이에 흘려보낸다(1, 5).

ECT의 가장 골치 아픈 부작용은 기억상실이다(83). ECT가 가져오는 이와 같은 바람직하지 않은 부분은 일반적으로 치료를 시작하기 전의 짧은 기간, 그리고 치료 후의 몇 주 동안의 시간 간격에서 발생한다. 대부분의 환자는 이것이 문제점인 것을 알지 못한다(5, 83). 단측성(unilateral) ECT를 우세하지 않은 뇌 부위(nondominant side of the brain)에 가하는 것은 이러한 부작용을 최소화시켜준다(58, 83).

전기충격요법은 전신마취하에 실시되는 가장 안전한 절차로 통상 간주된다(83). ECT 실시 후의 사망 위험성은 근래에 심근경색(myocardial infarction)이나 두개골 내압 상승(states of elevated intracranial pressure)의 전력이 있는 경우에는 높아진다. 이러한 염려 사항은 심각한 우울증을 처치하지 않을 때의 위험성과 견주어서 고려해야만 한다. 전기충격요법은 임신 3개월 이내 또는 수술 후의 여성의 기분장애에 대해서(92) 그리고 다양한 의학적 질환이 있으면서 심각한 우울증에 걸린 환자들에게(44) 가장 안전하고 효과적인 처치법일 수 있다. 전기충격요법은 8세 이하의 아동뿐만 아니라 노인들에게도 안전하게 사용할 수 있다(83, 108, 183, 204). 정신과 질환의 위험성이 무엇보다도 큰 상황, 이를테면 자살 위험이 있거나 심각한 영양 결핍 같은 생명을 위협하는 정신과적 상황에서는 ECT는 우선적으로 적용해야 할 처치법으로 간주되어야 한다(140). 또한, ECT의 효과가 항우울제보다 일반적으로 신속하고 강력하게 나타나기 때문에, 신속한 효과를 보는 것이 중요한 상황일 때는 ECT의 사용을 고려해야 한다(83, 122, 140). 그 밖에도 약물로 효과를 보지 못했지만 ECT로는 효과를 본 적이 있던 환자, 그리고 ECT를 선호하는 환자에게는 우선적으로 사용하는 것을 고려해야 한다.

반복적 경두개 자기자극법(repetitive transcranial magnetic stimulation: rTMS)은 전자기장을 교류로 가하여(alternating electromagnetic fields) 발작을 일으키지 않고 대뇌 피질을 자극하는 방법인데, 주요 우울증의 처치법으로써 그 가능성을 조사하고 있다. 최근의 연구결과는 우울증 치료에서 rTMS의 치료적 효과는 임상적으로는 크지 않아도, 통계적으로 의미 있는 성과를 얻었음을 입증해주고 있다(35, 136, 173). 현재까지의 연구들은 그 규모가 일반적으로 작았고 핵심적인 방법론적 특징에서 일관성이 부족해서, 발견된 결과를 비교하는 데 제한이 있다. 최근에 rTMS는 미국 FDA(Food and Drug Administration)로부터 주요 우울증에 사용할 수 있다는 승인을 받았다. 미주 신경 자극법(vagal nerve stimulation)은 또한 난치성 우울증의 치료뿐만 아니라 재발방지에도 효과가 있는 것으로 입증되었다(163). 이 방법도 미국 FDA로부터 치료저항성 우울증(treatment-resistant depression)에 대해 사용 승인을 받았다.

탄산 리튬(lithium carbonate)은 역사적으로 조증 치료용 약물이었다(152, 197). 어떤 임상가들은 신경안정제(neuroleptic)와 리튬 두 가지를 써서 조증 치료를 시작했다가, 리튬이 효과를 보이기 시작하는 4~5일 후에는 신경안정제 투여를 멈추는 식으로 운영하기 시작했다. 환자가 병원에서 빨리 퇴원할 수 있도록 신속히 증세 호전을 나타내라는 경제적 압력 때문에 리튬 사용에 대한 열망이 줄어들었는데, 왜냐하면 리튬은 적어도 1주일 그리고 종종 2~3주까지는 효과를 나타내지 못하기 때문이다 (31). 또한 증상이 혼합되어 있고, 급속히 순환하는 양상을 보이며, 부차적이고, 그리고 동반질환이 있는 조증은 순전히 조증만 있는 경우에 비해서 리튬으로부터 효과를 많이 보지 못한다.

양극성 장애의 효과적인 지속 치료를 위한 리튬의 최적 혈청 수치는 0.8~1.0mEq/l 범위에 있다(149). 이보다 복용량이 더 적으면 역치 이하의(subthreshold) 증상이 지속될 수는 있을지 몰라도(149) 우울 일화를 방지하는 데는 효과가 있을 수 있다. 복용량이 더 많으면 조증에 대한 효과가 더 큰 것으로 보인다(123). 이와 같은 혈청내 수준에 도달하려면 일반적으로 하루에 총 1,200~2,400mg의 리튬을 여러 번으로 나누어서(1회 복용량은 300에서 600mg) 투약하는 것이 요구된다. 많은 환자들은 Lithobid와 Eskalith CR을 하루에 한 번 복용하는 것이 더 낫다고 여기며, 이런 약을 꾸준히 잘 복용한다. 리튬은 독성을 나타낼 수 있는 약물이기 때문에, 리튬을 사용할 때에는 혈청내 수준을 계속해서 확인해야 하는데, 이는 특히 치료 초기에 그러하다. 대부분의 환자들은 치료 수준의 리튬을 투약할 때(0.8~1.5mEq/l) 손에서 미세한 떨림을 겪는다. 리튬의 투약 수준이 높아지면, 운동실조증(ataxia), 지남력상실, 몹시 졸리운 것 (somnolence), 발작(seizures), 그리고 최종적으로는 혈액순환장애(circulatory collapse)가 발생할 수 있다.

리튬의 효용은 급성 조증을 치료하는 데에만 국한되지 않는다. 리튬은 양극성 우울증에 대해서도 약 70~80%에서 강력한 효과를 보여주었다(197). 리튬은 조증 일화뿐만 아니라 양극성 우울증을 방지하는 데에도 효과적이다(67). 리튬이 병세를 떨어뜨려준다는 증거가 상당히 많으며, 양극성 질환에서는 자살방지 특효도 있는 것 같다는 증거가 많다(32, 159, 213, 215).

항경련제는 기분을 안정시켜주는 속성이 있어서 조증에 사용된다. 발프로에이트 (valproate, 간질약)의 한 유형인 디발프룩스(divalproex)는 급성 조증의 치료용으로 FDA의 승인을 받았다. 발프로에이트는 순전히 조증만 있는 경우뿐만 아니라 혼합된 증상을 보이고, 이차적이며, 동반질환이 있고, 급속히 순환이 되는 조증, 그리고 정신증적인 유형의 급성 조증에도 효과가 있는 것으로 보인다(25). 대부분의 환자들은 일일 15mg/kg의 양을 두 번 내지 세 번으로 나누어 복용하면 효과를 본다. 환자의 혈청 수준은 계속 검사해서 45~60m μg/mL의 범위 내에 머물러 있어야 하며, 혈청 내 수준이 낮아서는 증상이 충분히 해소되지 않는 환자에게는 125 μg/mL까지도 투여한다. 125 μg/mL 이상의 수준에서는 메스꺼움, 구토, 무기력증의 부작용이 나타날 가능성이 더 커진다(33). 혈소판 감소(thrombocytopenia)의 위험성은 이와 같이 발프로에이트의 수준이 높을수록 더 증가한다. 발프로에이트의 지속성 배출 조합제제인 디발프룩스(divalproex; Depakote)는 내성이 우수하고 하루에 한번만 복용하면 된다는 일정 때문에 대부분의 환자들에게 더 적합하다. 그리고 디발프룩스의 분말형 약제(sprinkle form)는 위내장계의 부작용도 더 적은 것으로 보인다(72).

조증을 치료할 때 항경련제인 카바마제핀(carbamazepine)을 사용하려면 복용량을 서서히 늘려가야 하며 효력도 늦게 나타나서 5~28일이 소요된다. 처치는 하루에 한

번이나 두 번 200mg 투약하는 것으로 시작해서 5일마다 양을 늘려가서 12~14mg/mL 수준이 될 때까지 한다. 신경근육계 부작용 및 인지적 부작용이 흔한데, 특히 복용량을 빨리 늘릴 때 그렇다. 그 밖의 다른 역효과는 비교적 치료 초기 단계에 발생하는데, 여기에는 종종 혈관성 발진(rashes often with a vascular component), 갑상선기능부전, 혈소판 감소증, 백혈구 수치가 낮은 것, 그리고 간효소 수치의 증가 등이 나타날 수 있어서, 면밀한 임상관찰 및 실험적 반복측정이 필요하다(25).

우울 증상과 조증 증상 모두가 라모트리진(lamotrigine) 그리고 난치성 양극성장애 환자를 위한 항정신증 약물에 대한 임상 시험에서 호전되었다(201). 라모트리진은 FDA로부터 부분발작의 보조 치료용으로 승인을 받았는데, 글루타메이트(glutamate) 방출을 줄이는 효과가 있었다. 양극성 장애의 치료 시 보조 제제로 쓰이고 처치 효과가 없는 환자에 쓰이는 그 밖의 유망한 항경련제로는 가바펜틴(gabapentin), 토피라메이트(topiramate), 조니사마이드(zonisamide)가 있는데, 티아가빈(tiagabine)은 보조적 처치용으로 쓰이지는 않지만 그 효과에 대해서는 장차의 연구에서 확인해볼 필요가 있다(34, 37, 51, 227).

신경안정제(neuroleptics)는 조증에서 나타나는 정신증 증상과 동요(agitation) 증상에 신속한 효과를 가져다주는데, 이는 특히 정신증적 증상이 있는 조증 환자의 3분의 1에서 그렇다. 그러나 무선화된 비교연구에서 신경안정제는 리튬보다 일관되게 그 효과가 적었다. 조증을 처치할 때에는 정신분열증에 비해서 투약하는 신경안정제의 양이 더 적어도 되지만, 양극성 장애 환자에서는 지발성 안면마비증상(tardive dyskinesia)이 보다 빈번하게 발생한다(25). 조증에 대한 처치로서 리스페리돈(risperidone)과 지프라시돈(ziprasidone)을 사용하는 것이 좋다는 증거가 점증하고 있기는 하지만, 올란자핀(olanzapine)이 그 밖의 비전형적(atypical) 항정신병 약물에 비해서 조증의 처치에 더 효과가 있다는 증거가 많다(24).

한 종류의 약물로 처치가 실패했을 경우에는, 두 가지 또는 그 이상의 약물이 결합되어 사용될 수 있다. 이와 같이 다중 약물요법이 흔히 시행되고 있지만, 통제 시행을 통해 이를 뒷받침하는 자료를 얻는 것은 부족한 실정이다(199).

약효가 높은 벤조디아제핀류(benzodiazepines), 특히, 클로나자팜(clonazepam) 및 로라자팜(lorazepam)은 진정효과를 가져다주고 불안을 감소시켜주어서, 급성 조증에 대한 약물처치의 효과를 높이는 데 흔히 사용된다(156, 199). 수면 관련 문제가 조증 일화를 가져오기 쉽게 하는 경향이 있기 때문에, 벤조디아제핀을 현명한 판단 하에 단기간 처방하면 이런 일화를 방지하는 데 도움이 될 수 있다.

단극성 우울증의 경우와 마찬가지로, ECT는 양극성 우울증에 대해서도 대단히 효과적인 처치법으로 간주된다(92, 122, 197). 또한 ECT는 조증의 처치에도 유용하며, 약물처치보다도 더 효과가 있을 수 있다(62, 161, 197, 198).

참고문헌

1. Abrams, R. *Electroconvulsive Therapy*, 4th edition. New York: Oxford University Press, 2002.

2. Akiskal, H. S., Maser, J. D., Zeller, P. J., Endicott, J., Coryell, W., Keller, M., Warshaw, M., Clayton, P., and Goodwin, F. Switching from "unipolar" to bipolar II. An 11-year prospective study of clinical and temperamental predictors in 559 patients. Arch. Gen. Psychiat., 52:114-23, 1995.

3. American Psychiatric Association. *Diagnostic and Statistical Manual of Mental Disorders*, 4th edition, text revision. Washington, DC: Author, 2000.

4. American Psychiatric Association. Practice guideline for the treatment of patients with major depressive disorder (revision). Am. J. Psychiat., 157:1-5, 2000.

5. American Psychiatric Association Committee on Electroconvulsive Therapy. *The Practice of Electroconvulsive Therapy: Recommendations for Treatment, Training, and Privileging: A Task Force Report of the American Psychiatric Association*. Washington, DC: Author, 2001.

6. American Psychiatric Association Task Force on Laboratory Tests in Psychiatry. The dexamethasone suppression test: an overview of its current status in psychiatry. Am. J. Psychiat., 144:1253-1262, 1987.

7. Andreasen, N. C., Rice, J., Endicott, J., Coryell, W., Grove, W. M., and Reich, T. Familial rates of affective disorder. A report from the National Institute of Mental Health Collaborative Study. Arch. Gen. Psychiat., 44:461-469, 1987.

8. Andrews, B., and Wilding, J. M. The relation of depression and anxiety to lifestress and achievement in students. Br. J. Psychol., 95:509-521, 2004.

9. Angst, J. Major depression in 1998: are we providing optimal therapy? J. Clin. Psychiat., 60 *Suppl* 6:5-9, 1999.

10. Angst, J., Angst, F., and Stassen, H. H. Suicide risk in patients with major depressive disorder. J. Clin. Psychiat., 60 *Suppl* 2:57-62, 1999.

11. Apfeldorf, W. J., Spielman, L. A., Cloitre, M., Heckelman, L., and Shear, M. K. Morbidity of comorbid psychiatric diagnoses in the clinical presentation of panic disorder.

Depress. Anxiety, 12:78-84, 2000.

12. Argyropoulos, S. V., and Wilson, S. J. Sleep disturbances in depression and the effects of antidepressants. Int. Rev. Psychiat., 17:237-245, 2005.

13. Austin, M. P., Mitchell, P., and Goodwin, G. M. Cognitive deficits in depression: possible implications for functional neuropathology. Br. J. Psychiat., 178:200-206, 2001.

14. Averill, P.M., Reas, D. L., Shack, A., Shah,N. N., Cowan, K., Krajewski, K., Kopecky, C., and Guynn, R. W. Is schizoaffective disorder a stable diagnostic category: a retrospective examination. Psychiat. Q., 75:215-227, 2004.

15. Badner, J. A., and Gershon, E. S. Meta-analysis of whole-genome linkage scans of bipolar disorder and schizophrenia. Mol. Psychiat., 7:405-411, 2002.

16. Baldessarini, R. J., Tondo, L., and Hennen, J. Lithium treatment and suicide risk in major affective disorders: update and new findings. J. Clin. Psychiat., 64 *Suppl* 5:44-52, 2003.

17. Ballas, C. A., and Staab, J. P.Medically unexplained physical symptoms: toward an alternative paradigm for diagnosis and treatment. CNS Spectr., 8:20-26, 2003.

18. Barbini, B., Colombo, C., Benedetti, F., Campori, E., Bellodi, L., and Smeraldi, E. The unipolar-bipolar dichotomy and the response to sleep deprivation. Psychiat. Res., 79:43-50, 1998.

19. Baumann, B., Danos, P., Krell, D., Diekmann, S., Wurthmann, C., Bielau, H., Bernstein, H. G., and Bogerts, B. Unipolar-bipolar dichotomy of mood disorders is supported by noradrenergic brainstem system morphology. J. Affect. Disord., 54:217-224, 1999.

20. Beasley Jr, C. M., Nilsson, M. E., Koke, S. C., and Gonzeles, J. S. Efficacy, adverse events, and treatment discontinuations in fluoxetine clinical studies of major depression: a meta-analysis of the 20-mg/day dose. J. Clin. Psychiat., 61:722-728, 2000.

21. Beck, A. *Cognitive Therapy and the Emotional Disorders*. New York: International Universities Press, 1976.

22. Benazzi, F. Outcome of schizophreniform disorder. Curr. Psychiat. Rep., 5:192-196, 2003.

23. Berk, M., Malhi, G. S., Mitchell, P. B., Cahill, C. M., Carman, A. C., Hadzi-Pavlovic, D., Hawkins, M. T., and Tohen, M. Scale matters: the need for a Bipolar Depression Rating Scale (BDRS). Acta Psychiat. Scand. Suppl., 422:39-45, 2004.

24. Berk, M., Segal, J., Janet, L., and Vorster, M. Emerging options in the treatment of bipolar disorders. Drugs, 61:1407-1414, 2001.

25. Berman, R. M., Cappiello, A., Anand, A., Oren, D. A., Heninger, G. R., Charney, D. S., and Krystal, J. H. Antidepressant effects of ketamine in depressed patients. Biol. Psychiat., 47:351-354, 2000.

26. Berrettini, W. Evidence for shared susceptibility in bipolar disorder and schizophrenia. Am. J. Med. Genet. C Semin. Med. Genet., 123:59-64, 2003.

27. Bertocci, M. A., Dahl, R. E., Williamson, D. E., Iosif, A. M., Birmaher, B., Axelson, D., and Ryan, N. D. Subjective sleep complaints in pediatric depression: a controlled study and comparison with EEG measures of sleep and waking. J. Am. Acad. Child Adolesc. Psychiat., 44:1158-1166, 2005.

28. Bertolote, J. M., Fleischmann, A., De Leo, D., and Wasserman, D. Psychiatric diagnoses and suicide: revisiting the evidence. Crisis, 25:147-155, 2004.

29. Biederman, J., Mick, E., Faraone, S. V., Spencer, T., Wilens, T. E., and Wozniak, J. Pediatric mania: a developmental subtype of bipolar disorder? Biol. Psychiat., 48:458-466, 2000.

30. Blazer, D. G., Kessler, R. C., and Swartz, M. S. Epidemiology of recurrent major and minor depression with a seasonal pattern: the National Comorbidity Survey. Br. J. Psychiat., 172:164-167, 1998.

31. Bowden, C. L. Dosing strategies and time course of response to antimanic drugs. J. Clin. Psychiat., 57:4-9, 1996.

32. Bowden, C. L. The ability of lithium and other mood stabilizers to decrease suicide risk and prevent relapse. Curr. Psychiat. Rep., 2:490-494, 2000.

33. Bowden, C. L. Valproate. Bipolar Disord., 5:189-202, 2003.

34. Brambilla, P., Barale, F., and Soares, J. C. Perspectives on the use of anticonvulsants in the treatment of bipolar disorder. Int. J. Neuropsychopharmacol., 4:421-436, 2001.

35. Burt, L., Lisanby, S. H., and Sackeim, H. A. Neuropsychiatric applications of transcranial magnetic stimulation: a meta analysis. Int. J. Neuropsychopharmacol., 5:73-103, 2002.

36. Cadoret, R. J., Winokur, G., Langbehn, D., Troughton, E., Yates, W. R., and Stewart, M. A. Depression spectrum disease, I: The role of gene-environment interaction. Am. J. Psychiat., 153:892-899, 1996.

37. Calabrese, J. R., Shelton, M. D., Rapport, D. J., and Kimmel, S. E. Bipolar disorders and the effectiveness of novel anticonvulsants. Am. J. Psychiat., 63:5-9, 2002.

38. Camp, N. J., and Cannon-Albright, L. A. Dissecting the genetic etiology of major depressive disorder using linkage analysis. Trends Mol. Med., 11:138-144, 2005.

39. Carroll, B. J. The dexamethasone test for melancholia. Br. J. Psychiat,, 140:292-304, 1982.

40. Casacalenda, N., Perry, J. C., and Looper, K. Remission in major depressive disorder: a comparison of pharmacotherapy, psychotherapy, and control conditions. Am. J. Psychiat., 159:1354-1360, 2002.

41. Caspi, A., Sugden, K., Moffitt, T. E., Taylor, A., Craig, I. W., Harrington, H., McClay, J., Mill, J., Martin, J., Braithwaite, A., and Poulton, R. Influence of life stress on depression: moderation by a polymorphism in the 5-HTT gene. Science, 301:386-389, 2003.

42. Chaudron, L. H., and Pies, R. W. The relationship between postpartum psychosis and bipolar disorder: a review. J. Clin. Psychiat., 64:1284-1292, 2003.

43. Chen, Y. R., Swann, A. C., and Johnson, B. A. Stability of diagnosis in bipolar disorder. J. Nerv. Ment. Dis., 186:17-23, 1998.

44. Christopher, E. J. Electroconvulsive therapy in the medically ill. Curr. Psychiat. Rep., 5:225-230, 2003.

45. Clark, L., and Goodwin, G. M. State- and trait-related deficits in sustained attention in bipolar disorder. Eur. Arch. Psychiat. Clin. Neurosci., 254:61-68, 2004.

46. Coryell, W., Endicott, J., Maser, J. D., Keller, M. B., Leon, A. C., and Akiskal, H. S. Long-term stability of polarity distinctions in the affective disorders. Am. J. Psychiat., 152:385-390, 1995.

47. Coryell, W., Turvey, C., Endicott, J., Leon, A. C., Mueller, T., Solomon, D., and Keller, M. Bipolar I affective disorder: predictors of outcome after 15 years. J. Affect. Disord., 50:109-116, 1998.

48. Craddock, N., O'Donovan, M. C., and Owen, M. J. The genetics of schizophrenia and bipolar disorder: dissecting psychosis. J. Med. Genet., 42:193-204, 2005.

49. Craddock, N., O'Donovan, M. C., and Owen, M. J. Genes for schizophrenia and bipolar disorder? Implications for psychiatric nosology. Schizophr. Bull., 32:9-16, 2006.

50. Cuellar, A. K., Johnson, S. L., and Winters, R. Distinctions between bipolar and unipolar depression. Clin. Psychol. Rev., 25:307-339, 2005.

51. DeLeon, O. A. Antiepileptic drugs for the acute and maintenance treatment of bipolar disorder. Harv. Rev. Psychiat., 9:209-222, 2001.

52. Dindo, L., and Coryell, W. Comorbid major depression and panic disorder: significance of temporal sequencing to familial transmission. J. Affect. Disord., 82:119-123, 2004.

53. Drake, R. E., McHugo, G. J., and Biesanz, J. C. The test-retest reliability of standardized instruments among homeless persons with substance use disorders. J. Stud. Alcohol., 56:161-167, 1995.

54. Drevets, W. C., and Todd, R. D. Depression, mania, and related disorders. In Adult Psychiatry, 2nd edition, Rubin, E. H., Zorumski, C. F. (eds.). Malden, MA: Blackwell, pp. 91-129, 2005.

55. Duffy, A., Grof, P., Robertson, C., and Alda, M. The implications of genetics studies of

major mood disorders for clinical practice. J. Clin. Psychiat., 61:630-637, 2000.

56. Duggan, C., Sham, P., Minne, C., Lee, A., and Murray, R. Family history as a predictor of poor long-term outcome in depression. Br. J. Psychiat., 173:527-530, 1998.

57. Eaton, W. W., Anthony, J. C., Gallo, J., Cai, G., Tien, A., Romanoski, A., Lyketsos, C., and Chen, L. S. Natural history of Diagnostic Interview Schedule/DSM-IV major depression. The Baltimore Epidemiologic Catchment Area follow-up. Arch. Gen. Psychiat., 54:993-999, 1997.

58. Ebmeier, K. P., Donaghey, C., and Steele, J. D. Recent developments and current controversies in depression. Lancet, 367:153-167, 2006.

59. Egeland, J. A., and Hostetter, A. M. Amish study, I: affective disorders among the Amish, 1976-1980. Am. J. Psychiat., 140:56-61, 1983.

60. Enns, M. W., Swenson, J. R., McIntyre, R. S., Swinson, R. P., and Kennedy, S. H. Clinical guidelines for the treatment of depressive disorders. VII. Comorbidity. Can. J. Psychiat., 46 *Suppl* 1:77S-90S, 2001.

61. Fawcett, J. A. Lithium combinations in acute and maintenance treatment of unipolar and bipolar depression. J. Clin. Psychiat., 64 *Suppl* 5:32-37, 2003.

62. Fink, M. Convulsive therapy in delusional disorders. Psychiat. Clin. N. Am., 18:393-406, 1995.

63. Fink, M., and Taylor, M. A. The many varieties of catatonia. Eur. Arch. Psychiat. Clin. Neurosci., 251 *Suppl* 1:8-13, 2001.

64. Fountoulakis, K., Iacovides, A., Fotiou, F., Karamouzis, M., Demetriadou, A., and Kaprinis, G. Relationship among Dexamethasone Suppression Test, personality disorders and stressful life events in clinical subtypes of major depression: an exploratory study. Ann. Gen. Hosp. Psychiat., 3:15, 2004.

65. Fountoulakis, K. N., Grunze, H., Panagiotidis, P., and Kaprinis, G. Treatment of bipolar depression: an update. J. Affect. Disord., 109:21-34, 2008.

66. Frampton, J. E., and Plosker, G. L. Selegiline transdermal system: in the treatment of major depressive disorder. Drugs, 67:257-265, 2007.

67. Frances, A. J., Kahn, D. A., Carpenter, D., Docherty, J. P., and Donovan, S. L. The expert consensus guidelines for treating depression in bipolar disorder. J. Clin. Psychiat., 59:73-79, 1998.

68. Frank, E., and Thase, M. E. Natural history and preventative treatment of recurrent mood disorders. Annu. Rev. Med., 50:453-468, 1999.

69. Fremming, K. The expectation of mental infirmity in the sample of the Danish population. In *Occasional Papers of Eugenics, no.* 7. London: Cassell, 1951.

70. Freud, S. Mourning and Melancholia. In *The Complete Psychological Works of Sigmund Freud*. London: Hogarth Press, 1957, vol. 14, pp. 237-259.

71. Friedman, M. A., Detweiller-Bedelle, J. B., Leventhal, H. E., Horne, R., Keitner, G. I., and Miller, I. W. Combined psychotherapy and pharmacotherapy for the treatment of major depressive disorder. Clin. Psychiat. Sci. Pract., 11:47-68, 2004.

72. Genton, P. Progress in pharmaceutical development presentation with improved pharmacokinetics: a new formulation for valproate. Acta. Neurol. Scand. Suppl., 182:26-32, 2005.

73. Gibb, S. J., Beautrais, A. L., and Fergusson, D. M. Mortality and further suicidal behaviour after an index suicide attempt: a 10-year study. Aust. N. Z. J. Psychiat., 39:95-100, 2005.

74. Gijsman, H. J., Geddes, J. R., Rendell, J. M., Nolen, W. A., and Goodwin, G. M. Antidepressants for bipolar depression: a systematic review of randomized, controlled trials. Am. J. Psychiat., 161:1537-1547, 2004.

75. Gilmer, W. S., and McKinney, W. T. Early experience and depressive disorders: human and non-human primate studies. J. Affect. Disord., 75:97-113, 2003.

76. Gliatto, M. F., and Rai, A. K. Evaluation and treatment of patients with suicidal ideation. Am. Fam. Physician, 59:1500-1506, 1999.

77. Goldberg, J. F., Garno, J. L., and Harrow, M. Long-term remission and recovery in bipolar disorder: a review. Curr. Psychiat. Rep., 7:456-461, 2005.

78. Goldberg, J. F., and Harrow, M. Consistency of remission and outcome in bipolar and unipolar mood disorders: a 10-year prospective follow-up. J. Affect. Disord., 81:123-131, 2004.

79. Goldberg, J. F., and Truman, C. J. Antidepressant-induced mania: an overview of current controversies. Bipolar Disord., 5:407-420, 2003.

80. Goodwin, G. M. Neuropsychological and neuroimaging evidence for the involvement of the frontal lobes in depression. J. Psychopharmacol., 11:115-122, 1997.

81. Grant, B. F., Stinson, F. S., Hasin, D. S., Dawson, D. A., Chou, S. P., Ruan, W. J., and Huang, B. Prevalence, correlates, and comorbidity of bipolar I disorder and axis I and II disorders: results from the National Epidemiologic Survey on Alcohol and Related Conditions. J. Clin. Psychiat., 66:1205-1215, 2005.

82. Greden, J. F. The burden of recurrent depression: causes, consequences, and future prospects. J. Clin. Psychiat., 62 *Suppl* 22:5-9, 2001.

83. Greenberg, R. M., and Kellner, C. H. Electroconvulsive therapy: a selected review. Am. J. Geriat. Psychiat., 13:268-281, 2005.

84. Gutman, D. A., and Nemeroff, C. B. Persistent central nervous system effects of an adverse early environment: clinical and preclinical studies. Physiol. Behav., 79:471-478, 2003.

85. Guze, S. B., and Robins, E. Suicide and primary affective disorders. Br. J. Psychiat., 117:437-438, 1970.

86. Guzzetta, F., Tondo, L., Centorrino, F., and Baldessarini, R. J. Lithium treatment reduces suicide risk in recurrent major depressive disorder. J. Clin. Psychiat, 68:380-383, 2007.

87. Hanna, E. Z., and Grant, B. F. Gender differences in DSM-IV alcohol use disorders and major depression as distributed in the general population: clinical implications. Compr. Psychiat., 38:202-212, 1997.

88. Harris, E. C., and Barraclough, B. Excess mortality of mental disorder. Br. J. Psychiat., 173:11-53, 1998.

89. Harrison, P. J. The neuropathology of primary mood disorder. Brain, 125:1428-1449, 2002.

90. Heim, C., and Nemeroff, C. B. The role of childhood trauma in the neurobiology of mood and anxiety disorders: preclinical and clinical studies. Biol. Psychiat., 49:1023-1039, 2001.

91. Helgason, T. Epidemiology of mental disorders in Iceland. A psychiatric and demographic investigation of 5395 Icelanders. Acta Psychiat. Scand., 40:173, 1964.

92. Hiltry, D. M., Brady, K. T., and Hales, R. E. A review of bipolar disorder among adults. Psychiat. Serv., 50:201-213, 1999.

93. Holahan, C. J., Moos, R. H., Holahan, C. K., Cronkite, R. C., and Randall, P. K. Unipolar depression, life context vulnerabilities, and drinking to cope. J. Consult. Clin. Psychol., 72:269-275, 2004.

94. Hollon, S. D., Jarrett, R. B., Nierenberg, A. A., Thase, M. E., Trivedi, M., and Rush, A. J. Psychotherapy and medication in the treatment of adult and geriatric depression: which monotherapy or combined treatment? J. Clin. Psychiat., 66:455-468, 2005.

95. Hollon, S. D., Shelton, R. C., Wisniewski, S., Warden, D., Biggs, M. M., Friedman, E. S., Husain, M., Kupfer, D. J., Nierenberg, A. A., Petersen, T. J., Shores-Wilson, K., and Rush, A. J. Presenting characteristics of depressed outpatients as a function of recurrence: preliminary findings from the STAR*D clinical trial. J. Psychiat. Res., 40:59-69, 2006.

96. Hysenbegasi, A., Hass, S. L., and Rowland, C. R. The impact of depression on the academic productivity of university students. J. Ment. Health Policy Econ., 8:145-151, 2005.

97. Ising, M., Kunzel, H. E., Binder, E. B., Nickel, T., Modell, S., and Holsboer, F. The combined dexamethasone/CRH test as a potential surrogate marker in depression. Prog. Neuropsychopharmacol. Biol. Psychiat., 29:1085-1093, 2005.

98. Isogawa, K., Nagayama, H., Tsutsumi, T., Kiyota, A., Akiyoshi, J., and Hieda, K. Simultaneous use of thyrotropin-releasing hormone test and combined dexamethasone/corticotropine-releasing hormone test for severity evaluation and outcome prediction in patients with major depressive disorder. J. Psychiat. Res., 39:467-473, 2005.

99. Isometsä, E. T. Psychological autopsy studiesa review. Eur. Psychiat., 16:379-385, 2001.

100. Jamison, K. *An Unquiet Mind.* New York: Knopf, 1995.

101. Johnson, G. F. S., and Leeman, M. M. Onset of illness in bipolar manic-depressives and their affectively ill first-degree relatives. Biol. Psychiat., 12:733-741, 1977.

102. Johnson, L., Andersson-Lundman, G., Aberg-Wistedt, A., and Mathe, A. A. Age of onset in affective disorder: its correlation with hereditary and psychosocial factors. J. Affect. Disord., 59:139-148, 2000.

103. Jones, I., and Craddock, N. Familiality of the puerperal trigger in bipolar disorder: results of a family study. Am. J. Psychiat., 158:913-917, 2001.

104. Judd, L. L., and Akiskal, H. S. Delineating the longitudinal structure of depressive illness: beyond clinical subtypes and duration thresholds. Pharmacopsychiat., 33:3-7, 2000.

105. Judd, L. L., Akiskal, H. S., Schettler, P. J., Endicott, J., Maser, J., Solomon, D. A., Leon, A. C., Rice, J. A., and Keller, M. B. The long-term natural history of the weekly symptomatic status of bipolar I disorder. Arch. Gen. Psychiat., 59:530-537, 2002.

106. Kales, H. C., Maixner, D. F., and Mellow, A. M. Cerebrovascular disease and latelife depression. Am. J. Geriat. Psychiat., 13:88-98, 2005.

107. Kalia, M. Neurobiological basis of depression: an update. Metabolism, 54:24-27, 2005.

108. Kamat, S. M., Lefevre, P. J., and Grossberg, G. T. Electroconvulsive therapy in the elderly. Clin. Geriatr. Med., 19:825-839, 2003.

109. Kasperowicz-Dabrowiecka, A., and Rybakowski, J. K. Beyond the Winokur concept of depression spectrum disease: which types of alcoholism are related to primary affective illness? J. Affect. Disord., 63:133-138, 2001.

110. Katon, W. J., and Walker, E. A. Medically unexplained symptoms in primary care. J. Clin. Psychiat., 59 *Suppl* 20:15-21, 1998.

111. Keller, M. B. Rationale and options for the long-term treatment of depression. Hum. Psychopharmacol., 17 *Suppl* 1:S43-S46, 2002.

112. Kelly, R. H., Russo, J., and Katon, W. Somatic complaints among pregnant women cared for in obstetrics: normal pregnancy or depressive and anxiety symptom amplification revisited? Gen. Hosp. Psychiat., 23:107-113, 2001.

113. Kempf, L., Hussain, N., and Potash, J. B. Mood disorder with psychotic features,

schizoaffective disorder, and schizophrenia with mood features: trouble at the borders. Int. Rev. Psychiat., 17:9–19, 2005.

114. Kendell, R. E. *The Classification of Depressive Illnesses*, Maudsley Monogr. no. 18 edition. London: Oxford University Press, 1968.

115. Kendler, K. S., Gatz, M., Gardner, C. O., and Pedersen, N. L. A Swedish national twin study of lifetime major depression. Am. J. Psychiat., 163:109–114, 2006.

116. Kennedy, N., and Foy, K. The impact of residual symptoms on outcome of major depression. Curr. Psychiat. Rep., 7:441–446, 2005.

117. Kennedy, N., and Paykel, E. S. Residual symptoms at remission from depression: impact on long-term outcome. J. Affect. Disord., 80:135–144, 2004.

118. Kessing, L. V., Hansen, M. G., and Andersen, P. K. Course of illness in depressive and bipolar disorders. Naturalistic study, 1994–999. Br. J. Psychiat., 185:372–377, 2004.

119. Kessler, R. C., Berglund, P., Demler, O., Jin, R., Koretz, D., Merikangas, K. R., Rush, A. J., Walters, E. E., and Wang, P. S. The epidemiology of major depressive disorder: results from the National Comorbidity Survey Replication (NCS-R). JAMA, 289:3095–3105, 2003.

120. Kessler, R. C., Chiu, W. T., Demler, O., Merikangas, K. R., and Walters, E. E. Prevalence, severity, and comorbidity of 12-month DSM-IV disorders in the National Comorbidity Survey Replication. Arch. Gen. Psychiat., 62:617–627, 2005.

121. Kessler, R. C., Stang, P. E., Wittchen, H. U., Ustun, T. B., Roy-Burne, P. P., and Walters, E. E. Lifetime panic-depression comorbidity in the National Comorbidity Survey. Arch. Gen. Psychiat., 55:801–808, 1998.

122. Kho, K. H., Zwinderman, A. H., and Blansjaar, B. A. Predictors for the efficacy of electroconvulsive therapy: chart review of a naturalistic study. J. Clin. Psychiat., 66:894–899, 2005.

123. Kleindienst, N., Severus, W. E., Moller, H. J., and Greil, W. Is polarity of recurrence related to serum lithium level in patients with bipolar disorder? Eur. Arch. Psychiat. Clin. Neurosci., 255:72–74, 2005.

124. Kohn, R., Saxena, S., Levav, I., and Saraceno, B. The treatment gap in mental health care. Bull. World Health Org., 82:858–866, 2004.

125. Kotlyar, M., Dysken, M., and Adson, D. E. Update on drug-induced depression in the elderly. Am. J. Geriat. Psychiat., 3:288–300, 2005.

126. Kraepelin, E. *Manic Depressive Insanity and Paranoia*. Edinburgh: E.S. Livingstone, 1921.

127. Kuehner, C. Gender differences in unipolar depression: an update of epidemiological findings and possible explanations. Acta Psychiat. Scand., 108:163–174, 2003.

128. Kwon, S. M., and Oei, T. P. Cognitive change processes in a group cognitive behavior therapy of depression. J. Behav. Ther. Exp. Psychiat., 34:73–85, 2003.

129. Lara, M. E., and Klein, D. N. Psychosocial processes underlying the maintenance and persistence of depression: implications for understanding chronic depression. Clin. Psychol. Rev., 19:553–570, 1999.

130. Lenze, E. L., Miller, A., Munir, Z., Pornoppadol, C., and North, C. S. Psychiatric symptoms endorsed by somatization disorder patients in a psychiatric clinic. Ann. Clin. Psychiat., 11:73–79, 1999.

131. Leonhard, K., Korff, I., and Shulz, H. Die Temperamente in den Familien der monopolaren und bipolaren phasichen. Psychosen. Psychiat. Neurol., 143:416–434, 1962.

132. Leverich, G. S., Altshuler, L. L., Frye,M. A., Suppes, T.,McElroy, S. L., Keck, P. E., Jr., Kupka,R.W., Denicoff,K.D., Nolen,W. A.,Grunze, H.,Martinez, M. I., and Post,R. M. Risk of switch in mood polarity to hypomania or mania in patients with bipolar depression during acute and continuation trials of venlafaxine, sertraline, and bupropion as adjuncts to mood stabilizers. Am. J. Psychiat., 163:232–239, 2006.

133. Lewis, A. Melancholia: a historical review. In *The State of Psychiatry: Essays and Addresses.* New York: Science House, 1967, pp. 71–110.

134. Lichtenthal, W. G., Cruess, D. G., and Prigerson, H. G. A case for establishing complicated grief as a distinct mental disorder in DSM–V. Clin. Psychol. Rev., 24:637–662, 2004.

135. Lin, P. I., McInnis, M. G., Potash, J. B., Willour, V., MacKinnon, D. F., DePaulo, J. R., and Zandi, P. P. Clinical correlates and familial aggregation of age at onset in bipolar disorder. Am. J. Psychiat., 163:240–246, 2006.

136. Loo, C. K., and Mitchell, P. B. A review of the efficacy of transcranial magnetic stimulation (TMS) treatment for depression, and current and future strategies to optimize efficacy. J. Affect. Disord., 88:255–267, 2005.

137. MacQueen, G. M., Campbell, S., McEwen, B. S., Macdonald, K., Amano, S., Joffe, R. T., Nahmias, C., and Young, L. T. Course of illness, hippocampal function, and hippocampal volume in major depression. Proc. Natl. Acad. Sci. USA, 100:1387–1392, 2003.

138. MacQueen, G. M., Hajek, T., and Alda, M. The phenotypes of bipolar disorder: relevance for genetic investigations. Mol. Psychiat., 10:811–826, 2005.

139. Maier, W., Hofgen, B., Zobel, A., and Rietschel, M. Genetic models of schizophrenia and bipolar disorder: overlapping inheritance or discrete genotypes? Eur. Arch. Psychiat. Clin. Neurosci., 255:159–166, 2005.

140. Maletzky, B. M. The first-line use of electroconvulsive therapy in major affective disorders.

J. ECT, 20:112-117, 2004.

141. Mann, J. J. The medical management of depression. N. Engl. J. Med., 353:1819-1834, 2005.

142. Markowitz, J. C. Developments in interpersonal psychotherapy. Can. J. Psychiat., 44:556-561, 1999.

143. Martinez-Aran, A., Vieta, E., Colom, F., Reinares, M., Benabarre, A., Gasto, C., and Salamero, M. Cognitive dysfunctions in bipolar disorder: evidence of neuropsychological disturbances. Psychother. Psychosom., 69:2-18, 2000.

144. Martinez-Aran, A., Vieta, E., Colom, F., Torrent, C., Sanchez-Moreno, J., Reinares, M., Benabarre, A., Goikolea, J. M., Brugue, E., Daban, C., and Salamero, M. Cognitive impairment in euthymic bipolar patients: implications for clinical and functional outcome. Bipolar Disord., 6:224-232, 2004.

145. Martinez-Aran, A., Vieta, E., Reinares, M., Colom, F., Torrent, C., Sanchez-Moreno, J., Benabarre, A., Goikolea, J. M., Comes, M., and Salamero, M. Cognitive function across manic or hypomanic, depressed, and euthymic states in bipolar disorder. Am. J. Psychiat., 161:262-270, 2004.

146. Marvel, C. L., and Paradiso, S. Cognitive and neurological impairment in mood disorders. Psychiat. Clin. N. Am., 27:19-36, vii-iii, 2004.

147. Mathew, S. J., Keegan, K., and Smith, L. Glutamate modulators as novel interventions for mood disorders. Rev. Bras. Psiquiatr., 27:243-248, 2005.

148. McGuffin, P., Rijsdijk, F., Andrew, M., Sham, P., Katz, R., and Cardno, A. The heritability of bipolar affective disorder and the genetic relationship to unipolar depression. Arch. Gen. Psychiat., 60:497-502, 2003.

149. McIntyre, R. S., Mancini, D. A., Parikh, S., and Kennedy, S. H. Lithium revisited. Can. J. Psychiat., 46:322-327, 2001.

150. Meilman, P. W., Manley, C., Gaylor, M. S., and Turco, J. H. Medical withdrawals from college for mental health reasons and their relation to academic performance. J. Am. Coll. Health, 40:217-223, 1992.

151. Melartin, T. K., Rytsala, H. J., Leskela, U. S., Lestela-Mielonen, P. S., Sokero, T. P., and Isometsa, E. T. Severity and comorbidity predict episode duration and recurrence of DSM-IV major depressive disorder. J. Clin. Psychiat., 65:810-819, 2004.

152. Mendelwicz, J., Souery, D., and Rivelli, S. K. Short-term and long-term treatment for bipolar patients: beyond the guidelines. J. Affect. Dis., 55:79-85, 1999.

153. Merikangas, K. R., and Low, N. C. The epidemiology of mood disorders. Curr. Psychiat. Rep., 6:411-421, 2004.

154. Mialet, J. P., Pope, H. G., and Yurgelun-Todd, D. Impaired attention in depressive states: a non-specific deficit? Psychol. Med., 26:1009-1020, 1996.

155. Mitchell, P. B., and Malhi, G. S. Bipolar depression: phenomenological overview and clinical characteristics. Bipolar Disord., 6:530-539, 2004.

156. Moller, H. J., and Nasrallah, H. A. Treatment of bipolar disorder. J. Clin. Psychiat., 64 *Suppl* 6:9-17, 2003.

157. Mondimore, F. M. Unipolar depression/bipolar depression: connections and controversies. Int. Rev. Psychiat., 17:39-47, 2005.

158. Moretti, A., Gorini, A., and Villa, R. F. Affective disorders, antidepressant drugs and brain metabolism. Mol. Psychiat., 8:773-785, 2003.

159. Müller-Oerlinghausen, B. Arguments for the specificity of the antisuicidal effect of lithium. Eur. Arch. Psychiat. Clin. Neurosci., 251 *Suppl* 2:II72-II75, 2001.

160. Mundo, E., Cattaneo, E., Russo, M., and Altamura, A. C. Clinical variables related to antidepressant-induced mania in bipolar disorder. J. Affect. Disord., 92:227-230, 2006.

161. Munro, A. The classification of delusional disorders. Psychiat. Clin. N. Am., 18:199-212, 1995.

162. Myers, J. K., Weissman, M. M., Tischler, G. L., Holzer III, C. E., Leaf, P. J., Orvaschel, H., Anthony, J. C., Boyd, J. H., Burke Jr, J. D., Kramer, M., and Stoltzman, R. Six-month prevalence of psychiatric disorders in three communities. Arch. Gen. Psychiat., 41:959-967, 1984.

163. Nahas, Z., Teneback, C., Chae, J. H., Mu, Q., Molnar, C., Kozel, F. A., Walker, J., Anderson, B., Koola, J., Kose, S., Lomarev, M., Bohning, D. E., and George, M. S. Serial vagus nerve stimulation functional MRI in treatment-resistant depression. Neuropsychopharmacol., 32:1649-1660, 2007.

164. Nemeroff, C. B., Bremner, J. D., Foa, E. B., Mayberg, H. S., North, C. S., and Stein, M. B. Posttraumatic stress disorder: a state-of-the-science review. J. Psychiat. Res., 40:1-21, 2006.

165. Nierenberg, A. A. An analysis of the efficacy of treatments for bipolar depression. J. Clin. Psychiat., 69 *Suppl* 5:4-8, 2008.

166. Nierenberg, A. A. Effective agents in treating bipolar depression. J. Clin. Psychiat, 69:e29, 2008.

167. Nussbaum, P. D. Pseudodementia: a slow death. Neuropsychol. Rev., 4:71-90, 1994.

168. O'Leary, D. The endogenous subtype and naturalistic course in depression. J. Affect. Disord., 41:117-123, 1996.

169. O'Leary, D., Paykel, E., Todd, C., and Vardulaki, K. Suicide in primary affective disorders revisited: a systematic review by treatment era. J. Clin. Psychiat., 62:804-811, 2001.

170. Oswald, P., Souery, D., and Mendlewicz, J. Molecular genetics of affective disorders. Prog. Neuropsychopharmacol. Biol. Psychiat., 28:865-877, 2004.

171. Owens, D., Horrocks, J., and House, A. Fatal and non-fatal repetition of selfharm. Systematic review. Br. J. Psychiat., 181:193-199, 2002.

172. Pampallona, S., Bollini, P., Tibaldi, G., Kupelnick, B., and Munizza, C. Combined pharmacotherapy and psychological treatment for depression: a systematic review. Arch. Gen. Psychiat., 61:714-719, 2004.

173. Pascual-Leone, A., Rubio, B., Pallardo, F., and Catala, M. D. Rapid-rate transcranial magnetic stimulation of left dorsolateral prefrontal cortex in drug-resistant depression. Lancet, 348:233-237, 1996.

174. Patten, S. B., and Barbui, C. Drug-induced depression: a systematic review to inform clinical practice. Psychother. Psychosom., 73:207-215, 2004.

175. Payne, J. L., Potash, J. B., and DePaulo, J. R., Jr. Recent findings on the genetic basis of bipolar disorder. Psychiat. Clin. N. Am., 28:481-498, 2005.

176. Perris, C. The importance of Karl Leonhard's classification of endogenous psychoses. Psychopathol., 23:282-290, 1990.

177. Post, R. M., Denicoff, K. D., Leverich, G. S., Altshuler, L. L., Frye, M. A., Suppes, T. M., Rush, A. J., Keck, P. E., Jr., McElroy, S. L., Luckenbaugh, D. A., Pollio, C., Kupka, R., and Nolen, W. A. Morbidity in 258 bipolar outpatients followed for 1 year with daily prospective ratings on the NIMH life chart method. J. Clin. Psychiat., 64:680-690, 2003.

178. Price, J. S. Chronic depressive illness. Br. Med. J., 1:1200-1201, 1979.

179. Quraishi, S., and Frangou, S. Neuropsychology of bipolar disorder: a review. J. Affect. Disord., 72:209-226, 2002.

180. Rapaport, M. H. Prevalence, recognition, and treatment of comorbid depression and anxiety. J. Clin. Psychiat., 62 *Suppl* 24:6-10, 2001.

181. Räsänen, P., Tiihonen, J., and Hakko, H. The incidence and onset-age of hospitalized bipolar affective disorder in Finland. J. Affect. Disord., 48:63-68, 1998.

182. Reich, J. The effect of Axis II disorders on the outcome of treatment of anxiety and unipolar depressive disorders: a review. J. Personal. Disord., 17:387-405, 2003.

183. Rey, J. M., and Walter, G. Half a century of ECT use in young people. Am. J. Psychiat., 154:595-602, 1997.

184. Rihmer, Z., and Kiss, K. Bipolar disorders and suicidal behaviour. Bipolar Disord., 4 *Suppl*

1:21–25, 2002.

185. Robinson, D. S., and Amsterdam, J. D. The selegiline transdermal system in major depressive disorder: A systematic review of safety and tolerability. J. Affect. Disord., 105:15–23, 2007.

186. Rosentha, N. E., Sack, D. A., Gillin, J. C., Lewy, A. J., Goodwin, F. K., Davenport, Y., Mueller, P. S., Newsome, D. A., and Wehr, T. A. Seasonal affective disorder: a description of the syndrome and preliminary findings with light therapy. Arch. Gen. Psychiat., 41:72–80, 1995.

187. Roy, A., Nielsen, D., Rylander, G., Sarchiapone, M., and Segal, N. Genetics of suicide in depression. J. Clin. Psychiat., 60 *Suppl* 2:12–17, 1999.

188. Roy-Byrne, P. P., Stang, P., Wittchen, H. U., Ustun, B., Walters, E. E., and Kessler, R. C. Lifetime panic-depression comorbidity in the National Comorbidity Survey. Association with symptoms, impairment, course and help-seeking. Br. J. Psychiat., 176:229–235, 2000.

189. Santarelli, L., Saxe, M., Gross, C., Surget, A., Battaglia, F., Dulawa, S., Weisstaub, N., Lee, J., Duman, R., Arancio, O., Belzung, C., and Hen, R. Requirement of hippocampal neurogenesis for the behavioral effects of antidepressants. Science, 301:805–809, 2003.

190. Schaffer, A., Cairney, J., Cheung, A., Veldhuizen, S., and Levitt, A. Community survey of bipolar disorder in Canada: lifetime prevalence and illness characteristics. Can. J. Psychiat., 51:9–16, 2006.

191. Schechter, L. E., Ring, R. H., Beyer, C. E., Hughes, Z. A., Khawaja, X., Malberg, J. E., and Rosenzweig-Lipson, S. Innovative approaches for the development of antidepressant drugs: current and future strategies. NeuroRx, 2:590–611, 2005.

192. Segurado, R., Detera-Wadleigh, S. D., Levinson, D. F., Lewis, C. M., Gill, M., Nurnberger, J. I., Jr., Craddock, N., DePaulo, J. R., Baron, M., Gershon, E. S., Ekholm, J., Cichon, S., Turecki, G., Claes, S., Kelsoe, J. R., Schofield, P. R., Badenhop, R. F., Morissette, J., Coon, H., Blackwood, D., McInnes, L. A., Foroud, T., Edenberg, H. J., Reich, T., Rice, J. P., Goate, A., McInnis, M. G., McMahon, F. J., Badner, J. A., Goldin, L. R., Bennett, P., Willour, V. L., Zandi, P. P., Liu, J., Gilliam, C., Juo, S. H., Berrettini, W. H., Yoshikawa, T., Peltonen, L., Lonnqvist, J., Nothen, M. M., Schumacher, J., Windemuth, C., Rietschel, M., Propping, P., Maier, W., Alda, M., Grof, P., Rouleau, G. A., Del Favero, J., Van Broeckhoven, C., Mendlewicz, J., Adolfsson, R., Spence, M. A., Luebbert, H., Adams, L. J., Donald, J. A., Mitchell, P. B., Barden, N., Shink, E., Byerley, W., Muir, W., Visscher, P. M., Macgregor, S.,

Gurling, H., Kalsi, G., McQuillin, A., Escamilla, M. A., Reus, V. I., Leon, P., Freimer, N. B., Ewald, H., Kruse, T. A., Mors, O., Radhakrishna, U., Blouin, J. L., Antonarakis, S. E., and Akarsu, N. Genome scan meta-analysis of schizophrenia and bipolar disorder, part III: Bipolar disorder. Am. J. Hum. Genet., 73:49-62, 2003.

193. Shih, R. A., Belmonte, P. L., and Zandi, P. P. A review of the evidence from family, twin and adoption studies for a genetic contribution to adult psychiatric disorders. Int. Rev. Psychiat., 16:260-283, 2004.

194. Sim, M. G., Hulse, G., and Khong, E. Alcohol and other drug use in later life. Aust. Fam. Physician, 33:820-824, 2004.

195. Sloan, D. M., and Mizes, J. S. Foundations of behavior therapy in the contemporary healthcare context. Clin. Psychol. Rev., 19:255-274, 1999.

196. Smoller, J. W., and Finn, C. T. Family, twin, and adoption studies of bipolar disorder. Am. J. Med. Genet. C Semin. Med. Genet., 123:48-58, 2003.

197. Soares, J. C., and Gershon, S. The lithium ion: a foundation for psychopharmacological specificity. Neuropsychopharmacol., 19:167-182, 1998.

198. Soares, M. B., Moreno, R. A., and Moreno, D. H. Electroconvulsive therapy in treatment-resistant mania: case reports. Rev. Hosp. Clin. Fac. Med. Sao Paulo, 57:31-38, 2002.

199. Solomon, D. S., Keitner, G. I., Ryan, C. E., and Miller, I. W. Lithium plus valproate as maintenance polypharmacy for patients with bipolar I disorder: a review. J. Clin. Psychopharmacol., 18:38-49, 1998.

200. Son, S. E., and Kirchner, J. T. Depression in children and adolescents. Am. Fam. Physician, 62:2297-2312, 2000.

201. Sporn, J., and Sachs, G. The anticonvulsant lamotrigine in treatment-refractory manic-depressive illness. J. Clin. Psychopharmacol., 17:185-189, 1997.

202. Sugahara, H., Akamine, M., Kondo, T., Fujisawa, K., Yoshimasu, K., Tokunaga, S., and Kubo, C. Somatic symptoms most often associated with depression in an urban hospital medical setting in Japan. Psychiat. Res., 126:151-158, 2004.

203. Sullivan, L. E., Fiellin, D. A., and O'Connor, P. G. The prevalence and impact of alcohol problems in major depression: a systematic review. Am. J. Med., 118:330-341, 2005.

204. Taieb, O., Flament, M. F., Chevret, S., Jeammet, P., Allilaire, J. F., Mazet, P., and Cohen, D. Clinical relevance of electroconvulsive therapy (ECT) in adolescents with severe mood disorder: evidence from a follow-up study. Eur. Psychiat., 17:206-212, 2002.

205. Tanaka, E. Toxicological interactions involving psychiatric drugs and alcohol: an update. J. Clin. Pharm. Ther., 28:81-95, 2003.

206. Taylor, L., Faraone, S. V., and Tsuang, M. T. Family, twin, and adoption studies of bipolar disease. Curr. Psychiat. Rep., 4:130–133, 2002.

207. Taylor, M. A., and Fink, M. Catatonia in psychiatric classification: a home of its own. Am. J. Psychiat., 160:1233–1241, 2003.

208. Tejedor, M. C., Diaz, A., Castillon, J. J., and Pericay, J. M. Attempted suicide: repetition and survival-indings of a follow-up study. Acta Psychiat. Scand., 100:205–211, 1999.

209. Terman, M., and Terman, J. S. Light therapy for seasonal and nonseasonal depression: efficacy, protocol, safety, and side effects. CNS Spectr., 10:647–663, 2005.

210. Thacher, J. A., Morey, E., and Craighead, W. E. Using patient characteristics and attitudinal data to identify depression treatment preference groups: a latent-class model. Depress. Anxiety, 21:47–54, 2005.

211. Thase, M. E., Salloum, I. M., and Cornelius, J. D. Comorbid alcoholism and depression: treatment issues. J. Clin. Psychiat., 62 *Suppl* 20:32–41, 2001.

212. Tomita, T., and Kitamura, T. Clinical and research measures of grief: a reconsideration. Compr. Psychiat., 43:95–102, 2002.

213. Tondo, L., Baldessarini, R. J., and Floris, G. Long-term clinical effectiveness of lithium maintenance treatment in types I and II bipolar disorders. Br. J. Psychiat., 178:S184–S190, 2001.

214. Tondo, L., Baldessarini, R. J., Hennen, J., Minnai, G. P., Salis, P., Scamonatti, L., Masia, M., Ghiani, C., and Mannu, P. Suicide attempts in major affective disorder patients with comorbid substance use disorders. J. Clin. Psychiat., 60 *Suppl* 2:63–69, 1999.

215. Tondo, L., Hennen, J., and Baldessarini, R. J. Lower suicide risk with long-term lithium treatment in major affective illness: a meta-analysis. Acta Psychiat. Scand., 104:163–172, 2001.

216. Tsuno, N., Besset, A., and Ritchie, K. Sleep and depression. J. Clin. Psychiat., 66:1254–1269, 2005.

217. Verdoux, H., and Bourgeois, M. Social class in unipolar and bipolar probands and relatives. J. Affect. Disord., 33:181–187, 1995.

218. Waraich, P., Goldner, E. M., Somers, J. M., and Hsu, L. Prevalence and incidence studies of mood disorders: a systematic review of the literature. Can. J. Psychiat., 49:124–138, 2004.

219. Weissman, M. M., Bland, R. C., Canino, G. J., Faravelli, C., Greenwald, S., Hwu, H. G., Joyce, P. R., Karam, E. G., Lee, C. K., Lellouch, J., Lepine, J. P., Newman, S. C., Rubio-Stipec, M., Wells, J. E., Wickramaratne, P. J., Wittchen, H., and Yeh, E. K. Cross-national epidemiology of major depression and bipolar disorder. JAMA,

276:293-299, 1996.

220. Weissman, M.M., Bruce, M. L., Leaf, P. J., Florio, L. P., and Holzer, I. C. Affective disorders. In *Psychiatric Disorders in America: The Epidemiologic Catchment Area Study*, Robins, L. N., Regier, D. A. (eds.). New York: The Free Press, pp. 53-80, 1991.

221. Winokur, G. Types of depressive illness. Br. J. Psychiat., 120:265-266, 1972.

222. Winokur, G., Coryell, W., Keller, M., Endicott, J., and Akiskal, H. A prospective follow-up of patients with bipolar and primary unipolar affective disorder. Arch. Gen. Psychiat., 50:457-465, 1993.

223. Winokur, G., Coryell, W., Keller, M., Endicott, J., and Leon, A. A family study of manic-depressive (bipolar I) disease. Is it a distinct illness separable from primary unipolar depression? Arch. Gen. Psychiat., 52:367-373, 1995.

224. Wittchen, H. U., Beesdo, K., Bittner, A., and Goodwin, R. D. Depressive episodes-evidence for a causal role of primary anxiety disorders? Eur. Psychiat., 18:384-393, 2003.

225. Woodruff, R. A., Robins, L. N., Winokur, G., and Reich, T. Manic depressive illness and social achievement. Acta Psychiat. Scand., 47:237-249, 1971.

226. Wurtman, R. J. Genes, stress, and depression. Metabolism, 54:16-19, 2005.

227. Yatham, L. N., Kusumakar, V., Calabrese, J. R., Rao, R., Scarrow, G., and Kroeker, G. Third generation anticonvulsants in bipolar disorder: a review of efficacy and summary of clinical recommendations. J. Clin. Psychiat., 63:275-283, 2002.

228. Yatham, L. N., Srisurapanont, M., Zis, A. P., and Kusumakar, V. Comparative studies of the biological distinction between unipolar and bipolar depressions. Life Sci., 61:1445-1455, 1997.

229. Youdim, M. B., Edmondson, D., and Tipton, K. F. The therapeutic potential of monoamine oxidase inhibitors. Nat. Rev. Neurosci., 7:295-309, 2006.

230. Zapotoczky, H. G. Problems of differential diagnosis between depressive pseudodementia and Alzheimer's disease. J. Neural Transm. Suppl., 53:91-95, 1998.

231. Zauszniewski, J. A., and Rong, J. R. Depressive cognitions and psychosocial functioning: a test of Beck's cognitive theory. Arch. Psychiat. Nurs., 13:286-293, 1999.

232. Zilberman, M. L., Tavares, H., Blume, S. B., and el Guebaly, N. Substance use disorders: sex differences and psychiatric comorbidities. Can. J. Psychiat., 48:5-13, 2003.

233. Zimmerman, M., and Mattia, J. I. Principal and additional DSM-IV disorders for which outpatients seek treatment. Psychiat. Serv., 51:1299-1304, 2000.

234. American Psychiatric Association, *Diagnostic and Statistical Manual of Mental Disorders*, 4th edition, text revision. Washington, DC: Author, 2000.

제3장 정신분열 장애
Schizophrenic Disorders

환각(hallucinations)과 망상(delusions)은 정신장애의 핵심적 특징(hallmarks)이라고 널리 인정되고 있기 때문에, 정신과 의사들의 큰 관심대상이 되고 있다. 이 증상들은 기분장애, 뇌 증후군, 알코올 및 약물의존, 그리고 '정신분열 장애군(schizophrenic disorders)'이라고 명명할 수도 있는 일단의 장애를 위시해서 다양한 질환에서 나타날 수 있다. 많은 연구자들은 정신분열 장애(schizophrenic disorders)들이 각기 다른 많은 장애로 구성되어 있다고 믿고 있지만, 이 장애들을 타당한 하위 집단으로 분류하려는 노력이 완전한 성공을 거두지는 못했으며, 이 명칭을 일관성 없게 사용하다보니 혼란을 일으키는 용어가 되었다.

그러나 광범위한 연구결과들은 정신분열 장애들이 두 가지 주요 범주로 나눌 수 있음을 보여주고 있다. 하나는 비교적 예후가 나쁜 것이고 다른 하나는 예후가 비교적 좋은 것이다(109, 153). 예후가 나쁜 사례에 대해서는 역사적으로 여러 가지 용어가 적용되어왔는데, 여기에는 만성 정신분열증(chronic schizophrenia), 과정형 정신분열증(process schizophrenia), 핵심적 정신분열증(nuclear schizophrenia), 비완화성(완화되지 않는) 정신분열증(nonremitting schizophrenia)이란 것이 있고, 반면에 예후가 좋은 사례는 분열형 정신분열증(schizophreniform disorder), 급성 정신분열증(acute schizophrenia), 반응형 정신분열증(reactive schizophrenia), 분열 정동 장애(schizoaffective disorder), 완화성 정신분열증(remitting schizophrenia)으로 불리어왔다(136).

정신분열증의 핵심 특징은 환각과 망상이 감각적으로 뚜렷하게 느껴지는 일이 발생하는 것이다. 그 밖의 주목할 만한 특징으로는 둔하고, 얕으며, 또는 두드러지게 부적절한 정동(blunted, shallow, or strikingly inappropriate affect); 때때로 기괴한 운동행동(bizarre, motor behavior; '긴장형[catatonic]'이라고 명명됨); 목표지향성(goal directedness)이 부족하고 개념들 간의 정상적 연상(normal associations between ideas)이 두드러지게 왜곡되어 있는 사고장애(disordered thinking; 연상의 이완과 우회적 사고[loosening of associations & tangential thinking])가 있다.

최근의 연구결과는 정신분열 장애들이 최종 결과(outcome)에서 실제로 상당히 다양하게 다르다는 것을 입증해주었으며, 이런 최종 결과에 대한 일관성 있는 예언요인도 밝혀졌다(67, 70). 예후가 상당히 괜찮은 환자들은 발병 전의 전반적 적응상태가 좋았던 사람들이었으며, 이들의 질환은 일화적으로 나타나면서 그 사이사이에 증상의 경감(remission) 기간이 끼어있었다(150). 이런 환자들의 상당수는 급성 정신증 질환을 나타내는 기간 동안에 기분 증상을 두드러지게 보여주었다(110). 이들은 혼란스런 상태에서(perplexed) 갈피를 못 잡고 있는(bewildered) 것으로 보일 수 있고, 방향감각(지남력)이 경미하게 손상되어 있는(disoriented) 것으로 보일 수 있다. 그 뒤에 나타나는 일화는 증상이 다소 누그러져있으며, 때로는 기분장애와 비슷한 것으로 보일 수 있다(182, 183).

역사적 배경(Historical Background)

이제는 고전이 된 연구에서, 독일의 정신의학자 Emil Kraepelin(1856~1926)은 그의 동료 Kahlbaum(1828~1899) 및 Hecker(1843~1909)의 연구업적, 즉 각각 "긴장증(catatonia)" 그리고 "파과증(hebephrenia)"에 대해서 기술한 것을 토대로 정신분열증에 대한 현대적 관점의 기초를 구축하였다(89). Kraepelin은 입원 환자를 조심스럽게 쭉 관찰한 후, "조발성 치매(dementia praecox)"에서 "조울 정신병(manic depressive psychosis)"을 따로 떼어냈다. 조발성 치매라는 용어는 이제는 만성 정신분열증으로 불린다. Kraepelin은 조발성 치매가 종종 성격이 현저하게 황폐화(deterioration of the personality)되는 데까지 이르는 만성 장애라고 믿었지만, 이런 환자들 중 소수는 완전히 회복되는 것도 인식하고 있었다. 정신분열증에 대한 그의 '엄밀한(narrow)' 관점은 대부분의 유럽의 정신의학자들이 뒤따랐는데, 특히 스칸디나비아 국가들과 영국에서 그러하였다.

정신분열증(이름 그대로)에 대한 폭넓은 접근은 Eugence Bleuler(1857~1939)에 의해 제시되었다. 그는 스위스의 정신의학자로서, 이 장애가 집단으로 구성된 것일 수 있음을 알아차렸다(12). 그의 진단 기준은 장애의 경과 및 결과를 잘 예측해주는 데에 토대를 둔 것이 아니라, 기본 결함, 즉 정신 기능의 "분열(splitting)"에 관한 그의 가설에 부합되느냐에 있었다. 이 말은 그가 뚜렷한 뇌 질환이 없는데도 정동(affect), 사고(thought) 및 행위(action)에서 일관성이 없고(inconsistency), 부적절하며(inappropriateness), 붕괴된 것(disorganization)을 염두에 두었다는 뜻이다. Bleuler는 정신분열증이 있는 환자들은 결코 완전히 회복되지 못하며, 발병 전 상태로 되돌아 갈 수 없다(restituo ad integrum)고 믿었다. 그에 따르면 정신분열증의 '기본(fundamental)' 증상은 자폐적 사고(autistic thinking; Bleuler에 따르면 '현실로부터의 괴리[divorce from reality]'로 정의됨), 둔하거나 부적절한 정동(blunted or inappropriate affect), 양가감정(ambivalence), 그리고 사고 연상의 혼란(disturbed association of thought)인데, 이들은 정의하고 명세화하기가 종종 어렵다. 이 때문에 Bleuler의 연구는 정신분석가들이 발전시킨 정신분열증에 대한 대단히 폭넓은 개념의 기반을 마련해주었으며 그의 이런 관점은 수많은 미국 정신과 의사들이 수십 년간 채택하였다.

정신분석가들은 정신분열증이 근본적으로 '약한 자아(weak ego)'을 드러내는 것으로 보았다. 즉 생활 중에 부딪치는 문제에 대처하지 못하고, 본능적인 내면의 힘(욕구)과 불안을 다루기 위해 '자아방어(defenses of the ego)'를 효율적으로 사용할 수 없게 되면, 환자는 원초적인 기능발휘 수준('일차적 과정[primary process]')으로 '퇴행(regress)'하게 되어, 그 결과 사고장애, 정동의 빈곤, 정신적 혼란(disorganization), 그리고 '현실(reality)'의 요구에 부응하지 못하는 증상이 나타나게 된다(13). 이와 같은 정신분열증에 대한 정신분석적 관점에서 보면, 자아가 약한 것(weak ego; 광범위한 성격상 결함과 비정상을 포함하고 있음) 또는 "일차과정"(환각, 망상, 현실검증력이 형편없음[poor reality-testing], 우회적 사고, 그리고 양가감정 같은 것)을 보여주는 모든 증거가 정신분열증의 증상이라고 할 수 있을 것이다. 따라서 정신분열증의 진단이 광범위한 임상 장면에서 적용된 것은 놀랄 일이 못된다.

1930년대 후반에 유럽과 미국의 많은 학자들은 정신분열증군에 관련된 문제점을 경과의 예측, 치료에 대한 반응, 그리고 장기적 결과의 관점에서 다시 접근하기 시작하였다. 이들은 처치 효과를 제대로 평가하려면 처치하고 있는 장애의 발달 과정에 대한 지식, 특히 다양한 임상적 경과와 최종 결과와 관련된 요인들에 관한 지식이 필요하다는 것을 인식했다. 이러한 요인은 위와 같은 연구자들이 수행해낸 것과 같은 추적연구에 의해서만 파악될 수 있는 것이다. 따라서 정신분열 장애군에 대한 현재의 임상 및 연구를 위한 접근방식은 광범위한 추적연구에다가 가계연구를 덧붙이는 방식에 기반을 두고 있다(136).

정신분열 장애의 개념화 작업에서 유럽과 미국의 정신과 의사들 간의 차이는 1980년에 『DSM-III』에서 체계적인 진단 기준이 도입된 이후 대부분 해결되었다. 전 세계의 대부분의 정신의학자들은 이제는 '신 크레펠린 학파(neo-Kraepelinian)'라고 지칭되는 정신분열증에 대한 보다 엄밀한 접근방식을 받아들이게 되었다(135). 상당한 정도의 이와 같은 의견 일치는 경험적 및 체계적 연구결과에 기반을 두고 있는데, 연구결과에 따르면 보다 엄밀한 접근방식이 장애의 경과, 처치에 대한 반응, 장기적인 성과, 그리고 가계 내에서의 질병 패턴에 대해서 보다 일관된 결과를 가져다준다는 것을 알려주기 때문이다. 이런 연구결과들의 많은 부분을 아래에서 살펴보겠다.

역학(Epidemiology)

만성 정신분열증은 인구의 1% 보다 약간 적은 정도로 발생하지만, 조기에 발생하고, 만성적이며, 장애로 인한 능력결손 때문에 가장 중요한 정신과 질환 중의 하나이다. 입원한 정신과 환자들 중 상당수가 정신분열증을 겪고 있다. 역사적으로, 역학조사 결과에서는 정신분열병 중에서 예후가 좋은 것과 나쁜 것을 구분해내지 못했으며, 예후가 좋은 사례 중의 일부는 실제로는 다른 장애를 나타내고 있는 것일지도 모를 가능성을 감안하지도 않았다. 가용한 증거에 의하면 예후가 좋은 사례가 비교적 흔한 것일 수 있다는 것이 시사된다(135, 142, 162). 예후가 좋은 장애와 예후가 좋지 않은 장애의 발생률을 합치면 아마도 1~2% 사이에 있을 것이다.

정신분열 장애는 모든 문화권에서 발견된다. 많은 연구결과들은 정신분열 장애가 사회경제적 배경이 낮은 사람들 중에서 더 많다는 것을 보여주고 있다. 어떤 연구자들에게는 이 결과가 가난, 저학력 및 관련된 결손 때문에 정신분열 질환에 걸리기 쉽게 됨을 의미하는 것으로 받아들여졌다. 그러나 연구결과에 따르면, 정신분열 질환과 사회경제적 지위가 낮은 것 사이의 연결성은 "하향 이동(downward drift)"으로 설명될 수 있다. 이 용어는 질환이 환자의 사회경제적 지위에 영향을 미친다는 것을 뜻한다(5, 97). 즉, 어떤 장애로 인해서 교육 이수 및 직무 수행도가 지장을 받고, 그 결과 그 장애를 갖고 있는 사람은 교육을 마치거나 책임이 부여된 일자리를 계속 유지할 수 없게 되어, 그 결과 수입, 학력 수준 및 직업의 위상으로 특징지어지는 사회경제적 지위가 높아질 수 없게 된다.

영국(54), 덴마크(189), 핀란드(6), 그리고 미국(36)에서의 정신분열증에 대한 연구결과는 이 질환이 있는 아동의 아버지의 사회경제적 지위의 분포양상이 일반인의 경우와 동일하다는 것을 보여주어서, 정신분열 질환이 있는 환자의 사회경제적 지위가 낮은 것이 적어도 부분적으로는 하향 이동으로 인한 결과임을 알려주고 있다. 그러나 유럽에서 소수 인종에 대한 연구결과들은 정신증(psychosis)의 발생률이 높음을 보여주고 있는데, 특히 아프리카-카리브해 출신과 아프리카에서 이주해온 흑인들 사이에서가 그러하였다. 이들의 사회적 지위가 낮은 것이 이들에게서만 사회적 하향 이동이 전적으로 나타나서 그렇다고 할 수는 없는 것이다(27, 148). 이민자들은 토박이 집단에 비해서 정신분열증의 발생율이 전반적으로 높은 것으로 나타나는데, 이는 아마도 이 질환의 발달 과정에서 환경적 스트레스 자극의 영향을 받았을 가능성을 시사한다고 하겠다(148). 정신분열증은 신흥 선진국 및 기존 선진국으로 온 이주민에 비해서 미개발 국가로 온 이주민에서는 유병률이 더 낮다(144).

과거 1929년에서부터 축적된 수백 편의 연구결과에서, 연구자들은 북반구에서 정신분열증이 발달되는 사람들 중에서는 겨울 후반부와 봄 초기에 출생한 자들이 많으며(21), 남반구에서는 여름과 가을에 출생하는 자들이 많음(21)을 일관되게 확인하였다. 이런 계절 효과는 불특정적(nonspecific)일 수 있다: 즉 이와 비슷한 연결 관계가 양극성 정동 장애에서도 발견되었다(21, 176). 정신분열증 환자의 대부분이 위의 기간 동안에 출생한 것은 아니며 계절 효과의 크기도 작지만, 이러한 연구결과의 중요성은 이러한 출생과 관련된 어떤 것(예를 들면, 태아 중 독감[influenza]에 걸릴 위험성이 높음)이 정신분열 질환에 걸리기 쉽게 했을 지도 모를 가능성을 시사해준다는 것이다. 이런 연구방향은 산모가 임신 첫 3개월 기간에 인플루엔자에 노출되었음을 보여주는 증거가 혈청검사에서 밝혀진 경우 그 자녀에게서 정신분열증에 걸릴 위험성이 7배가 높다는 증거를 보여주는 연구들로부터 지지를 받고 있다(126). 다른 연구들도 기근 때문에 산모가 굶주린 경우 태아가 출생한 후 정신분열증에 걸리는 비율이 더 높았다는 신빙성 있는 증거를 보여주었다(73, 101, 158).

정신분열증은 남성에게서 더 많이 나타나는 것으로 보인다(86, 169). 최근의 한 종합분석(meta-analysis)에서는 남성에게서 이 장애의 발생이 1.4배 증가하였음을 밝혀주었다(102). 또한 남성의 경우에는 보다 일찍 발생하고, 임상적 양상이 더 심각하며, 보다 만성적인 경과를 밟는 것으로 보인다(145, 190).

임상적 양상(Clinical Picture)

정신분열병에서 흔한 망상은 박해(persecution) 및 조종(control) 망상으로서, 다른 사람들이 자신을 감시하고, 자신에 대한 거짓 소문을 퍼뜨리며, 자신을 해칠 계획을 세우고, 자신의 생각이나 행동을 조종하려고 하거나, 자신의 마음을 읽고 있다고 믿는 것이다(표 3.1). 예를 들면, 한 젊은 여성은 자기 오빠가 자신이 남의 이목을 끄는 일을 하게 해서 경찰과 부딪치게 하려고 텔레비전을 통해 특수한 신비스러운 메시지를 자기에게 보내고 있다고 투덜대면서 호소하였다.

표 3.1 정신분열증에 대한 진단기준

A. 특징적 증상: 다음 중 2개 이상의 증상이 있어야 하고, 1개월 중 상당 기간 동안 존재해야 한다(단, 성공적으로 치료된 경우에는 더 짧을 수 있다).
   (1) 망상
   (2) 환각
   (3) 와해된 언어(예: 빈번한 이탈이나 지리멸렬)
   (4) 전반적으로 와해된 행동이나 긴장증적 행동
   (5) 음성증상, 예컨대 정서적 둔마, 무논리증 또는 무욕증
주의: 만약 망상이 기괴하거나, 또는 환각이 환자의 행동이나 생각에 대해 간섭하는 목소리일 경우, 혹은 두 사람 이상이 서로 대화하는 목소리일 경우에는 한 개의 증상만 있어도 진단 내릴 수 있다.

B. 사회적/직업적 기능장애: 장애의 발병 이후 상당기간 동안 직업, 대인관계, 또는 자기 관리와 같은 1가지 또는 그 이사의 주요한 영역의 기능이 발병 이전 수준보다 현저하게 감소되어 있다.

C. **지속기간**: 장애의 증후가 적어도 6개월 이상 지속되어야 한다. 이 6개월의 기간은 진단기준 A를 충족시키는 증상(즉 활성기)이 기간을 포함하고 있어야 하며 전구기와 잔류기를 포함할 수 있다. 전구기나 잔류기에는 음성증상만 있거나 진단기준 A에 속하는 증상 가운데 2개 이상의 증상이 약화된 형태(예: 괴상한 믿음, 이상한 지각적 경험)로 나타난다.

D. **정신분열정동 장애와 기분장애의 배제**: (1) 주요 우울증, 조증, 혼재성 기분장애 상태가 활성기에 함께 나타나지 않거나 (2) 활성기 동안 기분장애 상태가 나타난다 하더라도, 활성기와 잔류기의 지속 기간에 비해 그 기간이 상대적으로 짧은 경우여야 한다.

E. **물질 및 일반적인 의학적 상태의 배제**: 장애가 물질(예: 약물남용이나 투약)이나 일반적인 의학적 상태의 직접적인 생리적 효과로 인한 것이 아니다.

F. **전반적 발달장애와의 관계**: 만약 자폐증이나 다른 전반적 발달장애의 과거력이 있을 경우, 현저한 망상이나 환각이 적어도 한 달 이상 지속될 때만 추가로 정신분열증의 진단을 붙인다(성공적으로 치료되었을 경우에는 그 이하).

*『DSM-IV-TR』의 진단 기준에서 번안함.

한 젊은 남성은 자신이 길거리와 여러 건물 속에서 미행당하고 감시당하고 있다고 믿었는데, 이런 행위가 자신의 주치의인 정신과 의사가 자신(환자)의 경과를 파악하기 위한 한 가지 방법으로 지시한 일이라고 결론지었다. 환자들은 자신이 이웃, 외계인, FBI, 알카에다(al Qaeda) 등에 의한 음모의 희생자라는 믿고 있다는 것을 표현하는 수도 있다. 이인화(depersonalization)의 망상도 또한 흔하다. 이 망상은 자기 몸속에서 기괴한 신체 변화가 일어나고 있다고 믿는 것인데, 이것이 때로는 남들의 계획적이지만 은밀한 행위로 인해 나타난 결과라고 믿기도 한다. "내 몸속이 썩어 가고 있다. 왜냐하면 그들이 내 음식에 독을 넣었기 때문이다. 그 이유는 그들이 내가 그들의 뜻을 잘 간파하고 그들을 경찰에 신고했다는 것을 그들이 알았기 때문이다."

가장 흔한 환각은 환청(auditory hallucinations)이다. 환청은 한 명 또는 여러 명의 목소리가 들릴 수 있다. 해당 환자는 그 목소리를 알아차릴 수도 있고 못 알아차릴 수도 있으며 그 목소리에 대꾸를 할 수도 있고 안 할 수도 있다. 환청의 목소리는 환자의 몸속에서부터 나오거나 또는 라디오나 벽과 같은 외부에서 나오는 것으로 여겨지는 수가 있다. 환청의 목소리는 지적하거나, 놀리거나, 또는 위협하는 내용일 수 있다; 종종 환청의 목소리는 환자가 잘못된 것이라고 믿고 있는 무언가를 환자가 하도록 압박을 주기도 한다.

환시(visual hallucinations)는 양극성 장애에 비해서 정신분열증에서는 자주 나타나지 않는 것으로 보이지만, 아주 안 나타나는 것은 아니다(7). 환시는 무섭지만 모양이 뚜렷하지 않은 것에서부터 돌아가셨거나 안 계신 친척의 환영뿐만 아니라 폭력 장면이나 지옥의 장면에 이르기까지 다양할 수 있다. 환취(olfactory hallucinations)는 아주 드문 것으로서, 통상 환자 자신의 몸에서 불쾌한 냄새가 난다는 경우가 많다. 환촉(tactile[haptic] hallucinations)도 또한 아주 드문 것으로서, 자신의 성기를 누군가가 만지작거리고 있는 느낌, 자기 몸속에 동물이 있는 느낌, 또는 자기 피부 위에 씻겨내 지지 않는 '모래알(grit)' 같은 것이 있는 느낌일 수 있다.

정신분열증에서의 소위 '전형적인(typical)' 평탄한 정동(flat schizophrenic affect)은 그 증상이 아주 심할 때에만 특징적으로 나타나는 것이지만, 그것의 진단적 가치는 제한적인데 왜냐하면 그 양상이 미세한 경우가 많아서, 그 존재 여부에 대해서 의견이 불일치하기가 쉽기 때문이다. 심지어는 뚜렷하게 나타나는 경우에도, 이를 기술하기가 쉽지 않다. 이러한 환자들은 외견상 정서적인 반응을 보이지 않으며, 온정(warmth)이나 공감(empathy)을 느끼지 못하는 것으로 보인다. 이들은 무섭거나 충격적인 생각에 대해 말을 하기는 하지만 그런 생각과 관련된 통상적 정서적 영향을 받지 않는 것으로 보인다('부적절한' 정동['inappropriate' affect]). 그래서 환자에 대해서 연민의 마음(compassion)이나 동정심이 느껴지지 않거나 환자가 남들과 공감할 수 있다고 믿기 어려운 경우가 종종 있다.

긴장성 행동(catatonic behavior)의 극적인 예로는 반복해서 특정 자세를 취하고 있는 것, 찡그림, 그리고 '납굴증(밀랍처럼 휘어지는 것, waxy flexibility)'이 있다. 이 증상들은 독자적인 증상이거나 또는 환청에 대한 반응일 수 있다.

정신분열증 환자의 사고와 말에서 목표 지향성이 없는 것은 다양한 양상으로 나타날 수 있으며, 이 모든 것이 동일한 환자에게서 나타나는 수가 많다; 즉 제지(blocking)는 환자의 생각과 말이 일정 시간동안 멈추었다가 전혀 다른 주제에 대해서 다시 시작되는 것이다; 탈선 연상(tangential associations)은 사고 간의 연결이 어렵거나 또는 사고의 흐름을 쫓아가는 것이 불가능한 경우이다; 신조어(neologisms)는 환자가 새로운 단어들을 만들어내는 것을 말한다; 또는 '단어 뒤섞임(word salad)'은 환자의 말이 서로 이해할 수 있는 연결고리나 의미가 없는 단어들로 구성되어 있는 경우이다.

정신분열증에서 보이는 망상, 환각, 기괴하고 지리멸렬한 행동(bizarre and

disorganized behavior), 그리고 형식적 사고 장애(formal thought disorder)를 총칭해서 '양성' 증상('positive' symptoms)이라고 불러왔다; 둔한 정동(blunted affect), 사회적 위축(social withdrawal), 의욕상실(amotivation), 무감동(apathy), 쾌감결핍증(anhedonia), 그리고 사회적 및 직업상의 결손은 '음성' 증상('negative' symptoms)으로 간주된다(190). 양성 증상은 이 질환의 진행 과정에서 오르락내리락할 수 있으며 음성 증상은 보다 안정된 경향이 있다. 음성 증상은 예후가 나쁜 것과 일관성 있게 연결되는 것으로 나타났다(31, 132, 165). '결손이 큰(deficit)' 정신분열증은 음성 증상과 인지적 문제가 지속되고 있는 가장 극심한 유형의 질환을 지칭한다(104). 그러나 양성 증상과 음성 증상으로 분류하는 것은 이런 분류에 토대해서 정신분열병의 하위 유형을 구분하는 것이 일관되게 유용하다는 것을 보여주지 못했다. 그러나 양성/음성 증상의 구분이 받아들여지게 되자 이는 임상가들로 하여금 정신분열병의 임상적 양상의 전체 스펙트럼에 더 많은 관심을 기울이도록 자극을 주었으며(10) 과거의 항정신병 약물처방에 거의 반응을 보이지 않았던 음성 증상을 목표로 하는 새로운 약물의 개발에 박차를 가하게 되었다.

Kraepelins이 정신분열병에 대해 조발성 치매(dementia praecox)라는 이름을 붙인 이후로, 정신분열증에서 보이는 인지적 결손은 이 질환의 핵심 특징으로 인식되었다. 이러한 인지 결손에 대한 대부분의 연구는 주의력과 기억력, 세부적으로는 지속적 주의와 선택적 주의에서의 비정상성, 반응시간의 지연을 가져오는 지각 및 인지 처리과정에서의 결손, 그리고 기억 수행도의 저하로 나타나는 부호화(encoding) 및 인출(retrieval) 과정의 손상에 초점을 맞추었다(40, 190). 또한 실행기능(executive function)의 손상도 인지적 결손에 해당된다(190).

Kraepelin과 Bleuler에 따라서(12, 89), 많은 정신의학자들은 우세한 증상이 망상, 기괴한 운동 행동, 정동 및 연상의 장애, 또는 사회적 위축 및 무능성(inadequacy)에 있느냐에 따라서 정신분열증을 편집형(paranoid), 긴장형(catatonic), 혼란형(hebephrenic), 단순형(simple)으로 분류해왔다. 그러나 임상 실제에서는, 증상이 시간의 흐름에 따라 변하므로, 한 환자가 질환이 경과하면서 여러 개의 하위 유형에 들어맞는 경우도 보일 수 있다(13, 82). 예후가 좋거나 나쁜 사례에서의 특징적인 망상이나 환각을 파악해내기 위한 시도는 일관되게 성공을 거두지 못했다(55).

정신분열 장애가 있는 환자들은 질환의 경과 중에 현저한 기분의 변화를 보일 수 있어서, 통상적으로는 우울증을, 그러나 때로는 다행증(euphoria)을 나타내는 수가 있다(133). 그 밖의 정동 증상, 이를테면 불면증, 거식증, 체중감소, 흥미 및 에너지 상의 변화, 정신적 집중력의 곤란, 죄책감, 그리고 자살 생각에 빠져있는 것도 또한 나타날 수 있다. 사실상, 정신분열증이 있는 환자들 중 상당수는 주요 우울증에서 보이는 것과 비슷한 우울증의 일화를 겪는다(3). 이런 환자들의 1급 친척들에서 정동 장애의 유병률이 높게 나타나지 않는 것으로 보이기 때문에, 이들의 우울증은 이차 적 질환이 나타난 것이라기보다는 정신분열증의 증상으로 간주될 수 있다.

『DSM-IV-TR』에 따른 정신분열증의 진단 기준은 표 3.1에 제시되어있다. 다른 기준도 제시되었는데(160) 여러 가지 면에서 『DSM-IV-TR』과 중복되기는 하지만 다소 다른 유형의 환자를 파악해낸다. 그러나 이 말이 상황이 혼란스럽다는 것을 의미하는 것이 아니다. 어떤 한 가지 진단 기준에 의해서는 파악되지만 다른 기준에서는 들어맞지 않는 환자들의 대부분은 거의 모든 임상가와 연구자에 의해서 정신분열증의 "가능성이 있는(possible)" 또는 정신분열증이 "의심되는(suspected)" 것으로 진단이 내려질 것이다. 여러 가지의 진단 기준이 있는 것은 감별 진단에 관련해서 특정한 특징(features)을 얼마만큼 중요시하느냐 그 정도에 따라서 차이가 있는 것이다. 후속 연구에서는 이런 논쟁점을 명료하게 해야 할 것이다.

생물학적 연구결과(Biological Findings)

정신분열병이 이제는 '뇌에 근거를 둔(brain-based)' 질환으로 널리 받아들여지고 있지만, 그 정확한 원인은 아직도 불확실하다(40, 65). 정신분열증 집단(schizophrenias)이 서로 다른 생물학적 경로(biological pathways)의 최종상태를 대표하는 증후군을 묶어놓은 것일 가능성이 있다는 점은 이 장애의 근원에 대한 과학적 탐색 연구를 복잡하게 할 뿐이다(65, 190). 신경병리학(neuropathology), 신경화학(neurochemistry), 신경영상촬영법(neuroimaging), 그리고 신경인지(neurocognitive) 연구들은 정신분열증에서 일관된 유형(consistent types)의 두뇌 이상(brain abnormalities)을 입증해주었지만, 아직도 정신분열증에 대한 실험실 검사법은 없는 실정이다(65). 정신분열증이 있는 환자들이 통제집단에 비해서 많은 생물학적 측정치 상으로 차이가 있음이 입증되었지만,

이런 차이는 불특정적인 것으로서(nonspecific), 다른 진단을 받은 환자 집단 그리고 정상적 통제 집단 사이에서도 중복되는 부분이 상당히 있는 것을 보여주고 있다. 이런 점 때문에 이상과 같은 비정상적 부분을 임상적으로 적용하는 데 사용하기가 어렵게 된다(65, 190).

현대의 신경병리학적 방법은 정신분열증에서의 두뇌 병리(brain pathology)에 대한 탐색을 촉진시켜주었다(65). 정신분열증이 있는 환자의 사후 뇌(postmortem brains)는 정신분열증이 없는 사람들의 뇌와 거시적 측면과 미시적 측면에서 미세한 차이를 보여주고 있다. 정신분열증에서 가장 일관되게 입증된 두뇌 비정상은 두뇌의 무게(brain weight)가 적은 것과 대뇌피질 용적(cortical volume)이 감소한 것이다. 뇌조직 중에서 가장 두드러지게 감소한 곳은 측두엽과 그 속의 구조인, 상측두회(superior temporal gyrus), 해마(hippocampus), 해마이랑(parahippocampal gyrus), 편도체(amygdala)이다(65). 이런 변화는 백질(white matter)보다 회백질(gray matter)에서 좀 더 두드러졌으며, 특히 좌반구에서 확연하였다(65). 이에 상응하여 용적이 증가한 곳은 측뇌실과 제3뇌실(lateral and third ventricles), 특히 측뇌실의 우측 측두각(right temporal horn)이다(65, 190). 측두 용적(temporal volume)의 감소는 뇌실 크기의 증가와 상관관계가 있는 것으로 보이지는 않는다(187). 그 밖에도, 대뇌피질의 신경세포(neurons)와 해마의 신경세포는 그 크기가 작고, 전전두엽피질과 중앙내측시상(mediodorsal thalamus)에 있는 신경세포는 그 숫자가 감소하였으며, 그리고 소뇌충부(cerebellar vermis)에서 푸르킨지 세포(Purkinje cells)의 밀도도 줄어들었다(65, 178, 190). 전부는 아니지만 일부의 조직병리학(histopathology) 연구결과에서는 해마와 내후각 뇌피질(entorhinal cortex)에 있는 신경세포들이 비교적 드물고 가지런히 배열되어 있지 않은(in disarray) 것을 기술해냈다(57, 65, 66, 186). 신경교증(gliosis)은 정신분열증의 뇌에서는 일관되게 발견되는 것이 아니므로, 이는 퇴화 가설(degenerative hypothesis)이라기보다는 신경발달(neurodevelopmental) 가설을 시사해주는 것이며, 신경발달 가설을 입증해주는 것이 아니다(65). 신경병리학적 연구에서 주요한 방법론적 제한점은 최초의 일화(first-episode)를 나타내고 약물을 복용한 적이 없는(medication-naïve) 환자들이 통상 포함되지 않았다는 것이다. 따라서 일부의 뇌 연구결과들은 항정신성 약물, 만성 질환, 의학적 공존질환(medical comorbidity), 또는 흡연으로 인한 가짜효과(artifacts)를 나타내고 있을 수 있다(66).

뇌영상기법—CT, MRI, PET, single photon emission computed tomography(SPECT), FMRI 및 magnetic resonance spectroscopy(MRS)—은 정신분열증에서의 뇌 구조 및 기능에 대해 새로운 전망을 열어주었다. 뇌영상 연구는 신경병리학적 연구에서 밝혀낸 구조적 비정상을 확인해주었으며 또한 측뇌실과 제3뇌실이 확장된 것, 측두뇌실 대 뇌조직의 비율(ventricle-to-brain tissue ratio: VBR)이 높아진 것, 그리고 대뇌피질 구(cortical sulci)가 넓어진 것도 입증해주었다(35). 기능적 (functional) 뇌영상기법은 정신분열증에서 집행 수행 및 작업 기억의 과제 도중에 "대뇌피질의 기능저하(hypofrontality)" 즉, 전전두엽 배측면 피질(prefrontal dorsolateral cortex)이 활성화되지 못하는 것을 찾아냈다(53, 190). 또한 뇌영상 연구에서는 정신분열증에서 시상의 용적이 감소한 것과 뇌량(15, 44, 103) 및 기저신경절(basal ganglia)의 구조와 기능에서의 비정상도 발견해냈다(84, 170). 정신분열증에서 소뇌에서 발견된 비정상(74, 118)은 피질과 소뇌사이의 신호전달(communications)을 매개하는(mediating) 연결망(networks)에서의 붕괴의 원인이 될 수도 있는데, 이런 신호전달은 시상을 통해서 중계(relayed)된다(the cortico-cerebellarthalalmic-cortical circuit)(4).

CT, MRI 및 PET를 위시한 다양한 뇌영상 기법의 도입으로 정신분열증 환자의 뇌의 구조적 비정상을 파악해 낼 가능성에 대한 흥미가 새로워졌다. 많은 연구들이 시사하는 바에 의하면, 일부 환자들에서는 피질의 뇌실 대 뇌조직의 비율(cerebral-ventricle-to-brain-tissue ratio)이 높아져 있었으며 이는 이들 환자들에게서 표준적인 신경심리 검사상으로 나타난 인지적 손상의 증거와 상관관계가 있을 수 있다는 것이다. 이와 같은 비정상을 호소하는 환자의 비율에 대한 보고는 연구마다 크게 달랐기 때문에, 어떤 학자들은 정신분열증 환자와 통제집단 사이에 어떤 의미 있는 차이도 찾아내지 못했지만, 이런 발견은 중요한 것으로 보이며, 후속 연구들이 진행 중이다.

정신분열증에서 확인된 뇌실 크기가 커진 것(increased ventricular size)과 전두피질의 기능저하(hypofunctional frontal cortex)는 표준 신경심리검사에서 입증된 음성 증상(정동의 둔화[blunted affect], 동기 결여[의욕상실; amotivation], 무감동[apathy], 즐거움을 못 느끼는 것[anhedonia]), 예후가 나쁜 것(poor prognosis), 그리고 인지 손상과 상관관계가 있는 것으로 보인다(50, 141, 191). 사고장애와 환청과 같은 양성 증상은 좌상후장골극 측두이랑(left posterior superior temporal gyrus)의 회백질의 부피(gray matter volume)의 감소 그리고 후측두 언어영역(lateral temporal language areas)에서의 신진대사의 감소하고만 연관이 있는 것으로 발견되었다(35, 65, 190). 환청이 활발히 들리는 환자들을 대상으로 수행된 PET연구들에서는 왼쪽 전두엽 피질 아래의 브로카영역(Broca area of the left inferior frontal cortex), 전측대상회(inferior frontal cortex), 중막 측두피질(anterior cingulate and medial temporal cortex), 해마와 해마곁피질(hippocampus and parahippocampal cortex), 시상(thalamus), 하구(inferior colliculus), 선조체(striatum) 쪽으로 가는 대뇌혈류(cerebral blood flow)가 많아진 것을 입증해주었다. 이곳들은 말하는 것 및 청각적 정보처리에 관련된 뇌 영역이다(106, 190).

상당한 증거들이 축적되었는데, 이들은 정신분열증에서 세 가지의 신경전달물질 계통(neurotransmitter systems; 도파민 계[dopaminergic], 세로토닌 계[serotonergic], 글루탐산성 계[glutamatergic])의 비정상을 시사해 주고 있다. 역사적으로 볼 때, 중심적인 신경화학 이론은 "도파민 가설(dopamine hypothesis)"이었는데, 변연선조체(limbic striatum)로 향하는 중뇌 돌출부(mesencephalic projections; 투사)에서 도파민 D2 수용기의 과잉 활동성을 내세운 것이다(106). 사후연구(부검)와 PET 연구 모두는 정신분열증의 뇌 속에서—특히 선조체(striatum)와 같은 피질 밑의 구조(subcortical structures)에서 도파민 D2 수준이 높은 것을 입증해주었다. 정신분열증에서 도파민 대사과정(dopamine metabolism)에 관련된 catechol-O-methyl transferase(COMT) 효소에 유전적 비정상성이 있다는 최근의 주장은 다른 연구에서는 확인되지 않았는데, 이는 최근의 종합분석(meta-analysis)에서 나타난 대로이다(114). 점증하는 연구결과들은 도파민 가설이 충분히 포괄적이지 못한 것을 보여주고 있으며, 이에 따라 정신분열증의 병리생성(pathogenesis)에 관한 모형들이 여러 개의 신경전달물질을 아우르는 복잡한 회로망(complex circuitries)으로 구성된 좀 더 다각적인 계통으로 진화하게 되었다(20, 87).

정신분열증의 '세로토닌 가설(serotonin hypothesis)'은 피질의 세로토닌 수용기가 비정상적인 것, 전전두엽 피질에서의 세로토닌 수용기의 활성화 정도의 손상, 그리고 정신분열증과 관련된 세로토닌 수용기 유전인자에서의 비정상적 다형(polymorphisms)에 대한 발견에 토대를 두고 있다(106). 정신분열증에서 세로토닌 증후군이 주요한 역할을 맡는다는 증거는 도파민 계통의 관련성을 뒷받침하는 증거만큼 강력하지는 않다(190). 세로토닌 계통과 도파민 계통은 뇌 속에서 상호의존적인 것으로 보이기 때문에, 연구해보면 정신분열증에서 세로토닌 계의 기능도 비정상인 것으로 발견되리라는 것은 예상치 못한 것이 아니다.

정신분열증의 '글루타메이트 가설(glutamate hypothesis)'은 N-methyl-D-aspartate (NMDA) 수용기에서의 길항제(antagonists), 즉 펜시 클리딘(phencyclidine)과 케타민 (ketamine)과 같은 것들이 정신증적 증상을 촉발시키거나 키워줄 수 있는 증거를 토대로 제안된 것이다(123, 124, 190). NMDA 수용기에서의 흥분 유발 효과(excitatory effects)는 해마 및 피질의 신경세포에 대한 손상과 관련이 있을 수 있다. 글루타메이트는 뇌 속에 있는 주요한 흥분성 신경전달물질로서, NMDA 수용기에서 작용한다. 글루타메이트 계통은 도파민 계통과 상호작용하는 것으로 여겨진다. 신경발달의 기간 동안에 글루타메이트 계통의 비정상적 가지치기(abnormal pruning)가 정신분열증의 발달에서 가설로서 제시된 기제(hypothesized mechanism)이다(32).

정신분열증의 일부 사례에서 바이러스가 원인일 수 있는 가능성은, RNA 종양 바이러스(retrovirus)의 존재를 안 보이게 해주는 뇌척수액(cerebrospinal fluid) 속에서 항체의 농도(antibody titers)가 높고 역전사 효소(reverse transcriptase)가 발견된 것에 토대를 두고 있는데, 흥미를 끌었지만(95, 175, 193), 증명된 바는 없다.

안구 추적의 기능부전(eye tracking dysfunction)이 정신분열병이 있는 환자들의 50~80%에서 그리고 이 환자들의 친척들 중 장애가 없는 사람의 25~40%에서 있다고 보고되었다(100). 눈동자를 원활하게 따라 움직이는 것(smooth pursuit)과 안구의 반단속적 운동 기능(anti-saccade functions)이 모두 비정상적이며 서로 관련이 있는 것으로 보인다. 안구 추적의 기능부전은 정신분열증의 전두엽 기능부전과 관련된 것으로서, 환자 및 장애가 없는 친척 모두에서 나타났다(194). 안구 추적의 기능부전에는 정신분열증에서 이 병의 영향을 받은 피질(cortical) 및 피질하(subcortical) 뇌 영역의 많은 부위 속에서의 복잡한 과정이 연결되어 있는 것으로서, 정신분열증과 연관된 증상발현(manifestations)의 스펙트럼에서 중요한 부분으로 보이며, 여기에는 노력이 드는 인지 처리(effortful cognitive processing)에서의 기능부전도 들어있다(194).

사건 관련 전위(event-related potentials)와 자기뇌파(magnetoencephalographic)분야를 사용한 신경생리학 연구들은 정신분열증에서 인지 과정의 시간과 관련된 측면을 이해하는 데 기여하였다. 사건 관련 전위의 청각적 P300 성분(auditory P300 component)의 진폭—정신분열증의 가장 일관성 있는 생물학적 지표 중의 하나로 간주됨—은 이 장애가 있는 환자들에서 감소한 것으로 나타났다(45, 80, 121). 청각적

P300의 비정상은 상태(state) 지표 및 특질 지표(trait marker) 모두를 나타내는 것으로 보이는데, 현재의 증상의 심각한 정도뿐만 아니라 질병이 진행되고 예후가 나쁜 것을 나타내는 지표와도 관련된다. 즉, 회백질의 용적 결손, 음성증상, 그리고 인지적 손상이 후자의 지표와 관련이 있다(45, 80). P50 파동(주요 청각 피질에서 생성됨) 그리고 부적 전위의 어긋남(mismatch negativity; 전전두엽[prefrontal] 및 상측두 피질[superior temporal cortex]에서 생성됨)은 초기의 정보처리와 자극 제어(stimulus gating)에 대한 전기적 지표를 보여주는 것이다. 즉, 위의 측정치 상으로 진폭이 일관되게 감소한 것이 정신분열증에서 나타난다(80). 또한 사건과 무관한 청각 정보를 억제(suppression)하는 것을 나타내는 제지성(inhibitory) 사건 관련 전위의 진폭은 정신분열증에서 감소되어 있다(80).

정신분열증에서 발견된 특정한 두뇌 비정상은 만성적인 신경안정제 약물에 노출된 결과일 수도 있다고 주장할 수 있겠다. 특히 흥미로운 것은, 뇌실의 확장(35, 188), 전두엽의 기능저하(hypofrontality)(107, 154, 190), 해마(35) 및 소뇌 충부(cerebellar vermis)(74) 용적의 감소, 좌측 담창구(left globus pallidus)에서의 과도한 혈류, 그리고 피질 밑의 D2 도파민 수용기의 증가(69)의 발견이 젊고, 최초의 일화를 나타내거나, 또는 약물을 복용한 적이 없는 정신분열증 환자에게서 확인된 것으로서, 이는 나이, 질환이 만성화된 것, 신경안정제 처치의 기간, 이전의 입원 기간, 또는 전기충격 요법을 받아본 적이 있는 것과는 관련이 없다(35, 74). 정신분열병증의 경과 중의 초기에서 발견된 뇌의 비정상의 증거는, 시간의 흐름에 따라서 불변하고, 처치와는 관련이 없어서, 주된 질병 과정임을 뒷받침해주며, 항정신병 약물과 그 밖의 처치에 의한 장기적 영향이 아마도 핵심적 역할을 하지 않았을까하는 염려사항을 떨쳐버리게 해준다. 그러나 정신분열증에서 관찰된 미상 용적(caudate volume)의 증가와의 관계에서 항정신증 약물의 역할은 덜 명확하다. 약물을 복용한 적이 전혀 없는 정신분열증 환자들에서는 미상 용적이 감소한 것으로 입증되었다(35).

지금까지 살펴본 정신분열증에서의 뇌에 관한 생물학적 연구결과들은 종합적으로 볼 때 이 장애가 한 가지 구조에서의 손상으로 설명할 수는 없음을 나타낸다. 오히려, 많은 다양한 인지적 및 정서적 과정을 뒷받침하는 뇌 전반에 걸쳐있는 구조들에서 널리 퍼져있는 비정상이 관련되어 있는 것으로 보인다(35). 주된 장해는 많은 두뇌 영역—전전두(prefrontal) 피질과 측두 피질(temporal cortex), 변연계의 영역, 그리고 기저 신경절(basal ganglia)(33, 65)—에서 이루어지는 연결망(networks)과 신호전달(communications)과 관련된 것으로 보인다. 이런 연결망은 함께 작용해서 인지 처리(cognitive processing)와 정서 및 행동 조절(emotional and behavioral regulation)을 할 수 있게 해주는 것이 통상적이다.

발달 과정(Natural History)

만성 정신분열증은 통상 은밀하게 시작되므로, 이 장애가 언제 시작되었는지를 알아내기가 종종 어렵다. 과거를 돌이켜보면, 다수의 환자들은, 모든 환자는 아니고, 정신증 이전 단계의(prepsychotic) 성격상의 비정상성을 보여 준다. 즉, 수줍음이 지나친 것(excessive shyness), 사회적 장면에서 어색함을 느끼는 것(social awkwardness), 대인 관계로부터의 철수(withdrawal), 친밀한 관계를 형성하지 못하는 것(소위 '분열성 성격 [schizoid personality]')이다. 한 부모는 이를 다음과 같이 표현했다: "아들은 친구 사귀는 것을 늘상 두려워했으며 다른 사람들이 자기를 좋아하지 않을 것이라고 생각했다. 아들은 여자애들과 있으면 편치 않았고, 무슨 말을 해야 할지도 전혀 몰랐다. 나는 아들을 도와주려고 했지만 아들을 변화시키기가 대단히 힘들었다. 아들은 울면서 그렇게 하면 다른 사람들과 함께 있는 것이 너무 불편하다고 말했다." 이러한 (성격) 특징은 청소년 초기부터 나타날 수 있다. 이들에게서 망상이나 환각이 뚜렷이 나타나기 수개월 또는 수년 전에 가족에게 염려의 대상이 되어있는 경우가 종종 있다.

많은 연구에서는 나중에 정신분열증이 발달되는 사람의 기록을 검토하여 임신 및 출생 시의 합병증의 빈도가 높음을 밝혀냈다(30, 52, 77, 126). 정신분열증의 진단 특징이 되는 증상들이 나타나기 훨씬 전인, 아동기 및 사춘기에 신경발달상의 문제를 나타나는 증세가 나중에 정신분열증이 발달되는 사람들에게서 확실히 존재했던 것일 수 있다. 전향적 연구결과(prospective studies)에서는 정신분열증에 걸릴 위험성이 크거나 또는 (여건상) 정신분열 질환이 발달하게끔 되어 있는 사람들이 어릴 적에 비정상적이었음을 시사하는 증거를 상당히 많이 제공해주었다. 다른 형제자매 및 그 밖의 대조군에 비해서, 이들은 유아기에 신경운동계의 발달지체(neuromotor developmental delays), 말하기의 이정표 상으로 지체(delayed speech milestones), 읽기와 철자법의 어려움, 주의력을 유지하는 데 어려움, 학업 곤란, 발병 전 적응수준의 저하 및 비정상적인 사회적 상호작용, 그리고 아동기 및 초기 사춘기에 정신분열증 스펙트럼 상의 특질(schizophrenia spectrum traits)을 더 많이 나타낸다(28, 35, 37, 38, 76, 115, 184). 정신분열증이 발생하기 오래 전에 녹화한 비디오테이프에 대한 연구에서, 아동에게서 정신분열증의 진단이 내려진 것을 모르는 평정자들은 (정신분열증에 관련된) 영향을 받지 않았던 다른 형제들에 비해서 이들처럼 정신분열증이 발달되게끔 여건이 만들어졌던 아동에게서 부정적인 정서 표현, 사고 장애, 그리고 음성 증상을 더 많이 발견해냈다(127, 185). 어떤 학자들은 신경인지상의 문제(neurocognitive difficulties)가 이 질환의 경과 중에서 일찍 나타날 수 있는 핵심적 결손이라고 간주하기도 한다(29, 90).

정신분열증으로 진단될 수 있는 임상적 문제의 발생이 최고조에 이르는 기간은 청소년기 후기와 성인기 초기에 있다. 망상, 환각, 그리고 이상한 행동은 보통 십대 후반이나 20대에 나타난다. 처음에는, 이런 비정상적인 행동이 단기적이고 애매모호해보여서, 가족들이 이 문제의 심각성을 잘 깨닫지 못하게 될 수 있다. 그러다가 증상이 점차 뚜렷해지고 그로 인한 문제가 심각해지게 되면, 통상 정신과에 찾아가서 자문을 받게 된다. 12세 이전에 발병하는 것은 흔치 않은 일이다. 아동 초기에 발생하는 유형은 성인에서 보이는 동일한 장애를 나타내고 있는 것으로 여겨지며, 그 경과가 성인의 경우보다 더 극심하다.

정신분열증이 40세 이후에 나타나는 것은 드문 일이다. 이 질환은 일반적으로 그 경과가 변동성이 크다(fluctuating course). 한 번이나 그 이상 정신과 병동에 입원하는 것은 흔히 일어난다. 어떤 환자들은 정신병원에서 생애의 대부분을 보내기도 한다. 물론 이런 일은 이전의 시대에 비해서는 훨씬 적게 일어난다. 병원에 입원하지 않았다고 하더라도, 이 질환이 있는 사람들은 생활에 지장을 많이 받는다. 이들은 만족스러운 대인관계를 통상 형성하지 못하고, 동년배에 비해서 결혼도 적게 하며, 직장생활을 잘 해내지 못하고, 책임 있는 자리로 승진하는 일이 거의 없다. 이들은 비정규직으로 비숙련공의 일을 하거나 사회복지제도의 지원을 받으면서, 괴짜 이웃이 되거나 도시 내에서 사회적으로 고립된 주민이 되어 버릴 수 있다. 자신의 질환에 대한 병식(insight)이 없고 약물남용이 동반된 자들은 노숙자가 되기 쉽다. 대도시 지역에 대한 연구결과에서는 정신분열증 환자들이 노숙자 집단에서 비율이 높은 것으로, 즉 5~15%의 범위에 있는 것으로 나타났다(43).

최근 몇 년간, 임상가와 연구자들은 정신분열증 환자 중 상당한 수효에서 뚜렷이 약물 및 알코올의 남용과 의존의 건수가 증가한 것에 주목해왔다(1). 약물남용이 수반되는 것은 약물을 스스로 복용하기 때문(self-medication)이라는 것이 호소력이 있을 수 있지만, 정신분열증이 있는 사람들이 일반인과 똑같은 이유와 똑같은 방식으로 물질을 사용한다는 데에는 증거가 상당히 많다(1). 놀랄 것도 없이, 약물남용이 동반된 환자들은 돌보기가 훨씬 더 어렵다(34, 62). 통합치료(integrated treatment)는 정신분열증과 약물남용이 동반된 환자를 치료하는 데 표준이다(45, 195).

두 개의 역사적인 발전은 정신분열증 치료에서의 전반적인 임상적 경과를 극적으로 바꿔놓았다. 즉 항정신병 약물의 도입과 장기 입원에서 벗어나는 추세가 그것이다. 항정신병 약물을 통해서, 환각, 망상, 그리고 기괴한 행동을 웬만큼 조절하는 것이 상당히 많은 수효의 사례에서 가능해졌다. 이의 결과와 조기 퇴원 정책 때문에, 많은 환자들이 수십 년 전에 비해서 정신병동에서 보내는 시간이 훨씬 줄어들었다. 물론 비교적 단기간 재입원하는 것은 흔해졌다. clozapine으로 시작해서, 최근에 출현한 비정형 항정신병 약물은 기존의 항정신병 약물로부터 크게 달라지지 않는 음성 증상을 표적으로 하였다. 이런 최신의 약물 덕분에 많은 환자들은 이전에는 동기결핍(amotivation)과 무감동(apathy)으로 인해서 기능을 제대로 발휘하지 못했던 상태에서 벗어나 이제는 새로운 수준의 직업 및 사회 기능을 나타낼 수 있게 되었다.

예후가 좋은 사례는 예후가 나쁜 사례에 비해서 보다 더 갑작스럽게 (증상발현이) 시작되는 것이 보통이며, 발달력상으로 비정상적인 성격이 오랫동안 지속된 것도 없다. 예후가 나쁜 사례와 좋은 사례가 임상적으로는 다소 다를 수 있지만, 가장 중요한 차이는 성과(outcome)에 대한 것이다(8, 78). 환자를 처음 보면, 경과와 예후가 어떨 것인지를 예측하기가 어려울 수 있다. 몇몇 연구들은 정신분열 장애에서 예후상의 차이와 관련된 기준을 밝혀냈다. 표 3.2에는 이런 연구결과에서 보고한 자료가 요약되어 있다. 진단기준의 대부분이 충족될 때, 그 기준과 관련된 예후가 대부분의 사례에서 맞게 될 것이다. 그러나 이런 진단기준은 기존에 수립된 진단기준에 수록된 장애보다 더 넓은 범위의 장애가 정신분열병의 진단 속에 포함될 때 예측력이 더 좋은 것으로 보인다(64). 이는 이런 기준이 진짜 정신분열증을 정신분열증과 비슷해 보이는 그 밖의 장애들—이를테면, 정신증적 정동 장애와 급성 중독 같은 것들과 구분해내는 데 도움이 된다는 것만을 시사하는 것일 수 있다.

표 3.2 예후가 좋은 사례인지 나쁜 사례인지를 예측해주는 요인들

	좋은 예후	나쁜 예후
발생 양상	급성	잠재성(insidious)
촉발 사건	보고하는 경우가 많음	통상 보고되지 않음
정신증을 나타나기 전의 과거력	좋음	나쁨; "분열성(schizoid)" 특질(traits, 동 떨어짐[aloofness], 사회적 고립[social isolation])의 과거력이 흔히 보고됨
혼란(confusion)	종종 있음	통상 없음
정동 증상	종종 있고 현저함	없거나 근소한 경우가 종종 있음; 정동 반응이 통상 "무디거나(blunted)" 또는 "평탄함(flat)"
결혼 상태	보통 결혼함	종종 독신임, 특히 남성의 경우에 그러함
정동 장애의 가족력	종종 있음	있을 수 있지만 가능성이 적음
정신분열증의 가족력	없거나 드묾	있음

급성 정신분열증 양상을 나타내는 어떤 환자들은 병원에 입원해있는 동안 정신증적 양상이 사라지고 그 다음에는 우울증으로 보이기 시작한다. 또 다른 환자들은 정신증 일화에서 회복되고 난 다음에는 장기간의 증상완화(prolonged remission) 기간을 거친 후에 전형적인 우울증을 나타내는 수도 있다(146). 이런 관찰은 이론적으로 매우 흥미롭다. 어떤 학자들은 이런 현상이 정신분열 장애와 기분장애의 구분이 너무 임의적인 것일 수 있음을 시사한다고 해석하기도 했다(146); 또 다른 학자들은 이처럼 진단이 중복되는 사례에서 기분장애가 가계를 따라서 많이 나타나는 것(familial prevalence)을 강조하면서, 이런 사례들은 기분장애로 분류하는 더 적절하다고 주장하였다(163, 180).

과거에는, 정신분열증을 앓고 있는 환자에게서 류마티즘 관절염이 없다는 것이 주목받은 적 있다. 이 관찰은 종종 수십 년간에 걸친 장기간의 정신과 병동입원과 임상 기록을 근거로 한 것이다. 최근에는, 이런 의문점이 정신분열증의 원인론(etiology)이나 병리발생(pathogenesis)에 대한 새로운 아이디어를 이끌어낼 지도 모른다는 희망에서 새롭게 관심을 받고 있다(122, 177).

합병증(Complications)

질환이 없을 때에는, 전형적인 임상적 양상과 합병증을 구분해내는 것이 만성적인 정신분열증 상태에 있을 때에 비해서 더 어렵다. 예를 들면, 학교나 직장에서 어려움을 겪는 것은 정신분열증에서 흔한 특징(common features)이다. 그러나 이 문제들이 환자의 사고장애 또는 동기 결핍 때문에 발생했는지, 또는 환자의 비정상 행동에 대한 학교 교사, 급우 및 직장동료, 혹은 상급자의 반응에서 비롯된 것인지를 가려내는 것은 통상적으로 어렵다.

의심이 많고, 무서우며, 망상이 있는 사람들은 비정상적 생각에 빠져 있느라고 학교나 직장에서의 수행도가 저조할 수 있다. 또한, 남들로부터 동떨어져 있고 (withdrawn), 특정 생각에 빠져 있으며(preoccupied), 반응을 보이지 않는 학생은 교사 및 상급자로부터 지적을 받게 되거나 그 밖의 좋지 않은 반응을 이끌어낼 수 있다. 주변으로부터의 이와 같은 반응은 당사자 개인의 병적인 행동을 더욱 강화시키게 될 것이다. 장애에 대한 정의에는 과거력 뿐만 아니라 합병증에 대한 내용도 자세히 들어있다. 여기에는 학력 결핍, 직업경력의 저조 및 직무 성취도의 저하, 독신으로 지내는 것, 그리고 장기간의 정신과 병동입원이 들어있다. 젊은 환자들에게서 자살 위험성이 높은 것도 또한 합병증의 하나로 보인다.

만성 정신분열증이 통상 인생 초기에 시작하며 재발되고 지속적으로 나타나는 것이 특징이기 때문에, 환자들은 학교를 다니고 교육을 받는 데 어려움을 겪는다. 초기의 학업 곤란에 대해서 강조했지만, 초등학교에서 학업을 잘 마친 사람들 중에서도 고등학교나 대학에서 어려움을 겪는 사람들이 있을 수 있다. 사회적 위축 및 학업에 대한 흥미 상실이 뚜렷해질 수 있다. 이런 변화와 더불어 보다 극적인 증상이 발생 시 학교를 떠나려고 하기 때문에 궁극적으로는 대부분의 경우 학교를 중퇴하게 된다. 정규 교육을 마친 후에 질환이 최고조의 상태에 이르렀다고 해도, 위와 동일한 임상적 특징으로 인해서 직장에서의 수행도의 현저한 저하, 이로 인한 직급의 강등, 해고, 직장이 자주 바뀌는 것, 그리고 재정적 의존성 심화가 초래될 수 있다. 정신분열증이 있는 남성들은 결혼할 확률이 적은데, 그 이유는 아마도 결혼하는 데에 있어서 남성의 주도권이 여성의 주도권에 비해서 그 비중이 더 크기 때문일 것이다. 이와 같이 남성에게서 정신분열증상이 있으면 이로 인해서 구혼을 하는 데 성공하기가 쉽지 않겠지만, 반면에 여성은 정신분열증이 있어도 구혼자를 끌어당기는 데 지장을 받지 않을 수 있다. 현대적인 약물 처치가 등장하고 장기간의 정신과 입원이 감소함에 따라서 정신분열증이 있는 사람들이 결혼하고 자녀를 출산하는 비율은, 성차가 있기는 하지만, 일반인에서의 비율에 근접하였다(116, 117).

정신분열증이 있는 사람들이 장기간 정신병동에 입원하는 수효가 크게 줄어들었어도, 이 질환만큼 정신병동에서 보내는 시간이 많은 경우는 없다. 입원하는 것이 비교적 단기간이고 입원이 반복되는 것이 통상적이지만, 일부의 소수 환자들은 병원에서 여러 해를 보내기도 한다.

정신분열증과 관련된 망상에 대한 보편적인 두려움은 이들이 망상에 따라서 행동하여 범죄를 저지르지 않을까 하는 것이다. 그러나 가용한 자료에 따르면, 이 질환이 있는 사람이 중요 범죄를 저지를 위험성은 약간 높을 뿐이다(119). 이들은 방랑생활(vagrancy), 소란 피우기(disturbing the peace), 또는 이와 유사한 경범죄 수준의 행위 때문에 체포되는 경우는 있지만, 심각하거나 폭력적인 중죄에 연루되는 경우는 거의 없다.

정신분열증이 있는 사람들 중 20명 중 약 1명 꼴로 종국에는 자살을 저지르게 된다(130). 가장 위험한 시기는 병원에 입원해 있다가 퇴원한 후 질환의 발생이 가까워지는 시점인 경우가 종종 있다. 최근의 한 체계적인 개관 결과에 의하면, 정신분열증에서의 자살 위험은 질환의 핵심적인 정신증적 증상보다는 우울 증상, 동요(agitation), 좌불안석(motor restlessness), 그리고 질환으로 인해서 인지기능이 저하된 것을 알아차린 것과 더 크게 관련이 있다고 한다(68). 그 밖에도, 이전의 자살 기도, 최근의 상실 경험, 처치에 충실히 따르지 않은 것, 그리고 약물 오용도 위험 요인인 것으로 밝혀졌다. 환각이 있을 경우에는 사실상 자살의 위험이 적으며, 명령조의 환각도 위험을 증가시키지는 않았다. 사회적 지원, 긍정적인 대처 기술, 삶에의 만족도, 그리고 처치에 잘 따르는 것은 정신분열증에서의 자살 가능성에 대한 보호요인으로 보인다(111).

가계 및 유전 연구(Family and Genetic Studies)

정신분열증의 유병률은 정신분열증 환자의 가까운 친척들 사이에서 높아진다(87). 대부분의 연구결과에서는 일반인에서의 유병률이 1%가 약간 안 되는 수치임에 비해서 정신분열증 지표 사례(index cases)의 일급 친척(first-degree relatives) 사이에서의 유병률이 5~10%로 나타났다. 친척들 사이에서의 정신분열증의 유병률은 정신분열증이 있는 가족구성원과의 혈연관계가 가까울수록 높아졌다(58).

70년간에 걸쳐서 보고된 쌍둥이에 관한 일련의 연구(표 3.3)를 보면, 일란성(monozygotic) 쌍둥이가 동성의 이란성(dizygotic) 쌍둥이에 비해서 정신분열병의 일치율이 유의의하게 높다는 것을 보여주는 증거가 압도적으로 많다(2, 16, 19, 39, 42, 49, 60, 61, 75, 79, 83, 88, 91-3, 98, 125, 138, 152, 171, 172, 181). 이란성(dizygotic) 쌍둥이에서의 정신분열증의 유병률은 동성의 보통의 형제자매에서의 유병률에 비해서 살짝 약간 더 높을 뿐이다(94). 실제의 일치율이 연구마다 다른데, 이는 아마도 확인하는 방법에 따른 것 같은데(18, 94, 164), 일란성 쌍둥이에서의 일치율은 이란성 쌍둥이에 비해서 보통 3배에서 6배나 높다. 정신분열병의 유전 가능성(heritability)은 유전의 영향에 의해 설명되는 위험도에서 변량의 비율(proportion of variance)인데, 그 수치가 80~86%로서 그 (변동의) 범위가 상당히 좁다는 것이 일관되게 발견되었다(18, 87, 129, 164, 179).

표 3.3 쌍둥이에서의 정신분열증 일치률(Concordance Rates)

연구자	일란성 쌍둥이(MZ Twins)		이란성 쌍둥이(DZ Twins) (동성인 경우)	
	"엄밀한(Strict)" 정신분열증(%)	"경계선(Borderline)" 사례도 포함(%)	"엄밀한(Strict)" 정신분열증(%)	"경계선(Borderline)" 사례도 포함(%)
Luxenberger, 1928 (Germany) (98)	50	71	0	0
Rosanoff et al., 1934 (USA) (138)	44	61	9	13
Essen-Mo¨ller, 1941 (Sweden) (39)	14	71	8	17
Kallmann, 1941 (USA) (79)		69		17
Slater and Shields, 1953 (UK) (152)		65		14

Inouye, 1963 (Japan) (75)		60		18
Tienari, 1963 (Finland) (172)	6	31	5	5
Kringlen, 1964 (Norway) (91)	25		16	
Kringlen, 1966 (Norway) (92)	28	38	6	14
Gottesman and Shields, 1966 (UK) (60)	42	54	9	18
Kringlen, 1968 (Norway) (93)	25	38	4	10
Fischer et al., 1969 (Denmark) (42)	24	40	10	19
Allen et al., 1972 (USA) (2)		27		5
Tienari, 1975 (Finland) (171)	15		7	
pairwise method	33		14	
proband method				
Kendler and Robinette, 1983 (USA) (83)		31		7
Onstad et al., 1991 (Norway) (125)	33		1	
pairwise method	48		4	
proband method				
Tsujita et al., 1992 (181)		50		14
Kläning, 1996 (Denmark) (88)	44		11	
Cannon et al., 1998 (Finland) (16)		46		9
Franzek and Beckman, 1998 (Germany) (49)	46		17	
pairwise method	61		24	
proband method				
Cardno et al., 1999 (England) (19)	39		5	

출처: Fischer 등 (42), Allen 등 (2), Sullivan (164), Kringlen (94), 그리고 Cardno & Gottesman (18)의 자료에서 발췌, 번안함.

일란성 쌍둥이에게 일치율이 완전한 것을 발견하지 못하게 되자, 자연스럽게 정신분열병의 원인론에서 환경 요인이 중요한 것이 틀림없다는 결론에 이르게 되었다(94). 정신분열증에서 유전적 비중과 환경적 비중을 비교한 쌍둥이 연구결과에 대한 최근의 개관에 의하면, 환경 요인이 연합하거나 또는 분담해서(joint or shared) 정신분열증에 걸릴 가능성에 약 11%의 추정치로 영향을 미친다는 일관된 증거가 발견되었다(164). 이런 환경 요인은 종종 그 속성이 사회적 또는 심리적인 것으로 보인다. 그러나 환경 요인에는 순전히 생물학적인 과정이 다양하게 들어있을 수 있는데, 이를테면 발달하는 두뇌에 손상을 주는 것(insults to the developing brain) 같은 것이 있다. 뇌 손상은 특히 태아의 발달이나 출생 과정 중에 가해질 수 있고, 그 밖에도 기형발생물질들(teratogens) 및 기타의 자궁 속의 요인들(intrauterine factors), 독소(toxins), 그리고 영양 관련 요인이 해당될 수 있다(30, 52, 77, 126, 164). 쌍둥이가 처한 환경은 임신 및 유아 기간에는 아주 비슷해서 시간이 흘러 성인기에 이르러서야 가장 큰 차이가 드러날 수 있기 때문에, 이는 정신분열증에 걸릴 취약성에서 환경 요인이 영향을 미치는 경우는 대체로 생애 초기에 일어나기 쉬움을 시사한다(164). 더욱이, 쌍둥이 연구에서 얻은 증거들은 일란성 쌍둥이(monozygotic twins)의 사회적 환경 상의 차이가 이들의 행동상의 차이에 대한 원인이라기보다는 그 결과이기 쉽다는 것을 알려준다(94). 진단상으로 불일치하는 일란성 쌍둥이를 추적조사 했더니, 많은 쌍둥이가 일치하는 것으로 나타났다는 관찰결과(9)는 발병한 나이가 일부 사례에서는 비유전적 요인의 영향을 받았을 가능성을 시사한다.

입양아동(adoption)에 대한 연구결과는 유전 요인을 환경 요인에서 떼어내는 보다 명확한 증거를 제공해주고 있다(63). 미국에서 수행된 정신분열증 입양아동에 대한 최초의 연구에서는, 정신분열증이 있는 부모로부터 어릴 적부터 떨어져서 친척관계가 아닌 양부모에게서 자란 아동에 대해 조사하였다. 정신분열증으로 입원한 어머니의 자녀 47명의 아동 중에서 5명이 정신분열증이 있는 것으로 발견된 반면에, 50명의 통제 아동 중에서는 한 명의 정신분열증 사례도 발견되지 않았다(71). 두 번째 연구는 덴마크에서 수행된 것인데, 부모가 정신분열증인 경우 그 자녀의 32%에 해당되는 아동이 정신분열증 스펙트럼(schizophrenia spectrum) 상에 있는 것으로 진단을 받았는데, 반면에 통제집단에서의 18%와 대조적이었다(139). 이들 중 얼마를 좁은 의미에서의 정신분열증이라고 간주할 수 있을지는 불분명하다. '정신분열증 스펙트럼(schizophrenia spectrum)'이란 정신분열증, 정신증적 정동 장애와 비정형 정신증 (affective and atypical psychoses), 그리고 특정 범주에 속하는 일단의 성격장애를 위시한 한 덩어리의 장애 집단을 지칭하는 것이다. 정신분열증이 있는 부모와 정신분열증이 없는 부모의 자녀를 입양시킨 것을 비교한 가장 최근의 연구에서는, 친부모가 정신분열증이 있는 경우 그 자녀가 입양된 144건 중에서 정신분열병 사례가 13건으로 나타났는데, 부모가 정신분열증이 없는 경우(통제조건)에는 그들의 입양된 자녀 178명 중에서 단지 2건의 정신분열병 사례가 발견되었다(173). 1968년에 Kety는 코펜하겐에서 정신분열증의 입양아동에 대한 연구를 수행하였다. 우선 정신분열증이 있는 입양아동을 대상으로 시작하여, 이들의 혈연상 친척들에서의 정신분열증의 유병률과 통제대조군이 되는 입양아동의 혈연상 친척들의 유병률을 조사하여 비교하였다. 만성 정신분열증은 정신분열증이 있는 입양아동의 친척 중 6%가 발견되었지만, 통제군의 친척 중 단 1%에서만 발견되었다; 정신분열증과 유사한 '잠재성 정신분열증(latent schizophrenia)' 조건은 정신분열증이 있는 입양아동의 혈연상 친척 중 15%에서 나타났지만, 통제군의 혈연상 친척 중에서는 단지 1%만 나타났다. 이 연구를 1994년에 반복한 연구(replication)에서도 유사한 결과가 나타났다(85).

덴마크에서 수행된 또 다른 연구에서는 정신분열증에서이 유전적 소질의 문제를 다른 방식으로 접근하였다. 일란성 쌍둥이 중에 한 명은 정신분열증이고 다른 한 명은 그렇지 않은 경우에 해당되는 사례를 파악했다. 이렇게 불일치하는 쌍둥이의 자녀를 조사하였다. 그 결과 정신분열증의 발생 빈도는 쌍둥이 중에서 정신분열증이 있는 사람의 자녀나 정신분열증이 없는 사람의 자녀나 모두 똑같았다(41). Gottesman과 Bertelsen(59)에 의해 18년 뒤에 동일한 대상자(cohort)들을 추적조사한 결과(follow-up study)는 원래의 연구결과를 확인해주었는데, 즉 추적조사 때에는 정신분열증이 있는 사람과 정신분열증에 걸리지 않은 사람 모두의 자녀의 17%에서 정신분열증의 존재가 확인되었다. 이 발견은 이란성(dizygotic) 쌍둥이에서 정신분열증이 걸린 사람과 걸리지 않은 사람의 자녀에서 정신분열증이 확인된 결과와 아주 달랐다. 즉 정신분열증이 있는 이란성 쌍둥이의 자녀 중 17%가 정신분열증이 있음이 확인된 반면에, 정신분열증이 없는 이란성 쌍둥이의 자녀 중에는 단지 2%만이 해당되었다. 연구자들은 결론짓기를, 정신분열증의 유전형(genotype) 또는 소질 (diathesis)이 있다고 하더라도 혈통으로 전해 내려오는 것이 아닌(nonfamilial), 결정적인 환경 요인이 없고서는 나타나지 않을 수도 있다고 하였다. 이상의 모든 연구결과들은 최소한 일부의 정신분열 질환에 대해서는 유전적 소질의 가능성이 있음을 알려준다.

정신과 질환의 가계(familial) 분포를 연구할 때 자주 드러나는 문제점은 지표 사례(index cases)의 부모를 모두 검사하지 못한 것이다. 결과적으로, 각기 다른 장애들 사이의 가계 상의 관련도(familial associations)가 헷갈리게 나타날 수 있다. 예를 들면, 앞에서 기술된 정신분열증의 입양아동에 관한 연구에서는 반사회적 성격장애가 정신분열증과 관련이 있는 것으로 나타났다. 이는 아마도 반사회적 행동이 정신분열증의 표현된 현상 중의 하나일 수 있다는 것을 시사할 수도 있지만, 똑같이 가능성이 있는 설명은 정신분열증이 있는 사람들 중 일부가 다른 정신과 장애, 특히 반사회적 성격장애를 나타내고 있는 사람과 부부관계를 맺었을 가능성도 있다(46-8, 131, 159).

가계 연구(Family studies)에서는 가계도 상의 정신분열증 스펙트럼(familial schizophrenia spectrum)이란 개념을 조사하였다. 이는 정신분열증 환자의 가족 구성원 중 상당수가 정신분열증이 없는데도 정신분열증과 유사한 특징을 오랜 동안 나타낸다는 Kraepelin의 관찰에서 비롯된다(18). 가계 상으로 동일한 장애 집단에 소속되는 것(co-aggregation)과 동반질환(comorbidity) 상황을 조사한 연구들에서는 혈연상의 친척들 사이에서 정신분열증 및 그 밖의 정신증적 장애와 분열형 성격장애와 같은 특정한 성격장애 간에 관계가 있음을 시사하고 있다(18, 81, 94). 몇몇 연구들에서는 정신분열증과 분열형 성격 사이에 가계 혈통상의 관계 및 심지어는 유전적인 관계(familial and even a genetic relationship)가 있음을 보여주었고, 따라서 이는 가계 혈통상의 정신분열증 스펙트럼(familial schizophrenia-spectrum)이란 개념의 타당성을 뒷받침한다(105, 166, 174). 『DSM-IV-TR』에 기술된 분열형 성격장애에는 정신분열증에서 보이는 만성적 성격의 특징이 많이 들어있지만, 망상이나 환각은 들어있지 않다.

이따금씩, 한 가족 안에서 정신분열증과 양극성 정동 장애의 두 가지가 모두 나타난 사례보고가 출간되었다(134, 134). 이런 관찰 내용의 의미는 불확실한데, 왜냐하면 이 두 조건이 우연에 의해서 함께 나타났을 가능성도 있기 때문이다. 선행 연구결과에 의하면, 기분장애의 유병률은 예후가 좋은 사례의 경우 가까운 친척에게서 높다는 것이 시사되었다. 이와 같은 선행자료를 감안하면 한 가지 해석은 예후가 좋은 사례 중 적어도 일부의 사례는 기분장애의 비전형적 유형(atypical forms)이라는 것이다(136). 최근의 개관논문에서는 정신분열증과 양극성 장애에 대해서 가족이 걸릴 가능성(family susceptibility) 면에서 부분적인 중복이 있음을 시사하는 문헌이 점차 많아지고 있다고 소개하였다(11, 99, 108). 그러나 분열정동 장애 환자를 배제한 연구에서는, 정신분열증과 양극성 장애가 가계혈통 상으로 구분된다는 것이 입증되었으며(155), 그리고 정동 질환을 실수로 정신분열증으로 잘못 분류한 것 때문에 가계 혈통 상으로 함께 중첩되는 것으로 보이게 된 것일 수도 있다(113).

정신분열 장애가 가계 혈통을 따라서 전해 내려오며 그리고 이 장애들이 부분적으로는 유전적 요인(hereditary factors)에서 비롯되는 것일지도 모른다는 인식이 굳어지면서 연구의 초점은 취약한(vulnerable) 가족 내에서 임상적 장애에 걸릴 위험성이 가장 큰 그런 사람들을 나이가 어릴 적에서부터 구분해내는 것에 맞추어졌다. 이런 '고위험(high-risk)' 연구는 많은 국가에서 진행되어 오고 있다(17, 63, 72, 105, 128). 최초의 연구들 중 하나는 덴마크(147)에서 수행되었는데, 어머니가 정신분열증이 있는 10세에서 20세 사이의 아동을 대상으로 10년간 정신분열증에 걸리는 위험성을 추적 조사했는데, 짝 지워진 통제집단(matched control)의 아동에 비해 발병률이 약 8배 높은 것이 발견되었다. 그 밖의 고위험(high-risk) 연구들에서도 고위험 아동이 통제집단의 아동에 비교해서 주의력의 문제, 비행을 저지르는 행위, 지적 기능 및 기억 상의 곤란, 정동의 결손, 그리고 사회성의 발달 저하를 보이고 있음이 밝혀졌다(63).

정신분열증과 함께 분리되어 나오는(cosegregating) 유전자 표식(genetic markers)을 찾아내려는 작업은 수많은 유전자 연계 스캔 결과(genetic linkage scans)를 산출해냈다. 이러한 연구결과는 23개의 염색체의 절반 이상의 영역이 연관되어 있음을 시사해주었다. 이러한 연구결과를 반복해서 동일한 결과를 얻어내는 것은 쉽지 않았지만(63), 최근의 종합분석 결과는 "상당한 확신을 갖고"(p. 44) 결론짓기를, 정신분열증에 대한 취약성의 위치(susceptibility loci)가 이 염색체 영역의 대부분에 있기 쉽다고 하였다(96). 취약성 위치에 연계되어 있다는 가장 강력한 증거는 6p, 8p, 10p, 그리고 22q 염색체 내에 자리 잡고 있다는 것이다; 그 밖의 관심을 끄는 다른 영역은 5q, 13q, 그리고 18p 에서도 확인되었다(63); 현재까지 정신분열증에 대한 가장 설득력 있는 취약 유전자 후보는 6p 염색체로 지목되는데, 이곳에 대한 반복 연구가 총 8개나 발표되었다(120). 그러나 현재까지 가족 관련 증거와 유전적 증거를 종합하면, 단 한 개의 유전자 또는 유전자 영역(gene locus)도 상당히 많은 사례에서 이 질환을 설명해주지 못한다는 것과, 그리고 정신분열증에 대한 유전적 취약성이 다중 유전적인 (polygenic) 속성을 띠는 것 같다는 것을 시사해주고 있다(99).

감별 진단(Differential Diagnosis)

우울증으로 입원한 환자들 중 소수는, 추적조사 시에, 만성 정신분열증을 겪고 있는 것으로 발견되곤 한다(137). 이런 경우는 우울증에 현저한 망상이나 환각이 수반될 때, 특히 그렇기 쉽다. 신체화 장애 증상을 나타내는 어떤 환자들은 추적조사를 할 때 만성 정신분열증의 전반적 임상적 양상을 보여주기도 하지만(192), 이런 경우도 역시 매우 드물다.

강박장애는 그 경과의 초기에 정신분열증과 구분하기 어려운 경우가 가끔가다 나타난다. 강박관념이 기괴하다거나 또는 환자가 자신의 사고와 충동이 비정상적이라는 것을 제대로 인식(insight)하지 못하고 있는 경우에는, 확진을 내리기가 불가능할 수 있다. 강박장애가 있는 환자가 정신분열증을 나타날 위험성은 발병 후 1~2년이 지났고 강박관념이 고전적인 양상을 띠면 적다(56).

정신분열증과 비슷한 임상적 양상을 보이는 경우는 복합적인 부분적 발작증 (complex partial seizure disorder)과 관련이 있는 것으로 기술되어 왔다(14). 이들의 임상적 양상을 나타내는 환자들은 전형적인 정신분열증과는 구분하기가 어려울 수 있지만, 이런 환자의 가까운 친척 중에서 정신분열증의 유병률이 높지 않은 것은 이런 임상적 양상이 정신분열증과 다른 것임을 시사한다. 그 밖의 임상적 양상으로는, 연성(soft) 또는 견성(hard)의 신경과 증세, 발작의 전력, 환취(olfactory hallucinations)와 체감각계의 환각(somatosensory hallucinations), 증상이 없는 기간이 있는 것(absence episodes), 무의식적 자동 행위(automatisms), 특히 왼쪽 부위의 EEG 국지적 비정상 (EEG focal abnormalities), 그리고 측두 변연계 병변(temporal-limbic lesions)을 보여주는 MRI 상의 증거가 있는데, 이런 것들은 복합적인 부분적 발작증을 시사한다.

예후가 좋은 상당수의 사례들은 대체로 정동 장애(affective illness)가 발현된 것이겠지만, 감별 진단의 문제는 진단 상의 관행(diagnostic conventions)이나 진단 스타일에 해당되는 경우가 종종 있다. 어떤 망상(가난, 죄를 지은 것, 병에 걸린 것)은 우울증에서

혼한 반면, 다른 망상(과도한 자신감, 그리고 특별한 힘을 갖고 있는 것)은 조증에서 혼하다. 조종(control), 박해(persecution), 이인화(depersonalization)의 망상은 종국에는 정신분열증으로 최종 결정이 내려지는 질병의 일환으로서 나타나기가 더 쉽다.

예후가 좋은 질병과 뇌 증후군의 감별 진단도 또한 관행의 문제인 경우가 때때로 있다. 지남력의 손상과 기억 장해가 일시적이고 망상, 환각, 기괴한 행동(bizarre behavior)에 비해서 덜 현저하더라도, 정신분열증의 진단이 내려질 수 있다. 홍반성 낭창(lupus erythematosus)과 같이 뇌에 나쁜 영향을 주는 계통성 의학적 질환(systemic medical illnesses)이 있는 환자는 정신과 증상을 나타낼 수도 있는데, 이런 증상은 시간이 흐르면서 우울 증상에서부터 뇌 증후군 증상까지 변화하며, 그 사이에는 정신분열증 양상을 나타낼 수 있다. 그러나 뇌 증후군이 있는 환자들의 대부분은 감별 진단에 어려움이 없다. 망상과 환각이 뚜렷하게 나타나더라도, 지남력의 상실과 기억 장해가 일관되기 때문에 올바른 진단을 시사해준다.

지속적인 알코올성 환각(persistent alcoholic hallucinosis)은 알코올 금단 후에, 현저한 환각, 주로 환청이 생생하게 나타나는 증후군(syndrome)이다. 이 증후군은 다른 금단 증상이 가라앉은 후에 나타나거나 또는 다른 금단이 없었던 가운데에서도 일어날 수 있다. 알코올성 환각은 통상 2주 안에 가라앉는다. 가끔씩은 이 증후군이 지속되고 만성화가 되어, 정신분열증과 유사하게 보일 수 있다. 알코올성 환각의 가계 연구에서는 가까운 친척 중에서의 정신분열증의 유병률이 높은지(이는 알코올 중독이 전형적인 정신분열증을 촉진시켰거나 또는 전형적인 정신분열증의 위에 덧붙여졌음을 시사함) 또는 동일한지(이는 간질의 경우처럼 알코올 중독이 정신분열증의 증상을 일으킬 수 있음을 시사함)의 여부를 가려내려고 하였다. 연구결과는 상반되게 나타났다. 따라서 이 논제는 아직까지도 해결되지 않은 채로 남아있다(156).

암페타민과 코카인은, 오랫동안 많은 양을 복용하면, 정신분열증과 비슷한 (schizophrenia-like) 질병을 일으킬 수도 있으며(22, 23, 157), 이 약물은 병원 응급실이나 정신병원에 입원한 급성 정신증의 사례에서 상당히 많은 경우의 원인이 된다. 이와 같은 정신증적 상태는 약물 복용을 중단하면 10~14일 이내에 사라지는 것이 거의 대부분이다. 아주 드문 만성적 사례의 경우에는, 상황이 만성 알코올성 환각에서 보이는 것과 비슷하다. 즉 만성 알코올성 환각 상태에서는 약물남용과 정신분열증 중에서 어떤 것이 먼저 일어난 것인지가 불확실하다(149).

LSD와 PCP와 같은 그 밖의 정신증 유도(psychotomimetic) 약물은 급성 정신증 상태를 일으킬 수 있는데, 이렇게 유발된 급성 정신증 상태는 처음에 평가할 때에는 진성 정신분열병과 구분하기 어렵다(112, 140). 또한 만성 정신분열증이 있는 환자들은 위와 같은 약물을 복용하면 그 결과로 질환이 급속도로 악화되는 수가 있다.

임상적 관리(Clinical Management)

항정신병 약물(antipsychotic medication)은 정신분열증을 처치할 때 표준이 되었다. 정신과 병동에서 조기 퇴원시키는 정책은 부분적으로는 1950년대에 클로르프로마진(chlorpromazine)으로 시작되는 항정신병 약물 덕분에 가능하게 된 것이다. 할로페리돌(haloperidol)과 티오리다진(thioridazin) 같은 1세대 약물은 망상, 환각, 그리고 기괴한 행동과 같은 정신분열병의 양성 증상을 극적으로 감소시키는 데 도움을 주었지만, 동기부족(amotivation) 및 정서적, 사회적 위축 같은 음성 증상에는 특별한 효과가 없었다. 이상과 같은 항정신병 약물은 그것의 효능에 따라서 분류되며, 처방되는 복용량은 그 효능에 역비례해서 줄어든다. 효능이 센 약물은 경직(rigidity), 근 긴장의 이상 반응(dystonic reactions), 좌불안석증(akathisia), 경련(tremor)과 같은 추체외로(extrapyramidal) 부작용을 일으키기 쉽고, 효능이 약한 약물은 과다진정(more sedation)과 자율신경계 부작용(autonomic side effects)과 관련되어 있다. 이런 약물의 일부에서 나타나는 항콜린성(anticholinergic) 효과는, 추체외로 부작용을 치료하는 데 쓰이는 항콜린성 약물과 마찬가지로, 정신분열증에서의 인지적 문제를 악화시킬 수 있다(26, 151).

새로운 '비전형적(atypica)' 또는 2세대 항정신증 약물의 출현은 1990년대의 클로자핀(clozapine)의 출현으로 시작되는데, 정신분열증의 처치를 가일층 개선시켜주었으며 양성 증상에 대해서 효과가 있을 뿐만 아니라 최초로 음성 증상에 대해서도 동등한 효능을 나타냈다. 이런 약물(예: risperidone, olanzapine, quetiapine)을 '비전형적'이라고 하는 이유는, 이들이 도파민 D2 수용기뿐만 아니라 세로토닌에 대해서도 작용하여, 그 결과 추체외로 부작용을 덜 일으키기 때문이다(26, 143). 이런 약물도 원치 않는 부작용을 가져다줄 수 있는데, 여기에는 과다진정(sedation), 저혈압, 발작

(seizures), 체중 증가, 고혈당증 및 그 밖의 신진대사 증후군이 해당된다(26, 151).

환자들은 이런 약물의 신진대사에서 크게 다를 수 있으므로, 환자 개인별로 적절한 복용량이 처방된다. 다량으로 복용하는 것은 급성으로 악화된(acute exacerbations) 기간에 통상 필요하지만 환자의 증상이 완화됨에 따라 복용량을 줄일 수 있다. 클로자핀은 난치성 질병과 자살 사고에 대해 특히 효과적일 수 있다(151). 이런 약물 중 일부에서 나타나는, 장기간 작용하는 저장소 형성(depot formulations) 작용은 만족스럽지 않은 상태에서 처치를 계속하는 문제점을 해결하는 데 도움이 되었다. 이런 문제점은 정신분열증에서 종종 나타나는 질병에 대한 인식(insight)의 부족에서 비롯될 수 있다(51). 어떤 환자들은 신경안정제(neuroleptics) 이외에도 벤조디아제핀(benzodiazepines)의 진정 효과를 함께 누림으로써 효과를 보는 수가 있다(161). 가끔가다, 항정신병 약물과 전기충격요법을 병행하면 항정신병 약물만 쓰는 경우에 비해서 더 나은 결과를 가져오기도 한다(24, 25, 167, 168). 어떤 심리사회적 개입(psychosocial intervention)도 약물치료가 없이 효과를 나타낸다는 증거는 없다(151).

항정신병 약물은 모든 정신분열증상을 조절해주지는 못한다. 환자들은 이따금씩 떠오르는 망상과 환각, 성격 변화, 그리고 전반적인 사회적 기능결손을 계속 호소한다. 경험이 많은 임상가들이 믿고 있는 바는, 효과가 있는 처치에 대한 희망을 좀 더 많이 갖고서 장기 입원을 줄이고 재활에 대한 노력을 더 많이 기울이면 성격의 퇴화(personality deterioration)를 막을 수 있다는 것이다. 만성 정신분열증이 있는 환자가 지역사회로 돌아가는 데에는 문제가 없지 않다. 이러한 환자들 중 대부분은 아니더라도 상당수는 경제적 자활능력이 없어서, 가족이나 지역사회로부터 도움을 받아야 한다. 환자들이 약물치료를 통해 호전될 수는 있겠지만, 대부분은 증상이 계속 남아있으며 가정에서의 생활도 어렵고 스트레스를 많이 받는다. 환자들은 가족에게 심각한 부담거리가 될 수 있다. 사례 관리 프로그램(case management programs)은 이와 같은 가족의 부담을 줄여줄 수 있으며 표준 치료의 효과를 높여주는 것으로 밝혀졌다.

참고문헌

1. Akerele, E. O., and Levin, F. R. Substance abuse among patients with schizophrenia. J. Psychiat. Pract., 8:70-80, 2002.

2. Allen, M. G., Cohen, S., and Pollin, W. Schizophrenia in veteran twins: a diagnostic review. Am. J. Psychiat., 128:939-945, 1972.

3. an der Heiden, W., Konnecke, R., Maurer, K., Ropeter, D., and Hafner, H. Depression in the long-term course of schizophrenia. Eur. Arch. Psychiat. Clin. Neurosci., 255:174-184, 2005.

4. Andreasen, N. C. A unitary model of schizophrenia: Bleuler's "fragmented phrene" as schizencephaly. Arch. Gen. Psychiat., 56:781-787, 1999.

5. Aro, S., Aro, H., and Keskimaki, I. Socio-economic mobility among patients with schizophrenia or major affective disorder. A 17-year retrospective follow-up. Br. J. Psychiat., 166:759-767, 1995.

6. Aslokangas, R. R. K. Social class of the parents of schizophrenic patients. Proceedings of the 18th Nordic Psychiatric Congress. Acta Psychiat. Scand., 54:30, 1976.

7. Baethge, C., Baldessarini, R. J., Freudenthal, K., Streeruwitz, A., Bauer, M., and Bschor, T. Hallucinations in bipolar disorder: characteristics and comparison to unipolar depression and schizophrenia. Bipolar Disord., 7:136-145, 2005.

8. Bailer, J., Brauer, W., and Rey, E. R. Premorbid adjustment as predictor of outcome in schizophrenia: results of a prospective study. Acta Psychiat. Scand., 93:368-377, 1996.

9. Belmaker, R., Pollin, W., Wyatt, R. J., and Cohen, S. A follow-up of monozygotic twins discordant for schizophrenia. Arch. Gen. Psychiat., 30:219-222, 1974.

10. Berman, I., Viegner, B., Merson, A., Allan, E., Pappas, D., and Green, A. I. Differential relationships between positive and negative symptoms and neuropsychological deficits in schizophrenia. Schizophr. Res., 25:1-10, 1997.

11. Berrettini, W. Evidence for shared susceptibility in bipolar disorder and schizophrenia. Am. J. Med. Genet. C Semin. Med. Genet., 123:59-64, 2003.

12. Bleuler, E. *Dementia Praecox or the Group of Schizophrenias*, Zinkin, J. trans. New York:

International Universities Press, 1950.

13. Brenner, D. *Elementary Textbook of Psychoanalysis*. New York: International Universities Press, 1955.

14. Brewerton, T. D. The phenomenology of psychosis associated with complex partial seizure disorder. Ann. Clin. Psychiat., 9:31-51, 1997.

15. Busatto, G. F., and Kerwin, R. W. Schizophrenia, psychosis, and the basal ganglia. Psychiat. Clin. N. Am., 20:897-910, 1997.

16. Cannon, T. D., Kaprio, J., Lonnqvist, J., Huttunen, M., and Koskenvuo, M. The genetic epidemiology of schizophrenia in a Finnish twin cohort. A populationbased modeling study. Arch. Gen. Psychiat., 55:67-74, 1998.

17. Cannon, T. D., and Mednick, S. A. The schizophrenia high-risk project in Copenhagen: three decades of progress. Acta Psychiat. Scand. Suppl., 370:33-47, 1993.

18. Cardno, A. G., and Gottesman, I. I. Twin studies of schizophrenia: from bow-andarrow concordances to star wars Mx and functional genomics. Am. J. Med. Genet., 97:12-17, 2000.

19. Cardno,A.G.,Marshall,E. J.,Coid,B.,Macdonald,A.M.,Ribchester,T.R.,Davies,N. J., Venturi, P., Jones, L.A., Lewis,S.W.,Sham,P.C.,Gottesman, I. I.,Farmer,A.E., McGuffin, P., Reveley, A. M., and Murray, R.M. Heritability estimates for psychotic disorders: the Maudsley twin psychosis series. Arch.Gen. Psychiat., 56:162-168, 1999.

20. Carlsson, A., Hansson, L. O., Waters, N., and Carlsson, M. L. A glutamatergic deficiency model of schizophrenia. Br. J. Psychiat. Suppl., 37:2-6, 1999.

21. Castrogiovanni, P., Iapichino, S., Pacchierotti, C., and Pieraccini, F. Season of birth in psychiatry. A review. Neuropsychobiol., 37:175-181, 1998.

22. Caton, C. L., Drake, R. E., Hasin, D. S., Dominguez, B., Shrout, P. E., Samet, S., and Schanzer, B. Differences between early-phase primary psychotic disorders with concurrent substance use and substance-induced psychoses. Arch. Gen. Psychiat., 62:137-145, 2005.

23. Caton, C. L., Samet, S., and Hasin, D. S. When acute-stage psychosis and substance use co-occur: differentiating substance-induced and primary psychotic disorders. J. Psychiat. Pract., 6:256-266, 2000.

24. Chanpattana, W. Maintenance ECT in treatment-resistant schizophrenia. J. Med. Assoc. Thai., 83:657-662, 2000.

25. Chanpattana, W., Chakrabhand, M. L., Kongsakon, R., Techakasem, P., and Buppanharun, W. Short-term effect of combined ECT and neuroleptic therapy in treatment-resistant schizophrenia. J. ECT, 15:129-139, 1999.

26. Citrome, L., and Volavka, J. The promise of atypical antipsychotics: fewer side effects mean enhanced compliance and improved functioning. Postgrad. Med., 116:49-63, 2004.

27. Cooper, B. Schizophrenia, social class and immigrant status: the epidemiological evidence. Epidemiol. Psichiatr. Soc., 14:137-144, 2005.

28. Cornblatt, B., Obuchowski, M., Roberts, S., Pollack, S., and Erlenmeyer-Kimling, L. Cognitive and behavioral precursors of schizophrenia. Dev. Psychopathol., 11:487-508, 1999.

29. Crawford, J. R., Besson, J. A., Bremner, M., Ebmeier, K. P., Cochrane, R. H., and Kirkwood, K. Estimation of premorbid intelligence in schizophrenia. Br. J. Psychiat., 161:69-74, 1992.

30. Dalman, C., Allebeck, P., Cullberg, J., Grunewald, C., and Koster, M. Obstetric complications and the risk of schizophrenia: a longitudinal study of a national birth cohort. Arch. Gen. Psychiat., 56:234-240, 1999.

31. Davidson, L., and McGlashan, T. H. The varied outcomes of schizophrenia. Can. J. Psychiat., 42:34-43, 1997.

32. Deakin, J. F., and Simpson, M. D. A two-process theory of schizophrenia: evidence from studies in post-mortem brain. J. Psychiat. Res., 31:277-295, 1997.

33. Dean, B. Understanding the pathology of schizophrenia: recent advances from the study of the molecular architecture of postmortem CNS tissue. Postgrad. Med. J., 78:142-148, 2002.

34. Drake, R. E., Osher, F. C., Noordsy, D. L., Hurlbut, S. C., Teague, G. B., and Beaudett, M. S. Diagnosis of alcohol use disorders in schizophrenia. Schizophr. Bull., 16:57-67, 1990.

35. Drevets, W. C., Botteron, K., and Barch, D. M. Neuroimaging in psychiatry. In *Adult Psychiatry*, 2nd edition, Rubin, E. H., Zorumski, C. F. (eds.). Malden, MA: Blackwell, pp. 45-75, 2005.

36. Dunham, H. W. *Community and Schizophrenia*. Detroit: Wayne State University Press, 1965.

37. Ellison, Z., van Os, J., and Murray, R. Special feature: childhood personality characteristics of schizophrenia: manifestations of, or risk factors for, the disorder? J. Personal. Disord., 12:247-261, 1998.

38. Erlenmeyer-Kimling, L., Rock, D., Roberts, S. A., Janal, M., Kestenbaum, C., Cornblatt, B., Adamo, U. H., and Gottesman, I. I. Attention, memory, and motor skills as childhood predictors of schizophrenia-related psychoses: the New York High-Risk Project. Am. J. Psychiat., 157:1416-1422, 2000.

39. Essen-Möller, E. *Psychiatrische Untersuchungen an einer Serie von Zwillingen*. Copenhagen:

Ejnar Munksgaard, 1941.

40. Fioravanti, M., Carlone, O., Vitale, B., Cinti, M. E., and Clare, L. A meta-analysis of cognitive deficits in adults with a diagnosis of schizophrenia. Neuropsychol. Rev., 15:73-95, 2005.

41. Fischer, M. Psychoses in the offspring of schizophrenic monozygotic twins and their normal co-twins. Br. J. Psychiat., 118:43-52, 1971.

42. Fischer, M., Harvald, B., and Hauge, M. A Danish twin study of schizophrenia. Br. J. Psychiat., 115:981-990, 1969.

43. Folsom, D., and Jeste, D. V. Schizophrenia in homeless persons: a systematic review of the literature. Acta Psychiat. Scand., 105:404-413, 2002.

44. Foong, J., Maier, M., Clark, C. A., Barker, G. J., Miller, D. H., and Ron, M. A. Neuropathological abnormalities of the corpus callosum in schizophrenia: a diffusion tensor imaging study. J. Neurol. Neurosurg. Psychiat., 68:242-244, 2000.

45. Ford, J. M. Schizophrenia: the broken P300 and beyond. Psychophysiol., 36:667-682, 1999.

46. Fowler, R. C., and Tsuang, M. T. Spouses of schizophrenics: a blind comparative study. Compr. Psychiat., 16:339-342, 1975.

47. Fowler, R. C., Tsuang, M. T., and Cadoret, R. J. Parental psychiatric illness associated with schizophrenia in the siblings of schizophrenics. Compr. Psychiat., 18:271-275, 1977.

48. Fowler, R. C., Tsuang, M. T., and Cadoret, R. J. Psychiatric illness in the offspring of schizophrenics. Compr. Psychiat., 18:127-134, 1977.

49. Franzek, E., and Beckmann, H. Different genetic background of schizophrenia spectrum psychoses: a twin study. Am. J. Psychiat., 155:76-83, 1998.

50. Frodl, T., Meisenzahl, E. M., Muller, D., Greiner, J., Juckel, G., Leinsinger, G., Hahn, H., Moller, H. J., and Hegerl, U. Corpus callosum and P300 in schizophrenia. Schizophr. Res., 49:107-119, 2001.

51. Gaebel, W., Janssen, B., and Riesbeck, M. Modern treatment concepts in schizophrenia. Pharmacopsychiat., 36 *Suppl* 3:S168-S175, 2003.

52. Geddes, J. R., Verdoux, H., Takei, N., Lawrie, S. M., Bovet, P., Eagles, J. M., Heun, R., McCreadie, R. G., McNeil, T. F., O'Callaghan, E., Stober, G., Willinger, U., and Murray, R. M. Schizophrenia and complications of pregnancy and labor: an individual patient data meta-analysis. Schizophr. Bull., 25:413-423, 1999.

53. Glahn, D. C., Ragland, J. D., Abramoff, A., Barrett, J., Laird, A. R., Bearden, C. E., and Velligan, D. I. Beyond hypofrontality: a quantitative meta-analysis of functional neuroimaging studies of working memory in schizophrenia. Hum. Brain Mapp., 25:60-

69, 2005.

54. Goldberg, E. M., and Morrison, S. L. Schizophrenia and social class. Br. J. Psychiat., 109:785 -802, 1963.

55. Goodwin, D. W., Alderson, P., and Rosenthal, R. Clinical significance of hallucinations in psychiatric disorders. Arch. Gen. Psychiat., 24:76-80, 1971.

56. Goodwin, D. W., Guze, S. B., and Robins, E. Follow-up studies in obsessional neurosis. Arch. Gen. Psychiat., 20:182-187, 1969.

57. Gothelf, D., Soreni, N., Nachman, R. P., Tyano, S., Hiss, Y., Reiner, O., and Weizman, A. Evidence for the involvement of the hippocampus in the pathophysiology of schizophrenia. Eur. Neuropsychopharmacol., 10:389-395, 2000.

58. Gottesman, I. I. *Schizophrenia Genesis: The Origins of Madness*. New York: Freeman, 1991.

59. Gottesman, I. I., and Bertelsen, A. Confirming unexpressed genotypes for schizophrenia. Risks in the offspring of Fischer's Danish identical and fraternal discordant twins. Arch. Gen. Psychiat., 46:867-872, 1989.

60. Gottesman, I. I., and Shields, J. Contributions of twin studies to perspectives in schizophrenia. Vol. 3. In *Progress in Experimental Personality Research*, Maher, B. A. (ed.). New York: Academic Press, pp. 1-84, 1966.

61. Gottesman, I. I., and Shields, J. *Schizophrenia: The Epigenetic Puzzle*. Cambridge: Cambridge University Press, 1982.

62. Haddock, G., Barrowclough, C., Tarrier, N., Moring, J., O'Brien, R., Schofield, N., Quinn, J., Palmer, S., Davies, L., Lowens, I., McGovern, J., and Lewis, S. Cognitive-behavioural therapy and motivational intervention for schizophrenia and substance misuse. 18-month outcomes of a randomised controlled trial. Br. J. Psychiat., 183:418-426, 2003.

63. Hallmayer, J. The epidemiology of the genetic liability for schizophrenia. Aust. N. Z. J. Psychiat., 34 *Suppl*:S47-S55, 2000.

64. Hanson, D. R., Gottesman, I. I., and Heston, L. L. Some possible childhood indicators of adult schizophrenia inferred from children of schizophrenics. Br. J. Psychiat., 129:142- 154, 1976.

65. Harrison, P. J. The neuropathology of schizophrenia. A critical review of the data and their interpretation. Brain, 122:593-624, 1999.

66. Harrison, P. J. The hippocampus in schizophrenia: a review of the neuropathological evidence and its pathophysiological implications. Psychopharmacol. (Berl)., 174:151- 162, 2004.

67. Harrow, M., and Jobe, T. H. Factors involved in outcome and recovery in schizophrenia

patients not on antipsychotic medications: a 15-year multifollow-up study. J. Nerv. Ment. Dis., 195:406-414, 2007.

68. Hawton, K., Sutton, L., Haw, C., Sinclair, J., and Deeks, J. J. Schizophrenia and suicide: systematic review of risk factors. Br. J. Psychiat., 187:9-20, 2005.

69. Heinz, A., Romero, B., Gallinat, J., Juckel, G., and Weinberger, D. R. Molecular brain imaging and the neurobiology and genetics of schizophrenia. Pharmacopsychiat., 36 *Suppl* 3:S152-S157, 2003.

70. Helldin, L., Kane, J. M., Karilampi, U., Norlander, T., and Archer, T. Remission in prognosis of functional outcome: a new dimension in the treatment of patients with psychotic disorders. Schizophr. Res., 93:160-168, 2007.

71. Heston, L. L. Psychiatric disorders in foster home reared children of schizophrenic mothers. Br. J. Psychiat., 112:819-825, 1966.

72. Hodges, A., Byrne, M., Grant, E., and Johnstone, E. People at risk of schizophrenia. Sample characteristics of the first 100 cases in the Edinburgh High-Risk Study. Br. J. Psychiat., 174:547-553, 1999.

73. Hulshoff Pol, H. E., Hoek, H. W., Susser, E., Brown, A. S., Dingemans, A., Schnack, H. G., van Haren, N. E., Pereira Ramos, L. M., Gispen-de Wied, C. C., and Kahn, R. S. Prenatal exposure to famine and brain morphology in schizophrenia. Am. J. Psychiat., 157:1170-1172, 2000.

74. Ichimaya, T., Okubo, Y., Suhara, T., and Sudo, Y. Reduced volume of the cerebellar vermis in neuroleptic-naive schizophrenia. Biol. Psychiat., 49:20-27, 2001.

75. Inouye, E. Similarity and dissimilarity of schizophrenia in twins. Proceedings of the 3rdWorld Congress on Psychiatry.Montreal:University of Toronto Press, 1963.

76. Isohanni, M., Murray, G. K., Jokelainen, J., Croudace, T., and Jones, P. B. The persistence of developmental markers in childhood and adolescence and risk for schizophrenicpsychoses in adult life. A 34-year follow-up of the Northern Finland 1966 birth cohort. Schizophr. Res., 71:213-225, 2004.

77. Jones, P. B., Rantakallio, P., Hartikainen, A. L., Isohanni, M., and Sipila, P. Schizophrenia as a long-term outcome of pregnancy, delivery, and perinatal complications: a 28-year follow-up of the 1966 north Finland general population birth cohort. Am. J. Psychiat., 155:355-364, 1998.

78. Jonsson, H., and Nyman, A. K. Predicting long-term outcome in schizophrenia. Acta Psychiat. Scand., 83:342-346, 1991.

79. Kallman, F. J. The genetic theory of schizophrenia. An analysis of 691 twin index families. Am. J. Psychiat., 103:309-322, 1941.

80. Kasai, K., Iwanami, A., Yamasue,H., Kuroki,N., Nakagome, K., and Fukuda, M. Neuroanatomy and neurophysiology in schizophrenia. Neurosci. Res., 43:93-110, 2002.

81. Kendler, K. S., and Gardner, C. O. The risk for psychiatric disorders in relatives of schizophrenic and control probands: a comparison of three independent studies. Psychol. Med., 27:411-419, 1997.

82. Kendler, K. S., Gruenberg, A. M., and Tsuang, M. T. Subtype stability in schizophrenia. Am. J. Psychiat., 142:827-832, 1985.

83. Kendler, K. S., and Robinette, C. D. Schizophrenia in the National Academy of Sciences-National Research Council Twin Registry: a 16-year update. Am. J. Psychiat., 140:1551-1563, 1983.

84. Keshavan, M. S., Diwadkar, V. A., Harenski, K., Rosenberg, D. R., Sweeney, J. A., and Pettegrew, J. W. Abnormalities of the corpus callosum in first episode, treatment naive schizophrenia. J. Neurol. Neurosurg. Psychiat., 72:757-760, 2002.

85. Kety, S. S., Wender, P. H., Jacobsen, B., Ingraham, L. J., Jansson, L., Faber, B., and Kinney, D. K. Mental illness in the biological and adoptive relatives of schizophrenic adoptees. Replication of the Copenhagen Study in the rest of Denmark. Arch. Gen. Psychiat., 51:442-455, 1994.

86. Kirkbride, J. B., Fearon, P., Morgan, C., Dazzan, P., Morgan, K., Tarrant, J., Lloyd, T., Holloway, J., Hutchinson, G., Leff, J. P., Mallett, R. M., Harrison, G. L., Murray, R. M., and Jones, P. B. Heterogeneity in incidence rates of schizophrenia and other psychotic syndromes: findings from the 3-center AeSOP study. Arch. Gen. Psychiat., 63:250-258, 2006.

87. Kirov, G., O'Donovan, M. C., and Owen, M. J. Finding schizophrenia genes. J. Clin. Invest., 115:1440-1448, 2005.

88. Kläning, U. Schizophrenia in twins: incidence and risk factors. Unpublished doctoral dissertation, University of Aarhus, Denmark, 1996.

89. Kraepelin, E. *Dementia Praecox and Paraphrenia* (Barclay, R. M.; Robertson, G. M., trans.). Edinburgh: E. & S. Livingstone, 1919.

90. Kremen, W. S., Seidman, L. J., Faraone, S. V., and Tsuang, M. T. Intelligence quotient and neuropsychological profiles in patients with schizophrenia and in normal volunteers. Biol. Psychiat., 50:453-462, 2001.

91. Kringlen, E. Schizophrenia in male monozygotic twins. Acta Psychiat. Scand., 40 *Suppl*:1-76, 1964.

92. Kringlen, E. Schizophrenia in twins. An epidemiological-clinical study. Psychiat., 29:172-184,

1966.

93. Kringlen, E. *Heredity and Environment in the Functional Psychoses: an Epidemiological-Clinical Twin Study, Vol. I and II* (Case Histories). London: William Heinemann, 1968.

94. Kringlen, E. Twin studies in schizophrenia with special emphasis on concordance figures. Am. J. Med. Genet., 97:4-11, 2000.

95. Leweke, F. M.,Gerth,C.W.,Koethe,D., Klosterkotter, J.,Ruslanova, I.,Krivogorsky, B., Torrey,E.F., andYolken,R.H. Antibodies to infectious agents in individualswith recent onset schizophrenia. Eur. Arch. Psychiat. Clin. Neurosci., 254:4-8, 2004.

96. Lewis, C. M., Levinson, D. F., Wise, L. H., DeLisi, L. E., Straub, R. E., Hovatta, I., Williams, N. M., Schwab, S. G., Pulver, A. E., Faraone, S. V., Brzustowicz, L. M., Kaufmann, C. A., Garver, D. L., Gurling, H. M., Lindholm, E., Coon, H., Moises, H. W., Byerley, W., Shaw, S. H., Mesen, A., Sherrington, R., O'Neill, F. A., Walsh, D., Kendler, K. S., Ekelund, J., Paunio, T., Lonnqvist, J., Peltonen, L., O'Donovan, M. C., Owen, M. J., Wildenauer, D. B., Maier, W., Nestadt, G., Blouin, J. L., Antonarakis, S. E., Mowry, B. J., Silverman, J. M., Crowe, R. R., Cloninger, C. R., Tsuang, M. T., Malaspina, D., Harkavy-Friedman, J. M., Svrakic, D. M., Bassett, A. S., Holcomb, J., Kalsi, G., McQuillin, A., Brynjolfson, J., Sigmundsson, T., Petursson, H., Jazin, E., Zoega, T., and Helgason, T. Genome scan meta-analysis of schizophrenia and bipolar disorder, part II: Schizophrenia. Am. J. Hum. Genet., 73:34-48, 2003.

97. Löffler, W., and Häfner, H. Ecological pattern of first admitted schizophrenics in two German cities over 25 years. Soc. Sci. Med., 49:93-108, 1999.

98. Luxenburger, H. Bericht uber psychiatrischen Serieuntersuchungen an Zwillingen. Z. Ges. Neurol. Psychiat., 176:297-326, 1928.

99. Maier, W., Hofgen, B., Zobel, A., and Rietschel, M. Genetic models of schizophrenia and bipolar disorder: overlapping inheritance or discrete genotypes? Eur. Arch. Psychiat. Clin. Neurosci., 255:159-166, 2005.

100. Matthysse, S., Holzman, P. S., Gusella, J. F., Levy, D. L., Harte, C. B., Jorgensen, A., Moller, L., and Parnas, J. Linkage of eye movement dysfunction to chromosome 6p in schizophrenia: additional evidence. Am. J. Med. Genet. B Neuropsychiat. Genet., 128:30-36, 2004.

101. McClellan, J. M., Susser, E., and King, M. C. Maternal famine, de novo mutations, and schizophrenia. JAMA, 296:582-584, 2006.

102. McGrath, J., Saha, S., Welham, J., El Saadi, O., MacCauley, C., and Chant, D. A systematic review of the incidence of schizophrenia: the distribution of rates and the influence of sex, urbanicity, migrant status and methodology. BMCMed., 2:13, 2004.

103. Menon, V., Anagnoson, R. T., Glover, G. H., and Pfefferbaum, A. Functional magnetic resonance imaging evidence for disrupted basal ganglia function in schizophrenia. Am. J. Psychiat., 158:646-649, 2001.

104. Messias, E., Kirkpatrick, B., Bromet, E., Ross, D., Buchanan, R. W., Carpenter, W. T., Jr., Tek, C., Kendler, K. S., Walsh, D., and Dollfus, S. Summer birth and deficit schizophrenia: a pooled analysis from 6 countries. Arch. Gen. Psychiat., 61:985-989, 2004.

105. Miller, P., Byrne, M., Hodges, A., Lawrie, S. M., Owens, D. G., and Johnstone, E. C. Schizotypal components in people at high risk of developing schizophrenia: early findings from the Edinburgh High-Risk Study. Br. J. Psychiat., 180:179-184, 2002.

106. Miyamoto, S., LaMantia, A. S., Duncan, G. E., Sullivan, P., Gilmore, J. H., and Lieberman, J. A. Recent advances in the neurobiology of schizophrenia. Mol. Interv., 3:27-39, 2003.

107. Molina, V., Sanz, J., Reig, S., Martinez, R., Sarramea, F., Luque, R., Benito, C., Gispert, J. D., Pascau, J., and Desco, M. Hypofrontality in men with first-episode psychosis. Br. J. Psychiat., 186:203-208, 2005.

108. Moller, H. J. Bipolar disorder and schizophrenia: distinct illnesses or a continuum? J. Clin. Psychiat., 64 *Suppl* 6:23-27, 2003.

109. Moller, H. J., Bottlender, R., Gross, A., Hoff, P., Wittmann, J., Wegner, U., and Strauss, A. The Kraepelinian dichotomy: preliminary results of a 15-year follow-up study on functional psychoses: focus on negative symptoms. Schizophr. Res., 56:87-94, 2002.

110. Moller, H. J., Bottlender, R., Wegner, U., Wittmann, J., and Strauss, A. Long-term course of schizophrenic, affective and schizoaffective psychosis: focus on negative symptoms and their impact on global indicators of outcome. Acta Psychiat. Scand. Suppl., 407:54-57, 2000.

111. Montross, L. P., Zisook, S., and Kasckow, J. Suicide among patients with schizophrenia: a consideration of risk and protective factors. Ann. Clin. Psychiat., 17:173-182, 2005.

112. Morris, B. J., Cochran, S. M., and Pratt, J. A. PCP: from pharmacology to modelling schizophrenia. Curr. Opin. Pharmacol., 5:101-106, 2005.

113. Mortensen, P. B., Pedersen, C. B., Melbye, M., Mors, O., and Ewald, H. Individual and familial risk factors for bipolar affective disorders in Denmark. Arch. Gen. Psychiat., 60:1209-1215, 2003.

114. Munafo, M. R., Bowes, L., Clark, T. G., and Flint, J. Lack of association of the COMT (Val158/108 Met) gene and schizophrenia: a meta-analysis of case-control studies. Mol. Psychiat., 10:765-770, 2005.

115. Murray, G. K., Jones, P. B., Moilanen, K., Veijola, J., Miettunen, J., Cannon, T. D., and Isohanni, M. Infant motor development and adult cognitive functions in schizophrenia. Schizophr. Res., 81:65-74, 2006.

116. Nimgaonkar, V. L. Reduced fertility in schizophrenia: here to stay? Acta Psychiat. Scand., 98:348-353, 1998.

117. Nimgaonkar, V. L., Ward, S. E., Agarde, H., Weston, N., and Ganguli, R. Fertility in schizophrenia: results from a contemporary US cohort. Acta Psychiat. Scand., 95:364-369, 1997.

118. Nopoulos, P. C., Ceilley, J. W., Gailis, E. A., and Andreasen, N. C. An MRI study of cerebellar vermis morphology in patients with schizophrenia: evidence in support of the cognitive dysmetria concept. Biol. Psychiat., 46:703-711, 1999.

119. Nordstrom, A., Kullgren, G., and Dahlgren, L. Schizophrenia and violent crime: the experience of parents. Int. J. Law Psychiat., 29:57-67, 2006.

120. Norton, N., Williams, H. J., and Owen, M. J. An update on the genetics of schizophrenia. Curr. Opin. Psychiat., 19:158-164, 2006.

121. O'Donnell, B. F., McCarley, R. W., Potts, G. F., Salisbury, D. F., Nestor, P. G., Hirayasu, Y., Niznikiewicz,M. A., Barnard, J., Shen, Z. J.,Weinstein, D. M., Bookstein, F. L., and Shenton, M. E. Identification of neural circuits underlying P300 abnormalities in schizophrenia. Psychophysiol., 36:388-398, 1999.

122. Oken, R. J., and Schulzer, M. At issue: schizophrenia and rheumatoid arthritis: the negative association revisited. Schizophr. Bull., 25:625-638, 1999.

123. Olney, J. W., and Farber, N. B. Glutamate receptor dysfunction and schizophrenia. Arch. Gen. Psychiat., 52:998-1007, 1995.

124. Olney, J. W., Newcomer, J. W., and Farber, N. B. NMDA receptor hypofunction model of schizophrenia. J. Psychiat. Res., 33:523-533, 1999.

125. Onstad, S., Skre, I., Torgersen, S., and Kringlen, E. Twin concordance for DSM-III-R schizophrenia. Acta Psychiat. Scand., 83:395-401, 1991.

126. Opler, M. G., and Susser, E. S. Fetal environment and schizophrenia. Environ. Health Perspect., 113:1239-1242, 2005.

127. Ott, S. L., Allen, J., and Erlenmeyer-Kimling, L. The New York High-Risk Project: observations on the rating of early manifestations of schizophrenia. Am. J. Med. Genet., 105:25-27, 2001.

128. Ott, S. L., Allen, J., and Erlenmeyer-Kimling, L. The New York High-Risk Project: observations on the rating of early manifestations of schizophrenia. Am. J. Med. Genet., 105:25-27, 2001.

129. Owen, M. J., Craddock, N., and O'Donovan, M. C. Schizophrenia: genes at last? Trends Genet., 21:518-525, 2005.

130. Palmer, B. A., Pankratz, V. S., and Bostwick, J. M. The lifetime risk of suicide in schizophrenia: a reexamination. Arch. Gen. Psychiat., 62:247-253, 2005.

131. Parnas, J. Assortative mating in schizophrenia: results from the Copenhagen High-Risk Study. Psychiat., 51:58-64, 1988.

132. Peralta, V., Cuesta, M. J., and de Leon, J. Positive and negative symptoms/syndromes in schizophrenia: reliability and validity of different diagnostic systems. Psychol. Med., 25:43-50, 1995.

133. Planansky, K., and Johnston, R. Depressive syndrome in schizophrenia. Acta Psychiat. Scand. Suppl., 57:207-218, 1978.

134. Pope, H. G., Jr., and Yurgelun-Todd, D. Schizophrenic individuals with bipolar first-degree relatives: analysis of two pedigrees. J. Clin. Psychiat., 51:97-101, 1990.

135. Riecher-Rössler, A., and Rössler, W. The course of schizophrenic psychoses: what do we really know? A selective review from an epidemiological perspective. Eur. Arch. Psychiat. Clin. Neurosci., 248:189-202, 1998.

136. Robins, E., and Guze, S. B. Establishment of diagnostic validity in psychiatric illness: its application to schizophrenia. Am. J. Psychiat., 126:983-987, 1970.

137. Robins, E., and Guze, S. B. Classification of affective disorders: the primarysecondary, the endogenous-reactive, and the neurotic-psychotic concepts. In *Recent Advances in Psychobiology of the Depressive Illnesses*, Proceedings of a Workshop Sponsored by the NIMH, Williams, T. A., Katz, M. M., Shield, J. A. (eds.). Washington, DC: National Institutes of Mental Health and Department of Health, Education, and Welfare, pp. 283-293, 1972.

138. Rosanoff, A. J., Handy, I. M., Plesset, I. R., and Brush, S. The etiology of so-called schizophrenic psychoses. With special reference to their occurrence in twins. Am. J. Psychiat., 81:247-286, 1934.

139. Rosenthal, D., Wender, P. H., Kety, S. S., Welner, J., and Schulsinger, F. The adopted-away offspring of schizophrenics. Am. J. Psychiat., 128:307-311, 1971.

140. Rosse, R. B., Collins, J. P., Jr., Fay-McCarthy, M., Alim, T. N., Wyatt, R. J., and Deutsch, S. I. Phenomenologic comparison of the idiopathic psychosis of schizophrenia and drug-induced cocaine and phencyclidine psychoses: a retrospective study. Clin. Neuropharmacol., 17:359-369, 1994.

141. Rubin, P. Neurobiological findings in first admission patients with schizophrenia or schizophreniform disorder. Dan. Med. Bull., 44:140-154, 1997.

142. Ruggeri, M., Lasalvia, A., Tansella, M., Bonetto, C., Abate, M., Thornicroft, G., Allevi, L., and Ognibene, P. Heterogeneity of outcomes in schizophrenia. 3-year follow-up of treated prevalent cases. Br. J. Psychiat., 184:48-57, 2004.

143. Rummel, C., Hamann, J., Kissling, W., and Leucht, S. New generation antipsychotics for first episode schizophrenia. Cochrane Database Syst. Rev.:CD004410, 2003.

144. Saha, S., Chant, D., Welham, J., and McGrath, J. A systematic review of the prevalence of schizophrenia. PLoS Med., 2:e141, 2005.

145. Salem, J. E., and Kring, A. M. The role of gender differences in the reduction of etiologic heterogeneity in schizophrenia. Clin. Psychol. Rev., 18:795-819, 1998.

146. Sands, J. R., and Harrow, M. Depression during the longitudinal course of schizophrenia. Schizophr. Bull., 25:157-171, 1999.

147. Schulsinger, H. A ten-year follow-up of children of schizophrenic mothers. Clinical assessment. Acta Psychiat. Scand., 53:371-386, 1976.

148. Selten, J. P., Cantor-Graae, E., and Kahn, R. S. Migration and schizophrenia. Curr. Opin. Psychiat., 20:111-115, 2007.

149. Shaner, A., Roberts, L. J., Eckman, T. A., Racenstein, J. M., Tucker, D. E., Tsuang, J. W., and Mintz, J. Sources of diagnostic uncertainty for chronically psychotic cocaine abusers. Psychiat. Serv., 49:684-690, 1998.

150. Simonsen, E., Friis, S., Haahr, U., Johannessen, J. O., Larsen, T. K., Melle, I., Opjordsmoen, S., Rund, B. R., Vaglum, P., and McGlashan, T. Clinical epidemiologic first-episode psychosis: 1-year outcome and predictors. Acta Psychiat. Scand., 116:54-61, 2007.

151. Singh, B. Recognition and optimal management of schizophrenia and related psychoses. Intern. Med. J., 35:413-418, 2005.

152. Slater, E., and Shields, J. *Psychotic and Neurotic Illnesses in Twins*. London: Her Majesty's Stationery Office, 1953.

153. Slopen, N. B., and Corrigan, P. W. Recovery in schizophrenia: reality or mere slogan. Curr. Psychiat. Rep., 7:316-320, 2005.

154. Snitz, B. E., MacDonald, A., III, Cohen, J. D., Cho, R. Y., Becker, T., and Carter, C. S. Lateral and medial hypofrontality in first-episode schizophrenia: functional activity in a medication-naive state and effects of short-term atypical antipsychotic treatment. Am. J. Psychiat., 162:2322-2329, 2005.

155. Somnath, C. P., Janardhan Reddy, Y. C., and Jain, S. Is there a familial overlap between schizophrenia and bipolar disorder? J. Affect. Disord., 72:243-247, 2002.

156. Soyka, M. Alcohol dependence and schizophrenia: what are the interrelationships? Alcohol Alcohol. Suppl., 2:473-478, 1994.

157. Srisurapanont, M., Kittiratanapaiboon, P., and Jarusuraisin, N. Treatment for amphetamine psychosis. Cochrane Database Syst. Rev. CD003026, 2001.

158. St Clair, D., Xu, M., Wang, P., Yu, Y., Fang, Y., Zhang, F., Zheng, X., Gu, N., Feng, G., Sham, P., and He, L. Rates of adult schizophrenia following prenatal exposure to the Chinese famine of 1959-1961. JAMA, 294:557-562, 2005.

159. Stephens, D. A., Atkinson, M. W., Kay, D. W., Roth, M., and Garside, R. F. Psychiatric morbidity in parents and sibs of schizophrenics and non-schizophrenics. Br. J. Psychiat., 127:97-108, 1975.

160. Stephens, J. H., Astrup, C., Carpenter, W. T., Jr., Shaffer, J. W., and Goldberg, J. A comparison of nine systems to diagnose schizophrenia. Psychiat. Res., 6:127-143, 1982.

161. Stimmel, G. L. Benzodiazepines in schizophrenia. Pharmacother., 16:148S-151S, 1996.

162. Strous, R. D., Pollack, S., Robinson, D., Sheitman, B., and Lieberman, J. A. Seasonal admission patterns in first episode psychosis, chronic schizophrenia, and nonschizophrenic psychoses. J. Nerv. Ment. Dis., 189:642-644, 2001.

163. Subotnik, K. L., Nuechterlein, K. H., Asarnow, R. F., Fogelson, D. L., Goldstein, M. J., and Talovic, S. A. Depressive symptoms in the early course of schizophrenia: relationship to familial psychiatric illness. Am. J. Psychiat., 154:1551-1556, 1997.

164. Sullivan, P. F., Kendler, K. S., and Neale, M. C. Schizophrenia as a complex trait: evidence from a meta-analysis of twin studies. Arch. Gen. Psychiat., 60:1187-1192, 2003.

165. Tamminga, C. A., Buchanan, R. W., and Gold, J. M. The role of negative symptoms and cognitive dysfunction in schizophrenia outcome. Int. Clin. Psychopharmacol., 13 *Suppl* 3:S21-S26, 1998.

166. Thaker, G. K., Cassady, S., Adami, H., Moran, M., and Ross, D. E. Eye movements in spectrum personality disorders: comparison of community subjects and relatives of schizophrenic patients. Am. J. Psychiat., 153:362-368, 1996.

167. Tharyan, P. Electroconvulsive therapy for schizophrenia. Cochrane Database Syst. Rev. CD000076, 2000.

168. Tharyan, P., and Adams, C. E. Electroconvulsive therapy for schizophrenia (Cochrane Review). Cochrane Database Syst. Rev. CD000076, 2002.

169. Thorup, A., Waltoft, B. L., Pedersen, C. B., Mortensen, P. B., and Nordentoft, M. Young males have a higher risk of developing schizophrenia: a Danish register study. Psychol. Med., 37:479-484, 2007.

170. Tibbo, P., Nopoulos, P., Arndt, S., and Andreasen, N. C. Corpus callosum shape and size in male patients with schizophrenia. Biol. Psychiat., 44:405-412, 1998.

171. Tienari, E. Schizophrenia in Finnish male twins. In *Studies of Schizophrenia. British Journal of Psychiatry, Special Publication No. 10*, Lader, M. H. (ed.), pp. 29-35, 1975.

172. Tienari, P. Psychiatric illnesses in identical twins. Acta Psychiat. Scand., 39:1-195, 1963.

173. Tienari, P. Interaction between genetic vulnerability and family environment: the Finnish adoptive family study of schizophrenia. Acta Psychiat. Scand., 84:460-465, 1991.

174. Torgersen, S., Edvardsen, J., Oien, P. A., Onstad, S., Skre, I., Lygren, S., and Kringlen, E. Schizotypal personality disorder inside and outside the schizophrenic spectrum. Schizophr. Res., 54:33-38, 2002.

175. Torrey, E. F. Stalking the schizovirus. Schizophr. Bull., 14:223-229, 1988.

176. Torrey, E. F., Rawlings, R. R., Ennis, J. M., Merrill, D. D., and Flores, D. S. Birth seasonality in bipolar disorder, schizophrenia, schizoaffective disorder and stillbirths. Schizophr. Res., 21:141-149, 1996.

177. Torrey, E. F., and Yolken, R. H. The schizophrenia-rheumatoid arthritis connection: infectious, immune, or both? Brain Behav. Immun., 15:401-410, 2001.

178. Tran, K. D., Smutzer, G. S., Doty, R. L., and Arnold, S. E. Reduced Purkinje cell size in the cerebellar vermis of elderly patients with schizophrenia. Am. J. Psychiat., 155:1288-1290, 1998.

179. Tsuang, M. Schizophrenia: genes and environment. Biol. Psychiat., 47:210-220, 2000.

180. Tsuang, M. T., Dempsey, G. M., Dvoredsky, A., and Struss, A. A family history study of schizo-affective disorder. Biol. Psychiat., 12:331-338, 1977.

181. Tsujita, T., Okazaki, Y., Fujimaru, K., Minami, Y., Mutoh, Y., Maeda, H., Fukazawa, T., Yamashita, H., and Nakane, Y. Twin concordance rate of DSM-IIIR schizophrenia in a new Japanese sample. Abstracts of the Seventh International Congress on Twin Studies, Tokyo, Japan, 1992.

182. Vaillant, G. E. The prediction of recovery in schizophrenia. Int. J. Psychiat. Clin. Prac., 2:617-627, 1962.

183. Vaillant, G. E. Prospective prediction of schizophrenic remission. Arch. Gen. Psychiat., 11:509-518, 1964.

184. Vourdas, A., Pipe, R., Corrigall, R., and Frangou, S. Increased developmental deviance and premorbid dysfunction in early onset schizophrenia. Schizophr. Res., 62:13-22, 2003.

185. Walker, E. F., Grimes, K. E., Davis, D. M., and Smith, A, J, Childhood precursors of schizophrenia: facial expressions of emotion. Am. J. Psychiat., 150:1654-1660, 1993.

186. Walker, M. A., Highley, J. R., Esiri,M.M., McDonald, B., Roberts, H. C., Evans, S. P., and Crow, T. J. Estimated neuronal populations and volumes of the hippocampus

and its subfields in schizophrenia. Am. J. Psychiat., 159:821-828, 2002.

187. Ward, K. E., Friedman, L., Wise, A., and Schulz, S. C. Meta-analysis of brain and cranial size in schizophrenia. Schizophr. Res., 22:197-213, 1996.

188. Waring, E. M. The psychobiology of first-episode schizophrenia. Can. J. Psychiat., 40:S33-S37, 1995.

189. Wender, P. H., Rosenthal, D., Kety, S. S., Schulsinger, F., and Welner, J. Social class and psychopathology in adoptees. Arch. Gen. Psychiat., 2:318-325, 1973.

190. Wong, A. H., and Van Tol, H. H. Schizophrenia: from phenomenology to neurobiology. Neurosci. Biobehav. Rev., 27:269-306, 2003.

191. Woodruff, P. W., Phillips, M. L., Rushe, T., Wright, I. C., Murray, R. M., and David, A. S. Corpus callosum size and inter-hemispheric function in schizophrenia. Schizophr. Res., 23:189-196, 1997.

192. Woodruff, R. A., Clayton, P. J., and Guze, S. B. Hysteria: studies of diagnosis, outcome, and prevalence. JAMA, 215:425-428, 1971.

193. Yolken, R. Viruses and schizophrenia: a focus on herpes simplex virus. Herpes, 11 *Suppl* 2:83A-88A, 2004.

194. Zanelli, J., Simon, H., Rabe-Hesketh, S., Walshe, M., McDonald, C., Murray, R. M., and Maccabe, J. H. Eye tracking in schizophrenia: does the antisaccade task measure anything that the smooth pursuit task does not? Psychiat. Res., 136:181-188, 2005.

195. Ziedonis, D. M., Smelson, D., Rosenthal, R. N., Batki, S. L., Green, A. I., Henry, R. J., Montoya, I., Parks, J., and Weiss, R. D. Improving the care of individuals with schizophrenia and substance use disorders: consensus recommendations. J. Psychiat. Pract., 11:315-339, 2005.

196. American Psychiatric Association, *Diagnostic and Statistical Manual of Mental Disorders*, 4th edition, text revision. Washington, DC: Author, 2000.

제**4**장 공황장애와 공포증
Panic Disorder and Phobias

현대의 진단 용어로 표현하면, 공황장애(panic disorder)는 공포증(phobia)의 한 가지 유형(광장공포증이 수반된 또는 수반되지 않는 공황장애)과 관련지어 정의되며, 광장공포증(agoraphobia)은 공황장애(공황장애가 수반되지 않는 광장공포증)와 관련지어 정의된다. 이 장에서는 공황장애와 공포증 모두 소개한다.

공황장애는 재발성 급성 공황발작이 특징인 만성 질환이다. 공황발작(panic attacks)이란 불안(anxiety)이나 두려움(fearfulness)의 시작이 뚜렷하고, 급속도로 높아지다가 저절로 종료되는 별개의 일화(discrete episodes)를 지칭한다. 발작 동안 환자는 '모든 것이 끝장나는구나' 하는 느낌에 압도될 수 있다. 발작에는 자율신경계와 연관된 증상이 수반될 수 있다: 심계항진(palpitation, 가슴이 두근거림), 빈맥(tachycardia), 호흡이 빠르거나 얕은 것(rapid or shallow breathing), 현기증(dizziniss), 떨림(tremor). 발작과 발작 사이의 기간에는 환자들이 비교적 별다른 증상 없이 지낸다. 물론 일부의 환자들은 피로감, 두통, 불안발작 관련 증상이 지속되는 경우가 있다. 공황발작은 증후군이라기보다는 증상이며, 공황발작은 그 어떤 정신과 질환에서도 경과 중에 나타날 수 있다. 공황발작이 무리지어 발생하면, 그 밖의 주목할 만한 정신과 증상이 있든 없든 간에 관세없이, 공황상애의 신난이 내려신다.

공황은 정서를 촉발시키는 적절한 자극이 없이 발생한다는 점에서 보통의 두려움(fear)과 구분된다. 그러나 때때로 환자들은 화가 난 직장 사장을 대면해야 한다거나 대중 앞에서 발표해야 하는 것 같은 두려움을 일으키는 상황에 대한 반응으로 공황발작을 겪기도 한다. 이런 사례에서 임상가는 불안이 두려움을 유발하는 자극에 걸맞지 않게 크게 지나치지 않는지를 확인해야 하며, 과거력을 충분히 파악하여 진단을 내려야 한다. 공황장애가 있는 대부분의 환자들은 두려움을 유발하는 자극이 없어도 공황발작을 겪은 적이 있다고 말하며, 어떠한 상황에 대해서 이 장애가 없는 사람은 약간의 공포감만 느낄 뿐이지만, 장애가 있는 환자들은 과민반응을 나타내기도 한다.

공포 장애(phobic disorder)는 하나 이상의 공포증에 의해 휘둘리는 만성적 상태이다. 공포증(phobia)은 특정한 물건, 활동, 또는 상황에 대해 강렬하고, 반복적이며, 불합리한 공포를 느끼는 것으로서, 그 결과 무서워하는 물건, 활동, 또는 상황을 회피하지 않으면 안 된다는 강한 압박감을 느끼게 된다. 『DSM-IV-TR』에서는 공포증을 특정 공포증(specific phobias; 예: 동물을 무서워하는 것), 사회공포증(social phobias; 예: 대중 앞에서 말하는 것을 무서워하는 것), 그리고 광장공포증(agoraphobia)으로 나눈다. 광장공포증은 종종 불안이 발작했을 때 아무도 나를 도와주지 않을 것 같은 장소에 있는 것을 두려워하는 것을 포함해서 여러 가지의 공포증(multiple phobias)을 갖고 있는 것이 특징인 경우가 많다.

역사적 배경(Historical Background)

내 뺨이 차갑고 창백하구나, 아아!
오, 나를 잔디에서 일으켜주오.
내가 죽네! 내가 기절하네! 내가 쓰러지네!
…
내 뺨이 차갑고 창백하구나, 아아!
내 심장 고동소리가 크고 빠르구나.

Percy Bysshe Shelley,
The Indian Serenade

위 이야기를 보면 Shelley는 그가 시구를 한 줄씩 쓸 때 공황발작이 일어났던 것으로 여겨진다. 이것이 맞는다면, 그는 아마도 이런 현상을 다른 무언가로 불렀으리라. 19세기에는, '불안 반응(anxiety reactions)'은 실신(fainting)—그 시대의 여성들에게 유행했던 것—을 지칭하는 것인데, '허세(vapors)'로 불린다. 현대의 공황장애 환자들도 또한 때로는 기절—아마도 과잉호흡(hyperventilating) 때문일 듯—을 한다. 영국의 빅토리아 여왕 시대에는 세련된 젊은 여성의 전형적인 모습은 "창백한 채로 떨면서 기절하는 사람으로, 불쾌하거나 특이한 사회 상황에 대해 우아하고 멋지게 바닥으로 쓰러지는 식으로 반응을 보이는, 간질 발작과는 전혀 다른 모습인 것"(29)이었다. 위와 관련된 제인 오스틴(Jane Austen)이라는 여주인공은 어떤 사회적 상황에 대해 기술하기를, "Sophie와 나는 감정에 너무 깊이 빠진 나머지, 우리는 교대로 소파 위로 쓰러지면서 기절했다."고 했다. 너무 꼭 조이도록 입은 코르셋(corsets)도 기절하게 된 데의 부분적 원인이었다. 19세기 의사 John Brown은 "묶인 코르셋의 끈을 잘라내서" 기절한 것을 치료했다(29).

불안장애를 기술하는 최초의 의학 용어 중 하나는 '신경쇠약(neurasthenia)'으로서, 미국의 내과의사인 G. M. Beard가 1869년에 정의내린 것이다(10). 신경쇠약은 그 대상의 폭이 넓어서 히스테리아(hysteria), 강박질환(obsessional illness), 그리고 불안장애(anxiety disorder)뿐만 아니라 건강염려증(hypochondriacs) 및 기절을 하는 환자까지도 포함되었다(23). '불안 신경증(anxiety neurosis)'이라는 용어는 Freud가 1895년 처음으로 사용하였다. 1980년에 이르러 신경증(neurosis)의 개념은 미국정신의학협회의 전문 용어집에서 누락되고, '공황장애'라는 용어가 '불안 신경증(anxiety neurosis)'이라는 낡은 용어 대신에 이 장애의 공식적 명칭으로서 대체되었다(2). 공황장애는 그 뒤에 광장공포증이 있는 유형과 없는 유형의 두 가지 유형으로 나뉘었는데(3), 이 구분은 오늘날까지도 지속되고 있다.

공포증(phobia)이라는 용어는 그리스 신 Phobos의 이름에서 유래되었다. 적에게 두려움을 주기 위해 그의 초상을 가면과 방패 위에 그림으로 그려 넣었다(84). 공포증이라는 단어가 처음 등장한 것은 2,000년 전에 로마에서 광견병(rabies) 증상을 기술하기 위해 공수병(hydrophobia)이라는 말을 쓰기 시작한 이후부터 의학 용어로 사용되기 시작하였다. 히포크라테스도 공포증에 따른 무서움의 사례를 기술한 바 있다.

19세기 동안, 공포증(phobia)이라는 용어는 매독 공포증 (syphilophobia)을 시작으로 점차 병적 두려움(morbid fears)을 기술할 때 많이 쓰였다. 1848년에 출간된 의학사전에는 매독 공포증이 "매독이 가져올 공상적인 증상(fancied symptoms)에 대해 갖는 병적인 두려움"으로 정의되었다. 이후의 전문가들은 각종 공포증을 긴 목록으로 편집하였는데, 두려워하는 대상이나 상황을 나타내는 단어 뒤에 그리스어나 라틴어로 각각을 명명하였다. 따라서 Nemiah가 지적했듯이, "생매장 공포증(taphaphobia: 산 채로 묻히는 것에 대한 두려움[fear of being buried alive]) 또는 고양이 공포증(ailurophobia: fear of cats)의 고통이 없이 지내는 환자들은 그 대신에 바늘 공포증(belonophobia: fear of needles), 철길 공포증(siderodromophobia: fear of railways), 또는 숫자 13 공포증 (triskaidekaphobia: 탁자 위의 13이라는 숫자에 대한 두려움[fear of thirteen at table])에 걸릴지도 모르며, 만사 공포증(pantaphobia)은 모든 것을 두려워하는 불쌍한 영혼에게 내려질 수밖에 없는 진단명이었다"(94).

공포증(phobia)이라는 용어는 19세기까지는 정신과적 의미로 사용되지 않았다. 1871년에 Westphal은 공공장소(public places)를 두려워하는 세 남자에 대해 기술하고는 이를 광장공포증(agoraphobia)이라고 명명하였다. agora는 사람이 모이는 장소나 시장이라는 그리스 어에서 유래된 것이다(135). Westphal은 이 문제를 치료하기 위해 옆에 사람이 붙어 있을 것(companionship), 알코올, 또는 지팡이(cane)를 사용할 것을 권고하였다. 공포증을 설명하기 위하여 많은 이론들이 제기되었고, 그중에는 양육이 형편없었다는 것까지 거론되었다(72).

공포증과 공황발작은 오래전부터 다양한 정신과적 조건(psychiatric conditions)에서 나타난다고 알려져 왔다. 19세기 후반부터 공포증과 공황이 다른 정신과적 장애, 이를테면 강박장애 및 기분장애, 물질 남용(substance abuse), 그리고 성격장애 (personality disorder)와 같은 다른 장애와 어떤 연관이 있는지에 관한 논쟁이 계속되어 왔다(7, 63, 84, 120, 123, 148).

역학(Epidemiology)

공황과 공포장애는 정신과적 증후군 중에서 가장 흔한 것 중의 하나이다. 성인

계층에서 2~4% 정도가 생애 기간 중 어느 시점에서는 공황장애를 겪으며(35, 64, 111), 남성보다 여성의 유병률이 최소한 2배는 더 높다(36, 64). 공황장애의 발생률에 대해 보고서 별로 차이가 있는 것은 광장공포증이 공황장애와 다른 것으로 간주되어야 하는지 또는 공황장애의 일부로 간주되어야 하는지의 여부와 관련이 있다. 일반 계층에서의 공황장애 사례의 1/3에서 1/2은 광장공포증과 연관되어 있으며, 이 비율은 임상 집단에서는 80% 또는 그 이상이다(19, 36, 58).

구조화된 진단면접을 사용한 두 개의 전집 연구(population studies)에서는 공황장애의 평생 유병률을 산출해냈다. 1980년대에, 미국 역학 권역별 조사(Epidemiologic Catchment Area[ECA] study)(112)에서는 미국립 정신보건성 진단면접 일정표(National Institutes of Mental Health[NIMH] Diagnostic Interview Schedule)를 사용하여 미국 인구의 대표 구성원 19,000명에 대해서 조사하였다. 1990년대에는, 미국 공병 연구단(National Comorbidity Study: NCS)에서는 세계보건기구의 복합적 국제 진단면접 도구(World Health Organization[WHO] Composite International Diagnostic Interview[CIDI])를 사용하여 미국 인구를 대표하는 8,000명 이상을 면접 조사하였다(64). 이와 같은 체계적인 조사 결과, 이전 연구에 비해서 공포장애의 평생 유병률이 더 높은 것으로 나타났다. 즉 ECA 연구에서는 14% 그리고 NCS 연구에서는 22%로 나타났다. NCS에서 이 장애별 진단 비율은 사회공포증 13%, 특정 공포증 11%, 그리고 공황장애가 없는 광장공포증 5%이었다. 이 연구들에서 공포장애의 전반적 유병률이 더 높게 나타났음에도 불구하고, 발견된 사실은 특히 아동기와 여성들 사이에서 나타나는 뱀 공포증과 고처공포증 같은 특정 공포증에 대한 보편적인 인식을 뒤흔드는 것이다.

공포장애의 유병률은 조사대상이 된 표본(sample), 사용된 면접 방법, 그리고 진단기준을 무엇을 적용했느냐에 따라 다르다(41, 138). 이전 연구에 비해서 위의 모집단 연구(population studies)에서 공포증의 유병률이 더 높게 나온 이유는 피험자들에게 공포증을 자발적으로 기억해내도록 허용했던 이전의 많은 연구들과는 다르게 응답자들에게 두려워하는 대상과 상황을 목록으로 보여주었기 때문일 수 있다.

연구들 사이에서 방법론상으로 다른 것은 정신과적 역학 조사연구에서 흔한 문제이기 때문에, 발견된 내용은 잠정적인 것으로만 간주해야 하는 경우가 종종 있다. 장차의 연구에서는 의심할 바 없이 진단기준을 다른 것을 적용하고 측정도구도 다른 것을 사용할 것이므로, 연구결과를 면밀하게 반복(replication)해서 확인하는 것은 불가능할 것이다. 또한 임상 표본에서, 공포증의 유병률 자료에서 차이가 있는 것은 일부의 의사들이 남들이라면 정상적인 공포반응이라고 여길 만한 것을 통계치에 포함시켰거나 또는 응답자가 공포증을 드러내는 것에 대해서 당혹감을 느끼는 것 때문일 수도 있다. 정신과에서는 임상가가 환자를 본지 수년이 지나서야 스스로 거의 지나가듯이 공포증 때문에 오랫동안 고통을 겪었다고 말하는 환자를 보는 경우가 특이한 것이 아니다.

ECA와 NCS 연구 모두에서, 면접을 하기 12개월 동안의 공포장애의 유병률은 평생 유병률에 비해서 거의 절반이나 낮게 나타났는데, 이는 공포장애가 일화적 (episodic)이거나 일시적임을 시사해준다. 이 발견은 공포증을 만성적인 조건으로 특징지어온 이전의 임상적 관찰 및 연구들과 상치되는 결과이다. 공포증이 있는 사람이 자신의 공포증 때문에 치료를 받으려 하는 경우가 거의 없기 때문에, 평생유병률과 12개월간의 유병률 차이의 대부분은 약물치료 또는 심리치료 때문에 생긴 것이 아니다.

ECA와 NCS 연구 모두에서는 공포증이 남성보다 여성에 더 많은 것을 발견했지만, NCS 연구는 공포증이 백인보다 흑인에게서 더 많다고 보고하는 ECA 연구 및 그 밖의 연구결과와 상치되고 있다(55). 공포장애가 있는 사람들은 다른 사람들에 비해서 사회경제 지위가 더 낮고 미혼인 경우가 더 많다(55). NCS, ECA 및 그 밖의 연구들은 모두 알코올 중독과 공포증이 연관되어 있는 것을 발견했다(71, 108).

공포장애에 대한 연구에서 발견된 사실과 대조적으로, 공황장애 연구결과들은 학력이 낮은 것과 사회경제적 지위의 연결 관계에 대해서는 일치되지 않았다(36, 133). 아동기의 사별 경험, 출생 순서, 그리고 부모 사이의 폭력 전력은 공황장애에 걸리기 쉽게 하는 요인으로 보이지 않는다(50, 106, 141). 초기 성인기의 공황장애는 아동기 학대 전력에 대한 자기 보고와 관련이 있는 것으로 나타났지만, 그 관련된 정도가 약했으며, 대부분은 아동기의 다른 요인과 가족 요인에 의해 설명되었다(44).

공황장애가 있는 사람들 중 상당수는 경미한 정도로 겪기 때문에, 공포장애가 있는 환자들의 경우와 마찬가지로, 자신의 증상 때문에 의학적 치료를 받으려고 하지는 않는다(89). 또 다른 상당수는 정신과 전문의보다 가정의 전문의 또는 내과 전문의를 찾아간다. 정신과 의사를 찾는 공황장애 환자는 기분장애가 동반된 경우가 많은 소수의 집단이기 쉽다(119).

임상적 양상(Clinical Picture)

공황발작(panic attacks)은 공황장애의 핵심 특징이다. 발작은 보통 갑자기 시작되는데, 때로는 공공장소나 사교모임에서, 심지어는 집에서도 발생한다. 두려운 일이 생길 것 같고(foreboding), 공포, 그리고 미래에 대해 염려(apprehension)가 되는 것, 자신이 갑자기 중병에 걸린 것 같이 느껴지는 것, 그리고 자신이 그런 질환 때문에 생명의 위협을 받게 될 수도 있다는 느낌이 드는 것이다. 일부 환자들은, 특히 광장공포증이 있는 환자들은 자신의 몸이 바뀌었거나 변형되는(이인화[depersonalization]) 혼란스러운 느낌을 호소하기도 한다(22). 이런 느낌은 명확하게 설명하기가 어려운데 자신의 주변상황으로부터 차단된 채, 비현실적이고, 낯설며, 그리고 영혼이 몸에서 벗어나온 듯한(disembodied) 불쾌하고, 무시무시한 느낌인 것으로 여겨진다.

이런 이질감(feeling of alien)은 주변 환경으로까지 확대될 수 있다(비현실감 [derealization]). 숨쉬기 힘든 것, 질식, 두근거림, 시야가 흐릿한 것, 몸이 떨리는 것, 그리고 기운이 부족한 것 등의 증상이 통상 미래에의 염려(apprehension)와 불길한 예감(foreboding)에 동반된다. 이런 발작을 나타내고 있을 동안 환자를 검사하면, 고통의 증세를 보여준다. 즉 심장박동이 빠른 것(tachycardia), 발한, 호흡이 가쁜 것 (tachypnea), 몸이 떨림, 그리고 심부 근육의 과잉활동성 팽창 반사(hyperactive deep tendon reflex), 그리고 동공팽창이 관찰된다. 이러한 공황장애의 진단 기준은 표 4.1에 제시되어 있다.

표 4.1 공황장애의 진단 기준

A. (1)과 (2) 모두
 (1) 예기치 못한 반복적인 공황발작(아래 증상 중 4개 이상)
  (a) 심계항진, 가슴 두근거림 또는 심장박동 가속
  (b) 발한
  (c) 떨림 또는 몸을 흔듦
  (d) 호흡 곤란이나 질식할 것 같은 느낌
  (e) 목을 조르는 느낌
  (f) 가슴통증 및 불편감
  (g) 메스꺼움
  (h) 현기증, 어지러움, 어지러움
  (i) 비현실감 또는 이인증(자기 몸에서 이탈되는 느낌)
  (j) 통제력을 상실하고 미칠지도 모른다는 두려움

(k) 죽음에 대한 공포

(l) 감각이상(마비 또는 찌릿찌릿한 감각)

(m) 오한 또는 홍조

(2) 다음 발작 가운데 하나(또는 그 이상)가 1개월(또는 그 이상)에 적어도 한 번 있어 옴

  (a) 추가 발작이 나타날 것에 대한 지속적인 걱정

  (b) 발작과 관계가 있을 여러 가능성에 대한 근심 걱정 또는 발작의 결과에 대한 근심 걱정(예: 통제력 상실, 심장마비가 오지 않을까, 미치지나 않을까)

  (c) 발작과 관련되는 뚜렷한 행동변화

B. 광장공포증이 있거나 없을 수 있음. 또한 광장공포증은 공황발작이 없어도 나타날 수 있음.

C. 공황발작이 물질(예: 남용된 약물 또는 처방된 약물) 또는 일반적인 의학적 상태(예: 갑상선기능항진증)의 직접적인 생리적 효과로 인한 것이 아니다.

D. 불안발작이 다른 정신장애에 의해 잘 설명되지 않는다. 다른 정신장애란 사회공포증(예: 두려운 사회적 상황에 노출되었을 때 일어남), 특정공포증(예: 특정한 공포상황에 노출되었을 때 일어남), 강박장애(예: 오염에 대해서 강박적 사고를 갖고 있는 사람이 더러움에 노출되었을 때), 외상 후 스트레스 장애(예: 심각한 스트레스 자극에 대한 반응으로). 또는 분리불안장애(예: 집이나 가까운 가족으로부터 멀리 떨어지는데 대한 반응으로)가 있다.

──

*『DSM-IV-TR』에서 번안함.

공황발작의 발생 빈도는 환자마다 다르다. 어떤 환자들은 매일 겪기도 하며, 다른 사람들은 1년에 단지 한두 번만 겪기도 한다. 발작과 발작 사이의 기간에는 다른 증상들이 나타나기도 한다. 표 4.2에는 이런 증상의 목록과 그 발생빈도가 이 장애에 대한 고전적인 연구에서 보고된 대로 제시되어 있다. 즉, 증상들은 실제로 어떤 패턴으로라도 나타날 수 있다.

심폐 증상(cardiorespiratory symptoms)이 공황장애 환자들이 의사에게 가장 많이 말하는 주요 호소(chief complaints)이다. "나는 심장발작을 앓고 있어요.", "나는 숨이 막힐 것 같아요." 또는 "내가 공기를 충분히 들이쉴 방법이 없는 것 같아요." 이러한 주요 호소는 가끔씩은 심리적인 것이지만, 환자들이 이 장애를 의학적 질병으로 여기는 경우가 훨씬 더 많으며, 이 장애가 대단히 위중할 수 있다고 두려워하는 경우가 자주 있다.

표 4.2 공황장애의 증상(Symptoms of Panic Disorder)

증상	60명 환자 중 비율 (%)	102명 통제집단* 중 비율 (%)
심계항진(Palpitation)	97	9
쉽게 피로해짐(Tires easily)	93	19
숨이 참(Breathlessness)	90	13
신경과민(Nervousness)	88	27
흉부 통증(Chest pain)	85	10
한숨을 쉼(Sighing)	7916	16
현기증(Dizziness)	78	16
기절(Faintness)	70	12
염려함(Apprehensiveness)	61	3
두통(Headache)	58	26
손발이 저리고 감각이 없음 (Paresthesias)	58	7
기운 없음(Weakness)	56	3
떨림(Trembling)	54	17
호흡이 잘 안 쉬어짐(Breathing unsatisfactory)	53	4
불면증(Insomnia)	53	4
불행감(Unhappiness)	50	2
비틀거림(Shakiness)	47	16
시종 피로함(Fatigued all the time)	45	6
발한(Sweating)	42	33
죽을까봐 두려움(Fear of death)	42	2
숨이 막힘(Smothering)	40	3
실신(Syncope)	37	11
신경성 오싹거림(Nervous chill)	24	0
소변이 잦음(Urinary frequency)	18	2
구토 및 설사 (Vomiting and diarrhea)	14	0
식욕부진(Anorexia)	12	3
마비(Paralysis)	0	0
눈이 안 보임(Blindness)	0	0

* 건강한 통제집단은 대규모 산업단지의 50명 남성과 11명 여성
그리고 Boston 산부인과 병원의 41명의 건강한 산후 여성으로 구성됨.
출처: Cohen & White (25)에서 발췌, 번안함

51세의 전기 기사가 구급차를 통해 응급실로 실려 왔는데, 좌전방 부위에서의 흉

부통증을 심하게 호소하고 있었다. 숨쉬기를 힘들어 했으며 입술과 손가락이 무감각하고 저린 것을 호소했다. 그의 맥박은 110이었다. 그는 땀을 몹시 많이 흘리고 있었으며 육안으로도 확실히 겁에 질려 있는 것으로 보였다. 그러나 심전도는 정상이었으며, 혈액 내 효소도 정상 범위에 들어있었다. 그는 24시간 관찰되었고 그 다음에는 증상이 없어져서 퇴원하였다.

환자는 21세에 처음으로 영화를 보는 도중에 극심한 흉부통증을 겪었다고 토로하였다. 그는 호흡곤란과 불안이 동반된 흉부흉통의 일화를 뒤이어서 많이 겪었고, 최소한 10번이나 이전에 응급실에 실려 간 적이 있었다. 검사결과는 항상 정상으로 나왔지만, 그는 심도자술(cardiac catheterization)을 포함하는 다양한 심장혈관계 치료절차를 거쳤다. 그는 정신과 의사의 진찰을 한 번도 받은 적이 없었고 자신이 공황발작이라 불리는 흔히 나타나는 정신과 장애로 인해 고통을 겪기 쉽다는 말을 한 번도 들은 적이 없었다.

증상들은 환자가 피하려고 하는 특정 상황과 연결될 수 있다. 예를 들면, 극장에서 발작이 일어날 경우 갇히지 않기 위해, 출구와 가까운 통로 측의 좌석을 선택할 수 있다. 또는 환자들은 발작이 일어나면 두려움과 당황스러움을 모두 느끼게 될 사회상황을 피하려고 할 수 있다.

공포증은 공황장애가 있는 환자에게는 흔한 것이다. 실제로 어떤 임상가들은 공황장애와 공포장애를 구분하지 않기도 한다. 정의상, 공황장애는 공황 증상이 우세할 때 진단이 내려지며, 공포장애는 공포증이 우세할 때 내려지는 진단이다.

공포증은 '정상적인(normal)'과는 그 강도와 지속기간, 비합리적인 면, 두려운 상황의 회피에서 비롯되는 행동제한(disablement) 면에서 구분될 수 있다. 『DSM-IV-TR』에서 공포장애는 세 가지의 유형으로 나뉜다: 특정(specific) 공포증, 사회(social)공포증, 광장공포증(agoraphobia)(표 4.3, 4.4 및 4.5를 보시오).

특정 공포증(specific phobia; 이전에는 단순 공포증[simple phobia]으로 불림)은 특정한 대상 또는 상황만 따로 무서워하는 것(isolated fear)으로서, 그 대상 또는 상황을 회피하게 만든다. 두려움은 불합리하고 과도하지만 항상 꼼짝 못하게(disabling) 만드는 것은 아닌데, 왜냐하면 그 대상이나 사물을 쉽게 피할 수 있는 경우가 때때로 있기 때문이다(예: 도시에 살고 있는 사람의 경우에 뱀). 무서워하는 대상이 흔한 것이고 피할 수도 없는 것이라면 그로 인한 손상(impairment)이 상당히 클 수도 있는데, 이를테면,

직장에서 엘리베이터를 이용해야만 하는 사람이 승강기 공포증이 있는 경우이다.

특정 공포증은 대부분 항상 하나의 동떨어진 공포증을 호소하는 것일 뿐이다. 특정 공포증이 있는 사람은 무서워하는 대상이나 상황에 노출될 때까지는 다른 사람들처럼 더(또는 덜) 불안하지 않는 것이 보통이다. 그런데 (노출되면) 이들은 불편감과 두려움에 압도당하게 되고, 때로는 공황발작과 관련된 증상(가슴 두근거림, 발한, 현기증, 숨쉬기 곤란함)을 보이기도 한다. 또한 공포증이 있는 사람은 무서워하는 자극에 직면하게 될 가능성이 있는 상황도 두려워한다. 이것은 '예기불안(anticipatory anxiety)'이라고 불리는데, 해당 자극이 있을 것 같은 상황 자체를 피하게 만든다.

비교적 흔한 특정 공포증을 일부 소개하면 동물, 높은 곳, 폐쇄된 공간, 바람, 폭풍, 번개, 큰 소음, 자동차를 운전하기, 비행기 타기, 지하철을 타는 것, 주사용 바늘, 피나는 것에 대한 두려움 등이 있다. 이보다 덜 흔한 특정 공포증에는 흐르는 물에 대한 공포증과 미용실에 가는 것에 대한 공포증 등이 있다. 심지어는 잔털에 대한 두려움이 있어서 테니스공의 잔털 때문에 장갑을 꼈던 테니스 선수의 사례도 있다. 공포증은 거의 모든 대상 또는 상황에 대해서 생성될 수 있다.

동물 공포증(animal phobias)은 아마도 가장 흔한 특정 공포증이면서도 가장 흔히 연구되지 않은 공포증일 것이다. 이는 아동기에 흔히 나타나며 때 통상은 일시적인 것이다. 성인들 중에서는, 여성이 남성에 비해서 동물 공포증을 더 자주 나타내기 쉽다. 동물 공포증은 보통 한 종류의 동물에서만 나타나지만 이 동물이 강아지 또는 고양이처럼 가정에서 기르는 동물이라면 가벼운 사회적 손상(mild social disablement)과 함께 심리적 고통을 자주 겪게 될 수도 있다(43).

표 4.3 특정 공포증의 진단 기준

A. 지나치거나 비합리적이며, 현저하고 지속적인 두려움이 있고, 특정 대상이나 상황에 직면하거나 그러한 대상이나 상황이 예견될 때 두려움이 유발된다(예: 비행기 타기, 고공, 동물, 주사 맞기, 피를 봄).

B. 공포 자극에 노출되면 예외 없이 즉각적으로 불안 반응이 유발되며, 이런 반응은 상황과 관계가 있거나 상황이 소인이 되는 공황발작의 양상으로 나타난다.
   주의: 소아에 있어서 불안은 울거나 지랄치거나 몸이 굳어지거나 칭얼대는 것으로 나타날 수 있다.

C. 개인은 자신의 두려움이 너무 지나치거나 비합리적인 것임을 잘 알고 있다.
   주의: 소아에서 이러한 양상은 존재하지 않는다.

D. 공포상황들을 회피하거나, 아주 심한 불안이나 고통을 지닌 채 견디어 낸다.

E. 회피, 예기불안, 또는 두려움 상황에서의 고통이 개인의 정상적인 일상생활, 직업적 기능 사회적 활동이나 관계들에 심각한 지장을 주고, 또는 공포를 경험하는 것이 심한 고통이어야 한다.

F. 18세 이하에서는 기간이 최소한 6개월 이상이어야 한다.

G. 특정 대상이나 상황과 연관되는 불안, 공황발작, 또는 공포로 인한 회피가 강박장애, 외상 후 스트레스 장애, 분리불안장애, 사회공포증, 광장공포증이 있는 공황장애, 또는 공황장애의 과거력이 없는 광장공포증과 같은 다른 정신장애에 의해 잘 설명되지 않는다.

아래에서 해당 유형을 명시할 것:
동물 유형(Animal type): 두려움이 동물이나 곤충에 의해서 촉발된 경우. 이런 하위 유형은 일반적으로 아동기에 발생한다.
자연환경 유형(Natural environment type): 두려움이 폭풍우, 높은 곳, 또는 물 같은 자연환경 속의 대상에 의해 촉발된 경우. 이런 하위 유형은 일반적으로 아동기에 발생한다.
피-주사-상처 유형(Blood-injection-injury type): 두려움이 피 또는 다친 것을 보거나 주사나 다른 침습적 의료 절차를 받아서 촉발된 경우. 이런 하위 유형은 가계를 따라 전해 내려오는(familial) 경향이 크며 강렬한 혈관 운동 반응이 특징인 경우가 종종 있다.
상황 유형(Situational type): 두려움이 대중교통, 터널, 교량, 승강기, 비행기타기, 운전하기, 또는 밀폐된 장소 같은 특정 상황에 의해서 촉발된 경우. 이런 하위 유형은 발생 연령이 양봉(bimodal) 분포로서, 하나의 최고점은 아동기에 또 다른 최고점은 20대 중반이다. 이런 하위 유형은 성비(sex ratios), 가계에 따라 몰려있는 패턴(familial aggregation pattern), 그리고 발생 연령의 측면에서 광장공포증이 수반된 공황장애와 비슷한 것으로 보인다.
기타의 유형(Other type): 두려움이 기타의 자극에 의해 촉발된 경우. 이런 자극에는 숨이 막히거나, 토하거나, 또는 질환에 걸리게 하는 수도 있는 상황에 대한 두려움이나 이런 상황을 회피하는 것; "빈 공간(space) 공포증(즉, 벽이나 몸을 지탱해주는 그 밖의 수단으로부터 떨어지면 쓰러질까봐 두려워함)"; 그리고 아동이 큰 소리나 특이한 옷차림을 한 인물(costumed characters)을 두려워하는 것과 관련될 수 있다.

*『DSM-IV-TR』(151)의 진단기준에서 번안함.

높은 곳(고처)에 대한 두려움 또한 또 다른 흔한 공포증인데, 이 두려움은 전적으로 비현실적인 것일 수 있다. 당사자는 떨어져도 다치지 않을 정도로 땅에서 충분히 가까운 곳에 있어야 할 필요가 있을 수 있다. 공포증이 있는 어떤 사람들은 (옆이 닫혀 있지 않은) 열려진 계단(open stairwell)을 보면 계단을 걸어내려 오지 못하기도 한다. 또 어떤 사람들은 2층 이상의 높이에서 창문 밖을 내려다보지 못하기도 하는데, 특히 창문이 바닥에서 천장까지 나 있을 때에 그러하다. 또 다른 사람들은 다리를 차를 타고 건너갈 수는 있을지언정, 걸어서는 다리를 건너지 못하기도 한다.

표 4.4 사회공포증의 진단 기준

A. 친밀하지도 않은 사람들에게 노출되거나 타인으로부터 심사 받을 수 있는 사회적인 상황 또는 일을 수행해야 하는 상황에 대해 현저하고 지속적인 공포가 있다. 개인은 창피를 당하거나 난처해질 만한 행동을 하거나 또는 불안해하는 증상을 보이게 될까봐 두려워한다. 주의: 소아에서는 친한 사람들과 연령에 적절한 사회적 관계를 맺을 수 있는 능력이 입증되어야 하며, 불안은 성인과의 상호 관계에서 뿐만 아니라 또래와의 관계에서도 일어나야 한다.

B. 두려워하는 사회상황에 노출되면 거의 예외 없이 불안반응을 일으키며, 상황에 의해 반드시 나타나거나 상황에 의해 나타나기가 더 쉬워지는 공황발작의 형태를 취할 수 있다.
주의: 소아에서의 불안은 울음, 떼쓰는 것, 얼어붙는 것 또는 낯선 사람들과의 사회적 상황에 대한 회피 등으로 표현된다.

C. 공포가 과도하고 비합리적이라는 것을 자신이 알고 있다.
주의: 소아에서는 이러한 특징이 결여되어 있다.

D. 공포스러운 사회적 상황이나 활동 상황을 회피하려 하고, 그렇지 못할 경우 강한 불안과 고통을 경험하게 된다.

E. 공포스러운 사회적 상황 또는 활동 상황에 대한 회피, 예기 불안, 이로 인한 고통이 정상적인 일상생활, 직업적(학업적) 기능 또는 사회적 활동이나 관계 형성을 심각하게 저해하거나 공포로 인해 심하게 고통 받는다.

F. 18세 미만의 사람에서는 기간이 적어도 6개월 이상이어야 한다.

G. 공포나 회피는 물질(예: 남용 약물, 투약)이나 일반적인 의학적 상태의 직접적인 생리적 효과로 인한 것이 아니며 다른 정신장애(예: 광장공포증을 동반하거나 동반하지 않는 공황장애, 분리불안장애, 신체변형장애, 광범위성발달장애, 분열성 성격장애)로 잘 설명되지 않는다.

H. 일반적인 의학적 상태나 다른 정신장애가 존재한다면, 진단 기준 A에서의 공포는 이들과 연관되는 것이 아니어야한다. 예를 들면 두려움은 말더듬이나 파킨슨병에서의 떨림이나 신경성 식욕부진증이나 신경성 폭식증에서의 비정상적 섭식 행위로 인한 것이 아니다.

해당 여부를 명시할 것:
일반 유형(Generalized): 두려움이 대부분의 사회 상황(예: 대화를 시작하거나 지속하기, 소집단에 참여하기, 데이트하기, 권위적인 인물에서 말하기, 파티에 참석하기 등)에서 나타나는 경우.
주의: 또한 회피성 성격장애의 진단을 추가하는 것도 감안하라.

* 『DSM-IV-TR』(151)의 진단기준에서 번안함.

    사회공포증(social phobias)은 일반적으로 가벼운 정도의 손상(impairment)만 가져오는 독자적인 공포증의 또 다른 형태이다. 여기에는 공공장소에서 식사하기, 대중 앞에서 말하기, 상사로부터 지적받기, 남들이 근접해 있으면 소변보기를 두려워하는 것뿐만 아니라, 이웃 사람들이 실수하는 소리를 들을까봐 악기 연주를 두려워하는 것, 창피스러운 외모 때문에 남들 앞에서 수영하거나 옷을 벗는 것을 두려워하는 것도 있다. 사회공포증에는 두 개 이상의 공포증이 있는 경우가 종종 있다. 사회공포증의 경우에는 일반적으로 해당 상황을 완전히 회피하려고 하지는 않지만, 간혹 (그러는 과정에서) 이따금씩 극심한 지장(handicap)이 초래할 수도 한다.

표 4.5 광장공포증의 진단 기준

A. 즉각적으로 피하기 어려운(또는 곤란한) 장소나 상황에 처해 있다는 데 대한 불안, 또는 예기치 못했거나 상황이 소인이 되는 공황발작이나 공황과 유사한 증상이 일어났을 때 도움을 받기 어려운 장소나 상황에 처해 있다는 데 대한 불안. 광장공포증이 있는 개인은 특징적으로 다음과 같은 상황에 처했을 때 두려움을 느낀다. 즉, 혼자 외출한다든지, 군중 속에 있다든지, 줄을 선다든지, 다리 위에 있다든지, 버스·기차·자동차 여행을 한다든지 하는 경우이다.

B. 상황을 회피하거나(예: 여행을 제한함), 공황발작이나 공황과 유사한 증상이 일어나는 데 대한 현저한 불편감이나 불안을 참고 견디거나 동반자를 필요로 한다.

C. 불안이나 공포로 인한 회피가 다른 정신장애에 의해 잘 설명되지 않는다. 다른 정신장애란 사회공포증(예: 당황할까 두려워하는, 사회적 상황에 국한되는 회피), 특정 공포증(예: 엘리베이터와 같은 단일한 상황에만 국한되는 회피), 강박장애(예: 오염에 대한 강박적 사고를 갖고 있는 개인의 경우, 더러움에 대한 회피), 외상 후 스트레스장애(예: 심한 스트레스 유발요인과 관련되는 자극에 대한 회피), 분리불안 장애(예: 집이나 친지를 떠나는 데 대한 회피) 등을 말한다.

*『DSM-IV-TR』(151)에서 번안함.

어떤 사장의 젊은 부인은 남편의 동료들을 저녁 파티에 초대하거나 레스토랑이나 다른 사람의 집에서 열리는 파티에 참석하는 것을 거부했다. 그녀의 남편은 부인이 못 가는 것에 대해 변명을 댔지만 자신의 인생행로가 자기 부부의 사교 생활의 부족으로 인해 손상을 받을까봐 걱정했다. 처음에는 저녁 파티에 참석하는 것을 거절하는 것에 대한 그녀의 이유는 시간낭비 또는 너무 힘들다는 것이었는데, 나중에는 부인은 울면서 많이 당황해 하면서 고백하기를, 낯선 사람이 자기를 보고 있으면 음식을 먹을 수 없을 정도로 두려움을 느낀다고 실토했다. 그녀를 걱정하는 남편이 묻자, 그녀는 말하기를, 음식이 일단 자기 입 안에 들어오면 음식을 삼킬 수 없을 것 같고 그러면 이 음식을 어디로 뱉어 버려야 할지를 알지 못하는 당황스런 상황에 처하게 될까봐 두렵다고 했다. 또한 그녀는 음식을 먹다 구역질을 하거나 심지어는 토하게 될까봐 두려웠다고 했다. 그녀는 남편 앞에서는 아무런 어려움 없이 식사를 할 수 있었지만 남편에게 자신의 공포증에 대해 얘기한 후로 남편이 그녀가 식사하는 것을 보면 그녀가 곧 구역질을 하거나 토할 것이라는 생각이 들지도 모른다고 신경을 쓰게 되었다. 이때 이후로 그녀는 주방에서 혼자 식사를 했다. 결혼생활은 지속되기는 했지만, 겨우겨우 간신히 유지되는 상태였다(43).

특정 공포증 및 사회공포증과는 달리, 광장공포증(agoraphobia)은 다음과 같은 증상을 위시해서 다양한 공포증상이 결합된 복합적인 임상적 양상을 나타낸다.

1. 대중교통수단: 기차, 버스, 지하철, 비행기. 여기가 사람들로 붐빌 때면 광장공포증이 있는 사람들에게는 견딜 수 없을 정도가 될 수 있다. 버스를 타려던지 영화관에 들어가려던지 줄을 서서 기다리는 것은 대부분 좋지 않은 일이다.

2. 그 밖의 폐쇄된 장소: 터널, 다리, 승강기, 미용실 또는 이발소의 의자, 치과에서의 의자. 이러한 두려움은 밀실 공포증(claustrophobia)의 범주에 속하지만 밀실 공포증이 있는 대부분의 사람들은 단 한 개의 공포증만 갖고 있을 뿐 실제로는 광장공포증은 없다. 역설적이지만, 광장공포증이 있는 사람들은 빈 주차장과 같은 열린 공간도 무서워하는 수가 있다.

3. 집에 혼자 있는 것: 광장공포증이 있는 어떤 사람들은 항상 사람이 자기 옆에 있기를 요구해서, 친구, 이웃 및 가족을 몹시 힘들게 한다.

4. 집 또는 '안전한' 장소로부터 멀리 떨어져 있어서, 필요시 즉각적으로 도움을 받을 수 없는 것: 광장공포증을 겪고 있는 사람들은 근처 어디엔가 경찰관 또는 의사가 있다는 것을 알기만 해도 마음이 편해지는 경우가 때때로 있다.

광장공포증은 공황발작 또는 공포증 중에서 어느 증상이 우세하느냐에 따라서 3개 항목 중 하나로 분류될 수 있다: 광장공포증이 있는 공황장애(panic disorder with agoraphobia), 광장공포증이 없는 공황장애(panic disorder without agoraphobia), 공황장애의 전력이 없는 광장공포증(agoraphobia without history of panic disorder). 광장공포증은 공황장애와의 관계가 언급되지 않고 따로 떼어내면 정신과적 장애가 아니다. 이런 경우는 광장공포증이 수반된 공황장애의 일부라거나 또는 공황장애의 전력이 없는 광장공포증이라고 진단이 내려진다.

Klein과 동료들은 대부분의 광장공포증 환자들이 공포증의 발생 전에 공황발작의 전력을 보고하며, 또 다른 공황발작에 대한 예기불안 때문에 공황발작이 발생할지 모르는 장소를 회피하게 된다는 것을 관찰했다(68). 따라서 다리 공포증은 다리 그 자체를 무서워하는 것이 아니라, 다리 위에서 공황을 겪은 것에 대한 두려움으로 인해서 발생할 수 있다. 버스, 기차, 또는 비행기에 대한 공포증은 탈출이 불가능하거나 당혹스러운 교통수단 안에서 공황발작이 일어날지 모른다는 염려 때문에 발생할 수 있다.

생물학적 연구결과(Biological Findings)

지난 2세기 동안 불안증후군과 불안장애의 기원에 대한 많은 이론들이 발전되어 왔는데, 이에는 신경계통의 체질적 결함에서부터 사회적 및 심리적 요인 그리고 아주 최근에는 생물학적 가설에까지 이르렀다. 공황장애의 원인은 아직도 알려지지 않았지만, 공황장애와 연관된 생리적 비정상이 발견되고 불안상태의 신경 회로를 잘 이해할 수 있게 되어, 그 결과 불안장애의 이론적 모형이 그럴듯한 수준으로까지 정교화되게 되었다.

불안장애에 관련된 생리적 발견은 잘 축적되어 있다. 공황장애가 있는 사람들은 건강한 사람들보다 수면 중에 심장 및 호흡 상의 반응성(cardiac and respiratory reactivit)이 더 크게 나타난다(69, 88). 공황장애 또는 공포장애가 있는 사람들에게, 젖산 나트륨(sodium lactate)의 주입과 이산화탄소의 흡입은 호흡성 알카리 혈증(respiratory alkalosis)을 유도하고 뇌 젖산(lactate)을 크게 상승시키며 또한 공황발작을 유도할 수도 있다(28, 45, 47, 79). 젖산 또는 이산화탄소의 수준이 높게 되면 질식 또는 위험이 임박해온 것을 우리의 몸에 경고하기 위해 선천적인 생존 기제가 촉발될 수 있다. 연구자들은 공황장애에 있어서 이와 같은 '질식 경보(suffocation alarm)' 피드백 체계가 조절이상 상태에 빠진 것일 수 있다고 여긴다(67).

신체의 경보 체계를 위한 중계소(relay center)의 역할을 하는 신경핵(nucleus)인 청반(locus ceruleus)에 많은 관심이 집중되었다. 청반은 노르아드레날린 체계(noradrenergic system)의 주요한 부분인데, 변연계(limbic system)와 대뇌 피질(cortex)로 신호를 보낸다(project). 청반의 조절이상에 따른 활성화(dysregulated activation)는 주관적인 공포 반응과 비효율적인 보상 기제(compensatory mechanism)—주로 호흡속도(respiratory rate)에 대해서—를 일으킬 수도 있다(6, 101).

청반 신경세포의 점화율(firing rate)을 높여주는 약물들은 불안 수준을 증가시키는 반면, 이들 신경세포의 점화를 제지하는 약물들은 반대 효과를 나타낸다. 불안을 완화시켜주고 저절로 발생하는 공황발작을 방지하는 데 사용되는 여러 약물들은 또한 공황장애가 있는 환자들에게서 이산화탄소 흡입에 의해 유발된 불안 증상을 줄여주고 젖산에 의해 유도되는 공황발작을 막아준다.: 여기에는 propranolol과 같은 베타 차단제류(beta blockers), alpravolam과 같은 벤조디아제핀류(benzodiazepines), amitriptyline 같은 삼환계 항우울제(tricyclic antidepressants), paroxetine, sertraline, fluvoxamine 및 citalopram과 같은 세로토닌 선택 재흡수 억제제(serotonin-selective reuptake inhibitor, SSRI) 계통의 항우울제류(antidepressants) 등이 있다(15, 95, 117).

공황장애가 두뇌 활동의 변화와 관련이 있다는 증거는 양전자 방사 단층 촬영 (positron emission tomography, PET)을 사용한 연구에서 나왔다(17, 105, 109, 110). 젖산에 의해 유도된 불안발작을 나타내기 쉬운 공황장애 환자들은 놀랍게도 해마곁 (parahippocampal) 혈액의 흐름, 혈액의 용적, 그리고 산소의 신진대사(oxygen metabolism) 에서 비정상적인 반구 비대칭(hemispheric asymmetries)을 보이고 있다. 공황상태와 공포 상태에 관련된 신경회로에 대해 더욱 더 밝혀낸, 뇌 영상 연구들은 편도체, 해마 및 전두엽 부위에서 포도당(glucose) 대사가 증가된 것을 입증해주었을 뿐만 아니라(95), 또한 단독 경로(solitary tract; 내장감각의 입력[viscerosensory input]을 제공), 시상(thalamus; 감각[sensory] 및 청각[auditory]의 입력[input]을 제공), 그리고 해마(무서움과 연관된 기억을 제공)의 핵을 포함하는 공포 관련 연결망(fear network)에서도 그러함을 입증해주었다 (116).

도파민 수용기도 편도체에서의 흥분가능성(excitability)을 증가시키고 해마에서 명 시적 기억 연합(declarative memory associations)을 높여주는 식으로 조건화된 불안에 관여할 수 있다. 전전두엽(prefrontal cortex)의 도파민 수용기도 또한 회피 조건형성에 관여할 수 있다(95). 또 다른 두뇌 영상 연구들은 공황장애에서의 세로토닌 신경전달 체계의 조절이상에 초점을 맞추고는, 중뇌, 두정엽 및 시상에서의 세로토닌 운반체 (5-HTT) 결속(serotonin transporter[5-HTT] binding)의 감소를 입증해주었다. 이러한 비 정상적인 감소가 클수록 증상의 심각도는 더 커진다. 그러나 증상이 완화되면, 중뇌 및 일시적인 5-HTT 결속만이 정상화되는데, 이는 시상에서의 5-HTT 결속의 감소가 예기불안 또는 저변에 깔린 특질(trait) 상의 차이를 반영해주는 것임을 시사한다(86).

발달 과정(Natural History)

공황장애는 거의 대부분 30대에 시작되며, 대부분의 사례는 18세와 35세 사이에 시작된다(35, 36). 이 장애가 세대에 걸쳐서 나타난 38개의 가족을 대상으로 한 연구에서는 후속 세대에서는 발생 나이가 더 빨라진다는 것을 발견했다(평균 연령이 예전 세대에서는 37세이었는데 젊은 세대에서는 23세)(9). 공황장애는 별개의 불안발작으로 갑작스럽게 시작될 수 있으나, 최초의 불안발작이 나타나기 전부터 수년간 긴장감, 신경과민(nervousness), 피로감, 또는 현기증을 겪으면서 자신도 모르는 사이에(잠행성[insidiously]) 시작되는 경우도 있다. 어떤 환자들은 최초의 발작에 대한 정확한 시간과 상황을 기억하는 경우도 있다(예: 수업 중 발표할 때).

공병 장애가 없는 공황장애가 있는 환자들은, 증상이 경미하고 완화된 수준에서부터 극심하고 가혹한 수준까지 왔다 갔다 하면서 불규칙적으로 오르락내리락하는 것이 특징이다(145). 증상이 변동하는 것은 환자가 스트레스를 받는다고 해석하는 사건 및 상황과 연관이 있을 수도 있거나 없을 수도 있다.

공황장애 환자가 처음으로 의료진을 찾아왔다고 해서 항상 도움이 되는 것이 아니다. 환자들은 심장병이 두려워서 심장호흡계 증상을 의사에게 호소하는 것이 보통이다. 공황장애의 발달 과정을 잘 모르는 의사들은 이 환자들을 관련 전문의에게 의뢰하고 환자들에게 한도에 이르도록 힘을 쓰지 말라고 경고하여 환자의 두려움을 강화시키는 수가 있다.

공황장애 환자들에게서 신체증상은 심폐 계통에만 국한되는 것이 아니다. 어떤 환자들은 '과민성 결장(irritable colon)' 또는 과민성 대장(irritable bowel)의 증상을 보인다(56, 76, 77). 이런 환자들은 통상 위내장 전문의(gastroenterologist)를 찾아간다. 이들이 가장 흔히 제시하는 증상은 복부 경련(abdominal cramping), 설사(diarrhea), 변비(constipation), 메스꺼움(nausea), 트림(belching), 가스(flatus), 그리고 때로는 구조적인 대장 질환에 대한 객관적 증거가 없는 삼킴 곤란(dysphagia)이다. 그러나 공황장애는 이런 통증과 관련된 유일한 정신과 장애는 아니며, 주요 우울장애 및 신체화 장애에서도 이와 비슷한 증상을 보일 수 있다(90, 96). 또한 공황장애 환자들은 근육통, 현기증, 피로, 그리고 통증을 포함하여 위내장 계통이 아닌 증상을 많이 보이며(56, 77), 다른 신체 계통에서 병리가 파악되지 않은 진단(흔히 '기능적' 장애['functional' disorders]라 불림)을 받는 경우도 있다. 여기에는 섬유근육통, 만성 피로 증후군, 편두통, 과민성 대장 증후군(irritable bowel syndrome)과 같은 것이 있다(53, 76, 93, 124, 128).

공황장애가 오래전부터 만성적인 장애로 여겨져 왔지만, 최근의 종단 연구에서는 공황장애가 균일하게 만성적이고 진행성인(progressive) 장애라고 입증되지 않았다(58). 423명의 공황장애 환자들을 평균 4년간 추적조사한 연구결과에서는 그중 31%가 충분히 증세완화가 되고는 아주 잘 유지되고 있었고, 19%는 극심한 만성적 경과를 겪고 있었으며, 그리고 25%는 일화 사이사이에는 공황이 없는 경과를 밟고 있는 것으로 밝혀졌다(58). 77명의 공황장애 환자들에 대한 8년간에 걸친 좀 더 긴 기간의 추적조사 결과에서는, 공황장애만 있는 환자들의 2/3 그리고 공황장애 및 광장공포증이 있는 환자들의 1/3 이상이 공황장애로부터 증세가 완화된 것으로 나타났다(146). 이보다 더 길게 12년간에 걸친 추적조사 연구에서는, 광장공포증이 없는 50명의 공황장애 환자들을 광장공포증이 있는 244명의 공황장애 환자들의 경과와 비교했다. 지표가 되는 일화(index episode)로부터의 회복 면에서, 광장공포증이 없는 환자들은 82%에 도달했고 광장공포증이 있는 환자들은 48%였다(19). 이 장애로부터 회복된 환자들 중에서 절반을 약간 넘는 숫자는 추적조사 기간에 재발을 겪었는데, 이 재발률은 공황장애만 있는 집단 그리고 공황장애 및 광장공포증이 있는 집단에서도 비슷하였다.

광장공포증은 통상적으로 20대 중반 또는 후반에 발생하며, 18세 전이나 35세 이후에는 거의 발생하지 않는다(59). 첫 번째 불안발작은 근심 및 불행을 배경으로 하여 일어나는 경우가 종종 있다: 직장에의 불만족, 가정의 위기, 심각한 의료 질환, 가족의 죽음 등. 그럼에도 불구하고 광장공포증이 있는 사람들은 첫 번째 불안발작을 공황의 발생을 정당화해줄만한 특정 스트레스와 같은 연관시키지 않는다. Isaac Marks는 다음과 같이 한 환자의 말을 인용하고 있다(83):

나는 저녁에 어떤 요리를 할지 생각하며 버스 정류장에 서있었는데, 갑자기 무서워졌고 (panicky) 땀이 났으며, 무릎이 힘이 빠지는 것 같아 나는 가로등에 붙어서 내가 죽는 것이 아닌가 두려워했다. 나는 버스를 탔는데 극도로 신경과민(nervous)해졌지만, 비틀 거리면서 간신히 집에 도착하기는 했다. 그 이후로 나는 길거리로 나가는 것을 좋아하지 않았고 다시는 버스를 타지 않았다.

특정 공포증과 사회공포증은 광장공포증보다 일찍 발생한다. 특정 공포증은 거의 대부분 아동기에 일어난다(64). 사회공포증의 대부분은 사춘기 또는 20대 초반에 처음으로 일어난다. 사회공포증이 사춘기 이전이나 35세 이후에 발생하는 일은 드물다(138). 남성보다는 여성에게 더 많이 발생하는 특정 공포증 및 광장공포증과 달리, 사회공포증은 남녀가 거의 비슷하게 나타난다(138). 대부분의 사회공포증은 수개월에 걸쳐서 발달하는데, 어떤 뚜렷한 촉발 사건이 없이 시작해서, 수년간 안정화 단계를 거쳐서 중년기에는 그 정도가 점차 줄어든다.

특정 공포증은 아동기와 초기 사춘기에 시작되는데 점차 약해지다가 결국에는 사라지는 경향이 있어서, 대략 절반 정도가 5년 이내에 소멸된다(1). 사춘기 이후에 시작되는 공포증은 환자의 약 1/3에서는 더 오래 지속되고 점점 악화된다. 성인기에까지 지속되는 특정 공포증은 완화될(remission) 가능성이 약 20%밖에 안 된다(4). 사회공포증에 대한 추적조사 연구에서는 더 만성적인 경과를 밟는 것으로 입증되었다: 환자의 약 1/3만이 5~8년 후에 증상이 경감되었다(87, 146). 일찍 발생한 (early-onset) 사회공포증은 나중에 발생하는(later-onset) 사회공포증에 비해서 증상이 더 심하고 오래 가는 것으로 보인다(62).

공황장애 및 공포장애의 치료 성과는 정신과적 장애의 동반 여부에 따라서 달라질 수 있다. 공황장애 환자들 중에서, 주요 우울증이 동반되면 회복률이 대략 절반 정도로 감소하며 재발률은 거의 두 배가 된다(19). 성격장애는 사회공포증이 있는 141명의 환자들 중 1/3 이상에서 관찰되고 공황장애가 있는 386명의 환자들 중 약 1/5만이 관찰되는데, 사회공포증의 경우에는 좀 더 만성적인 경과를 보여주는 것과 연관되었지만 1~5년간의 추적조사 기간에 걸친 공황장애에서는 그렇지 않았다(87). 남성과 여성은 공황장애 및 공포장애의 치료 성과는 성공이나 실패에서 거의 비슷한 것으로 나타났다(145).

합병증(Complications)

우울증은 공황장애에서 가장 흔한 합병증이다. 공황장애 환자의 절반이 주요 우울장애(major depressive disorder)가 동반됨을 겪는다(12). 이 두 장애 중 첫 발생시에 어느 장애가 먼저 나타나는지는 전혀 알 수 없다(34, 120).

주요 우울증이 공황장애에 자주 동반하기 때문에, 공황장애가 주요 우울장애의 변형 또는 말초현상이 아닌가 하는 의견이 있었다(34). 이 두 조건은 항우울제를 써서 증상이 경감된다. 이 두 장애가 동일한 질환이라는 것에 반대하는 주장은 다음과 같다: (1) 공황장애는 주요 우울장애보다 발병 나이가 이르다. (2) 공황발작은 젖산 나트륨의 정맥주사에 의해서 저절로 공황발작을 일으킨 전력이 있는 사람들에게서 통상 촉발될 수 있으나, 이는 우울증이 있는 통제집단에서는 드물게 일어난다(103). (3) dexamethasone 억제 실험(dexamethasone suppression test)에서의 억제가 안 일어나는 경우는 주요 우울장애 환자들의 약 절반 정도에서 나타나지만, 저절로 공황발작이 일어난 사람들에게서는 드물다(21).

사회공포증이 있는 사람들에게서는 정신과적 장애가 80% 정도 동반되어 나타나는 것으로 예상된다. 주요 우울장애, 공황장애, 그리고 약물 사용 장애(substance use disorders)가 사회공포증에 흔히 동반된다(75). 반면에, 특정 공포증은 정신과적 장애가 동반될 확률이 훨씬 적다(59).

역학 연구에서 나온 축적된 증거들은 공황장애 또는 공포장애가 있는 사람들에게서 알코올 문제가 확실히 많다고 입증해주고 있으며, 역으로 알코올 사용 장애가 있는 사람들에게서는 공황장애 또는 공포장애의 유병률이 높음을 보여주었다(27, 92, 127). 이와 같은 연관성에 대한 가능한 인과관계 해석은 세 가지가 있다: (1) 불안 증상이 알코올 문제를 이끌어낼 수 있는데, 이는 아마도 불안 증상에 대해 알코올로 '자가 투약(self-medication)' 하는 가설적인 과정을 통해서 일어날 가능성이 있다. (2) 불안이 알코올 사용이나 금단에 의해 유도된 신경과적 변화 때문에 나타날 수 있다 (많은 알코올 중독자들이 특히 술에 취했을 때 공황발작을 나타내는 것이 관찰되었듯이); 또는 (3) 알코올과 불안 문제 사이에는 직접적 인과관계는 없겠지만 어떤 공통된 유전적 취약성과 같은 그 밖의 요인과의 연결을 통해서 간접적으로 연관이 있을 수 있다(27).

인과관계의 방향성은 발생 시기가 순서에 맞지 않는다면 이론적으로 불가능하다 (92). 달리 말하면, 알코올 장애의 발생이 항상 불안장애에 앞서서 나타난다면, 알코올 장애는 불안장애의 결과라고 할 수 없다. 연구결과에 따르면 공포장애의 발생이 알코올 사용 장애의 발생 시기보다 거의 항상 앞서는 것으로 밝혀졌다(75, 92, 127). 공황장애와 알코올 사용 장애의 발생 시기의 선후에 관한 연구결과는 일관성이 적다. 물론 공황장애가 알코올 문제보다 뒤처지기보다는 약간 더 앞서는 경향이 있다 (27). 그러나 시간적 방향성이 꼭 인과관계를 의미하는 것은 아니다. 공황장애가 알코올 장애보다 먼저 발생시, 공황이 알코올 문제를 촉진할 수도 있으며, 그리고 알코올 문제가 먼저 발생할 시에 이는 공황을 촉진시킬 수도 있다(27). 약물 남용도 공황장애의 합병증으로 발생할 수 있는데, 의사가 좋은 의도로 약물 복용 습관이 형성되도록 열성껏 처방해서 공황장애의 합병증으로 나타날 수 있지만 드물게 발생하는 일이다.

공황장애는 수명 단축과도 관련이 있다. 공황장애가 있는 남성은 예상되는 사망률이 2배나 높은데, 주로 심장혈관계 질환 그리고 자살에 기인한다(26, 46). 심장박동 변동성(heart rate variability)의 감소는 공황장애가 있는 환자들에게서 잘 나타나는데 (143), 심장에서의 교감신경계 활동이 상승되었다는 지표로 간주되며 이런 사람들의 심장 정지(cardiac mortality)의 위험을 높이는데 기여할지도 모른다(143, 144). 그러나 공황장애 그 자체 또는 다른 무엇인가가 심장혈관계의 죽음(cardiovascular death)의 위험성을 높여주는지는 연구결과로는 아직 결정되지 못했다(40, 74). 또한 공황장애는 다른 심장 위험 요인(cardiac risk factor), 즉 콜레스테롤 수준이 높은 것과도 연관되어 있는데, 이런 관계에서 인과관계의 방향은 불명확하다. 콜레스테롤의 수준은 공황 증상의 심각도와 관련이 없으며, 공황장애 증세가 경감이 되어도 변화하지 않는다 (142). 공황장애와 자살 기도(suicidality) 사이에 상관이 있음이 종종 기술되어 왔는데 (65), 이에 대한 논란은 오래된 것이다. 최근의 연구에서는 자살 기도와 공황장애 사이에 연관이 있어 보이는 것은 주요 우울증 같은 동반된 정신과적 장애가 있기 때문인 것으로 설명될 수 있음을 밝혀주었다(33). 자살은 주요 우울증 그리고 알코올 사용 장애와 같은 정신과적 동반 질환이 없는 환자에게서는 공포장애의 합병증으로 나타나는 것이 아닌 것으로 보인다(75).

공황장애가 있는 사람들 중 상당수는 기능을 잘 발휘하며 만족스러운 삶의 질을 경험할 수 있지만, 이 장애는 다양한 수준의 무능력(disability)과 관련될 수도 있다. 공황장애 및 광장공포증이 있는 72명의 외래환자를 대상으로 한 연구에서는, 15%는 일하는 것이 전혀 불가능하다고 보고했으며, 또 다른 46%는 직장에서의 기능수준이 의미 있게 손상되었다고 보고했다(73). 회피행동을 보이는 환자들은 직업 기능에서 가장 큰 손상을 보였다. Rubin과 동료들(115)은 공황장애 환자가 매년 39일간에 해당하는 기능 손상을 보인다는 것을 발견했는데, 이는 인슐린 비의존형 당뇨병 (non-insulin-dependent diabetes) 환자의 경우와 비슷한 수준이었다. 일반적인 모집단 (general population) 자료에서는, 공황장애의 진단을 받으면 무능력으로 인한 복지 혜택을 받기 시작할 가능성이 5.2배 증가하였다(70). Carpiniello와 동료들(20)이 연구한 85명의 공황장애 환자들 중에서, 60%는 일상생활을 영위하는 데 상당한 어려움을 호소했으며 40%는 삶의 질에 대해 불만이 있음을 토로하였다. 광장공포증이 동반된 환자들은 공황장애만 있는 환자들에 비해서 무능력의 수준이 더 컸다. 특이하게도, 증상의 심각도는 무능력의 수준과 관련이 없었다. 다른 연구에서는 동반된 정신과적 장애, 성격의 비정상성, 연령의 증가, 그리고 학력 저하가 공황장애 환자에서의 기능수준 상의 손상이 더 큰 것과 관련이 있음을 입증해주었다(52).

몇 년이 지나면, 공황장애와 관련된 기능상의 무능력은 없어질 수도 있다. 공황장애 환자에 대한 11년간의 추적조사 연구에서, Swoboda와 동료들(130)은 환자의 33%가 장애로부터 증세 경감이 있었으며 90%는 가정생활 또는 직장 생활에서 무능력의 수준이 단지 경미하거나 또는 전혀 없었다. 그러나 2/3는 주목할 만한 사회적 무능력을 보여주었는데, 이는 직장과 가정에서는 기능을 잘 발휘하더라도 환자의 삶의 질에는 중요한 영향을 미침을 시사해준다.

사회공포증은 학력의 저하 그리고 10대에 출산 및 부부간 폭력에 노출될 가능성이 높은 것과 관련이 있다(62). 또한 성적 부적응(sexual maladjustments), 이를테면 오르가즘을 경험하지 못하는 것 같은 것도 광장공포증 및 사회공포증의 합병증으로 알려져 있다(16). 이상하게도, 성적인 어려움은 종종 공포증상보다 먼저 일어난다. 별개의 개별적인 공포증(isolated phobias)에서는, 무능력의 수준이 경미한 경향이 있고, 무서워하는 대상 또는 상황에 대한 반응으로만 국한된다. 특정 공포증 환자의 약 20%는 이 문제로 인해서 직장 또는 사회적 기능이 손상을 받고 있다.

광장공포증은 공포장애로 인해 가장 크게 무능력하게 된 상태로 간주된다. 심할 경우, 광장공포증은 심한 정신분열증만큼 무능력 상태에 빠질 수 있지만, 만성 입원이 요구되지는 않는다. 이런 환자들은 때로는 한 번에 수개월 또는 수년간 집을 못떠나기도 한다. 극단적인 사례에서는, 환자들은 방 한 칸에 틀어박혀 있거나 또는 대부분의 시간을 침대에서 보내기도 한다. 심지어 경미한 사례에서도 친구와 이웃을 방문하지 못하거나 또는 가족과 함께 외출하는 것을 하지 못하는 등 사회적 기능이 제한되어 있다. 광장공포증이 있는 사람들은 다른 사람을 시켜서 쇼핑하거나 자녀를 학교로 보내기도 한다. 이들은 치과에 가는 것을 미루며 이발을 스스로 하는 경우도 있다. 다행히도, 가용한 치료법—행동치료와 약물치료—은 많은 이들에게 고통을 경감시켜주고 있다(임상적 관리의 절을 보시오).

가계 및 유전 연구(Family and Genetic Studies)

공황장애는 놀랄 정도로 가계를 통해 내려오는 조건(condition)이다(38, 42, 122). 공황장애가 있는 사람의 친척은 일반인 전집(general population)과 비교했을 때 공황장애가 발달할 가능성이 3~17%나 더 높다(38). 쌍둥이 연구에서는 이란성 쌍둥이에 비해서 일란성 쌍둥이 사이에서 공황장애의 일치율이 훨씬 더 높은 것으로 밝혀졌다(38, 102). 이런 연구결과는 유전적 소인이 있음을 뒷받침해준다.

또한 공포증이 유전되는 것인지를 규명하려고 한 연구들에서도 가계에 따라 모여있는 것(familial aggregation)의 증거를 제공해주었다(51, 59, 81, 122). 수많은 쌍둥이 연구에서는 공포증에 대한 유전-양육(nature-nurture)의 논쟁을 해결하려고 했으며, 가장 큰 연구에서는 2,000명 이상의 쌍둥이를 면접했는데, 여러 가지 공포증에 대한 유전 가능성의 정도가 다양한 것을 보여줬다(59). 광장공포증은 유전 가능성이 가장 높음이 입증되었으며 특정 공포증은 공포장애 중 유전 가능성이 가장 낮은 것으로 나타났다. 사회공포증은 유전 가능성 면에서 광장공포증과 특정 공포증 사이의 중간에 있었다.

Smoller와 Tsuang(122)은 공황장애와 광장공포증이 있는 환자들의 가족에게서 공황장애와 광장공포증 사이의 관계에 대한 연구를 개관했다. 공황장애가 있는 유전발단자(probands)의 친척들은 공황장애의 위험도가 높음을 보여주었지만, 광장공포증에 대한 위험도는 일관성이 없었다. 광장공포증이 있는 유전발단자의 친척들은 광장공포증과 공황장애 모두의 위험도가 높아진 것으로 보인다. 이런 결과는 광장공포증을 공황장애의 하나의 하위 유형으로 개념화하는 것을 뒷받침하지 않는다.

공황장애와 주요 우울증(major depression)은 가계를 통해서 내려온다(family transmission)는 점에서 중복되는 것으로 보인다(60, 80). 그러나 일차적인 주요 우울증(primary major depression)만 있는 환자들은 친척들 중에서 주요 우울장애의 비율이 증가하였지만, 친척들 중에서 공황장애의 비율은 그렇지 않았다. 역으로, 공황장애가 일차적으로 있고 부차적으로 우울증이 있는 환자는 가족 구성원들 중에서 공황장애의 비율은 증가하였지만 주요 우울장애는 그렇지 않았다(34, 134). 이 발견은 공황장애와 주요 우울증이 상대편 장애에 수반되는 현상 또는 합병증일지도 모른다는 견해에 모순되며 또는 동반된 주요 우울장애 및 공황장애가 가계를 통해서 전달된 별개의 증상일 수 있다는 견해를 뒤흔드는 것이다.

공황장애 및 광장공포증이 있는 환자는 통제집단에 비해서 1급(first-degree) 가족 구성원 중에서 알코올 중독의 비율이 더 높다.

감별 진단(Differential Diagnosis)

공황장애의 진단을 내리려면 유사한 증상을 일으키는 의학적 상태(medical conditions)가 확실히 배제되어야 한다. 공황장애의 증상과 유사한 증상을 일으키는 의학적 질환에는 심부정맥(cardiac arrhythmias, 특히 발작성 심방빈맥[paroxysmal atrial tachycardia]), 협심증, 만성 폐쇄성 폐 질환, 천식, 갑상선 기능 항진증(hyperthyroidism), 크롬 친화성 세포종(pheochromocytoma)이 있다(120). 공황장애의 일부로서 발생하는 심계항진(heart palpitations)과 흉부통증(chest pain) 같은 증상들은 일차적 심장병(primary cardiac disorder)의 양상과 쉽게 구분되지 않는다(120).

많은 공황장애 환자들은 처음에는 응급실이나 그 밖의 의료기관을 찾아서 치료를 받으려고 한다(54). 불행하게도, 특정 진단명으로서의 공황장애에 익숙하지 않은 임상가들은 그 증상을 신체적 상태로 인한 것이라고 잘못 판단할 수 있다. 흉부 통증으로 응급실에 온 환자들을 대상으로 한 캐나다의 연구에서는 공황장애의 98%가 이곳에서 제대로 인식되지 못하는 것으로 나타났다(78).

흉부 통증의 전력이 있다고 호소하는 사람들은 다른 사람들에 비해서 공황장애의 유병률이 4배나 높다(54). 그러나 공황장애가 있다고 해서 심장병의 가능성이 배제되지는 않는다: 관상동맥질환 집중치료 병실에 입원된 공황장애 환자의 21%가 심근경색(myocardial infarction)을 포함하는 의학적 문제가 발견되었다(120). 급성 관상동맥 치료차 입원한 환자로서 심장에 대한 정밀검사 결과 음성으로 나타난(negative cardiac workups) 환자 중 절반 이상은 공황장애가 있었다(120). 흉부통증으로 병원 응급실에 온 환자들에게서 공황장애와 연관된 것으로 확인된 변수가 5가지가 있었다: (1) 관상동맥질환이 없음, (2) 흉부 통증이 불규칙적인 것, (3) 여성, (4) 나이가 젊은 것, (5) 높은 수준의 불안을 호소하고 있는 것.

신체화 장애(somatization disorder)는 과민성 장 증후군이 있는 환자 중에서 1/3 또는 그 이상이나 많이 나타날 수 있으며, 신체화 장애 때문에 과민성 장 증후군이 있는 공황장애처럼 정신과 장애가 외견상 연관되어 있는 것일 수 있다(96, 132, 136). 신체화 장애가 있는 환자들은 의학적으로는 설명되지 않는 다중적 증상을 다중적 신체 기관에 걸쳐서 신체적 및 심리적 측면 모두에서 나타나는 것을 호소하기 때문에, 공황 증상과 위내장계 증상이 모두 동시에 나타난다고 호소하는 것은 이런 환자들에게서 흔히 일어날 수 있다.

공황장애를 시사하는 증상에 대해서 신체적 원인을 어디까지 찾아야 되느냐 하는 것은 임상적 판단에 달려 있지만, 이를 위한 검사와 원인규명을 하는데 종종 상당한 비용과 노력이 든다. 약물 투여의 비용 대비 효과에 관한 한 개관연구(pharmacoeconomic review)에서는 공황장애 환자에 대해 1년 동안 의학적 처치의 비용이 평균 1,100달러 이상인 것을 밝혀내었는데, 이는 같은 기간 동안에 사회공포증 치료에 대한 건강보험 비용의 약 5.5배, 그리고 같은 기간 동안의 통제집단의 건강보험 비용의 10배나 되었다(48). 한 연구에서는(98), 공황장애 환자들이 평균 5회의 실험실 검사와 2번의 전문의로부터의 진찰을 받았다. 이 연구자들의 해설에 따르면, "이런 일은 이상한 것이 아니다. 왜냐하면 대부분의 환자들은 자신의 질환이 정신과적인 것이라고 생각하지 않고, 자신이 진단할 수 없는 신체적 상태로부터 고통을 겪고 있다고 생각한다. 이는 거의 필연적으로 자신의 증상 호소에 대한 기질적 원인을 찾게끔 된다. 때때로 이렇게 원인을 찾는 것은 의사가 더 나은 판단으로 정신과로 의뢰하려는 것을 받아들이지 않고 이루어진다. 전문가의 조언에도 불구하고, 환자들은 대부분 계속 요구하는 태도를 보이며 쉽게 만족하지 않는다. 한 환자의 말은 이런 많은 환자들의 태도를 잘 보여주고 있는데, '나는 내가 이해하지 못하는 것에 대해서 듣고 싶지 않아요. 나는 의사가 무엇인가를 찾아주기를 원해요.' 또 다른 환자는 말하기를, '내가 신경과민인 것을 나도 알고 있어요. 나는 항상 신경과민 상태였지만, 그것이 잘못된 것이라고 내게 말하려고 하지 마세요.'"

공황발작에는 과잉호흡(hyperventilation)이 동반될 수 있는데, 과잉호흡은 역으로 공황증상을 더 악화시키게 된다. 공황증상은 pCO2가 낮아지면 발생할 뿐만 아니라 젖산의 상승과 같은 다른 화학적 변화가 있을 때도 나타날 수 있다. 하품이나 한숨을 5회 깊이 들이쉬는 것은 pCO2를 변화시켜서 특징적인 증상을 일으키는 데 충분할 수 있다(24): 즉, 뇌 산소 부족증(cerebral hypoxia), 뇌파가 느려지는 것, 그리고 호흡성 알칼리 혈증(respiratory alkalosis)이 발생하고, 이는 역으로 근육 강직성 경련(tetany)을 일으킬 수 있다. 뚜렷한 것은, 어떤 사람들은 다른 사람들보다 과잉호흡의 영향에 더 취약하다. 그러나 과잉호흡 증후군이 별개의 장애로서 존재한다는 것은 확인된 적이 없다. 신체화 장애 또는 주요 우울장애와 같은 정신과적 상태가 주요한 일차적 장애일 수 있고, 과잉호흡 또는 공황발작은 부차적으로 발생하는 것일 수 있다.

공황발작은 어떤 정신과적 질환에서도 그 일부로서 나타날 수 있다. 공황발작은 주요 우울장애, 강박장애, 공포장애, 신체화 장애, 그리고 알코올 중독에서도 흔히 나타난다. 마찬가지로, 공포 증상도 공포장애에만 국한되지 않으며, 많은 그 밖의 정신과적 장애에 동반될 수 있다.

불안 증상을 평가할 때 아마도 가장 흔히 저지르는 실수는 주요 우울장애를 간과하는 것이다. 여러 요인들 중에서도 기분장애의 가족력이 있으면 불안 증상이 있는 환자가 불안 장애라기보다는 불안 양상(anxious features)이 수반된 주요 우울장애를 갖고 있을 가능성에 유의해야 한다. 또한, 40세 이후에 불안이 처음 시작된 경우는 공황장애의 증상이라기보다는 우울 증후군의 일부로 나타난 경우가 많다. 공포장애 또는 공황장애의 전력이 기록으로 잘 입증된 환자들에게서, 전 범위에 걸친(full range) 기분 증상이 수반된 주요 우울 일화가 발달하는 것은 흔한 일이며, 이런 일화는 공포증 또는 공황 증상이 주목할 만하게 나타났던 과거력을 제외하고는 주요 우울장애와 구분되지 않는다. 이런 우울증 일화는 아마도 '이차적(secondary)'인 것으로 간주되어야 할 것이다(장애를 이렇게 구분하는 것이 원인이 다르다는 것을 함축하는 것은 아님). 역설적으로, 주요 우울증은 일화의 일부로서 공황발작 또는 사회상황이나 질병을 무서워하는 것 같은 공포증의 속성이 동반되는 경우가 드물지 않아서, 임상가들이 주요 우울장애를 제대로 판단하지 못하게 될 가능성이 있다.

대부분의 신체화 장애 환자들은 불안과 관련되어 상당한 문제가 있음을 인정한다. 신체화 장애는 잦은 입원 및 수술과 함께 광범위한 의학적 증상을 호소하는데, 이는 공황장애 및 공포장애에서는 흔히 일어나는 일이 아니다. 공황장애 및 공포장애 환자들은 다른 사람들에 비해서 입원과 수술을 더 자주 하지는 않는다. 감별하기 위한 주요 특징은, 증상을 고찰할 때 모든 영역에서 극적인 양상을 띠고(dramatic) 의학적으로는 설명할 수 없는 증상을 호소하는 것이 공황장애 및 공포장애의 특징은 아니라는 것이다. 이는 신체화 장애의 경우와 마찬가지이다. 더욱이, 성적인 증상과 월경 관련 증상을 호소하는 것 그리고 전환 증상(설명되지 않는 신경과적 증상호소)은 신체화 장애에서는 흔하지만, 공황장애나 공포장애가 있는 환자들에게서는 자주 나타나지 않는다.

공황장애, 공포장애, 그리고 강박장애는 서로 구분해내기가 어려울 수 있다. 세 상태는 모두 생애 초기에 시작되며 만성적이지만 때로는 출렁거리는(fluctuating) 경과를 보인다. 공포증이 공황장애에 동반되는 경우는 자주 있다. 공포장애와 공황장애를 구분하는 것은 공포증의 우세한 임상적 양상이냐의 여부에 달려 있다. 공황장애에서 가장 눈에 띄는 양상은 주관적 두려움에다가 심장호흡계 증상이 동반되는 외부 상황과는 관계가 없는 불안발작이다. 또한 공포증과 공황발작은 강박장애에서도 자주 나타난다. 강박장애는 공포증이나 공황장애에서는 나타나지 않는 강박증상과 확인행동(checking) 그리고 숫자 세기와 같은 강박적 의식행위(compulsive rituals)를 눈에 띄게 나타낸다. 반추(ruminations)와 강박행위(compulsions)는 공황장애가 있는 환자들에게서는 경미하거나 불완전한 형태로 나타날 수 있지만, 특징적이라고 할 정도로 심하지는 않다.

공황장애는 외상 후 스트레스장애로 오해할 수 있다. 공황장애는 생명을 위협하는 사건에 노출되었을 때 가장 촉발되기 쉬운 상태에 속하지 않는다(97). 한 일련의 연구(91)에서는, 생명을 위협하는 사고를 당한 적이 있는 환자들이 그 뒤에 오랜 기간(6개월에서 3년까지) 부유하는 불안(자유롭게 떠다니는 불안[free-floating anxiety]), 근육의 긴장, 성마름(irritability), 집중력 저하, 사고에 대한 반복되는 악몽, 사회적 위축(social withdrawal)을 겪었다. 그러나 어떤 환자도 전형적인 공황장애의 핵심 특징인 심장호흡계 또는 다른 자율신경계 증상을 겪지 않았다.

과도한 걱정을 갖고 있는 사람은 때때로 범불안장애(일반화된 불안장애[generalized anxiety disorder])로 진단되기도 한다. 용어의 원래 뜻에도 불구하고, 범불안장애에서는 직장이나 학교에서의 어려움과 같은 특정 사건에 대한 불안도 나타내는 경우가 종종 있다. 당사자는 안절부절못하고(restless), 쉽게 피로해지며, 자극과민성이 있으며(irritable), 집중하기 어려울 뿐만 아니라 수면의 어려움도 겪을 수 있다. 범불안장애에서 무서움(통상 만성적임)은 그 대상이 다르고 회피행동이 없다는 점에서 공포증과는 구분될 수 있다. 범불안장애가 약 5%의 사람들에게서 생애의 어느 때인가 한 번쯤은 나타난다고 하지만(139), 그 진단의 타당성과 신뢰성은 여전히 의문시되고 있다.

공포증과 유사한 증상이 정신분열증(schizophrenia)에서 나타날 때에는, 기괴한 양상을 띠며 병식(insight)이 결여되어 있는 것이 보통이다. 공황발작은 간혹 가다 정신분열증 환자에게 나타나는데, 특히 정신증이 악화되어 있는 동안에 그렇다.

임상적 관리(Clinical Management)

공황장애의 경우에 정신과로 의뢰하는 것은 환자의 주치의가 그 장애를 정확하게 진단했고, 그 장애의 발달 과정을 잘 이해하며, 그 장애에 대해 환자와 잘 대화할 마음이 있는 경우라면 거의 필요하지 않다. 환자에게 신체적인 이상은 없다고 말해주는 것만으로는 일반적으로 충분치 않다. 어떤 환자들은 자신의 증상이 '심리적(psychological)'인 것일 수 있다는 말에 분개하기도 한다. 다른 환자들은 자신이 중병을 갖고 있다고 계속 믿는다. 환자의 주치의는 무언가가 잘못되었다는 것에 동의해야 하며 증후군을 일반인들의 말로 쉽게 설명해야 한다. 많은 환자들은 이런 설명에 안도를 하며 그 뒤에 안심시키는 말을 받아들이게 된다.

위에서 언급했듯이, 위내장계 또는 근육골격계 증상을 호소하는 일부 환자들은 공황장애의 기준에 부합된다. 이런 경우에는, 치료는 밑에 깔려 있는 장애—공황장애—에 일차적으로 초점을 맞추고, 제시하는 신체적 증상호소를 이런 맥락에서 살펴보며 가능한 한 조심스럽게 다루어야 한다. 그러나 이런 과정에서 임상가는 철저한 정신과적 평가를 실시해서 환자가 불안장애인지 또는 불안 증상이 주요 우울증이나 신체화 장애 같이 다른 정신과적 장애의 증상인지를 결정해야 한다.

1960년대, 뉴욕에 있는 Klein과 동료들(66), 그리고 영국에서 Marks와 동료들(82)은 항우울제(antidepressants)가 공황발작을 막아주는 것을 발견했다(99). 뉴욕 연구팀은 imipramine에, 영국 연구팀은 monoamine oxidase 억제제(monoamine oxidase inhibitors: MAOIS)에 초점을 두었다. 이 두 종류의 약물은 모두 공황발작을 방지하는 데 비슷한 효과를 나타냈다. 물론 약물치료가 중단된 후에도 완화(relief) 효과가 지속되느냐에 대해서 의견의 불일치가 있었고, 지지요법이나 행동요법이 약물의 효과를 증대시키는 데 어떤 역할을 하느냐에 대해서 의견의 불일치가 다소 있었다. 선택적 SSRI 항우울제(selective SSRI; 예: fluoxetine, paroxetine) 및 세로토닌-노에피네프린 재흡수 억제제(serotonin-norepinephrine reuptake inhibitor: SNRI; 예: venlafaxine) 항우울제(antidepressants)와 다른 '신세대' 항우울제('newer generation' antidepressants; 예: mirtazepine)는 똑같이 효과가 있었고(equally effective), 더 잘 견디어 내며(better tolerated), 더 안전했다(8, 37, 104, 149). 이런 약물들의 주요 부작용은 위내장계 증상, 두통, 그리고 진정작용(sedation)이 나타나는 것인데, 특히 치료 초기에 그러하다. 또한 성기능부전 및 불안의 증가도 나타나지만, 이런 부작용은 투약 용량을 조심스럽게 늘리고 환자에게 주의를 기울이면 관리할 수 있다(11, 104). 이러한 이유 때문에, SSRI는 공황장애와 광장공포증 치료 시 표준이 되었다(18, 104). 그럼에도 불구하고 벤조디아제핀만을 단독으로 투여하는 치료(benzodiazepine monotherapy)가 일반적인 치료에서는 공황장애의 치료 시 가장 널리 쓰이고 있다(104, 129).

벤조디아제핀(benzodiazepines)은 공황발작을 예방하는 데 효과적이지만, 많은 양을 투여하는 것이 필요할 수 있다(39, 129, 147). 이런 종류의 약물은 이미 진행되고 있는 공황발작을 충분히 경감시킬 정도로 신속하게 작용하지 않는 것이 보통이다(147). 또한 벤조디아제핀은 발작과 발작 사이에서 예기 불안도 감소시킨다. 벤조디아제핀의 부작용에는 졸림, 운동 실조(ataxia), 그리고 인지 및 운동 장애(cognitive and motor impairment)가 있다(11). 더욱이 남용과 의존의 가능성이 있기 때문에 벤조디아제핀을 최우선적으로 투여할 약제로서 선택하는 것이 제한되며 장기간 사용하기보다는 단

기간 사용을 목적으로 하는 것이 더 낫다(11, 57, 147). 공황장애가 있는 환자들에게 흔히 동반되는 주요 우울증을 치료할 때에는, 항우울제가 벤조디아제핀에 비해서 선호된다(57). 벤조디아제핀은 특히 공황장애의 치료를 처음 시작할 때에 흔히 항우울제와 동시에 투약한다. 벤조디아제핀이 항우울제의 작용을 가속시키고 항우울제와 관련된 자극을 줄여주지만(antidepressant-related stimulation)(129), 벤조디아제핀을 동시 투약시의 장점이 약 3개월 이상 지속되지는 않는 것으로 보인다(104).

항경련제(anticonvulsants)인 발프로산(valproic acid)과 가바펜틴(gabapentin; 그러나 carbamazepine은 아님)에 대한 최근의 연구에서는 공황장애에 대해 효과가 있다는 자료를 제시하였다. 더욱이, 새로운 항경련제인 프레가발린(pregabalin), 타이아가빈(tiagabine), 레비티라세탐(levetiracetam)도 또한 유용할 가능성 있음을 보여주고 있다. 부스피론(buspirone)과 베타 차단제(beta blockers)는 공황장애에 대해 단독으로만 투여하는 것으로는 효과적이지 않은 것으로 보이지만, 이 약물들은 보조적 치료제로서 유용성이 있을 수 있다(104).

광장공포증에 관한 문헌 이외에서는, 공포증의 치료에 대한 연구에서 나온 유용한 정보의 대부분은 사회공포증의 대한 연구에서 나온 것이다. SSRIs는 현재 사회공포증의 치료에서 최우선인 선택사항으로 간주되며, SNRI 벤라팍신(venlafaxine)도 이와 비슷한 효과를 보여줄 가능성이 있다(30, 125). 페넬진(phenelzine) 같은 MAOIs 제제도 또한 아주 효과적인 것으로 보이지만, 이들을 사용하는 것은 식사 및 약물복용상의 제한점, 부작용, 그리고 고혈압의 위험 가능성 때문에 제한된다(31, 125). moclobemide과 brofaramine 같은 모노아민 산화효소 가역성 억제제 A형(reversible inhibitors of monoamine oxidase type A: RIMAs)은 MAOIs 제제에 비해서 더 잘 견디어내고 더 안전한 것으로 보이지만, 이런 약물들은 그만큼은 효과가 없을 수 있으며, 현 시점에서 사회공포증에 대한 치료법으로서 가용성(availability)이 결여되어 있고 일반적으로 수용되지 못하고 있다(31, 125). 벤조디아제핀은 사회공포증의 치료 시 위약(placebo)보다 효과가 낮기 때문에 SSRI 치료에 듣지 않거나 적용하기 곤란한 사람들에게 유용할 수 있거나 또는 SSRI 치료의 보조약제로서도 유용할 수 있다(31, 125). 예를 들면, 감마 아미노낙산(gamma-aminobutyric acid: GABA) 계통에 선택적으로 작용하는 clonazepam, gabapentin 및 pregabalin도 또한 사회공포증에도 도움이 되는 것으로 밝혀졌다(31). 사회공포증은 만성적인 장애이기 때문에, 약을 중단하면 재발되는 일이 흔하며, 따라서 약물의 효과를 유지하려면 장기간의 약물치료가 필요하다(31, 125).

삼환계 항우울제(tricyclic antidepressants)인, 부스피론(buspirone), 그리고 베타 차단제(and beta blockers)는 사회공포증의 치료에 효과가 있다고 일관되게 밝혀진 것이 없다(31, 121, 149). 수행 불안(performance anxiety; 무대 공포증[stage fright])에 대한 일화적 증거(anecdotal evidence)와 대중적 지지(popular support)에도 불구하고, 위약을 통제조건으로 한 연구에서는 이들의 효과에 대한 증거를 제공해주지 못하였다(13, 125).

소수의 연구만이 특정 공포증의 약물요법에 대해서 초점을 두고 있다. Birk(13)의 개관 연구에서는 특정 공포증과 수행불안에 대한 항불안제(anxiolytic) 투약은 다른 대부분의 불안 증후군의 경우와는 다르게, 효과도 없을 뿐만 아니라 또한 처방이 금기시되는데(contraindicated), 그 이유는 이 약물이 노출치료의 효과를 감소시키고 공포 반응을 소거(extinction) 하는 데 방해가 될 수 있기 때문이다. 공포증이 있는 28명의 여성 비행기 승무원을 대상으로 한 alprazolam의 사전 처치 효과에 대한 무선 배정 연구에서, Wilhelm과 Roth(137)는 alprazolam이 비행과 관련된 급성 스트레스 상황에서 생리적 흥분의 증가와 실제로 연관이 있었으며, 노출이 가져오는 치료 효과를 저해하였다고 보고했다. NMDA 수용기 작용물질(NMDA receptor agonist)인 D-cycloserine이 동물연구에서 조건형성된 공포증의 소거를 증진시켜주는 것으로 발견되었다는 최근 보고서와 가상현실 치료(virtual reality therapy)를 통해 치료한 환자들에게서 고처공포증의 증세 호전을 촉진시켜줄 수 있다는 최근 보고서(13, 32)는 특정 공포증을 관리하는 데 이 약물이 유용할 가능성이 있음을 시사해주고 있다. 물론 추후의 연구가 더 필요하기는 하다.

불안을 감소시키고 공황발작을 방지하는데 항우울제와 벤조디아제핀 약물이 작용하는 기제에 관해서 많은 고찰이 있었다. 항우울제는 두뇌 속의 노에피네프린 대사 회전(turnover)을 감소시켜서 공황발작을 막아주는 것으로 보이며(6), SSRI류 또한 세로토닌 계통의 활성화를 통해서 공황을 줄여주는 것으로 보인다(15, 61, 126, 149). 벤조디아제핀류는 억제성 GABA 조절제 전송(inhibitory GABAergic transmission)을 증진시켜줄 뿐만 아니라 노아드레날린계통(noradrenergic systems)에도 작용한다(129, 150).

베타 아드레날린 조절 차단제(Beta-adrenergic blocking agents), 이를테면 심장 부정맥(cardiac arrhythmias)에 쓰이는 propranolol 같은 약제는 한때 공황장애의 생리적 증상을 감소시키는 데 유망한 처치로 간주된 적이 있었다(107, 131). 그러나 이런 약물은, 보다 최근의 위약 통제조건을 사용한 시행(placebo-controlled trials) 연구결과, 공황장애에 대한 단독 투여제로서는 실망스러운 것으로 밝혀졌다(113).

약물요법이 강조되기 이전에는, 특정 공포증과 사회공포증의 치료 시 가장 대중적인 접근방법은 학습이론에 근거를 둔 행동 기법이었으며, 이를테면 Wolpe(140)가 소개한 '체계적 둔감법(systematic desensitization)'이 해당된다. 이 방법은 환자들에게 이완하는 법을 훈련시킨 후에 점차 좀 더 강한 공포 자극에 노출되도록 하는 것으로서, 이런 절차는 이론적으로는 해당 자극에 압도당하지 않게 되면 두려움의 느낌을 소거해준다는 데 기반을 둔 것이다. 오늘날 쓰이는 노출 기반의 치료법(exposure-based therapies)은 둔감화 치료에 역사적인 기원을 두고 있는 것이다. 이런 치료법에서는 과거에는 환자가 자극을 상상해서 만들어내게 했지만, 최근에는 가상현실 기법을 써서 환자가 원래 무서워하는 공포 자극을 진짜인 것 같지만 실제로는 가공의 장면으로 제시해준다.

현재 공황장애와 공포장애를 치료하는 데 쓰이는 주된 심리치료법은 인지행동 및 인지 치료(cognitive-behavioral and cognitive therapy), 노출법, 그리고 반응제지 요법(response-prevention therapies)이다(14). 인지행동치료의 근본적인 요소는 노출, 안전 추구 행동의 감소, 주의 초점의 변경(attention focus modification), 그리고 인지재구조화법(cognitive restructuring)이다(85). 공황장애와 공포장애에 대한 심리치료법들의 주요 단점은 환자가 시간과 노력을 기울여야 한다는 것이다(11, 100). 장기적이고 비용이 비싼 유형의 심리치료법은 거의 적용되지 않는다.

사회공포증의 심리치료적 개입에 대한 개관연구에서는 인지 및 행동 개입법이 대기 통제집단 및 지지요법 치료(supportive therapy)보다 우세한 효과를 나타내는 것으로 밝혀졌다(114). 그러나 인지행동치료와 약물치료를 비교한 연구들에서는 공포장애 및 공황장애에 대해서 심리치료와 약물요법을 병행해서 실시하는 것이 각기 단독으로 실시하는 개입법에 비해서 더 낫다는 것을 입증해주지 못했다(14).

치료를 맡은 임상가의 이론적 선호방향과 관계없이, 환자가 어느 시점에서인가는 두려워하는 상황에 직면해야만 한다는 데 일반적으로 의견의 일치를 보고 있다. 대부분 치료법들(약물처방, 심리치료 및 행동수정 기법)은 환자가 자신의 불안에 노출되는 것을 견딜 수 있을 정도로 공황 및 불안을 감소시켜주도록 고안된 것이다.

참고문헌

1. Agras, W. S., Chapin, H. N., and Oliveau, D. C. The natural history of phobia. Course and prognosis. Arch. Gen. Psychiat., 26:315-317, 1972.

2. American Psychiatric Association. *Diagnostic and Statistical Manual of Mental Disorders*, 3rd edition. Washington, DC: Author, 1980.

3. American Psychiatric Association. *Diagnostic and Statistical Manual of Mental Disorders*, 3rd edition, revised. Washington, DC: Author, 1987.

4. American Psychiatric Association. *Diagnostic and Statistical Manual of Mental Disorders*, 4th edition. Washington, DC: Author, 1994.

5. American Psychiatric Association. *Diagnostic and Statistical Manual of Mental Disorders*, 4th edition, revised. Washington, DC: Author, 2000.

6. Bailey, J. E., Argyropoulos, S. V., Lightman, S. L., and Nutt, D. J. Does the brain noradrenaline network mediate the effects of the CO2 challenge? J. Psychopharmacol., 17:252-259, 2003.

7. Baillie, A. J., and Rapee, R. M. Panic attacks as risk markers for mental disorders. Soc. Psychiat. Psychiat. Epidemiol., 40:240-244, 2005.

8. Bakker, A., van Balkom, A. J., and Spinhoven, P. SSRIs vs. TCAs in the treatment of panic disorder: a meta-analysis. Acta Psychiat. Scand., 106:163-167, 2002.

9. Battaglia, M., Bertella, S., Bajo, S., Binaghi, F., and Bellodi, L. Anticipation of age at onset in panic disorder. Am. J. Psychiat., 155:590-595, 1998.

10. Beard, G. M. Neurasthenia or nervous exhaustion. Boston Med. Surg. J., 3:217, 1869.

11. Bennett, J. A., Moioffer, M., Stanton, S. P., Dwight, M., and Keck, P. E., Jr. A riskbenefit assessment of pharmacological treatments for panic disorder. Drug Safety, 18:419-430, 1998.

12. Biederman, J., Petty, C., Faraone, S. V., Hirshfeld-Becker, D. R., Henin, A., Pollack, M. H., and Rosenbaum, J. F. Patterns of comorbidity in panic disorder and major depression: findings from a nonreferred sample. Depress. Anxiety, 21:55-60, 2005.

13. Birk, L. Pharmacotherapy for performance anxiety disorders: occasionally useful but typically

contraindicated. J. Clin. Psychol., 60:867-879, 2004.

14. Black, D. W. Efficacy of combined pharmacotherapy and psychotherapy versus monotherapy in the treatment of anxiety disorders. CNS Spectr., 11:29-33, 2006.

15. Bocola, V., Trecco, M. D., Fabbrini, G., Paladini, C., Sollecito, A., and Martucci, N. Antipanic effect of fluoxetine measured by CO_2 challenge test. Biol. Psychiat., 43:612-615, 1998.

16. Bodinger, L., Hermesh, H., Aizenberg, D., Valevski, A., Marom, S., Shiloh, R., Gothelf, D., Zemishlany, Z., and Weizman, A. Sexual function and behavior in social phobia. J. Clin. Psychiat., 63:874-879, 2002.

17. Boshuisen, M. L., Ter Horst, G. J., Paans, A. M., Reinders, A. A., and den Boer, J. A. rCBF differences between panic disorder patients and control subjects during anticipatory anxiety and rest. Biol. Psychiat., 52:126-135, 2002.

18. Bruce, S. E., Vasile, R. G.,Goisman, R.M., Salzman, C., Spencer,M., Machan, J. T., and Keller,M. B. Are benzodiazepines still the medication of choice for patients with panic disorder with or without agoraphobia? Am. J. Psychiat., 160:1432-1438, 2003.

19. Bruce, S. E., Yonkers, K. A., Otto, M. W., Eisen, J. L., Weisberg, R. B., Pagano, M., Shea, M. T., and Keller, M. B. Influence of psychiatric comorbidity on recovery and recurrence in generalized anxiety disorder, social phobia, and panic disorder: a 12-year prospective study. Am. J. Psychiat., 162:1179-1187, 2005.

20. Carpiniello, B., Baita, A., Carta, M. G., Sitzia, R., Macciardi, A. M., Murgia, S., and Altamura, A. C. Clinical and psychosocial outcome of patients affected by panic disorder with or without agoraphobia: results from a naturalistic follow-up study. Eur. Psychiat., 17:394-398, 2002.

21. Carroll, B. J. The dexamethasone test formelancholia. Br. J. Psychiat., 140:292-304, 1982.

22. Cassano, G. B., Petracca, A., Perugi, G., Toni, C., Tundo, A., and Roth, M. Derealization and panic attacks: a clinical evaluation on 150 patients with panic disorder/agoraphobia. Compr. Psychiat., 30:5-12, 1989.

23. Chatel, J. C., and Peele, R. A centennial review of neurasthenia. J. Psychiat., 126:1404-1413, 1970.

24. Christensen, B. Studies on hyperventilation. II: Electrocardiographic changes in normal man during voluntary hyperventilation. J. Clin. Invest., 24:880, 1946.

25. Cohen, M., and White, P. Life situations, emotions, and neurocirculatory asthenia (anxiety neurosis, neurasthenia, effort syndrome). Ass. Res. Nerv. Dis. Proc., 29:832-869, 1950.

26. Coryell, W. Panic disorder and mortality. Psychiat. Clin. N. Am., 11:433-440, 1988.

27. Cosci, F., Schruers, K. R., Abrams, K., and Griez, E. J. Alcohol use disorders and panic disorder: a review of the evidence of a direct relationship. J. Clin. Psychiat., 68:874-880, 2007.

28. Cowley, D. S., and Arana, G. W. The diagnostic utility of lactate sensitivity in panic disorder. Arch. Gen. Psychiat., 47:277-284, 1990.

29. Dalessio, D. J. Hyperventilation: the vapors, effort syndrome, neurasthenia. JAMA, 239:1401-1402, 1978.

30. Davidson, J. R. Social anxiety disorder under scrutiny. Depress. Anxiety, 11:93-98, 2000.

31. Davidson, J. R. Pharmacotherapy of social phobia. Acta Psychiat. Scand. Suppl., 417: 65-71, 2003.

32. Davis, M., Walker, D. L., and Myers, K. M. Role of the amygdala in fear extinction measured with potentiated startle. Ann. N. Y. Acad. Sci., 985:218-232, 2003.

33. Diaconu, G., and Turecki, G. Panic disorder and suicidality: Is comorbidity with depression the key? J. Affect. Disord.,66 *Suppl*.4:2007.

34. Dindo, L., and Coryell, W. Comorbid major depression and panic disorder: significance of temporal sequencing to familial transmission. J. Affect. Disord., 82:119-123, 2004.

35. Eaton, W. W., Dryman, A., and Weissman, M. M. Panic and phobia. In *Psychiatric Disorders in America: The Epidemiologic Catchment Area Study*, Robins, L. N., Regier, D. A. (eds.). New York: The Free Press, pp. 155-79, 1991.

36. Eaton, W. W., Kessler, R. C., Wittchen, H. U., and Magee, W. J. Panic and panic disorder in the United States. Am. J. Psychiat., 151:413-420, 1994.

37. Feighner, J. P. Overview of antidepressants currently used to treat anxiety disorders. J. Clin. Psychiat., 60 *Suppl* 22:18-22, 1999.

38. Finn, C. T., and Smoller, J. W. The genetics of panic disorder. Curr. Psychiat. Rep., 3:131-137, 2001.

39. Fisekovic, S., and Loga-Zec, S. Sertraline and alprazolam in the treatment of panic desorder. Bosn. J. Basic Med. Sci., 5:78-81, 2005.

40. Fleet, R. P., and Beitman, B. D. Cardiovascular death from panic disorder and paniclike anxiety: a critical review of the literature. J. Psychosom. Res., 44:71-80, 1998.

41. Furmark, T. Social phobia: overview of community surveys. Acta Psychiat. Scand., 105:84-93, 2002.

42. Goldstein, R. B., Weissman, M. M., Adams, P. B., Horwath, E., Lish, J. D., Charney, D., Woods, S. W., Sobin, C., and Wickramaratne, P. J. Psychiatric disorders in relatives of probands with panic disorder and/or major depression. Arch. Gen. Psychiat., 51:383-394, 1994.

43. Goodwin, D. W. *Phobia: The Facts*. London: Oxford University Press, 1983.

44. Goodwin, R. D., Fergusson, D. M., and Horwood, L. J. Childhood abuse and familial violence and the risk of panic attacks and panic disorder in young adulthood. Psychol. Med., 35:881-890, 2005.

45. Gorman, J. M., Papp, L. A., Coplan, J. D., Martinez, J. M., Lennon, S., Goetz, R. R., Ross, D., and Klein, D. F. Anxiogenic effects of CO2 and hyperventilation in patients with panic disorder. Am. J. Psychiat., 151:547-553, 1994.

46. Grasbeck, A., Rorsman, B., Hagnell, O., and Isberg, P. E. Mortality of anxiety syndromes in a normal population. The Lundby Study. Neuropsychobiol., 33:118-126, 1996.

47. Griez, E., and Schruers, K. Experimental pathophysiology of panic. J. Psychosom. Res., 45:493-503, 1998.

48. Grudzinski, A. N. Considerations in the treatment of anxiety disorders: a pharmacoeconomic review. Expert Opin. Pharmacother., 2:1557-1569, 2001.

49. Gruppo Italiano Disturbi d'Ansia. Familial analysis of panic disorder and agoraphobia. J. Affect. Dis., 17:1-8, 1989.

50. Guze, S. B., Woodruff, R. A., and Clayton, P. J. A study of conversion symptoms in psychiatric outpatients. Am. J. Psychiat., 128:643-646, 1971.

51. Hettema, J. M., Neale, M. C., and Kendler, K. S. A review and meta-analysis of the genetic epidemiology of anxiety disorders. Am. J. Psychiat., 158:1568-1578, 2001.

52. Hollifield, M., Katon, W., Skipper, B., Chapman, T., Ballenger, J. C., Mannuzza, S., and Fyer, A. J. Panic disorder and quality of life: variables predictive of functional impairment. Am. J. Psychiat., 154:766-772, 1997.

53. Hudson, J. I., Goldenberg, D. L., Pope, H. G., Jr., Keck, P. E., Jr., and Schlesinger, L. Comorbidity of fibromyalgia with medical and psychiatric problems. Am. J. Med., 92:363-367, 1992.

54. Huffman, J. C., and Pollack, M. H. Predicting panic disorder among patients with chest pain: an analysis of the literature. Psychosomat., 44:222-236, 2003.

55. Hybels, C. F., Blazer, D. G., and Kaplan, B. H. Social and personal resources and the prevalence of phobic disorder in a community population. Psychol. Med., 30:705-716, 2000.

56. Kaplan, D. S., Masand, P. S., and Gupta, S. The relationship of irritable bowel syndrome (IBS) and panic disorder. Ann. Clin. Psychiat., 8:81-88, 1996.

57. Kasper, S., and Resinger, E. Panic disorder: the place of benzodiazepines and selective serotonin reuptake inhibitors. Eur. Neuropsychopharmacol., 11:307-321, 2001.

58. Katschnig, H., and Amering, M. The long-term course of panic disorder and its predictors.

J. Clin. Psychopharmacol., 18:6S-1S, 1998.

59. Kendler, K. S., Neale, M. C., Kessler, R. C., Heath, A. C., and Eaves, L. J. The genetic epidemiology of phobias in women. The interrelationship of agoraphobia, social phobia, situational phobia, and simple phobia. Arch. Gen. Psychiat., 49:273-281, 1992.

60. Kendler, K. S., Neale, M. C., Kessler, R. C., Heath, A. C., and Eaves, L. J. The clinical characteristics of major depression as indices of the familial risk to illness. Br. J. Psychiat., 165:66-72, 1994.

61. Kent, J. M., Coplan, J. D., and Gorman, J. M. Clinical utility of the selective serotonin reuptake inhibitors in the spectrum of anxiety. Biol. Psychiat., 44:812-824, 1998.

62. Kessler, R. C. The impairments caused by social phobia in the general population: implications for intervention. Acta Psychiat. Scand. Suppl., 417:19-27, 2003.

63. Kessler, R. C., Chiu, W. T., Demler, O., Merikangas, K. R., and Walters, E. E. Prevalence, severity, and comorbidity of 12-month DSM-IV disorders in the National Comorbidity Survey Replication. Arch. Gen. Psychiat., 62:617-627, 2005.

64. Kessler, R. C., McGonagle, K. A., Zhao, S., Nelson, C. B., Hughes, M., Eshleman, S., Wittchen, H. U., and Kendler, K. S. Lifetime and 12-month prevalence of DSMIII-R psychiatric disorders in the United States. Results from the National Comorbidity Survey. Arch. Gen. Psychiat., 51:8-19, 1994.

65. Khan, A., Leventhal, R. M., Khan, S., and Brown, W. A. Suicide risk in patients with anxiety disorders: a meta-analysis of the FDA database. J. Affect. Dis., 68:183-190, 2002.

66. Klein, D. F. Importance of psychiatric diagnosis in prediction of clinical drug effects. Arch. Gen. Psychiat., 16:118-126, 1967.

67. Klein, D. F. False suffocation alarms, spontaneous panics, and related conditions. An integrative hypothesis. Arch. Gen. Psychiat., 50:306-317, 1993.

68. Klein, D. F., Zitrin, C. M., Woerner, M. G., and Ross, D. C. Treatment of phobias. II. Behavior therapy and supportive psychotherapy: are there any specific ingredients? Arch. Gen. Psychiat., 40:139-145, 1983.

69. Koenigsberg, H. W., Pollak, C. P., Fine, J., and Kakuma, T. Cardiac and respiratory activity in panic disorder: effects of sleep and sleep lactate infusions. Am. J. Psychiat., 151:1148-1152, 1994.

70. Kouzis, A. C., and Eaton, W. W. Psychopathology and the initiation of disability payments. Psychiat. Serv., 51:908-913, 2000.

71. Kushner, M. G., Sher, K. J., and Beitman, B. D. The relation between alcohol problems and the anxiety disorders. Am. J. Psychiat., 147:685-695, 1990.

72. Lang, P. J. Fear reduction and fear behavior. "Problems in treating a construct." Chicago: 3rd Conference on Research in Psychotherapy, June, 1966.

73. Latas, M., Starcevic, V., and Vucinic, D. Predictors of work disabilities in patients with panic disorder with agoraphobia. Eur. Psychiat., 19:280-284, 2004.

74. Lavoie, K. L., Fleet, R. P., Laurin, C., Arsenault, A., Miller, S. B., and Bacon, S. L. Heart rate variability in coronary artery disease patients with and without panic disorder. Psychiat. Res., 128:289-299, 2004.

75. Lydiard, R. B. Social anxiety disorder: comorbidity and its implications. J. Clin. Psychiat., 62 *Suppl* 1:17-23, 2001.

76. Lydiard, R. B. Increased prevalence of functional gastrointestinal disorders in panic disorder: clinical and theoretical implications. CNS Spectr., 10:899-908, 2005.

77. Lydiard, R. B., Greenwald, S., Weissman, M. M., Johnson, J., Drossman, D. A., and Ballenger, J. C. Panic disorder and gastrointestinal symptoms: findings from the NIMH Epidemiologic Catchment Area project. Am. J. Psychiat., 151:64-70, 1994.

78. Lynch, P., and Galbraith, K. M. Panic in the emergency room. Can. J. Psychiat., 48:361-366, 2003.

79. Maddock, R. J. The lactic acid response to alkalosis in panic disorder: an integrative review. J. Neuropsychiat. Clin. Neurosci., 13:22-34, 2001.

80. Maier, W., Lichtermann, D., Minges, J., Oehrlein, A., and Franke, P. A controlled family study in panic disorder. J. Psychiat. Res., 27 *Suppl* 1:79-87, 1993.

81. Marcin, M. S., and Nemeroff, C. B. The neurobiology of social anxiety disorder: the relevance of fear and anxiety. Acta Psychiat. Scand. Suppl., 417:51-64, 2003.

82. Marks, I., and Lader, M. Anxiety states (anxiety neurosis): a review. J. Nerv. Ment. Dis., 156:3-18, 1973.

83. Marks, I. M. *Fears and Phobias*. New York: Academic Press, 1969.

84. Marks, I. M. The classification of phobic disorders. Br. J. Psychiat., 116:377-386, 1970.

85. Marom, S., and Hermesh, H. Cognitive behavior therapy (CBT) in anxiety disorders. Isr. J. Psychiat. Relat. Sci., 40:135-144, 2003.

86. Maron, E., Kuikka, J. T., Shlik, J., Vasar, V., Vanninen, E., and Tiihonen, J. Reduced brain serotonin transporter binding in patients with panic disorder. Psychiat. Res., 132:173-181, 2004.

87. Massion, A. O., Dyck, I. R., Shea, M. T., Phillips, K. A., Warshaw, M. G., and Keller, M. B. Personality disorders and time to remission in generalized anxiety disorder, social phobia, and panic disorder. Arch. Gen. Psychiat., 59:434-440, 2002.

88. McCraty, R., Atkinson, M., Tomasino, D., and Stuppy, W. P. Analysis of twentyfour hour

heart rate variability in patients with panic disorder. Biol. Psychol., 56:131–150, 2001.

89. McLellan, A. T., Luborsky, L., Woody, G. E., and O'Brien, C. P. An improved diagnostic evaluation instrument for substance abuse patients: the Addiction Severity Index. J. Nerv. Ment. Dis., 168:26–33, 1980.

90. Miller, A., North, C. S., Clouse, R. E., Alpers, D. H., and Wetzel, R. D. Irritable bowel syndrome, psychiatric illness, personality, and abuse: is somatization disorder the missing link? Ann. Clin. Psychiat., 13:25–30, 2001.

91. Modlin, H. C. Postaccident anxiety syndrome: psychosocial aspects. Am. J. Psychiat., 123:1008–1012, 2003.

92. Morris, E. P., Stewart, S. H., and Ham, L. S. The relationship between social anxiety disorder and alcohol use disorders: a critical review. Clin. Psychol. Rev., 25:734–760, 2005.

93. Myers, J. K., Weissman, M. M., Tischler, G. L., Holzer III, C. E., Leaf, P. J., Orvaschel, H., Anthony, J. C., Boyd, J. H., Burke Jr, J. D., Kramer, M., and Stoltzman, R. Six-month prevalence of psychiatric disorders in three communities. Arch. Gen. Psychiat., 41:959–967, 1984.

94. Nemiah, J. C. Phobic disorders (phobic neuroses). In *Comprehensive Textbook of Psychiatry*, 4th edition, Kaplan, H. I., Sadock, B. J. (eds.). Baltimore: Williams and Wilkins, 1985.

95. Ninan, P. T., and Dunlop, B. W. Neurobiology and etiology of panic disorder. J. Clin. Psychiat., 66 *Suppl* 4:3–7, 2005.

96. North, C. S.,Downs, D., Clouse, R. E., Alrakawi, A.,Dokucu, M. E., Cox, J., Spitznagel, E. L., and Alpers, D. H. The presentation of irritable bowel syndrome in the context of somatization disorder. Clin. Gastroenterol.Hepatol., 2:787–795, 2004.

97. North, C. S., Nixon, S. J., Shariat, S., Mallonee, S., McMillen, J. C., Spitznagel, E. L., and Smith, E. M. Psychiatric disorders among survivors of the Oklahoma City bombing. JAMA, 282:755–762, 1999.

98. Noyes, R., Jr., and Clancy, J. Anxiety neurosis: a 5-year follow-up. J. Nerv. Ment. Dis., 162:200–205, 1976.

99. Noyes, R., Jr., and Perry, P. Maintenance treatment with antidepressants in panic disorder. J. Clin. Psychiat., 51 *Suppl* A:24–30, 1990.

100. Otto, M. W., Pollack, M. H., and Maki, K. M. Empirically supported treatments for panic disorder: costs, benefits, and stepped care. J. Consult. Clin. Psychol., 68:556–563, 2000.

101. Papp, L. A., Martinez, J. M., Klein, D. F., Coplan, J. D., Norman, R. G., Cole, R., de Jesus, M. J., Ross, D., Goetz, R., and Gorman, J. M. Respiratory psychophysiology of panic disorder: three respiratory challenges in 98 subjects. Am. J. Psychiat.,

154:1557-1565, 1997.

102. Perna, G., Caldirola, D., Arancio, C., and Bellodi, L. Panic attacks: a twin study. Psychiat. Res., 66:69-71, 1997.

103. Pitts, F. N., Jr., and McClure, J. N., Jr. Lactate metabolism in anxiety neurosis. N. Engl. J. Med., 277:1329-1336, 1967.

104. Pollack, M. H. The pharmacotherapy of panic disorder. J. Clin. Psychiat., 66 *Suppl* 4:23-27, 2005.

105. Ponto, L. L., Kathol, R. G., Kettelkamp, R., Watkins, G. L., Richmond, J. C., Clark, J., and Hichwa, R. D. Global cerebral blood flow after CO_2 inhalation in normal subjects and patients with panic disorder determined with [150]water and PET. J. Anxiety Dis., 16:247-258, 2002.

106. Pope, A. R., Conrad, K. J., Baxter, W., Elbaum, P., Lisiecki, M. A., Daghestani, A., Hultman, C., and Lyons, J. Case managed residential care for homeless addicted veterans: Evanston/VA. Alc. Treat. Q., 10:155-169, 1993.

107. Ravaris, C. L., Friedman, M. J., Hauri, P. J., and McHugo, G. J. A controlled study of alprazolam and propranolol in panic-disordered and agoraphobic outpatients. J. Clin. Psychopharmacol., 11:344-350, 1991.

108. Regier, D. A., Farmer, M. E., Rae, D. S., Locke, B. Z., Keith, S. J., Judd, L. L., and Goodwin, F. K. Comorbidity of mental-disorders with alcohol and other drug abuse. Results from the Epidemiologic Catchment Area (ECA) study. JAMA, 264:2511-2518, 1990.

109. Reiman, E. M. The study of panic disorder using positron emission tomography. Psychiat. Dev., 5:63-78, 1987.

110. Reiman, E. M., Raichle, M. E., Butler, F. K., Herscovitch, P., and Robins, E. A focal brain abnormality in panic disorder, a severe form of anxiety. Nature, 310:683-685, 1984.

111. Robins, L. N., Helzer, J. E., Weissman, M. M., Orvaschel, H., Gruenberg, E., Burke, J. D., and Regier, D. A. Lifetime prevalence of specific psychiatric disorders in three sites. Arch. Gen. Psychiat., 41:949-958, 1984.

112. Robins, L. N., Locke, B. Z., and Regier, D. A. An overview of psychiatric disorders in America. In *Psychiatric Disorders in America: The Epidemiologic Catchment Area Study*, Robins, L. N., Regier, D. A, (eds.), New York: The Free Press, pp. 328-86, 1991.

113. Rosenbaum, J. F., Pollack, M. H., and Fredman, S. J. The pharmacotherapy of panic disorder. In *Panic Disorder and Its Treatment*, Rosenbaum, J. F., Pollack, M. H. (eds.). New York: Marcel Dekker, pp. 153-180, 1998.

114. Rowa, K., and Antony, M. M. Psychological treatments for social phobia. Can. J. Psychiat., 50:308-316, 2005.

115. Rubin, H. C., Rapaport, M. H., Levine, B., Gladsjo, J. K., Rabin, A., Auerbach, M., Judd, L. L., and Kaplan, R. Quality of well being in panic disorder: the assessment of psychiatric and general disability. J. Affect. Disord., 57:217-221, 2000.

116. Sakai, Y., Kumano, H., Nishikawa, M., Sakano, Y., Kaiya, H., Imabayashi, E., Ohnishi, T., Matsuda, H., Yasuda, A., Sato, A., Diksic, M., and Kuboki, T. Cerebral glucose metabolism associated with a fear network in panic disorder. NeuroReport, 16:927-931, 2005.

117. Sanderson, W. C., Wetzler, S., and Asnis, G. M. Alprazolam blockade of CO2-provoked panic in patients with panic disorders. Am. J. Psychiat., 151:1220-1222, 1994.

118. Shih, R. A., Belmonte, P. L., and Zandi, P. P. A review of the evidence from family, twin and adoption studies for a genetic contribution to adult psychiatric disorders. Int. Rev. Psychiat., 16:260-283, 2004.

119. Simon, G. E., and VonKorff, M. Somatization and psychiatric disorder in the NIMH Epidemiologic Catchment Area study. Am. J. Psychiat., 148:1494-1500, 1991.

120. Simon, N. M., and Fischmann, D. The implications of medical and psychiatric comorbidity with panic disorder. J. Clin. Psychiat., 66 *Suppl* 4:8-15, 2005.

121. Simpson, H. B., Schneier, F. R., Campeas, R. B., Marshall, R. D., Fallon, B. A., Davies, S., Klein, D. F., and Liebowitz, M. R. Imipramine in the treatment of social phobia. J. Clin. Psychopharmacol., 18 A:132-135, 1998.

122. Smoller, J. W., and Tsuang, M. T. Panic and phobic anxiety: defining phenotypes for genetic studies. Am. J. Psychiat., 155:1152-1162, 1998.

123. Snaith, R. P. A clinical investigation of phobias. Br. J. Psychiat., 114:673-697, 1968.

124. Sperber, A. D., Atzmon, Y., Neumann, L., Weisber, I., Shalit, Y., Abu-Shkrah, M., Fich, A., and Buskila, D. Fibromyalgia in the irritable bowel syndrome: studies of prevalence and clinical implications. Am. J. Gastroenterol., 94:3541-3546, 1999.

125. Stein, D. J., Ipser, J. C., and Balkom, A. J. Pharmacotherapy for social phobia. Cochrane Database Syst. Rev. CD001206, 2004.

126. Stein, D. J., and Stahl, S. Serotonin and anxiety: current models. Int. Clin. Psychopharmacol., 15 *Suppl* 2:S1-S6, 2000.

127. Stinson, F. S., Dawson, D. A., Patricia, C. S., Smith, S., Goldstein, R. B., June, R. W., and Grant, B. F. The epidemiology of DSM-IV specific phobia in the USA: results from the National Epidemiologic Survey on Alcohol and Related Conditions. Psychol. Med., 37:1047-1059, 2007.

128. Sullivan, P. F., Smith, W., and Buchwald, D. Latent class analysis of symptoms associated with chronic fatigue syndrome and fibromyalgia. Psychol. Med., 32:881-888, 2002.

129. Susman, J., and Klee, B. The role of high-potency benzodiazepines in the treatment of panic disorder. Prim. Care Comp. J. Clin. Psychiat., 7:5-11, 2005.

130. Swoboda, H., Amering, M., Windhaber, J., and Katschnig, H. The long-term course of panic disorder: an 11 year follow-up. J. Anxiety Dis., 17:223-232, 2003.

131. Tyrer, P. Current status of beta-blocking drugs in the treatment of anxiety disorders. Drugs, 36:773-783, 1988.

132. Walker, E. A., Gelfand, A. N., Gelfand, M. D., and Katon, W. J. Psychiatric diagnoses, sexual and physical victimization, and disability in patients with irritable bowel syndrome or inflammatory bowel disease. Psychol. Med., 25:1259-1267, 1995.

133. Weissman, M. M., Myers, J. K., and Harding, P. S. Psychiatric disorders in a U.S. urban community: 1975-1976. Am. J. Psychiat., 135:459-462, 1978.

134. Weissman, M. M., Wickramaratne, P., Adams, P. B., Lish, J. D., Horwath, E., Charney, D., Woods, S. W., Leeman, E., and Frosch, E. The relationship between panic disorder and major depression. A new family study. Arch. Gen. Psychiat., 50:767-780, 1993.

135. Westphal, C. Agoraphobie: eine neuropathische Erscheinuung. Arch. Psychiat. Nervenk., 3:138-221, 1871.

136. Whitehead, W. E., and Crowell, M. D. Psychologic considerations in the irritable bowel syndrome. Gastroenterol. Clin. N. Am., 20:249-267, 1991.

137. Wilhelm, F. H., and Roth, W. T. Acute and delayed effects of alprazolam on flight phobics during exposure. Behav. Res. Ther., 35:831-841, 1997.

138. Wittchen, H. U., and Fehm, L. Epidemiology and natural course of social fears and social phobia. Acta Psychiat. Scand. Suppl., 417:4-18, 2003.

139. Wittchen, H. U., Zhao, S., Kessler, R. C., and Eaton, W. W. DSM-III-R generalized anxiety disorder in the National Comorbidity Survey. Arch. Gen. Psychiat., 51:355-364, 1994.

140. Wolpe, J. *Psychotherapy by Reciprocal Inhibition*. Stanford, CA: Stanford University Press, 1958.

141. Woodruff, R. A., Jr., Guze, S. B., and Clayton, P. J. Anxiety neurosis among psychiatric outpatients. Compr. Psychiat., 13:165-170, 1972.

142. Yamada, K., Tsutsumi, T., and Fujii, I. Serum cholesterol levels in patients with panic disorders: a comparison with major depression and schizophrenia. Psychiat. Clin. Neurosci., 51:31-34, 1997.

143. Yeragani, V. K., Pohl, R., Balon, R., Jampala, V. C., and Jayaraman, A. Twentyfour-hour

QT interval variability: increased QT variability during sleep in patients with panic disorder. Neuropsychobiol., 46:1–6, 2002.

144. Yeragani, V. K., Tancer, M., and Uhde, T. Heart rate and QT interval variability: abnormal alpha-2 adrenergic function in patients with panic disorder. Psychiat. Res., 121:185–196, 2003.

145. Yonkers, K. A., Bruce, S. E., Dyck, I. R., and Keller, M. B. Chronicity, relapse, and illness—ourse of panic disorder, social phobia, and generalized anxiety disorder: findings in men and women from 8 years of follow-up. Depress. Anxiety, 17:173–179, 2003.

146. Yonkers, K. A., Dyck, I. R., and Keller, M. B. An eight-year longitudinal comparison of clinical course and characteristics of social phobia among men and women. Psychiat. Serv., 52:637–643, 2001.

147. Zamorski, M. A., and Albucher, R. C. What to do when SSRIs fail: eight strategies for optimizing treatment of panic disorder. Am. Fam. Physician, 66:1477–1484, 2002.

148. Zimmerman, M., and Mattia, J. I. Axis I diagnostic comorbidity and borderline personality disorder. Compr. Psychiat., 40:245–252, 1999.

149. Zohar, J., and Westenberg, H. G. Anxiety disorders: a review of tricyclic antidepressants and selective serotonin reuptake inhibitors. Acta Psychiat. Scand. Suppl., 403:39–49, 2000.

150. Zwanzger, P., and Rupprecht, R. Selective GABAergic treatment for panic? Investigations in experimental panic induction and panic disorder. J. Psychiat. Neurosci., 30:167–175, 2005.

151. American Psychiatric Association. *Diagnostic and Statistical Manual of Mental Disorders*, 4th edition, text revision. Washington, DC: Author, 2000.

제**5**장 외상 후 스트레스 장애
Posttraumatic Stress Disorder

외상 후 스트레스 장애(Posttraumatic stress disorder; PTSD)는 실제 죽음이나 심각한 부상을 실제로 당했거나 위협을 받는 등의 극심한 외상적 스트레스 사건을 겪은 뒤에 나타나는 불안장애로 현재 정의된다. 미국정신의학협회에서 발간한『진단 및 통계 편람(American Psychiatric Association's Diagnostic and Statistical Manual of Mental Disorders)』 초기의 두 개 판(『DSM-I』 그리고 『DSM-II』)은 각기 1952년과 1968년에 발간되었는데, 스트레스와 관련한 장애를 각각 '전반적 스트레스 반응(gross stress reaction)' 그리고 '상황에 의한 일시적인 장애(transient situational disturbance)'(5, 6)라는 명칭의 하부에 상황에 의한 일시적인 성격장애(transient situational personality disorders)로 분류하고 있다. 그러다가 1980년에 발간된 진단 편람 3판인 『DSM-III』에서야, PTSD는 그 자체가 별도의 개별적인 장애로 소개되었다. 외상 후 증상은 Horowitz(101)가 제안한 침투(intrusion) 그리고 회피/부인(avoidance/denial)의 두 개 항목, 그리고 과도한 흥분(hyperarousal)으로 대표되는 세 번째 항목으로 분류된다. 진단에 대한 정의에 대해서는 이후로도 계속 발전되어 왔다. 애초의 외상적 사건에 대한 명세화(specification, 세부 정의)는 1980년의 『DSM-III』에서 "거의 모든 사람들에게서 상당한 수준의 고통"을 일으키는 것이라는 정의에서부터 1987년의 개정판(『DSM-III-R』)에서의 "사람들이 통상적으로 겪는 경험의 범주를 벗어나 있는" 외상적 경험으로 바뀌었다. 『DSM-III-R』 에서는 더 나아가서 외상적 사건은, 당사자가 그 사건에 대해 "극심한 두려움, 무력감,

전율(horror)"의 반응을 나타냈다면, 개인적으로 경험한 것이 되거나 또는 외상적 사건을 목격한 것에 의해서도 경험한 것이 될 수도 있다고 그 폭을 넓혔다. 1994년의 진단 기준 4판인 『DSM-IV』에서는 스트레스 사건이 반드시 죽음이나 심각한 상해에 대한 신체적 위협을 일으키는 것이 있어야 한다고 명시했다(8).

　　PTSD에 대한 현재의 진단 기준이 표 5.1에 수록되어 있다. 정의에 따르면, PTSD는 외상적 사건에 부딪힌 적이 없으면 일어날 수 없다. 정의에 포함되어 있는 주변 환경의 촉발 요인이 진단기준에 들어있는, 몇 개 안 되는 다른 진단범주 중의 하나에는 적응 장애(adjustment disorders)라는 대단히 광범위한 범주가 있는데, 여기에서는 '외상적'이라고 특징 지워지지 않는 심리사회적 스트레스와 연관된 증상이 들어있다. 따라서 PTSD라는 진단 명칭은 외상적 사건에 대한 병리적 반응을 기술하려고 하는 것이다. 어떤 이는 어떤 종류의 스트레스 자극이 외상적 스트레스 수준까지로 올라가고, 외상적 스트레스는 다른 유형의 스트레스와 다른가? 라고 물을지도 모른다. '외상적'이라고 할 수 있으려면, 스트레스 사건이 생명 또는 신체에 위협을 주어야 한다. 순전히 정서적인 사건들은, 이를테면 해고되었거나 이혼에 직면한 것 같은 일은 뚜렷한 신체적 위험을 수반하지 않는다면 외상적 사건으로 보지 않는다. 생명을 위협하는 동일한 사건에 부딪쳤다고 하더라도 사람마다 이를 똑같이 외상적이라고 느끼지는 못할 수 있다. 이를테면, 한 사람은 전율을 느낀 반면, 다른 사람 쪽은 전혀 무섭지 않을 수 있기 때문이다. 전자의 경우에만 PTSD 진단이 내려지는 대상이 될 가능성이 있다.

　　『DSM-IV-TR』에 따르면, 외상적 사건은 직접 경험할 수 있고, 개인적으로 목격할 수도 있으며, 또는 사랑하는 사람이 외상적 사건에 노출된 것을 보고 대리적으로(vicariously) 경험할 수도 있다. 직접 경험하는 외상적 사건의 예로는 군대 전투에서의 신체적 위험에 부딪치는 것, 신체적 공격이나 성폭행을 당하는 것, 심각한 교통사고를 당하는 것, 또는 토네이도 같은 천연재해나 비행기 불시착과 같은 재난을 겪는 것이 있다. 사건을 목격하는 것의 예에는 심각한 교통사고로 인해 다치거나 사망하는 사람을 보는 것, 누군가 살해당하는 것을 보는 것, 또는 예상치 못하게 시체를 발견하는 것을 들 수 있다. 사랑하는 사람이 직접 경험하는 것을 통해 대리적으로 해당 사건에 간접적으로 노출되는 것은, 가까운 가족이 극심한 심장발작, 자살, 살해당하는 것, 또는 교통사고를 당하여 갑자기 예상치 못하게 사망하거나 생명의 위협을 느끼는 경험을 한 것을 알게 된 것을 들 수 있다.

진단기준 A('스트레스 자극의 기준[stressor criterion]')는 진단을 내리기 위한 출발점이다. 이 진단기준은 법적 소송이나 장애 보상을 받기 위해 PTSD의 진단을 받으려 할 때에 부적절하게 적용되어 왔다(202, 203). 예를 들면, 어떤 사례에서는 한 여성이 그녀의 고용주를 상대로 소송을 냈는데, 직장에서 그녀가 기대하는 대로 승진이 안 되어서 PTSD가 나타났다고 주장했다. 또 다른 여성은 미용실을 상대로 소송을 냈는데, 미용실에서 그녀의 머리카락에 손상을 주었기 때문에 PTSD가 발생했다는 것이다. 위와 같은 경험은 체인 톱에 감겨서 손이 절단되는 사고도 아니었고 동료 노동자가 중장비와 부딪혀서 죽음에 이르게 된 것을 목격한 것도 아니라는 반박을 받을 수 있을 것이다. 이와 같은 증상은 흔히 일어나지만 여기에서 정의된 외상적 사건과는 거리가 멀다. PTSD를 다른 종류의 스트레스 관련된 호소, 증상, 또는 증후군과 구분해주는 것은 증상의 원인이 무엇이냐에 달렸다(31).

PTSD로 진단을 내리기 위해서는 외상적 사건 이후에 외상과 관련된 새로운 증상들이 나타나야 된다. 이 증상들은 3가지 종류로서 1개월 이상 지속되어야 한다. 즉 침투적 재경험(intrusive re-experience), 회피 및 마비(avoidance and numbing), 그리고 과도한 흥분(hyperarousal)의 3가지 종류가 해당된다. 침투적 재경험은 섬광기억(flashbacks), 악몽, 그리고 사건과 관련된 반복적인 생생한 이미지와 같은 증상을 말한다. 회피 및 마비 증상은 해당 사건에 압도당해서 도저히 대처해내지 못하는 것을 말한다. 사건을 회상시키는 자극을 적극 피하고 다닐 수 있으며 당사자는 정서적으로 마비되거나 다른 사람들로부터 동떨어져있다고 느낄 수 있다. 과도한 흥분과 관련된 증상은 심하게 깜짝 놀라는 반응(exaggerated startle response)을 나타내거나 수면 곤란(sleep disturbance), 집중이 잘 안 되는 것(loss of concentration), 그리고 위험을 지나치게 경계하는 것(excessive vigilance for danger) 등이 있다.

PTSD는 학자와 임상가에게 특히 지난 30년 동안은 큰 관심 주제였다. 그러나 PTSD는 아직도 발전해야 될 진단명인데, 왜냐하면 이 진단명이 비교적 새롭게 등장한 것이고, 개념이 복잡하며(특정 유형의 스트레스 자극에 대한 정서적 반응), 출발점(entry point)의 개념이 계속 변화하고 있으며, '정상 반응'과 구분 짓는 것이 어렵고, 그리고 그 밖의 다른 이유(이 장의 후반부를 보시오)가 있기 때문이다. 자료에 기반을 둔 참고문헌들이 이 장에 수록되어 있는데, 이들은 현재 발전 중인 지식 기반(knowledge base)에 기여했기 때문에 소개된 것이다. 독자는 이 진단명에 대한 연구결과나 발견된 사실의 분량이 많다고 해서, 심지어는 단순히 이 진단명이 진단범주에 포함되어 있다고 해서 이 장애에 대한 현재의 정의가 타당한 것을 의미한다고 결론 내려서는 안 된다.

표 5.1 외상 후 스트레스 장애의 진단기준

A. 다음의 두 가지가 모두 있는 외상적 사건에 노출된 적이 있다:
  (1) 실제의 죽음이나 죽음에 대한 위협 또는 심각한 상해 또는 자신이나 남의 신체 보전(physical integrity)에 대한 위협이 들어있는 사건이나 사건들을 겪었거나, 목격했거나, 또는 직면한 적이 있다.
  (2) 강렬한 두려움, 무력감, 또는 전율(horror)이 반응으로 들어가 있다. 주의: 아동의 경우, 이 대신에 혼란되거나 동요된 행동(disorganized or agitated behavior)으로 표현될 수 있다.

B. 외상적 사건이 다음 중 한 가지 (또는 그 이상)의 방식으로 지속적으로 재경험된다.
  (1) 심상, 생각, 또는 지각된 내용 등을 통해, 해당 사건이 반복적이고 침투적으로 고통스럽게 회상됨. 주의: 어린 아동의 경우, 반복적인 놀이를 통해서 외상에 관련된 주제나 측면이 표현될 수 있다.
  (2) 사건에 관련된 고통스러운 꿈의 재발. 주의: 아동의 경우, 무서운 꿈을 꾸되 그 내용을 알아볼 수 없는 경우가 있다.
  (3) 외상적 사건이 일어나고 있는 듯이 행동하거나 느낀다(여기에는 해당 경험을 다시 하는 것 같은 느낌, 착각, 환각, 그리고 해리성 섬광기억의 일화[dissociative flashback episodes]가 들어있는데, 깨어있거나 취했을 때[intoxicated] 발생하는 것도 포함됨). 주의: 어린 아동의 경우, 외상에 관한 재현 행위(trauma-specific reenactment)가 나타날 수 있다.
  (4) 외상적 사건의 어떤 측면을 상징하거나 그와 비슷한 내부 또는 외부 단서에 노출되면 강렬한 심리적 고통을 나타냄.
  (5) 외상적 사건의 어떤 측면을 상징하거나 그와 비슷한 내부 또는 외부 단서에 노출되면 생리적 반응을 나타냄.

C. 외상과 관련된 자극에 대한 지속적인 회피 그리고 일반적인 반응의 마비(numbing of general responsiveness, 외상을 받기 전에는 없었음)가 다음 중 세 가지(또는 그 이상)에서 나타난다:
  (1) 외상과 관련된 생각, 감정, 또는 대화를 회피하려는 노력
  (2) 외상에 대한 회상을 불러일으키는 활동, 장소, 또는 사람을 회피하려는 노력
  (3) 외상의 중요한 측면을 회상해내지 못하는 것
  (4) 중요한 활동에 대한 흥미나 참여가 현저하게 감소한 것
  (5) 타인으로부터 동떨어지거나 또는 소외감을 느낌
  (6) 정동의 범위가 제한된 것(Restricted range of affect, 예: 사랑하는 감정을 느끼지 못하는 것)
  (7) 미래가 짧아진 듯한 느낌(예: 인생의 경로[career], 결혼, 자녀, 또는 정상적인 기간의 인생을 기대하지 못함)

D. 고조된 흥분이 지속적인 증상으로 나타나는데(외상을 받기 전에는 없었음), 다음 중 두 가지(또는 그 이상)가 나타난다:
  (1) 잠들거나 잠을 유지하기가 어려움

(2) 자극과민성(irritability)이나 분노의 폭발
(3) 집중하기가 어려움
(4) 과잉경계(hypervigilance)
(5) 과도한 경악 반응(startle response)

E. 장해(disturbance)(기준 B, C, 그리고 D에 있는 증상)의 지속기간이 1개월 이상이다.

F. 장해로 인해서 사회적, 직업적, 또는 기타의 중요한 기능 영역에서 임상적으로 의미 있는 고통이나 손상이 초래된다.

해당 유형을 명시할 것:
급성 유형: 증상의 지속기간이 3개월 미만일 때.
만성 유형: 증상의 지속기간이 3개월 이상일 때.

해당 유형을 명시할 것:
발생이 지연된 경우(With Delayed Onset): 증상의 발생이 스트레스 자극을 받은 후 최소한 6개월이 지나서 생긴 경우

*『DSM-IV-TR』에서 번안함.

역사적 배경(Historical Background)

재앙적 사건(catastrophic events)에 대한 정서적 반응은 4,000년 전이나 오래 전에 우르 시(市)(city of Ur; 역주: 고대 메소포타미아의 도시)의 붕괴(2000 B.C.)에 대하여 설형(쐐기) 문자(cuneiform)로 기록되어 있다(114):

> 그 지역에서 축제가 있었던 그 장소에, 사람들이 산더미 같이 누워있네.
> 밤에 쓰라린 비탄이 내게 올라오면서,
> 나는 그날 밤에 떨면서,
> 그날 밤의 폭력 앞에서 도망치지도 못하고,
> 폭풍우의 큰 회오리는 파괴처럼 - 참으로 그 공포는 나를 압도하였네.
> 내가 밤에 잠을 자는 곳에서 그 [재난] 때문에,
> 내가 밤에 잠을 자는 곳에서 참으로 내게는 평화가 없었네.

시 'Verses'
95-99 그리고 217절

Homer가 쓴 ≪일리아드(Iliad)≫에는 전쟁의 전율에 대한 병사들의 반응이 기술되어 있다. 이 반응에는 비탄(grief), 죽은 전우에 대한 죄책감, 죽은 것 같은 느낌(feeling dead), 그리고 미친 듯이 분노에 의한 공격(berserk rage attacks)이 있었는데(187), 이는 전투에 참여한 병사들 사이에서의 외상 후 반응에 대한 기술과 다르지 않으며, 이는 특히 장편 특집 영화에서 흔히 서술되는 베트남 참전 용사들 사이에서 나타나는 반응과 비슷하다.

1666년에 런던에서 발생한 대화재의 목격자는 그 경험과 관련된 수면장애 및 침투적 이미지를 반복해서 겪었다고 기술하였다(53):

> 내가 오늘 이 날에 화재에 압도당하는 큰 두려움이 없는 데도 밤에 잠을 못 이루는 것이 얼마나 이상한가. 그리고 지난밤에는 거의 새벽 2시까지 깨어있었는데, 그 이유는 화재에 대한 생각을 멈출 수가 없었기 때문이라네.

정신과적 외상 증후군에 관한 의학 문헌은 1867년에 영국에서 John Erichsen이 새로운 증기 기관차를 사용하다가 발생한 충돌과 연결된 철로 척추 증후군(railroad spine syndrome)을 기술한 것으로 거슬러 올라갈 수 있다(70, 214). 철로 척추 증후군의 증상에는 수면장애, 고통스러운 꿈, 불안, 자극과민성(irritability), 기억 및 집중력의 문제, 그리고 여러 가지의 신체 증상이 있다. Erichsen은 이 증상이 척수가 신체적 손상을 입은 것 등의 기질적인 것에 토대를 둔 증후군이라고 생각했다(p. 77)(68):

> 나는 등(back)에 입은 부상이 그 정도가 대단히 가벼운 사례, 또는 좀 더 심하다고 하더라도 척추 이외의 다른 신체 부위에 충격이 가해진 사례, 그리고 척추에 가해진 영향이 덜 직접적이며 그리고 순식간에 가해진 것이 아닌 경우가 종종 있는 사례들에 주의를 기울여 보라고 한다. 척추의 부상으로 인한 증상이 등에 무거운 것이 떨어지고도 며칠 동안 나타나지 않는 경우보다 더 흔한 일은 없다.

그러나 Page(158)는 위와 같은 견해에 반대하며, 극도의 두려움이 원인이라고 주장했다. 그러나 거의 비슷한 시기에 Putnam(166)은 철로 척추 증후군이 히스테리 신경증의 한 유형으로 나타난 것이라고 생각했다. 철로 척추라는 표현은 '뇌와 척수에 의한 미지의 영향(obscure affections of the brain and spinal cord)'(191) 그리고 '척수에 의한 실제의 영향 또는 상상에 의한 영향(real or imaginary affections of the spine)'(91)라는 더 모호한 표현으로 악화되었다. 철도 수송이 시작된 것과 거의 같은 시기에 개인 보험이 도입된 것도 우연은 아니었다. 철도 사고는 인간이 상해를 입은 것에 대하여 고소하기 시작한 최초의 비극 중 하나였다(117).

미국의 남북전쟁 중 전투에 참여했던 병사들은 움직이면 나타나는(exertional) 흉부 통증, 빠르고 약한 맥박, 숨이 가쁜 것, 수면 중에 기분 좋지 않은 꿈을 꾸고 근육경련(jerking)이 나타나는 수면 문제, 두통, 현기증, 그리고 주로 설사로 나타나는 위내장계 증상의 증후군을 나타냈다(93). 앞서서 Da Costa(52)는 이와 같은 일련의 증상호소를 과민성 심장 증후군(irritable heart syndrome)이라고 명명했는데, 이는 과민반응(overreaction)과 극심한 흥분(excessive excitement)이 심장의 과민성(irritability)을 일으켰다고 그가 믿고 있었기 때문이다. 이 증후군은 또한 Dacosta 증후군, 병사의 심정(soldier's heart), 그리고 애쓰는 증후군(effort syndrome)으로도 불리어왔다. 이와 같은 전투와 관련된 증상들의 원인이 정서적인 것에 있을 가능성은 받아들여지지 못했는데, 그 이유는 아마도 부분적으로는 '히스테리'로 간주된 이런 조건이 남성들에게서는 규칙적으로 발생하는 것으로 관찰되지 못했기 때문일 것이다(210). 그러나 19세기 후반부에, Briquet과 Charcot(137)는 남성의 히스테리 사례를 몇 개 기술했다. Charcot은 외상 사건에 의해 촉발된 신경과적 손상이 히스테리로 이어졌다고 제안했다(64). 그러나 Babinski와 Froment(13)는 이에 동의하지 않았고, 외상적 사건으로 인한 신경과적 손상이라기보다는 암시(suggestion) 과정이 증상을 생성시키는 것이라고 주장했다.

프로이트는 히스테리에게서 반복적으로 나타나는 양상이 되는, 소위 초기 아동기의 성적 외상(sexual trauma)을 관찰하면서, 히스테리 신경증(hysterical neurosis)에 대한 외상 이론을 발전시켰다(75). 그러나 2년 후, 그는 이런 입장을 철회했는데, 보고된 외상적 사건이 공상이었다는 입장에 찬성했기 때문이다(109). 같은 시기에 Janet는 히스테리에서 원인이라고 주장된 충격적인 사건이 실제로는 상상적인 것일지도 모른다고 결론지었다(104). 그 대신에 Janet는 해리 과정(dissociative processes)이 히스테리와 외상성 신경증(traumatic neurosis)의 정신병리에서 핵심적인 것이라고 제안했다(219)(해리는 의식, 기억, 정체감[identity], 또는 환경에 대한 지각을 통합하는 기능에서 문제가 생긴 것을 지칭하는 이론적 과정이다. 고전적인 해리 양상에는 해리성 건망증[dissociative amnesia], 둔주[fugue], 이인화[depersonalization]—이인화는 자기자신에게서 변화가 생겼다고 느끼거나 비현실적인 것을 느낀 것을 말함—, 그리고 비현실화[derealization]—이는 자신의 주변 환경이나 주변세상에서 변화가 생겼다고 지각하거나 비현실적인 것을 지각하는 것임—가 있다). 해리 장애가 견딜 수 없는 외상을 겪어서 발생한 것이라는 가설이 제기되기는 했지만(204), 경험적 뒷받침도 부족하며, 그리고 해리 장애는 재난 생존자와 참전 군인들에 대한 연구를 수행할 때 통상적으로 관찰되는 것이 아니다.

1차 세계대전 중에는 '병사의 심정(soldier's heart)'이라는 외상 후 증후군이 이와 연관된 신경과민 증상(nervous symptoms)과 더불어 미국 군인 중에서 8만 명이 제대하는 결과를 초래하였다(50). 이 사례들에서 심장의 이상은 발견되지 않았지만, MacKenzie는 그 원인이 정신과적인 것에 토대가 있는 것이라고 결론지었다(124). Myers는 전투와 관련한 심리적 증후군에 '포탄 충격(shell shock)'이라는 용어를 사용했다(143). Mott가 기술한 바에 따르면, 포탄 충격은 여러 가지의 히스테리성 증상(마비, 근육수축 및 걸음걸이의 이상), 신경쇠약 증상(neurasthenia symptoms; 기운부족, 피로, 두통 및 무서운 꿈), 과도한 놀람 반사(exaggerated startle reflex), 만성적 근육경련 몸짓(jerking mannerisms), 그리고 소음을 들으면 머리와 목에서 경련발작이 나타나는 것(spasms) 등으로 구성되어 있다.

1차 세계대전이 끝날 무렵에는, 포탄 충격이란 개념에 대한 회의가 커져서, 꾀병에 대한 의심이 높아졌다(18, 103). 2차 세계대전이 시작될 때까지는, 포탄 충격 증후군이란 개념 대신에 전쟁 신경증(war neurosis)이라는 개념이 자리를 잡게 되었는데, 이는 원인이 심리적임을 함축하는 것이다(109, 128).

과거에는 '외상'이라는 명칭을 심리적인 것에 반대되는 신체적인 경험에 대해서는 적용하는 것을 삼갔지만, 2차 세계대전과 한국전쟁에서는 극심한 심리적 스트레스라는 개념이 처음으로 정서적 '외상'이라는 넓은 우산 밑에 들어오게 되었다(109). 2차 세계대전 때의 전쟁포로와 나치 수용소에서의 참사에서 살아남은 생존자에 대한 연구결과는 자극과민성과 분노, 안절부절못함과 긴장(restlessness and tension), 만성적 공포, 우울증, 편집증, 흥미의 감소, 집중력의 저하, 사회적 고립, 그리고 성격변화의 문제가 잇따르고 있는 것을 밝혀주었다(17, 25, 221). 베트남 전쟁은 외상 후 정신과 증후군에 대한 관심을 불러일으켰는데, 이 증후군은 1980년과 1990년대에 더 많이 증가하였다(117).

외상 후 증후군은 재난으로 인한 시민 희생자와 산업 및 직업 의학 분야에서 오래 전부터 기술되었다. 1871년에 독일에서 부상 보상법(damage claims laws)이 통과되고 그 뒤에 독일에서 경제적 위기가 잇따른 가운데, 보상을 받기 위해 질병으로 속이는 것에 대한 염려가 나타났다(98). 이런 맥락에서 '보상 신경증(compensation neurosis)'이라는 새로운 용어가 생겨났다(70). 미국에서의 보상법은 1911년에 통과되었는데, 산업 신경증(industrial neurosis)의 사례가 급증할 것이 예상되었다(61). 이로 인한 상당한 수준의 경제적 여파가 곧이어 나타났고, 보상을 얻기 위해 부상당한 것을 거짓으로 꾸미는(faking) '파렴치한 꾀병 호소자(unscrupulous malingerers)'에 대한 경계심이 높아졌다(138). 보상을 받으려는 동기를 염려하는 시류는 대량학살(Holocaust) 생존자와 베트남 참전군인에 대한 보상 평가를 복잡하게 만들었다(79, 202).

재난에 대한 최초의 지역사회 기반의 연구는 Stierlin(209)에서 비롯된다. 그는 1911년에 Messina 지진에서 생존한 사람들의 25%가 수면장애 및 악몽을 꾼다는 것을 발견했다. Stierlin은 서로 연관된 두 개의 심리적 증후군에 대해서 기술했다. 첫 번째는, 정신증 상태 또는 히스테리 상태를 나타낸다고 여겨지는 것으로서, '경악 정신증(fright psychosis)'으로 명명되는데, 의식이 흐릿하고(clouded consciousness), 건망증, 방향감각(지남력)의 상실(disorientation), 무서운 감정, 그리고 환각의 양상이 3일간 지속되는 것을 말한다. 두 번째는, 좀 더 길게 지속되는 것으로서, '외상성 신경증(traumatic neurosis)'이라고 하는데, 수면장애 및 자율신경계의 변화가 그 특징인데, 자율신경계의 변화에는 맥박이 빠르거나 변동성이 큰 것, 슬개골 반사가 지나치게 과민한 것, 경련, 그리고 피로가 들어있다.

1943년 보스턴에서 발생한 Coconut Grove 화재에 대한 이정표적인 연구는 주요 재난의 심리적 영향에 대한 체계적 연구의 가능성을 확립해주었다(3). 그 후 20년간 주요 재난의 여파에 대한 수많은 연구결과가 출간되었다. 여기에는 1952년에 Mississippi주에서의 토네이도(23), 1962년 Alaska의 지진(118), Andrea Doria호의 침몰(78), 그리고 Bristol 홍수(16) 등에 대한 연구결과가 있다.

1950년에 동물을 대상으로 극심한 스트레스의 효과에 대한 논문(186)이 출간되자 스트레스의 신경내분비 기제에 관한 새로운 연구방식의 효시가 되었다. 또한 이 연구에서부터 스트레스라는 단어가 매일매일 우리의 대화에서 심리적 경험을 지칭하는 것으로서 쓰이게 되었다(117). 좀 더 최근에는, 외상이라는 단어가 정서적 불편을 일으키는 모든 것을 대표하는 의미로 일상대화에서 자유롭게 쓰이게 되었다. 강의실에서 발표를 해야 하거나, 동료의 말에 당황되거나, 앉아서 어려운 시험을 치를 준비를 하고 있는 것 등은 대중적으로 '외상적'이라고 불리는 정서적 스트레스 사건의 예가 된다. 불행하게도, 이렇게 순전히 정서적인 스트레스 사건을 표현하기 위하여 외상(trauma)이라는 단어를 사용하다보니까 정서적 스트레스와 보편적으로 사용되는 외상 사이의 구분이 모호하게 되어 버렸다.

최근의 연구들에서는 PTSD를 아동 학대, 우울증, 불안장애, 경계선 성격장애, 신체화 장애, 다중 성격장애, 흡연, 알코올 및 약물 남용, 과민성 장 증후군 등등 그 밖의 생각해낼 수 있는 그 어떤 명칭/문제/장애(label/problem/disorder)와 관련지어 보았다. 이런 문제들 간의 상호관계를 기술하고 있는 문헌에서는 경계선 성격과 PTSD의 원인론에서 아동기 외상이 원인으로서 역할을 한다고 가정해왔다(96). 물론 이들 사이에서의 인과관계가 자료를 통해 충분히 입증된 것은 아니다.

역학(Epidemiology)

외상 후 스트레스 장애에는 이 책에서 제시한 그 밖의 타당도가 확립된 다른 정신과 장애들의 경우와 달리 통합된 구성개념(unified construct)이 없다. PTSD를 정신과 진단으로서 타당도(그리고 신뢰도)를 확립하는 작업은 수년 전 Robins와 Guze(174)에 의해 그 개요가 설명되고 작업이 진행 중인데, 보다 확정적인 연구결과를 기다리고 있는 중이다. 특히, PTSD 증상들이 다른 장애보다는 자체적으로 서로서로 상관관계가 높다는 것이 확인되어야하며, 이 장애가 다른 장애들과 구분가능하다는 것이 입증되어야 하며(증상의 정도가 불안장애 및 우울장애와 중복됨을 감안하면 이는 불가능할 수 있음), 그리고 이 장애가 가계(families)를 통해서 전해 내려온다는 것이 기록상으로 입증되어야 한다.

PTSD의 역학 현황(epidemiology)은 관련된 외상 사건과 그 영향을 받은 사람들의 특징에 따라 달라진다. 이처럼, 이 장애의 유병률의 추정치는 얼마나 많은 사람들이 특정한 유형의 영향력 있는 사건(specific type of qualifying event)에 충분히 노출되었는지에 따라 다르다.

역사적으로 볼 때, 외상적 경험을 겪은 사람들의 반응에 관한 대부분의 지식은 참전군인(40, 117), 그리고 좀 더 최근에는 재난 희생자(30)를 대상으로 한 연구에서 나온 것이다. 질병 통제 센터(Centers for Disease Control)에서 1만 명 이상의 베트남 참전군인을 대상으로 수행한 연구결과(213)에서는, 이들 중 15%가 전투와 관련된 PTSD(combat related PTSD)의 진단을 받았다. 미국립 베트남 참전군인 재적응 연구 (National Vietnam Veterans Readjustment Study: NVVRS)에서는 남성 참전군인의 31% 그리고 여성 참전군인의 26%에서 전투 후 PTSD(post-combat PTSD)를 나타내는 것으로 확인되었으며, 1986년부터 1988년 사이에 면접한 남성 참전군인의 15% 그리고 여성 참전군인의 9%에서 현재 진행 중인 PTSD(current PTSD)를 나타내는 것으로 확인되었다(116). 이라크에서 전투배치 후 전투에 참전했다가 귀환한 군인들을 대상으로 한 최근의 연구에서는 이들 중 12~20%가 PTSD의 진단에 해당되는 것으로 추정되었다(99). 이 연구에서는 진단용 도구보다는 PTSD의 '포괄적 정의'에 입각하여 증상 확인 목록을 이용한 조사법(symptom checklist survey)을 사용하였기 때문에, 파악된 유병률 수치의 정확도가 떨어진다.

베트남 전쟁 후 거의 15년이 지나서, 동남아시아에서 복무한 715명의 참전군인을, 이들과는 쌍둥이 관계이면서 동남아시아에서 복무하지 않은 참전군인과 비교하는 연구가 수행되었다. PTSD의 현재(6개월) 유병률은 베트남 참전을 하지 않은 참전군인 쌍둥이에서는 5%인 반면에 동남아시아 참전군인 사이에서는 17%였다(84).

전투와 관련된 PTSD는 복무 전 변인(이미 갖고 있었던 정신과 진단 및 학력이 낮은 것 등), 복무 중 변인(기괴한 죽음을 보거나 생명에의 위협에 노출된 것 등), 그리고 복무 후 변인(사회적 지지를 제대로 받지 못하거나 좋지 않은 인생사를 겪은 것 등)을 기반으로 예측한 것이다(86, 198, 208). Schnurr와 그 동료들(184)은 전투에 노출되기 전에 대학생 시절에 MMPI를 실시한 적이 있는 131명의 참전군인을 조사하였다. 어떤 MMPI 척도도 전투에의 노출을 예측해주지 못하였다(역주: MMPI 척도 중 나중에 전투에 참여하게 된 것과 상관관계가 있는 것은 없었음). MMPI 척도 중 우울증(Depression), 경조증 (Hypomania), 그리고 사회적 내향성(Social Introversion) 척도 점수만 전투배치 후의 PTSD 발생 여부를 예측해주었다.

전쟁 포로(prisoners of war: POWs)에 대한 연구결과에서는 다른 전쟁의 참전군인에 비해서 이들의 PTSD 비율이 두드러지게 높은 것으로 나타났다. 한국 전쟁의 참전군인 중에서, 전쟁 포로였던 36명 중의 78%가 PTSD의 진단을 받은 반면에, 포로로 잡힌 적이 없는 29명의 참전군인 중에서는 18%가 해당되었다(212).

외상 후 스트레스 장애는 재난이 지역사회에 발생한 경우 사람에 따라 그 양상이 다르게 나타날 수 있다. 또한 재난 별로 PTSD의 발생률은 상당히 다르게 나타난다. 화산 폭발에 대해서는 그 발생률이 낮았고(2%)(189), 호우 및 진흙사태(mudslides)(4%)(45), 그리고 홍수 및 다이옥신 오염이 동반되어 발생한 후에도 발생률은 낮았다(8% 또는 그 미만)(194). PTSD의 발생률이 높은 경우는 오클라호마 시(市) 폭발의 생존자(34%)(151), 댐 붕괴 및 홍수(44%)(88), 그리고 비행기 불시착의 생존자(54%)(192) 중에서 나타났다. 그러나 이러한 대형 사고를 겪고 나서도, 대부분의 사람들은 보통 PTSD를 나타내지 않는다(80, 151, 183).

어떤 재난 전문가들은 기술적 문제로 인한 사고나 자연재해보다는 사람이 의도적으로 일으킨 고의적인 재난이 PTSD를 촉발시키기가 쉬운 것으로 간주한다(14, 15, 73, 83, 148). 그러나 이런 견해에 대해서는 보편적으로 일치의견을 보이지 않고 있다(179). 재난에 노출된 정도와 재난 그 자체의 크기(예를 들면, 사망자의 수효와 재산 손실의 정도로 반영됨)는 PTSD와 관련되어 있으며 지금까지의 연구에서 재난의 유형과는 따로 떼어내서 다룬 적이 없다(151, 179).

폭력 외상은 지역사회에 살다보면 풍토병처럼 겪는 것이다. 도시의 건강관리 단체에 속한 젊은 성인 1,007명을 대상으로 한 연구에서, Breslau 연구팀에서는 이들 중 39%가 살아오던 중 그 언젠가 폭력 외상에 노출된 적이 있는 것으로 발견되었다(35). 1,000명의 지역거주 성인을 대상으로 한 연구에서, Norris(147)는 그 중 69%가 최소한 한 번은 외상적 사건에 노출되었고, 21%는 지난해에 그런 일을 겪었다는 것을 발견했다. 국가적 확률 세대 조사용 표본(national probability household sample)인 4,008명의 성인 여성을 대상으로 실시된 국가적 여성 연구용 전화 조사(National Women's Study telephone survey) 결과에서는 그중 69%가 살아오면서 외상적 사건에 노출된 적이 있는 것으로 발견되었다(172). 15세에서 54세 사이의 입원하고 있지 않은 상태의 5,877명의 미국 시민을 대상으로 한 국가적 동반질환 연구(National Comorbidity Study)에서는 그들 중 56%가 살아오면서 최소한 한 번의 외상적 사건을 겪은 적이 있으며, 이들의 대부분은 다른 외상적 경험도 겪은 적이 있는 것으로 응답

했다고 보고하였다(108). 가장 흔히 보고된 외상적 사건의 유형은 심각하거나 치명적인 상해를 목격하는 것(25%), 생명을 위협하는 사건 현장에 있는 것(19%), 자연재해를 겪는 것(17%)이었다.

외상적 사건을 겪은 후에 외상 후 스트레스 장애가 발생하는 것은 외상 후 스트레스 장애를 유발하는 외상적 사건만큼 많이 일어나지는 않는다. 외상적 사건에 노출된 사람들 중에서 PTSD의 진단을 받은 비율은, Breslau 등의 연구(35)에서는 24%, 여성에 대한 국가적 연구(172)에서는 18%, 그리고 국가적 동반질환 연구(108)에서는 14%이다.

외상 사건을 겪은 후 PTSD이 나타날 가능성은 사건의 유형에 따라 다른 것으로 보인다. Breslau 등의 연구(35)에서는 PTSD와 관련성이 가장 높은 사건의 유형은 강간으로서, PTSD의 발생률은 49%였다. 다른 사건들은 PTSD의 발생률이 다소 낮은 것으로 나타났다. 몹시 심하게 두들겨 맞는 것(32%), 그 밖의 성폭행(24%), 그리고 심각한 사고 또는 부상(17%) 등이었다. 국가적 동반질환 연구에서는, PTSD를 일으키기 가장 쉬운 사건은 강간(49%), 전투(39%)이었으며, PTSD를 일으킬 확률이 거의 없는 사건은 심각하거나 치명적인 상해를 목격하는 것(6%) 그리고 자연 재해를 겪는 것(5%)이었다.

지역사회에서의 전체 인구(general population; 전집)의 PTSD 유병률에 관련된 최초의 자료는 미국 St. Louis 및 North Carolina에서 역학 발굴 영역 연구(Epidemiologic Catchment Area study)의 일환으로 진단 면접 일정표(Diagnostic Interview Schedule)를 사용해서 수집되었다. 이 진단면접 도구는 구조화된 면접방식을 사용하여 확립된 진단기준에 부합되는 정신과 진단 발생률에 대한 추정치를 제공해준다. 이 연구에서 PTSD의 평생 발생률은 1~2%(57, 94)로 나타났다. 보다 최근의 일반인 전집(general population)을 대상으로 한 연구들에서는 일반인에서의 평생에 걸친 PTSD 유병률이 대략 8~9%(35, 108) 근방인 것으로 나타났다(35, 108). 여성의 경우 PTSD 유병률은 남성에 비해서 두 배로 높았다(94, 108).

외상적 사건에 노출되는 것은 무선적으로(random) 발생하는 것이 아니다. 외상적 사건에 노출되기 쉽게 하는 위험 요인은 그런 사건에 노출된 후 PTSD에 걸리기 쉽게 하는 위험 요인과 똑같은 것이 아니다(28, 34, 36). 외상적 사건에 노출되는 것은 학력 부족, 어릴 적의 품행 문제, 이미 가지고 있던 정신과 질환, 물질 남용, 그리고 새로운 것을 추구하고(novelty seeking) 위험을 감수하는(risk taking) 성격 특질(personality traits)과 관련되어 있다.

개인의 두 가지 특징이 PTSD의 강력한 예측 요인인 것으로 반복해서 부각되었다: 즉, 여성이라는 것(106, 123, 139, 179, 207, 220) 그리고 정신병리를 이미 갖고 있었다는 것(41, 132, 151, 152, 168, 193, 220)이다. 세부적으로 말하면, 이미 가지고 있는 성격 특징은 PTSD를 예측해주고 있다(47, 122, 125, 132, 201). 어릴 적에 개인적인 역경(adversity)을 겪고 그리고 어릴 적 가정 배경이 혼란스러운 것은, 정신병리를 이미 갖고 있는 경우에 동반되어 나타나기 쉬운데, 이도 또한 PTSD의 발생을 잘 예측해주고 있다(35, 236). 이처럼 정신병리 여부를 잘 예측해주는 개인적 요인은 이전에는 외상적 사건에 노출된 탓으로 돌렸던 영향 중에서 적어도 일부는 설명해줄 수 있는 것으로 보인다(33, 69, 97, 218), 왜냐하면 외상 후의 정신병리 뿐만 아니라 외상을 겪을 위험성도 높여주는, 이미 갖고 있던 기존의 특징이 혼동(confounding)을 가져왔기 때문이다. 재난 뒤 일어난 그 밖의 다른 부정적 생활 사건도 또한 PTSD를 예측해준다(67, 125, 151).

외상 후 스트레스 장애는 특정한 계층에서 특히 더 많이 발생할 수 있다. North와 동료들(153)이 수행한 St. Louis 쉼터(shelters)와 길거리에서 무작위로 뽑은 900명의 노숙자를 대상으로 한 연구에서는, 이들 중 40% 이상이 과거에 폭력 외상을 겪은 적이 있다는 것을 발견했다. 이 외상은 노숙자가 된 것보다 시기적으로 앞서는 것이 보통이었다. 외상 후 스트레스 장애는 여성 노숙자의 34% 그리고 남성 노숙자의 18%에서 확인되었다.

요약하면, PTSD에 대한 여러 역학 연구들에서 보고된 유병률이 불일치하는 것은 이 장애의 진단 기준의 타당도가 현재 불확실한 수준에 있기 때문일 수 있다. 이것과 관계없이, 진단 기준의 중요성은 많은 특별한 인구 계층에서 인정되고 있다. 외상이 사람들 사이에서 무선적으로 나타나는 것이 아니기 때문에, 외상을 겪을 위험성과 외상적 사건을 겪은 후에 정신과 장애에 걸릴 위험성을 혼동하는 것은 개인이 이미 갖고 있던 성격 특성과 외상으로 인한 정신과적 영향 간의 관계를 이해하는 데 어려움을 초래했다. 임상가와 연구자는 각 환자와 특정한 인구계층을 평가할 때 위와 같은 관계에 대하여 인과관계를 섣불리 가정하는 것을 피하도록 조심해야 한다.

임상적 양상(Clinical Picture)

주요 재난에 직접적으로 노출된 대부분의 사람들은 침투적 재경험(intrusive re-experience)과 과잉흥분(hyperarousal)의 증상을 호소한다. 오클라호마 시 폭탄 테러에 직접 노출된 생존자들 중에서 96%는 최소한 한 가지 이상의 외상 후 증상을 겪었다고 보고됐다(151). 가장 많이 보고된 증상은 악몽, 수면장애, 집중 곤란, 신경과민으로 펄쩍 뛰어오르는 것(jumpiness)이었다(151, 209, 212). 간접적으로 노출되었거나 (예: 사고의 영향을 받은 지역주민) 또는 먼 지역에서 영향을 받은(방송으로 재난 소식을 들은 것 등) 사람들도 또한 이런 증상을 호소하는 경우가 있었다. 미국에서 9.11 테러 공격 직후 진행된 여론 조사에서는, 10명 중 7명이 우울감을 호소했고, 거의 절반 정도가 집중력의 저하를, 그리고 1/3이 수면의 곤란을 보고했다(1).

재난 후 흔히 나타나는 것이 아닌 외상 후 증상은 회피(avoidance)와 무감각해지는 것(numbing)에 관련된 것들이며, 심인성 기억상실증(psychogenic amnesia)과 정동의 위축(restricted range of affect)은 특히 드물게 나타난다(151, 176, 212). 그러나 이러한 드물게 나타나는 회피 및 무감각 증상은 현재 PTSD의 핵심으로 정의된 증상이다(37, 151). 오클라호마 폭탄 테러에 대한 연구에서, 직접 노출된 생존자의 94%가 회피 및 무감각 증상을 세 번 이상 호소하여 PTSD의 진단 기준을 완전히 충족시켰다(151). 이러한 회피 및 무감각 증상은 또한 질병을 시사해주는 다른 지표와도 연관이 있다. 즉 이전부터 갖고 있던 정신병리, 재난 후 발생한 장애(postdisaster disorders), 일상기능의 저해(interference), 치료를 받으러 다니는 것, 약물 복용, 그리고 대처하기 위해 알코올이나 다른 약물을 사용하는 것과도 관련이 있다. 몇몇 다른 연구들에서는 회피 및 무감각 증상이 다른 인구계층에서 PTSD를 진단하는 데 핵심이라는 것을 입증해 주기도 하였다(37, 63, 71, 135, 222).

침투적 재경험과 과잉흥분의 증상은 너무나 흔히 호소되기 때문에 이런 증상이 정상 또는 보편적인 것(즉, 대부분의 사람들이 호소하므로)으로 여겨질 수 있다. 이와 같이 흔히 호소하는 재경험 및 과잉흥분 증상은 현저한 회피 및 무감각 반응이 없는데도 질환의 근거로 간주되어서는 안 될 것이며, 그보다는 오히려 병리적이지 않은 정서적 고통(emotional distress)으로 봐야할 것이다. Breslau와 동료들의 분석결과는, PTSD 진단을 위해 요구되는 수준을 밑도는 외상 후 증상은 PTSD 기준을 충족하는 환자들이 겪는 병리적인 과정과 동일한 것이 아니라는 점을 확인해 주었다(37).

외상 후 스트레스 장애는 관련된 상황과 관련된 인구계층에 따라서 그 증상의 표현 방식이 다를 수 있다. 예를 들면, 침투적 재경험은 특히 전투에 노출된 경험과 연관이 있는 것으로 밝혀졌지만, 부정(denial)은 학대성 폭력을 목격한 후에 더 많이 보고되었다(215). 다른 연구들의 결과에 따르면, 과잉흥분은 과거에 교도소에 수감된 적이 있던 사람들이 두드러지게 호소하는 증상이고, 회피는 강간 피해자들에게서 제일 두드러진 증상이었다(95). 불면증과 악몽을 위시한 수면 관련 증상 호소가 외상적 사건에 노출된 사람에게서 흔히 나타나지만(151), 수면 실험실 연구에서는 이와 관련된 주관적인 증상 호소의 횟수와 크기를 입증해주지 못했으며, 이런 주관적 증상호소는 객관적인 확인결과와는 들어맞지 않는 것으로 나타났다(119).

여러 상황에서 PTSD 관련 호소를 할 때 반복해서 나타나는 주제는 정신과적 동반장애(psychiatric comorbidity)이다. 모든 인구계층에서 PTSD는 단독으로 나타나기 보다는 다른 정신과 장애가 동반해서 나타나는 경우가 더 많았다. PTSD와 관련되어 다른 정신과 장애가 동반되는 비율이 높은 것은 잘 입증되어 있다. 즉 PTSD로 진단된 전투 참전군인들 중에서는 80%나 그 이상(59, 107, 116, 156, 190), PTSD가 있는 재난 생존자들 중에서는 60~80%(134, 135, 151), 지역사회 주민들 중에서 PTSD가 있는 시민들 중에서는 70~90%(29, 30, 108, 112, 159)가 동반장애를 나타냈다. 가장 많이 호소하는 동반장애에는 주요 우울증(28~79%), 다른 불안 장애들(2~94%), 물질 남용/의존(43~50%)이 있다(66, 112, 212). 양극성 장애 그리고 정신분열증 같은 정신증적 장애들(psychotic disorders)은 외상에 노출된 직후에 나타나는 장애에는 속하지 않았다.

PTSD에서 성격장애와 신체형 장애(somatoform disorders)가 동반되는 것은 잘 연구되지 않았다(136). 경계선 성격장애, 반사회적 성격장애, 그리고 신체형 장애가 여러 곳에서 치료 중인 인구계층에서 PTSD에 동반되어 나타나기는 했지만, 이렇게 동반된 문제들은 외상 사건에 노출되기에 앞서 이미 환자들이 가지고 있었던 것으로 발견되는 경우가 종종 있었다(72, 149-152, 167). PTSD가 있는 34명의 베트남 참전군인으로서 당시에 입원환자와 외래환자였던 이들을 대상으로 한 연구에서는, 가장 많이 동반된 성격장애는 B군 성격장애, 특히 경계선 성격장애(76%)인 것으로 나타났다(201). 그 밖의 자주 나타나는 다른 성격장애로는 강박성 성격장애(44%), 회피성

(41%), 편집성(38%), 그리고 수동-공격성(35%) 성격장애가 있었다(43, 87, 212). Gunderson과 Sabo는 정신과 환자들에게서 PTSD와 경계선 성격장애의 양상(features)이 중첩된다는 것을 강조하였다(89). 미국 보스턴의 PTSD 센터에서 선정된 50명의 환자를 대상으로 한 연구에서는, 환자의 26%가 성격장애의 진단기준을 충족시키는 것으로 나타났는데, 이들 중 거의 대부분이 반사회성 성격장애 또는 반사회적 양상이 수반된 혼합형 성격장애(mixed personality disorder with antisocial features)에 해당되는 것을 발견했다. 성격장애의 진단을 받은 수효는 평균 3.8건이었다(107). Southwick과 동료들(201)은 연관된 병리적 성격 특징이 외상으로 인해 지속적인 변화가 초래된 것일 수도 있다고 생각했다. 또한 동시에 이미 갖고 있었던 성격 특징을 반영하는 것일 수도 있다고 생각했는데, 이미 갖고 있던 성격 특징으로 인해서 당사자가 외상적 사건과 외상 후 발생하는 어려움에 더 취약하게 되었을 수 있다는 것이다.

외상 후 스트레스 장애는 해리(dissociation)와 연관되어 있다. 해리는 생애 초기의 심리적인 외상 경험에 뿌리가 있는 것으로 전문가들은 간주하고 있다. 임상 장면에서는 'B군 성격장애(Cluster B, 행동화 경향[acting-out])'를 동반질환으로 갖고 있는 많은 환자들에게서 아동기 학대가 많이 드러났는데, 이들은 해리 증상을 나타냈다. 그러나 해리 장애는 재난으로부터 영향을 받은 사람들 중에서는 드물게 관찰되는 장애이다(223, 234). 재난 상황에서 '해리(dissociative)' 증상의 임상적 의미와 그 타당성은 아직 적절하게 확인되지 않았다.

급성 스트레스 장애(acute stress disorder)라는 진단은, PTSD의 진단을 적용할 수 있는 시간이 아직 충족되지 않은, 고통을 겪고 있는 외상 생존자에게 첫 번째 한 달 동안의 기간에 적용할 진단 범주를 제공하기 위하여 개발된 것이다. 그리고 이 진단에는 PTSD의 특징적인 증상 이외에 해리 증상도 포함된다. 급성 스트레스 장애가 발생하면 뒤이어서 PTSD가 발달될 수 있음을 예측해주기는 하지만(42), 이 장애의 진단적 타당성에 대한 연구는 PTSD의 진단 타당성에 대한 연구가 불완전한 가운데, 현재로서는 거의 진전이 없는 실정이다.

다른 정신과적 장애들이 PTSD에 동반하는 것이 단순히 다른 정신과 장애의 기준과 중복된 탓인지도 불명확하다(87, 174, 201), 가장 두드러지는 것이 주요 우울증, 일반화된 불안장애(범불안장애) 및 공포장애(107), 그리고 해리 장애(33)로서 진짜로 동반해서 나타나는 정신병리와는 반대되기 때문이다(39, 87, 201, 205). 앞에서 언급했듯이, 다른 정신과 장애들이 대대적으로 PTSD에 동반한다는 것은 PTSD의 진단의 타당도와 신뢰도에 대해서 도전거리가 된다(32, 33, 39, 84, 87, 107, 174, 196).

임상 실제에서는, 다른 정신과 장애가 PTSD에 그렇게 많이 동반한다는 것(151)은 PTSD를 평가한 후에도 정신과 장애를 계속 탐색하는 것이 유용함을 알려주는 것이다. PTSD에 다른 진단이 동반한다는 것은 질환과 기능부전(disability)의 정도를 알려주는 지표로서 의미가 있으며, 특별한 주의를 요하는 사례임을 알려주는 것이다(151). 이처럼 동반하는 장애들은 PTSD의 치료, 경과 및 효과에서 PTSD 그 자체에 못지않게 중요할지 모른다.

생물학적 연구결과(Biological Findings)

수많은 생물학적 연구활동이 외상적 사건에 대한 병리적 반응의 생리적 기초를 이해하려고 수행되었다. 이런 연구활동의 결과로 많은 이론이 만들어졌고, 이 이론은 아래의 문헌에서 개관되었다.

PTSD에 관한 최근의 많은 연구들에서는 공포 반응의 회로에서 교감신경계의 조절부전(sympathetic dysregulation)의 역할을 조사해왔다. PTSD가 있는 환자들의 경우, 외상을 상기시키는 자극에 노출되면 카테콜라민 분비가 크게 높아지는 것과 함께 생리적 과잉활동(즉, 심장박동과 혈압이 급속히 증가)이 유발된다(60, 77, 113, 120, 130, 195, 232). 그러나 카테콜라민 반응은 PTSD 환자가 휴식 중일 때나 외상적이지 않은 스트레스 자극에 대한 반응 상에서 일관성 있게 관찰되지 않았다(131, 142, 163, 165). 글루타민에 의해 활성화되는 체계(glutaminergic system)는 코르티코트로핀 방출 요인(corticotropin-releasing factor: CRF)의 증가를 통해 HPA 축의 조절 과정에 관여하는 것으로 여겨지고 있다. CRF는 청반(locus ceruleus)에서 노르에피네프린을 방출하도록 작용하는 것으로서, 외상 후 불안과 과잉홍분을 감소시켜주는 항글루타민제(antiglutamatergic agents)의 역할을 하는 것으로 시사된다(144).

외상 후 스트레스 장애는 또한 혈소판 알파-2 아드레날린 수용기 결합(platelet alpha-2 adrenergic receptor binding)(26, 160)의 감소와 관련이 있는 것으로 밝혀졌는데, 이 수용기 결합은 만성적인 교감신경계의 자극에 대한 반응으로 나타나는 수용기의 하향 조절(receptor down-regulation)을 반영하고 있을 수 있다(77). 약물학적 탐색작업 (pharmacologic probes)은 PTSD에서의 교감신경계 활동의 역할을 입증해주었을 뿐만 아니라, PTSD에서의 아르레날린계통의 기능을 변화시킬 수도 있다. 알파-2 아드레 날린계 수용기 차단기(alpha-2 adrenergic receptor blocker)인 요힘빈(yohimbine)을 투여 하는 것은 생리적 반응성을 촉발시키며(199) 그리고 항아드레날린계 약제인 clonidine, guanfacine, prazosin, propranolol은 PTSD가 있는 사람에게서 외상적 사건 이 회상될 때 이에 대한 반응으로 나타나는 노아드레날린계통의 과잉활동성 (noradrenergic hyperreactivity)(24, 102, 110, 164, 169, 211)을 억제하는 것으로 밝혀졌다.

현재까지의 연구결과는 재난에 대한 반응으로 일어나는 교감신경계의 흥분이 재 난에 노출된 것, 그 자체(청반에서 분비된 노에피네프린의 방출에 의해 매개되는 '싸움 또는 도망[fight or flight]' 반응의 일부로서)의 영향을 받는지 또는 재난에 뒤이어 나타난 PTSD의 일부인지를 충분히 가려내지 못했다. 오클라호마 시의 폭탄 테러의 생존자 (이들 중 15%가 PTSD를 나타냄)에 대한 연구결과에서는 생리적 반응성이 PTSD 증상 과 상관관계가 없는 것으로 나타났다. 그러나 폭탄 테러의 생존자는 테러에 노출되 지 않은 집단에 비해서 이런 외상적 사건을 회상시켜주는 자극에 대해서 생리적 반응성을 더 크게 나타냈다(217). 미국에서 세계무역센터에 가해진 9.11 테러에서 살아남은 자들로서 정신건강 치료를 받은 환자들에 대한 연구결과에서는 노에피네 프린 분비가 PTSD의 진단과 관련이 없는 것으로 나타났다. 그러나 분비된 노에피네 프린의 수준은 테러 이후에 시간이 흐름에 따라서 떨어지는 것으로 나타났다(19).

PTSD의 생물학적 기제에 관한 다른 연구결과에서는 외상적 스트레스와 관련되어 시상하부-뇌하수체-아드레날 축(hypothalamic-pituitary-adrenal[HPA] axis)의 변화 그 리고 코티솔 조절(cortisol regulation)상의 비정상을 시사해주고 있다. 외상에 노출되는 것은 코티솔 생산이 급속히 높아지도록 자극을 가한다. 코티솔은 유기체로 하여금 (외부에 대한) 경계심(vigilance) 및 흥분수준을 높이고 행동을 취할 준비를 하도록 하 는데 필요한 생리적 반응이 일어나게 해서 극심한 스트레스의 도전(challenge)에 대처 할 수 있게 하는 것으로 보인다. 외상에 부딪쳤을 때 코티솔이 신속하게 높아지지 못하면 PTSD에 걸리게 되는지도 모른다. 자동차 사고 피해자로서 부상 치료를 위해 병원에 입원된 자들에 대한 연구결과에서는 사고 후 첫 15시간 동안에 측정된 코티 솔 수준이 이들 중에서 1달 뒤 쯤 PTSD가 나타나게 된 사람들 사이에서는 낮았던 것으로 나타났다(60). 만성적으로 코티솔의 수준이 낮은 것은 또한 PTSD에서도 관찰되었는데(77, 127, 133, 224, 233), 이는 PTSD에서 HPA 축의 하향 조절(down-regulation)을 시사해주고 있는 것이다(60). 그러나 이런 변인들에 대한 출간된 연구결과는 일관성이 부족하여, PTSD와 관련된 단기 및 장기 코티솔 반응을 둘러싼 오래된 논란은 현재까지도 지속되고 있다(60, 120, 162, 173, 227).

PTSD에서 HPA 축의 조절부전(dysregulation)에 대한 점증하는 증거들은 PTSD에서 림프구 당질코르티코이드 수용기(lymphocyte glucocorticoid receptors)의 증가 그리고 덱사메타손(dexamethasone)을 투여한 PTSD 환자에서 코티솔이 과도하게 억제되는 것(suppression)을 밝혀낸 연구에서 도출된 것이다(90, 228-31). PTSD에서 코티솔 수준이 낮은 것은 역설적이게도 부신피질 자극 호르몬 방출 요인(corticotropin-releasing factor: CRF)의 수준이 높은 것과 연결되어 있다. 덱사메타손을 투여하면 PTSD 환자에서 부신피질 자극 호르몬(adrenocorticotropic hormone: ACTH)이 과도하게 억제되는 결과가 초래된다(230). 이런 발견은 PTSD의 신경생물학의 기본이라고 주장되어 온 HPA 축의 코티솔 피드백 제지(axis cortisol feedback inhibition)의 기제의 저변에 깔려 있을 기제가 동작이 느린 아드레날 출력(sluggish adrenal output)이라기보다는 뇌하수체에서의 ACTH의 생성의 감소임을 시사한다(225, 230). 흥미로운 것은 중병과 관련된 부신피질 스테로이드(corticosteroid)의 결핍을 겪고 있다고 의심되는 자로서, 패혈성 쇼크(septic shock)를 겪고 있거나 심장수술로부터 회복 중이어서 중환자실에 있는 환자들 중에서, 통제 시행(controlled trials)으로 당질코르티코이드(glucocorticoid)를 과량(stress doses) 투여 받은 환자들에게서 PTSD 증상이 주목할 만하게 감소하였다(181).

PTSD에서의 HPA 축의 조절부전 상태가 외상적 경험에서 비롯된 내분비 스트레스 계통(endocrine stress system)의 조절부전(down-regulation)의 생성으로 인한 결과인지 아니면 PTSD에 걸릴 취약성으로 그전부터 갖고 있던 기질적 성향이 어느 정도나 반영된 것인지는 현재로서는 전혀 오리무중이다(48, 226). 어쨌든 간에, PTSD에서 이런 패턴이 발견된 것은 주요 우울증 환자에게서 발견된 것과 뚜렷이 대비된다. 주요 우울증에서는 덱사메타손에 대한 반응으로서 코티솔 수준이 높아지는 것과 코티솔 반응이 감소하는 것이 관찰된 바 있다(195).

인간의 두뇌에서 내측 전전두엽(medial prefrontal cortex)은 공포의 반응을 만들어내는 편도체(amygdala)를 제지하는 기능을 수행하는 것이 보통이다(27, 48). 위험에 직면하면, 노에피네프린이 솟구쳐서 전전두엽을 제지하여, 신속한 '자동적인(default)' 피질하 반응(subcortical response)이 활성화되도록 하게 해주어서, 유기체의 생존을 도모하게 된다(11, 20, 195). PTSD에서는 내측 전전두엽 피질에서의 만성적 활동저하가 편도체의 탈억제(disinhibition)를 가져올 수 있겠고, 이는 교감신경계의 과잉활동과 PTSD 증상을 일으키는 결과를 초래한다. 울화를 일으키는 연구(provocation studies)에서는 PTSD 환자들에게 외상적 사건을 회상시켜주는 자극에 직면시켰더니 내측 전전두엽으로의 혈류(blood flow)가 감소하고 편도체로의 혈류는 증가하였음이 확인되었다(27, 27, 171, 188).

PTSD가 있는 사람들에 대한 신경영상촬영(neuroimaging) 연구들에서는 해마의 용적이 감소한 것을 확인해주었는데, 이는 24시간 동안의 소변 속 코티졸 분비가 정상치 밑에 있는 것과 연관되어 있는 것이다(170). 해마는 두뇌에서 가소성 물질(plastic)로서 특히 손상되기 쉬운 부분으로서, 해마는 극심한 외상적 스트레스에 노출되면 손상을 입을 수 있다고 주장되고 있기도 한다. 당질코르티코이드 스트레스 호르몬(glucocorticoid stress hormones)은 PTSD에서 해마의 퇴화(atrophy) 과정에 관련이 있다고 여겨져 왔다. 동물 모형 연구에서는 해마의 퇴화 및 신경세포의 죽음에 관련해서 NMDA 수용기(N-methyl-D-aspartate: NMDA receptor)에 작용하는 클루타메이트(glutamate) 같은 흥분성 아미노산(excitatory amino acids)의 중요성을 지적하고 있다(2, 46, 129). PTSD에서 해마 용적의 감소와 연관된 것을 보여주는 인과관계가 있는 통로는 아직 파악되지 못한 채로 남아있다. 해마 용적의 감소는 심리적 외상에 대한 정신병리적 반응 또는 외상으로 인한 신경적 독성 효과(neurotoxic effects)에 두뇌가 취약하도록 만드는 (당사자가) 기존에 이미 갖고 있던 특성을 반영하고 있는지도 모른다(82).

어떤 장애이든지 간에 해마 용적이 의미 있게 줄어들게 되면 명시(declarative), 일화(episodic), 공간(spatial), 맥락 기억(contextual memory)의 수행도 상에서 확실한 결손이 통상 뒤따르게 될 것으로 예상된다. 해마의 퇴화는 PTSD에서는 불특정적인 것으로서(nonspecific), 그 밖에도 쿠싱 증후군(Cushing syndrome), 재발성 우울 질환, 치매 발생 전의 정상적 노화, 그리고 알츠하이머 병 같은 다양한 조건과 연관되어 있다고 밝혀졌다(129). 더욱이, 주요 우울증 및 알코올 남용, 그리고 이미 갖고 있던 두뇌의 특성 같은 동반 장애들은 PTSD를 포함하여 다른 조건(질환)들과의 예상되는 관계를 확인하는데 심각한 혼동 요인(confounders)으로 작용할 수 있다. 이와 같은 연구결과 및 원인에 관한 관련된 이론에도 불구하고, PTSD와 확실히 연관되고 반복가능한 (replicable) 신경학적 연구결과는 없다.

발달 과정(Natural History)

PTSD의 발생과 회복에 대한 개념은 아직도 충분히 정의된 것이 아니다. 그러나 (어떤 질병의) 발생과 회복에 대한 정의에 대해 충분히 주의를 기울이지 않는 것은 정신과 장애의 일반적 정의 전반에 걸쳐서 뚜렷한 추세이다. PTSD의 발생은 '증상의 발현(onset of symptoms)'(p. 429)으로 지칭된다(9). 『DSM-IV-TR』에서는, 정신과 장애로부터 완화(remission)에 대한 정의는 완전한 완화(full remission)—해당 장애의 모든 증상이 없어진 것을 지칭하는 것—, 그리고 부분적 완화(partial remission)—증상이 남아있기는 하지만 진단을 내릴 수준에는 못 미치는 것으로 정의되는 것—의 두 개 항목으로 나뉜다.

최근 논문에서는 PTSD의 발생을 적용하는 기준이 어떤 외상 후 증상이 발생한 것이 요구되는지 또는 PTSD의 진단기준을 완전히 충족하는지의 여부가 모호하다고 주장하였다. 이 논문의 저자들은 PTSD가 발생 시점을 모든 진단 기준이 충족되는 시점으로 하자고 주장하고 있다(10). 그러나 오래 전부터의 역학 연구(175)와 현재 『DSM-IV』에서의 정의에서는 어떤 정신과 장애의 발생 시점이 해당 장애의 증상이 시작되는 시점으로 규정하고 있다. 이와 같은 정의 상의 차이는 PTSD 발생과 관련된 의견차이의 한 가지 원인이 될 것이다(10). 면밀하게 분석해보면, PTSD가 지연 발생한 것에 대한 보고는 PTSD의 증상이 사건이 발생한 지 6개월 이내에 시작되었지만 그 이후까지도 진단기준이 충족되지 않은 사람들을 주로 대상으로 한 것임을 알려주고 있다. 이러한 사례의 대부분은 사실상 증상의 수준이 역치 아래 (subthreshold)에 위치하고 있어서, 여러 가지의 증상을 많이 나타나기는 하지만 하나 또는 두 개의 회피/정서적 무감각(avoidance/numbing) 증상만큼 부족해서 진단 역치에 도달하지 못하다가 나중에 위와 같은 증상이 나타나서 나중에야 진단기준을 충족시키게 된 것임을 보여주고 있다(154).

재난 연구는 잘 정의된 외상적 사건을 겪었지만 접근하기 어려운 사람들에 대한 연구를 가능하게 했다. 이 계층은 일반적인 지역사회에서 재난 이외의 다른 종류의 외상에 노출되는 경우에 그 속에 내재된 선정 관련 편향의 영향을 받지 않은 자들이다. 재난 연구는 재난에 노출된 계층에서 나타난 PTSD의 경과의 중요한 측면을 밝혀주었다. 외상 후 스트레스 장애는 재난에서 생존한 사람들에게서는 빠르게 시작되는 경향이 있다. 오클라호마 시 폭탄 테러에 직접 노출되었지만 생존한 182명 중에서, PTSD가 있는 사람들의 76%는 폭탄 테러가 발생한 그 날에 증상이 시작되었다고 회고해서 보고하였으며, 94%는 일주일 이내에, 그리고 98%는 한 달 이내에 보고하였다. 발생이 지연된 PTSD(사건 발생 후 6개월 이상 지나서 증상이 시작된 것)는 일반적으로는 재난 후에는 관찰되지 않는데, 이는 오클라호마 시 폭탄테러에 관한 연구들(151)에서 그리고 미국 텍사스 주 Killeen에서의 대량 살인 사건(152, 154)에서 입증되었다. 발생이 지연된 PTSD는 이보다는 다른 계층에서 훨씬 더 자주 나타난 것으로 기술되었다. 이를테면, 아동기 성학대를 겪은 성인 생존자 그리고 전투에 참여한 군인들의 경우가 그러하다(65, 85, 180, 185).

외상 후 스트레스 장애는 만성적인 경과를 밟는 경향이 있어서, 평균 일 년 또는 그 이상으로 오래 가기 쉽다. 만성적 PTSD는 『DSM-IV-TR』에서 최소 3개월 이상 지속되었을 때로 정의된다. 일반인 계층에서 PTSD가 있는 사람들 중의 1/3은 자신들의 증상이 최소한 10년간은 지속되었다고 보고하였다(33, 108). 오클라호마 시 폭탄테러의 생존자 중에서 PTSD로 확인된 모든 사람들은 정의 상 만성적인(증상이 최소한 3개월 이상 지속되는 경우) 경우에 해당된다(151). 미국 텍사스 주의 Killeen에서 일어난 대량 살인사건 이후에는, 생존자 중에서 사건 발생 후 2개월 이내에 PTSD 사례로 확인된 사람들의 약 절반은 일 년 후에도 여전히 증상을 나타내고 있었다(154).

증상 경감(remission)에 대한 정의는 좀 더 다듬어야할 필요가 있다. 왜냐하면 당사자가 10년이 지난 후에도 해당 스트레스 자극에 대해 반응을 계속해서 나타낼 수도 있다는 것은 상식에 벗어나 보이며, 그리고 당사자가 끔찍한 사고를 당했다고 하더라도 스트레스 사건 때문에 10년간이나 정신과 전문의를 찾아가는 것은 보통적인 일이 아니기 때문이다. 『DSM-IV-TR』에 따르면, PTSD의 진단기준을 일단 한 번 모두 충족하고 난 후에는 그 장애로부터 완전히 경감이 되었다고 하려면 PTSD 관련 어떤 증상이나 증세도 없어야 한다. 그러므로 예를 들어 어떤 사람이 다른 증상은 없지만 외상 사건에 대해 이야기하는 것을 계속 회피한다고 하면, 이 사람은 그 증상으로 인해 어떤 기능적 손상도 더 이상 나타내고 있지 않다고 하더라도, 전문용어상으로는 아직도 증상을 보이고 있는 것이며 부분적으로만 경감되었다고 여겨질 수 있는 것이다. 정신과적 질환으로부터의 경감에 대한 『DSM』 상의 정의는 PTSD에 대해서는 동일하게 적용되지 않았기 때문에, 경감 항목에 있는 부분적으로 경감된 사례에 대한 연구결과들은 PTSD로부터의 회복률을 좀 더 낙관적으로 기술하였다 (10, 81).

일반 계층에서의 PTSD의 만성 여부를 예측해주는 요인에는 PTSD의 심각도가 큰 것, 다른 정신과 질환의 동반, 대인관계에서의 무감각(interpersonal numbing; 명함), 정서적 반응성(emotional reactivity), 여성인 것, 그리고 반사회적 행동의 가족력이 있다. PTSD 회복에 대한 예측요인은 밝혀진 것이 거의 없다.

합병증(Complications)

PTSD의 진단이 내려지면 기능의 손상 및 삶의 질 저하, 특히 가족관계 및 그 밖의 대인관계 상의 문제, 성 기능, 취업, 법률적 문제, 폭력, 자살, 그리고 물질 남용과 같은 문제가 예상된다(49, 100, 197). 그러나 PTSD와 사회적 부적응 사이에 관련이 있다는 사실은 이 장애의 부정적 영향으로 인해 기능발휘에 부정적인 영향이 가해질 것임을 반영해주는 것뿐만 아니라 PTSD와 기능발휘의 어려움 모두에 취약하게 만들어주는 이미 갖고 있던 정신과적 특징을 반영해주는 것일 수도 있다.

외상 후 스트레스 장애는 신체적 건강과 기능저하 문제에 영향을 끼치는 정도에서 주요 우울과 다른 불안장애보다 더 심할 수 있다(235). 세부적으로는, 과도한 건강염려, 의학적 장애, 그리고 의료기관을 찾아가는 것이 PTSD의 경우에 많다고 보고되었다(44, 62).

가계 연구(Family Studies)

Davidson과 동료들이 수행한 두 개의 가족력 관련 연구에서는 PTSD 환자들의 친척 중에서 불안장애와 알코올 중독의 비율이 높고, 우울증 환자들의 친척 중에서 우울증의 비율이 높은 것을 보고하고 있다(54, 55). 이 연구결과들은 PTSD와 주요 우울증 사이가 아니고 PTSD와 불안증 사이에 특정한 유전적 연계(genetic link)가 있음을 시사해주고 있다.

다른 연구들에서도 가족들 사이에서 정신과 장애와 관련되어 광범위하게 발견된 내용을 제시하였다. 베트남 전쟁 시기의 쌍둥이 기록(Vietnam Era Twin Registry)에서 6,744명의 남자 쌍둥이에 대한 가족력 연구에서는, 외상적 사건에 노출될 위험성이 이미 갖고 있던 품행장애 및 물질의존뿐만 아니라 기분장애의 가족력과도 연관되어 있다는 것을 밝혀냈다. 외상적 사건에 노출된 후에 PTSD에 걸릴 위험성은 가족력과 연관이 있는 것이 아니라 저학력 및 품행장애의 전력, 범불안장애, 그리고 주요 우울증과 연관되어 있었다. PTSD와 가족의 정신병리 사이의 연관성은, 최소한 부분적으로는, 외상 사건에 대한 노출과 기존에 갖고 있던 정신병리가 공동으로 매개하기 때문에 나타난 것일 수 있다(111). PTSD에 관한 연구 2,647건과 종합분석(meta-analysis) 연구 68건에 대한 개관 결과에서는 정신병리의 가족력이 PTSD를 예측하는 데에는 유의미하기는 하지만, 그러나 그 크기가 작은 요인이라고 결론지었다(157). 위에 언급한 연구들의 대부분은 가족 구성원을 대상으로 직접 연구하기보다는 지표사례(proband)에게 물어서 가족 구성원에 관한 정보를 얻어낸 것이다.

베트남 전쟁 시의 남성 참전군인의 쌍둥이 4,042명의 연구에서는 이란성 쌍둥이에 비해 일란성 쌍둥이에게서 전투에 노출된 것에 대한 일치율(즉, 짝 지워진 사례 사이의 일치도[agreement between paired cases])이 약 두 배나 높은 것으로 나타났다(215). 이란성 쌍둥이와 일란성 쌍둥이 사이에서 전투에 노출되는 것의 일치율을 조절하는 것은 유전 요인으로서, 이 요인은 PTSD 증상에서의 일치율의 거의 1/3을 설명해주고 있었다. 전투에 노출된 것이 증상에서의 일치율을 설명해주는 경우는 거의 없었다. 여기에는 재경험과 관련된 증상 및 외상 사건을 회상시키는 자극을 회피하는 증상도 포함된다. 가족생활 경험을 공유하는 것은 외상 후 증상에 대하여 민감해지는 것에서의 일치율에 거의 기여를 하지 못했으며, 단지 고통스러운 기억만을 예측해줄 뿐이었다.

베트남 전쟁 시의 쌍둥이에 대한 또 다른 연구에서는 한 사람 내에서 PTSD 이외에도 주요 우울증 및 물질사용 장애가 동반하는 것은 전투에 노출된 것 그 자체에 기인하는 것이 아니라, 유전 요인과 환경 요인이 PTSD와 이와 같은 그 밖의 다른 장애 모두에 대한 위험을 증가시키는 경향이 있기 때문이라고 주장했다(182).

감별 진단(Differential Diagnosis)

이 장의 앞부분에서 서술한 대로, 외상 후 증상들은 다른 불안 장애, 주요 우울증, 해리 장애, 그리고 특정한 성격장애의 표현 양상들과 중복되는 것으로 보인다(76). 외상 사건을 회상시키는 자극에 대한 생리적 반응성 그리고 PTSD에서의 크게 놀라는 경악반응(exaggerated startle response)은 빈맥과 심계항진, 발한 및 떨림을 위시한 공황장애 중의 공황발작에서 나타나는 특징과 비슷하다. 범불안장애와 중복되는 PTSD 증상에는 '긴장된(keyed up)' 또는 '안절부절 못하는(on edge)' 느낌 그리고 수면 곤란이 포함된다. 주요 우울증과 중첩되는 PTSD 증상에는 흥미 상실, 수면 곤란, 정신운동성 동요(psychomotor agitation), 그리고 집중하기 어려움이 있다. 섬망기억(flashbacks)과 정서적으로 멍해짐(emotional numbing) 같은 PTSD 증상들은 해리 증후군과 비슷해 보이지만, 이런 증상들은 해리에서 나타나는 정서적 무감각(emotional analgesia)과 지각이 해리된 상태(dissociated perceptual states)와는 개념적으로도 구분된다고 간주된다(38).

신체화 장애와 경계선 성격장애가 있는 환자들이 장애의 진단기준을 충족시키지 않으면서도 많은 정신과 장애의 다양한 증상을 습관적으로 나타내기 때문에(121), 이들은 또한 외상 후 증상도 나타내는 수가 있다. 가족력이 무질서하고 역기능적인(chaotic and dysfunctional) 것, 과장해서 말하는 양식, 그리고 이런 장애와 연관된 피암시성(suggestibility)을 감안하면, 아동기 학대를 당했다고 진술하는 경우가 흔하며, 이 말이 진실이라고 하더라도, 이런 학대 전력은 외상 후 증상에 대한 호소를 더욱 두드러지게 해준다. 외상 후 스트레스 장애는 또한 민사소송과 장애로 인해 얻는 이득 같은 경제적 보상이 대두되는 상황에서의 꾀병(malingering)과 구분되어야만 한다(12, 105).

외상 후 증상과 다른 그 밖의 장애의 증상을 가장 근본적으로 구분해주는 것은 정의대로 외상 후 증상이 생명이나 신체를 위협하는 갑작스런, 예기치 않은 사건에 대해서 발생하느냐 하는 것이다. 증상이 외상에의 노출 후에 또다시 나타나며 그리고/또는 증상이 그런 사건과 내용상으로 연관되어 있다면, 이런 증상은 PTSD의 진단에 해당되는 것으로 간주될 수 있을 것이다. 아니면, 다른 장애의 증상을 나타내는 것일 수 있다. 확실한 외상적인 사건이 없는데 PTSD와 유사한 증상을 호소하는 것은 성격장애나 신체화 장애가 있는 환자들의 호소에서 흔히 나타난다(223). 확실한 외상적 사건에 충분히 노출된 후에 나타나지만 PTSD 기준에 충분히 못 미치는 증상이 나타나는 것은 정상적 경험, 진단할 정도는 못 되는 정서적 고통, 또는 다른 생활 스트레스 자극에 대한 반응일 수 있다.

임상적 관리(Clinical Management)

PTSD에 대한 정신의학적 평가와 관리에서 중요한 원칙은 이 장애가 생각보다는 동반된 장애가 있기 쉬우며, 이 동반 장애가 임상적 성과 및 처치의 선택을 결정할 때 PTSD에 못지않게 중요할 수 있다는 것이다. 그러므로 임상가들은 PTSD의 진단을 내리고 난 후에라도 다른 동반 장애가 있는지 탐색하는 노력을 계속해야 한다.

정신과적 장애가 동반된 PTSD 사례들은 PTSD만 있는 사례에 비해서 증상이 좀 더 극심하고 기능부전(functional disability)도 더 클 것으로 예측될 수 있다(151). 동반된 장애들은 PTSD에 대한 치료를 할 때 동시에 치료할 수 있으며, 그리고 PTSD 처치에 쓰이는 약물의 상당수는 PTSD에 동반할 수 있는 다른 불안장애 및 주요 우울증에도 효과적이다.

아동기 학대의 전력이 있는 심리적 외상 환자들을 치료할 때에는, 이 책의 다른 장에 기술된 방식에 따라서 정신과적 장애를 진단하고 치료할 것이 권고된다. 아동기 학대가 해당 환자에게서 중요한 문제일 수 있겠지만, 이를 의식해서 정신과적 장애의 철저한 평가와 치료를 피해서는 안 되며, 이런 전력이 있는 많은 환자에게서 나타나는 복잡한 어릴 적 배경과 가족 문제를 파악하는 것을 느슨하게 해서도 안 된다. 심리치료자들은 아동기 학대가 현재의 문제나 정신과적 장애의 원인이라고 가정하는 것을 피하도록 유의해야 하며 환자의 삶에서 현재 심리사회적 문제가 되고 있는 것을 실질적으로 관리하는 것을 목표로 해서 심리치료를 실시해 나가야 한다.

불안장애에 대한 치료 연구결과들을 종합적으로 개관한 결과에서는 PTSD에 대한 심리치료적 접근이나 약물치료적 접근의 효과를 평가할 때 엄격한 기준을 충족시키는 출간된 연구가 없음이 발견되었다(22). 미국 의학연구소(Institute of Medicine)의 최근 보고에 따르면, PTSD 치료에 대해서 어떤 약물도 효과가 있다고 결정할 만한 증거가 불충분하며(SSRI와 최신의 항우울제에 관해서만 다른 의견을 제시하는 것 하나만 빼고는), 노출 치료에 대한 효과에 대한 증거가 충분한 유일한 형태의 심리치료법은 노출치료(exposure therapy)였다고 결론지었다(146). 증거에 기반한 자료가 일반적으로 부족함에도 불구하고, 몇몇 연구에서는 PTSD를 대한 인지행동치료(cognitive-behavioral therapy) 같은 그 밖의 여러 가지 치료방법 및 외상적 악몽(traumatic nightmares)에 대한 prazosin 등의 약물이 유용성이 있을 가능성이 있다고 시사했다.

항우울제는 PTSD에 대한 약물치료의 근간으로 간주되었다. sertraline 및 paroxetine의 두 가지 약물은 PTSD의 약물치료에 적합하다고 FDA의 인증을 받았다. PTSD의 세 가지 증상군(재경험, 회피/멍함, 과잉흥분)에 대해서 효과가 있는 것으로 발견되었다(56). 유망성이 있는 연구 증거는 그 밖의 다른 세로토닌 선택적 재흡수 억제제 (SSRI) 약물 그리고 다른 종류의 항우울제도 또한 치료 효과가 있을 가능성이 있음을 시사해주고 있다. PTSD에 대해 승인된 약제가 나타내는 치료 효과는 항우울 효과와는 별도인 것으로 보인다(58, 126, 216). 과거의 정신약물학 약제—삼환성 항우울제와 모노아민 산화 효소 억제제(monoamine oxidase inhibitors)—에 대한 연구결과는 이들이 PTSD에 대해 효과가 있을 것이라 시사했지만, 일반적으로 SSRIs 계통의 약물이 부작용을 견딜 만하고 독성을 끼칠 가능성이 낮기 때문에 일반적으로 더 선호된다(4, 56). PTSD에 대한 약물요법의 효과를 높여줄 가능성이 있는 것으로 조사된 그 밖의 약제로는 항정신병제, β 차단제, α-2 작용제(agonists), α-1 길항제(antagonists), 항경련성제, 그리고 리튬이 있다.

벤조디아제핀류(Benzodiazepines), 진정제-수면제(sedative-hypnotics), 항정신증약(antipsychotics), 기분 안정제(mood stabilizers)는 PTSD에 대한 약물요법에서 최우선적으로 투약할 약제가 아니다(51, 76). 벤조디아제핀류가 PTSD의 치료에 효과가 있다는 경험적인 지지는 거의 없으며, 벤조디아제핀류를 중단하게 되면 PTSD 증상을 악화시킬 수도 있다(4). 그러나 이와 같은 기타의 종류에 속하는 약물들은 치료 효과가 잘 안 나는 treatment-resistant PTSD에 대한 표준적인 약물요법의 효과를 증대시키기 위하여 때때로 쓰이는데, 특히 단기적이고, 보조적으로 사용된다(4). 필요한 경우에는, 남용될 가능성이 있는 약물들은 PTSD 환자에서 주의 깊게 지켜보아야(monitored) 하는데, 특히 약물 오용(substance misuse)과 행동 제지(behavioral disinhibition)와 관련된 문제의 위험성이 있기 쉬운 중복 약물남용의 공존 시에 그리고 B군의 성격장애가 있을 시에 그러하다.

심리치료는 PTSD의 치료에 유용한 것으로 밝혀졌으며, PTSD를 치료할 때 약물치료의 보조요법으로도 사용할 수 있다(21, 200). 노출 치료(exposure therapy)는 외상적 경험이 있는 환자들에게 직접 직면하도록 도와주는 방법인데, 효과가 있는 것으로 입증되었지만(92, 146), 노출 치료는 집중적인(intensive) 방법이기 때문에 이를 효과적이고 안전하게 실시하려면 상당한 훈련과 기술이 요구된다. PTSD가 있는 사람들은, 정의상 회피 및 정서적 멍함을 갖고 있는 것인데, 외상적 사건의 경험에 관련된 기억에 초점을 두는 치료를 받기가 어려울 수 있다(76, 161). 일단 회피와 정서적 멍한 것의 수준이 (약물치료의 개입 등으로 인해서) 좀 더 참을 수 있는 수준으로까지 떨어지게 되면, 심리치료를 좀 더 즉각적으로 진행할 수가 있다. 또한 지지치료와 인지치료도 보조적으로 사용할 수 있는 치료기법이 된다.

심리적 사후설명(psychological debriefing)은 외상적 경험 및 정서를 처리하는 것을 도와주기 위해서 고안된 널리 사용되는 방법이다. 이것은 통상 단 1회의 집단적 개입으로 실시되는데, 외상적 사건을 겪은 적이 있는 사람들을 모아서 제공하는 것으로서, 이를테면 특히 사상자가 많이 발생한 잔인한 사건에 접했던 소방관 또는 직장에서 폭력적 공격에 노출되었던 직장인들을 대상으로 하는 것이다. 심리적 사후설명은 그 효과를 뒷받침하는 증거가 거의 없는데도 전 세계적으로 보편적으로 사용하는 외상적 개입법으로서 인기 있는 도구가 되었다. 그 절차는 이를 사용하는 사람들에서 의해서 방법론적으로 다양한 방식으로 적용되는 것이 보통이기 때문에, 이 기법의 효과를 평가하기가 어려웠다. 단일 회기의 사후설명에 관한 최근의 여러 개의 연구들은, Rose와 동료들(177)이 개관했는데, PTSD를 방지하거나 또는 해결하는 데에서 정신과적으로 그 효과가 거의 없는 것으로 나타났다.

그러나 PTSD를 방지하거나 치료하는 것이 사후설명의 성공 여부를 평가하는 데 합당한 기준은 아니다. 사후설명에 참여한 많은 참여자들은 사후설명이 그들에게 정서 처리, 교육, 위안 및 사회적 지지의 기회를 주어 도움이 되었다고 보고했다. 그러나 염려되는 것은 이런 절차를 통해 심리적 피해를 받았을 가능성이 있으며, 회피와 정서적 멍함 반응이 현저한 사람들은 사후설명 과정을 통해 유발된 외상적 사건의 불쾌한 기억을 견디지 못할 수 있다는 것이다. 중요한 것은, 이미 PTSD가 발전되고 있는 사람들(특히 회피 증상이 현저한 사람들)은 그들이 처리할 수 없는 자료에 직면시키는 사후설명 과정을 통해서 또다시 외상을 겪을 수 있다는 것이다. 그러므로 PTSD가 있거나 또는 회피 및 정서적 멍함이 현저한 사람들처럼 외상적 충격을 많이 받은 사람들은 그 대신에 정신과적 평가(psychiatric evaluation)를 받도록 의뢰해야 하며, 심리적 사후설명에 참여하는 것을 외상적 사건에 노출된 사람들 모두에게 강제로 시키지 말 것이 권고된다.

참고문헌

1. Poll: Americans depressed, sleepless. Washington, DC: Associated Press. Available at: http://www.chron.com/cs/CDA/story.hts/special/terror/impact/1055126. Accessed on 1/21/2006.

2. Adamec, R. E., Burton, P., Shallow, T., and Budgell, J. NMDA receptors mediate lasting increases in anxiety-like behavior produced by the stress of predator exposure—mplications for anxiety associated with posttraumatic stress disorder. Physiol. Behav., 65:723-737, 1999.

3. Adler, A. Neuropsychiatric complications in victims of Boston's Coconut Grove disaster. JAMA., 123:1098-1101, 1943.

4. Albucher, R. C., and Liberzon, I. Psychopharmacological treatment in PTSD: a critical review. J. Psychiat. Res., 36:355-367, 2002.

5. American Psychiatric Association. *Diagnostic and Statistical Manual: Mental Disorders*, 1st edition. Washington, DC: Author, 1952.

6. American Psychiatric Association. *Diagnostic and Statistical Manual of Mental Disorders*, 2nd edition. Washington, DC: Author, 1968.

7. American Psychiatric Association. *Diagnostic and Statistical Manual of Mental Disorders*, 3rd edition. Washington, DC: Author, 1980.

8. American Psychiatric Association. *Diagnostic and Statistical Manual of Mental Disorders*, 4th edition. Washington, DC: Author, 1994.

9. American Psychiatric Association. *Diagnostic and Statistical Manual of Mental Disorders*, 4th edition, text revision. Washington, DC: Author, 2000.

10. Andrews, B., Brewin, C. R., Philpott, R., and Stewart, L. Delayed-onset posttraumatic stress disorder: a systematic review of the evidence. Am. J. Psychiat., 164: 1319-1326, 2007.

11. Arnsten, A. F., and Goldman-Rakic, P. S. Noise stress impairs prefrontal cortical cognitive function in monkeys: evidence for a hyperdopaminergic mechanism. Arch. Gen. Psychiat., 55:362-368, 1998.

12. Atkinson, R. M., Henderson, R. G., Sparr, L. F., and Deale, S. Assessment of Viet Nam

veterans for posttraumatic stress disorder in Veterans Administration disability claims. Am. J. Psychiat., 139:1118-1121, 1982.

13. Babinski, J., and Froment, J. *Hysteria or Pithiatism and Reflect Nervous Disorders in the Neurology of War*. London: University of London Press, 1918.

14. Baum, A., Fleming, R., and Davidson, L. M. Natural disaster and technological catastrophe. Env. Behav., 15:333-354, 1983.

15. Beigel, A., and Berren, M. Human-induced disasters. Psychiat. Ann., 15:143-150, 1985.

16. Bennett, G. Bristol floods 1968: controlled survey of effects on health of local community disaster. Br. J. Med., 3:454-458, 1970.

17. Bensheim,H.Die K.Z. Neurose rassisch Verfolgter: Ein Beitrag zur Psychopathologie der Neurosen [The concentration camp neurosis of the racially persecuted: a contribution on the psychopathology of neuroses]. Der Nervenarzt, 31:462-469, 1960.

18. Benton, G. H. "War" neurosis and allied conditions in ex-service men: as observed in the United States Public Health Service Hospitals for Psychoneurotics. JAMA, 17:360-365, 1931.

19. Bierer, L. M., Tischler, L., Labinsky, E., Cahill, S., Foa, E., and Yehuda, R. Clinical correlates of 24-h cortisol and norepinephrine excretion among subjects seeking treatment following the world trade center attacks on 9/11. Ann. N. Y. Acad. Sci., 1071:514-520, 2006.

20. Birnbaum, S., Gobeske, K. T., Auerbach, J., Taylor, J. R., and Arnsten, A. F. A role for norepinephrine in stress-induced cognitive deficits: alpha-1-adrenoceptor mediation in the prefrontal cortex. Biol. Psychiat., 46:1266-1274, 1999.

21. Bisson, J. I., Ehlers, A., Matthews, R., Pilling, S., Richards, D., and Turner, S. Psychological treatments for chronic post-traumatic stress disorder. Systematic review and meta-analysis. Br. J. Psychiat., 190:97-104, 2007.

22. Black, D. W. Efficacy of combined pharmacotherapy and psychotherapy versus monotherapy in the treatment of anxiety disorders. CNS Spectr., 11:29-33, 2006.

23. Block, D. A., Silber, E., and Perry, S. E. Some factors in the emotional reaction of children to disaster. Am. J. Psychiat., 412:416-422, 1956.

24. Boehnlein, J. K., and Kinzie, J.D. Pharmacologic reduction of CNS noradrenergic activity in PTSD: the case for clonidine and prazosin. J. Psychiat. Pract., 13:72-78, 2007.

25. Bradford, J. M., and Bradford, E. J. Neurosis in escaped prisoners of war. Br. J. Med. Psychol., 20:422-435, 1947.

26. Bremner, J. D., Krystal, J. H., Southwick, S. M., and Charney, D. S. Noradrenergic mechanisms in stress and anxiety: II. Clinical studies. Synapse, 23:39-51, 1996.

27. Bremner, J. D., Staib, L. H., Kaloupek, D., Southwick, S. M., Soufer, R., and Charney, D. S. Neural correlates of exposure to traumatic pictures and sound in Vietnam combat veterans with and without posttraumatic stress disorder: a positron emission tomography study. Biol. Psychiat., 45:806–816, 1999.

28. Breslau, N. Epidemiology of trauma and posttraumatic stress disorder. In *Psychological Trauma*, Yehuda, R. (ed.). Washington, DC: American Psychiatric Press, pp. 1–29, 1998.

29. Breslau, N. Outcomes of posttraumatic stress disorder. J. Clin. Psychiat., 62 *Suppl* 17:55–59, 2001.

30. Breslau, N. The epidemiology of posttraumatic stress disorder: what is the extent of the problem? J. Clin. Psychiat., 62:16–22, 2001.

31. Breslau,N., Chase, G. A., andAnthony, J. C. Theuniquenessof theDSMdefinitionof post-traumatic stress disorder: implications for research. Psychol. Med., 32:573–576, 2002.

32. Breslau, N., and Davis, G. C. Posttraumatic stress disorder: the etiologic specificity of wartime stressors. Am. J. Psychiat., 144:578–583, 1987.

33. Breslau, N., and Davis, G. C. Posttraumatic stress disorder in an urban population of young adults: risk factors for chronicity. Am. J. Psychiat., 149:671–675, 1992.

34. Breslau, N., Davis, G. C., and Andreski, A. Risk factors for PTSD-related traumatic events: a prospective analysis. Am. J. Psychiat., 152:529–535, 1995.

35. Breslau, N., Davis, G. C., Andreski, P., and Peterson, E. Traumatic events and posttraumatic stress disorder in an urban population of young adults. Arch. Gen. Psychiat., 48:216–222, 1991.

36. Breslau,N.,Kessler, R. C.,Chilcoat, H. D., Schultz, L. R.,Davis,G.C., andAndreski, P. Trauma and posttraumatic stress disorder in the community: the 1996 Detroit area survey of trauma. Arch. Gen. Psychiat., 55:626–632, 1998.

37. Breslau, N., Lucia, V. C., and Davis, G. C. Partial PTSD versus full PTSD: an empirical examination of associated impairment. Psychol. Med., 34:1205–1214, 2004.

38. Brett, E. A. Classifications of posttraumatic stress disorder in DSM-IV: anxiety disorder, dissociative disorder, or stress disorder? In *Posttraumatic Stress Disorder: DSM-IV and Beyond*, Davidson, J. R. T., Foa, E. B. (eds.). Washington, DC: American Psychiatric Press, pp. 191–204, 1993.

39. Brett, E. A., Spitzer, R. L., and Williams, J. B. W. DSM-III-R criteria for posttraumatic stress disorder. Am. J. Psychiat., 145(10):1232–1236, 1988.

40. Brewin, C. R., Andrews, B., and Valentine, J. D. Meta-analysis of risk factors for

posttraumatic stress disorder in trauma-exposed adults. J. Consult. Clin. Psychol., 68:748-766, 2000.

41. Bromet, E. J., Parkinson, D. K., and Schulberg, H. C. Mental health of residents near the Three Mile Island reactor: a comparative study of selected groups. J. Prevent. Psychiat., 1:225-276, 1982.

42. Bryant, R. A., Moulds, M. L., and Guthrie, R. M. Acute Stress Disorder Scale: a self-report measure of acute stress disorder. Psychol. Assess., 12:61-68, 2000.

43. Buydens-Branchey, L., Noumair, D., and Branchey, M. Duration and intensity of combat exposure and posttraumatic stress disorder in Vietnam veterans. J. Nerv. Ment. Dis., 178(9):582-587, 1990.

44. Calhoun, P. S., Bosworth, H. B., Grambow, S. C., Dudley, T. K., and Beckham, J. C. Medical service utilization by veterans seeking help for posttraumatic stress disorder. Am. J. Psychiat., 159:2081-2086, 2002.

45. Canino, G., Bravo, M., Rubio-Stipec, M., and Woodbury, M. The impact of disaster on mental health: prospective and retrospective analyses. Int. J. Ment. Health, 19:51-69, 1990.

46. Chambers, R. A., Bremner, J. D., Moghaddam, B., Southwick, S. M., Charney, D. S., and Krystal, J. H. Glutamate and post-traumatic stress disorder: toward a psychobiology of dissociation. Semin. Clin. Neuropsychiat., 4:274-281, 1999.

47. Chen, C. C., Yeh, T. L., Yang, Y. K., Chen, S. J., Lee, I. H., Fu, L. S., Yeh, C. Y., Hsu, H. C., Tsai, W. L., Cheng, S. H., Chen, L. Y., and Si, Y. C. Psychiatric morbidity and post-traumatic symptoms among survivors in the early stage following the 1999 earthquake in Taiwan. Psychiat. Res., 105:13-22, 2001.

48. Cohen, H., Kaplan, Z., Kotler, M., Kouperman, I., Moisa, R., and Grisaru, N. Repetitive transcranial magnetic stimulation of the right dorsolateral prefrontal cortex in posttraumatic stress disorder: a double-blind, placebo-controlled study. Am. J. Psychiat., 161:515-524, 2004.

49. Connor, K. M., and Davidson, J. R. T. The role of serotonin in posttraumatic stress disorder: neurobiology and pharmacotherapy. CNS Spectr., 3:43-51, 1998.

50. Culpin, M. The need for psychopathology. Lancet, 2:725-726, 1930.

51. Cyr, M., and Farr, M. K. Treatment for posttraumatic stress disorder. Ann. Pharmacother., 34:366-376, 2000.

52. Da Costa, J. M. On irritable heart: a clinical study of a form of functional cardiac disorder and its consequence. Am. J. Med. Sci., 16:17-52, 2003.

53. Daly, R. J. Samuel Pepys and post-traumatic stress disorder. Br. J. Psychiat., 143:64-68,

1983.

54. Davidson, J., Smith, R., and Kudler, H. Familial psychiatric illness in chronic posttraumatic stress disorder. Compr. Psychiat., 30:339-345, 1989.

55. Davidson, J., Swartz, M., Storck, M., Krishnan, R. R., and Hammett, E. A diagnostic and family study of posttraumatic stress disorder. Am. J. Psychiat., 142:90-93, 1985.

56. Davidson, J. R. Pharmacotherapy of posttraumatic stress disorder: treatment options, long-term follow-up, and predictors of outcome. J. Clin. Psychiat., 61*Suppl*: 52-59, 2000.

57. Davidson, J. R. T., Hughes, D., Blazer, D. G., and George, L. K. Post-traumatic stress disorder in the community: an epidemiological study. Psychol. Med., 21:713-721, 1991.

58. Davidson, J. R. T., Rothbaum, B. O., van der Kolk, B. A., Sikes, C. R., and Farfel, G. M. Multicenter, double-blind comparison of sertraline and placebo in the treatment of posttraumatic stress disorder. Arch. Gen. Psychiat., 58:485-492, 2001.

59. Deering, G. G., Glover, S. G., Ready, D., Eddlelman, H. C., and Alarcon, D. Unique patterns of comorbidity in posttraumatic stress disorder from different sources of trauma. Compr. Psychiat., 37:336-346, 1996.

60. Delahanty, D. L., Raimonde, A. J., and Spoonster, E. Initial posttraumatic urinary cortisol levels predict subsequent PTSD symptoms in motor vehicle accident victims. Biol. Psychiat., 48:940-947, 2000.

61. Denham, R. H., and Currier, F. P. The traumatic neurosis and the relation to the surgeon. J. Mich. State Med. Soc., 23:299-303, 1924.

62. Deykin, E. Y., Keane, T. M., Kaloupek, D., Fincke, G., Rothendler, J., Siegfried, M., and Creamer, K. Posttraumatic stress disorder and the use of health services. Psychosom. Med., 63:835-841, 2001.

63. Difede, J., and Barocas, D. Acute intrusive and avoidant PTSD symptoms as predictors of chronic PTSD following burn injury. J. Trauma. Stress, 12:363-369, 1999.

64. Ellenberger, H. F. *The Discovery of the Unconscious*. New York: Basic Books, 1970.

65. Elliott, D. M., and Briere, J. Posttraumatic stress associated with delayed recall of sexual abuse: a general population study. J. Trauma. Stress, 8:629-647, 1995.

66. Engdahl, B. E., Speed, N., Eberly, R. E., and Schwartz, J. Comorbidity of psychiatric disorders and personality profiles of American World War II prisoners of war. J. Nerv. Ment. Dis., 179:181-187, 1991.

67. Epstein, R., Fullerton, C., and Ursano, R. Posttraumatic stress disorder following an air disaster: a prospective study. Am. J. Psychiat., 155:934-938, 1998.

68. Erichsen, J. *On Concussion of the Spine: Nervous Shock and Other Obscure Injuries of the Nervous System. {Reprinted in New York: William Wood; 1886, pp. 36-37}*. London: Longmans, Green, 1875.

69. Feinstein, A., and Dolan, R. Predictors of post-traumatic stress disorder following physical trauma: an examination of the stressor criterion. Psychol. Med., 21:85-91, 1991.

70. Fischer-Homberger, E. Railway Spine and traumatische neurose: seele and rückenmark [Railway Spine and traumatic neurosis: soul and spine]. Gesnerus, 27:96-111, 1970.

71. Foa, E. B., Riggs, D. S., and Gershuny, B. S. Arousal, numbing, and intrusion; symptoms structure of PTSD following assault. Am. J. Psychiat., 152:116-120, 1995.

72. Fontana, A., and Rosenheck, R. The role of war-zone trauma and PTSD in the etiology of antisocial behavior. J. Nerv. Ment. Dis., 193:203-209, 2005.

73. Frederick, C. J. Effects of natural vs. human-induced violence upon victims. Eval. Change, *Special Issue*:71-75, 1980.

74. Freud, S. My views on the part played by sexuality in the aetiology of the neuroses. In *A Case of Hysteria, Three Essays on Sexuality and Other Works {The Standard Edition of the Complete Psychological Works of Sigmund Freud, Volume VII (1901-1905)}*, Strachey, J. (ed. and trans.). London: The Hogarth Press and the Institute of Psychoanalysis, pp. 269-279, 1906.

75. Freud, S. The etiology of hysteria. In *The Standard Edition of the Complete Psychological Works of Sigmund Freud Vol. 3*, J. Strachey (ed.). London: The Hogarth Press, 1962, pp. 186-221, 1896.

76. Friedman, M. J. Toward rational pharmacotherapy for posttraumatic stress disorder: an interim report. Am. J. Psychiat., 145:281-285, 1988.

77. Friedman, M. J. Biological approaches to the diagnosis and treatment of posttraumatic stress disorder. J. Trauma. Stress, 4:67-91, 1991.

78. Friedman, P., and Linn, L. Some psychiatric notes on the Andrea Doria disaster. Am. J. Psychiat., 114:426-432, 1957.

79. Frueh, B. C., Smith, D. W., and Barker, S. E. Compensation seeking status and psychometric assessment of combat veterans seeking treatment for PTSD. J. Trauma. Stress, 9:427-439, 1996.

80. Galea, S., Ahern, J., Resnick, H., Kilpatrick, D., Bucuvalis,M., Gold, J., and Vlahov, D. Psychological sequelae of the September 11 terrorist attacks inNew York City. N. Engl. J. Med., 346:982-987, 2002.

81. Galea, S., Vlahov, D., Resnick, H., Ahern, J., Susser, E., Gold, J., Bucuvalas, M., and Kilpatrick, D. Trends of probable post-traumatic stress disorder in New York City

after the September 11 terrorist attacks. Am. J. Epidemiol., 158:514-524, 2003.

82. Gilbertson, M. W., Shenton, M. E., Ciszewski, A., Kasai, K., Lasko, N. B., Orr, S. P., and Pitman, R. K. Smaller hippocampal volume predicts pathologic vulnerability to psychological trauma. Nat. Neurosci., 5A:1242-1247, 2002.

83. Gleser, G. C., Green, B. L., and Winget, C. N. *Prolonged Psychosocial Effects of Disaster: A Study of Buffalo Creek.* New York: Academic Press, 1981.

84. Goldberg, J., True, W. R., Eisen, S. A., and Henderson, W. G. A twin study of the effects of the Vietnam War on posttraumatic stress disorder. JAMA, 263:1227-1232, 1990.

85. Green, A. H. Comparing child victims and adult survivors: clues to thepathogenesis of child sexual abuse. J. Am. Acad. Psychoanal., 23:655-670, 1995.

86. Green, B. L., Grace, M. C., Lindy, J. D., Gleser, G. C., and Leonard, A. Risk factors for PTSD and other diagnoses in a general sample of Vietnam veterans. Am. J. Psychiat., 147(6):729-733, 1990.

87. Green, B. L., Lindy, J. D., and Grace, M. C. Posttraumatic stress disorder: toward DSM-IV. J. Nerv. Ment. Dis., 173:406-411, 1985.

88. Green, B. L., Lindy, J. D., Grace, M. C., Gleser, G. C., Leonard, A. C., Korol, M., and Winget, C. Buffalo Creek survivors in the second decade: stability of stress symptoms. Am. J. Orthopsychiat., 60:43-54, 1990.

89. Gunderson, J. G., and Sabo, A. N. The phenomenological and conceptual interface between borderline personality disorder and PTSD. Am. J. Psychiat., 150:19-27, 1993.

90. Halbreich, U., Olympia, J., Carson, S., Glogowski, J., Yeh, C. M., Axelrod, S., and Desu, M. M. Hypothalamo-pituitary-adrenal activity in endogenously depressed post-traumatic stress disorder patients. Psychoneuroendocrinology, 14:365-370, 1989.

91. Hall, J. C. Medical evidence in railway accidents. Br. Med. J., i:216-217, 272-274, 325-327, 1868.

92. Hamner, M. B., Robert, S., and Frueh, B. C. Treatment-resistant posttraumatic stress disorder: strategies for intervention. CNS Spectr., 9:740-752, 2004.

93. Hawthorne, H. On heart disease in the army. Am. J. Med. Sci., 48:89-92, 1863.

94. Helzer, J. E., Robins, L. N., and McEvoy, L. Post-traumatic stress disorder in the general population. Findings of the epidemiologic catchment area survey. N. Engl. J. Med., 317:1630-1634, 1987.

95. Henigsberg, N., Folnegovic-Smalc, V., and Moro, L. Stressor characteristics and post-traumatic stress disorder symptom dimensions in war victims. Croat. Med. J., 42:543-550, 2001.

96. Herman, J., and van der Kolk, B. A. Traumatic antecedents of borderline personality

disorder. In *Psychological Trauma, van der Kolk*, B. A. (ed.). Washington, DC: American Psychiatric Press, 1987.

97. Hocking, F. Psychiatric aspects of extreme environmental stress. Dis. Nerv. Syst., 31:542–545, 1970.

98. Hoffman, J. Erfahrungen über die Traumatische Neurose [Experiences with traumatic neurosis]. Berliner Klinische Wochenschrift, 27:655–660, 1890.

99. Hoge, C. W., Castro, C. A., Messer, S. C., McGurk, D., Cotting, D. I., and Koffman, R. L. Combat duty in Iraq and Afghanistan, mental health problems, and barriers to care. N. Engl. J. Med., 351:13–22, 2004.

100. Holbrook, T. L., Hoyt, D. B., Stein, M. B., and Sieber, W. J. Perceived threat to life predicts posttraumatic stress disorder after major trauma: risk factors and functional outcome. J. Trauma. Stress, 51:287–292, 2001.

101. Horowitz, M. J. *Stress Response Syndromes*. New York: Jason Aronson, 1976.

102. Horrigan, J. P. Guanfacine for PTSD nightmares. J. Am. Acad. Child Adolesc. Psychiat., 35:975–976, 1996.

103. Inman, T. G. Some comparisons between war neuroses and those of civilian life. J. Calif. State Med. Soc., 18:184–186, 1920.

104. Janet, P. *The Major Symptoms of Hysteria: 15 Lectures Given in the Medical School of Harvard University*. New York: Macmillan, 1907.

105. Johnson, R. K. Psychologic assessment of patients with industrial hand injuries. Hand Clin., 9:221–229, 1993.

106. Kasl, S. V., Chisholm, R. E., and Eskenazi, B. The impact of the accident at Three Mile Island on the behavior and well-being of nuclear workers. Am. J. Publ. Health, 71:472–495, 1981.

107. Keane, T. M., and Wolfe, J. Comorbidity in post-traumatic stress disorder: an analysis of community and clinical studies. J. Appl. Soc. Psychol., 20:1776–1778, 1990.

108. Kessler, R. C., Sonnega, A., Bromet, E., Hughes, M., and Nelson, C. B. Posttraumatic stress disorder in the National Comorbidity Survey. Arch. Gen. Psychiat., 52:1048–1060, 1995.

109. Kinzie, J. D., and Goetz, R. R. A century of controversy surrounding posttraumatic stress-spectrum syndromes: the impact on DSM-III and DSM-IV. J. Trauma. Stress, 9:159–179, 1996.

110. Kinzie, J. D., and Leung, P. Clonidine in Cambodian patients with posttraumatic stress disorder. J. Nerv. Ment. Dis., 177:546–550, 1989.

111. Koenen, K. C., Harley, R., Lyons,M. J.,Wolfe, J., Simpson, J. C., Goldberg, J., Eisen, S.

A., and Tsuang, M. A twin registry study of familial and individual risk factors for trauma exposure andposttraumatic stressdisorder. J. Nerv. Ment. Dis., 190:209-218, 2002.

112. Koenen, K. C., Moffitt, T. E., Caspi, A., Gregory, A., Harrington, H., and Poulton, R. The developmental mental-disorder histories of adults with posttraumatic stress disorder: a prospective longitudinal birth cohort study. J. Abnorm. Psychol., 117:460-466, 2008.

113. Kosten, T. R., Mason, J. W., Giller, E. L., Ostroff, R. B., and Harkness, L. Sustained urinary norepinephrine and epinephrine elevation in post-traumatic stress disorder. Psychoneuroendocrinology, 12:13-20, 1987.

114. Kramer, S. N. A Sumerian Lamentation. In *Ancient Near Eastern Texts Relating to the Old Testament*, Pritchard, J. B. (ed.). Trenton, NJ: Princeton University Press, pp. 455-63, 1969.

115. Kulka, R. A., Schlenger, W. E., Fairbank, J. A., Hough, R. L., Jordan, B. K., and Marmar, C. R. National Vietnam V (ed.). *National Vietnam Veterans Readjustment Study (NVVRS): Description, Current Status, and Initial PTSD Prevalence Rates.* Research Triangle Park, N.C.: Research Triangle Institute, 1988.

116. Kulka, R. A., Schlenger, W. E., Fairbank, J. A., Hough, R. L., Jordan, B. K., Marmar, C. R., and Weiss, D. S. *Trauma and the Vietnam War Generation: Report of the Findings From the National Vietnam Veterans Readjustment Study.* New York: Bruner/Mazel, 1990.

117. Lamprecht, F., and Sack, M. Posttraumatic stress disorder revisited. Psychosom. Med., 64:222-237, 2002.

118. Langdon, J. R., and Parker, A. H. Psychiatric aspects of the March 7, 1954 earthquake. Alaska Med., 6:33-35, 1954.

119. Lavie, P. Sleep disturbances in the wake of traumatic events. N. Engl. J. Med., 345:1825-1832, 2001.

120. Lemieux, A. M., and Coe, C. L. Abuse-related posttraumatic stress disorder: evidence for chronic neuroendocrine activation in women. Psychosom. Med., 57:105-115, 1995.

121. Lenze, E. L., Miller, A., Munir, Z., Pornoppadol, C., and North, C. S. Psychiatric symptoms endorsed by somatization disorder patients in a psychiatric clinic. Ann. Clin. Psychiat., 11:73-79, 1999.

122. Liao, W. C., Lee, M. B., Lee, Y. J., Wang, T., Shih, F. Y., and Ma, M. H. Association of psychological distress with psychological factors in rescue workers within two months after a major earthquake. J. Formos. Med. Assoc., 101:169-176, 2002.

123. Lopez-Ibor, J. J., Jr., Canas, S. F., and Rodriguez-Gamazo, M. Psychological aspects of the toxic oil syndrome catastrophe. Br. J. Psychiat., 147:352-365, 1985.

124. MacKenzie, J. The soldier's heart and war neurosis: a study in symptomatology. Br. Med. J., *Part II*:530-534, 1920.

125. Maes, M., Mylle, J., Delmeire, L., and Janca, A. Pre- and post-disaster negative life events in relation to the incidence and severity of post-traumatic stress disorder. Psychiat. Res., 105:1-12, 2001.

126. Marshall, R. D., Beebe, K. L., Oldham, M., and Zaninelli, R. Efficacy and safety of paroxetine treatment for chronic PTSD: a fixed-dose, placebo-controlled study. Am. J. Psychiat., 158:1982-1988, 2001.

127. Mason, J. W., Giller, E. L., Kosten, T. R., Ostroff, R. B., and Podd, L. Urinary freecortisol levels in posttraumatic stress disorder patients. J. Nerv. Ment. Dis., 174:145-149, 1986.

128. Mathers, A. T. The psychoneuroses in wartime. Can. Med. Ass. J., 47:103-111, 1942.

129. McEwen, B. S. Possible mechanisms for atrophy of the human hippocampus. Mol. Psychiat., 2:255-262, 1997.

130. McFall, M. E., Murburg, M. M., Ko, G. N., and Veith, R. C. Autonomic responses to stress in Vietnam combat veterans with posttraumatic stress disorder. Biol. Psychiat., 27:1165-1175, 1990.

131. McFall, M. E., Veith, R. C., and Murburg, M. M. Basal sympathoadrenal function in posttraumatic distress disorder. Biol. Psychiat., 31:1050-1056, 1992.

132. McFarlane, A. C. The aetiology of post-traumatic morbidity: predisposing, precipitating and perpetuating factors. Br. J. Psychiat., 154:221-228, 1989.

133. McFarlane, A. C., Atchison, M., and Yehuda, R. The acute stress response following motor vehicle accidents and its relation to PTSD. Ann. N. Y. Acad. Sci., 821:437-441, 1997.

134. McFarlane, A. C., and Papay, P. Multiple diagnoses in posttraumatic stress disorder in the victims of a natural disaster. J. Nerv. Ment. Dis., 180:498-504, 1992.

135. McMillen, J. C., North, C. S., and Smith, E. M. What parts of PTSD are normal: intrusion, avoidance, or arousal? Data from the Northridge, California earthquake. J. Trauma. Stress, 13:57-75, 2000.

136. Mellman, T. A., Randolph, C. A., Brawman-Mintzer, O., Flores, L. P., andMilanes, F. J. Phenomenology and course of psychiatric disorders associated with combatrelated posttraumatic stress disorder. Am. J. Psychiat., 149:1568-1574, 1992.

137. Micale, M. Charcot and the idea of hysteria in the male: gender, mental science, and medical diagnosis of the late nineteenth century in France. Med. Hist., 34:363-411,

1990.

138. Moleen, G. A. Nervous disturbances as a result of injury, with special reference to the true and false traumatic neurasthenia. Colorado Med., 21:87-91, 1924.

139. Moore, H. E., and Friedsam, H. J. Reported emotional stress following a disaster. Soc. Forces, 38:135-138, 1959.

140. Mott, F. W. *War Neurosis and Shell Shock*. London: Oxford University Press, 1919.

141. Mullen, P. E., Martin, J. L., Anderson, J. C., Romans, S. E., and Herbison, G. P. Childhood sexual abuse and mental health in adult life. Br. J. Psychiat., 163:721-732, 1993.

142. Murburg, M. M., McFall, M. E., Lewis, N., and Veith, R. C. Plasma norepinephrine kinetics in patients with posttraumatic stress disorder. Biol. Psychiat., 38:819-825, 1995.

143. Myers, C. S. A contribution to the study of shell shock. Lancet, i:316-320, 1915.

144. Nair, J., and Singh, A. S. The role of the glutamatergic system in posttraumatic stress disorder. CNS Spectr., 13:585-591, 2008.

145. National Academy of Sciences Institute of Medicine. *Posttraumatic Stress Disorder: Diagnosis and Assessment*. Washington, DC: National Academy Press, 2006.

146. National Academy of Sciences Institute of Medicine. *Treatment of Posttraumatic Stress Disorder: An Assessment of the Evidence*. Washington, DC: The National Academies Press, 2007.

147. Norris, F. H. Epidemiology of trauma: frequency and impact of different potentially traumatic events on different demographic groups. J. Consult. Clin. Psychol., 60:409-418, 1992.

148. Norris, F.H., Friedman,M. J.,Watson, P. J., Byrne, C. M.,Diaz, E., and Kaniasty, K. 60,000 disaster victims speak: Part I. An empirical review of the empirical literature, 1981-001. Psychiat., 65:207-239, 2002.

149. North, C. S. Somatization in survivors of catastrophic trauma: a methodological review. Environ. Health Perspect., 110:637-640, 2002.

150. North, C. S., Kawasaki, A., Spitznagel, E. L., and Hong, B. A. The course of PTSD, major depression, substance abuse, and somatization after a natural disaster. J. Nerv. Ment. Dis., 192:823-829, 2004.

151. North, C. S., Nixon, S. J., Shariat, S., Mallonee, S., McMillen, J. C., Spitznagel, E. L., and Smith, E. M. Psychiatric disorders among survivors of the Oklahoma City bombing. JAMA, 282:755-762, 1999.

152. North, C. S., Smith, E. M., and Spitznagel, E. L. Posttraumatic stress disorder in survivors of a mass shooting. Am. J. Psychiat., 151:82-88, 1994.

153. North, C. S., Smith, E. M., and Spitznagel, E. L. Violence and the homeless: an

epidemiologic study of victimization and aggression. J. Trauma. Stress, 7:95-110, 1994.

154. North, C. S., Smith, E. M., and Spitznagel, E. L. One-year follow-up of survivors of a mass shooting. Am. J. Psychiat., 154:1696-1702, 1997.

155. North, C. S., Suris, A. M., Davis, M., and Smith, R. P. Toward validation of the diagnosis of posttraumatic stress disorder. Am. J. Psychiat., 166:1-8, 2009.

156. Orsillo, S. M., Weathers, F. W., Litz, B. T., Steinberg, H. R., Huska, J. A., and Keane, T. M. Current and lifetime psychiatric disorders among veterans with war zone-related posttraumatic stress disorder. J. Nerv. Ment. Dis., 184:307-313, 1996.

157. Ozer, E. J., Best, S. R., Lipsey, T. L., and Weiss, D. S. Predictors of posttraumatic stress disorder and symptoms in adults: a meta-analysis. Psychol. Bull., 129:52-73, 2003.

158. Page, H. W. *Injuries of the Spine and Spinal Cord without Apparent Mechanical Lesions and Nervous Shock in Their Surgical and Medical Legal Aspects*. London: J.A. Churchill, 1885.

159. Perkonigg, A., Kessler, R. C., Storz, S., and Wittchen, H. U. Traumatic events and post-traumatic stress disorder in the community: prevalence, risk factors and comorbidity. Acta Psychiat. Scand., 101:46-59, 2000.

160. Perry, B. D., Giller, E. L., Jr., and Southwick, S. M. Altered platelet alpha 2-adrenergic binding sites in posttraumatic stress disorder. Am. J. Psychiat., 144:1511-1512, 1987.

161. Pitman, R. K., Altman, B., Greenwald, E., Longpre, R. E., Macklin, M. L., Poire, R. E., and Steketee, G. S. Psychiatric complications during flooding therapy for posttraumatic stress disorder. J. Clin. Psychiat., 52:17-20, 1991.

162. Pitman, R. K., and Orr, S. P. Twenty-four hour urinary cortisol and catecholamine excretion in combat-related posttraumatic stress disorder. Biol. Psychiat., 27:245-247, 1990.

163. Pitman, R. K., Orr, S. P., Forgue, D. F., Altman, B., de Jong, J. B., and Herz, L. R. Psychophysiologic responses to combat imagery of Vietnam veterans with posttraumatic stress disorder versus other anxiety disorders. J. Abnorm. Psychol., 99:49-54, 1990.

164. Pitman, R. K., Sanders, K. M., Zusman, R. M., Healy, A. R., Cheema, F., Lasko, N. B., Cahill, L., and Orr, S. P. Pilot study of secondary prevention of posttraumatic stress disorder with propranolol. Biol. Psychiat., 51:189-192, 2002.

165. Prins, A., Kaloupek, D. G., and Keane, T. M. Psychophysiological evidence for autonomic arousal and startle in traumatized adult populations. In *Neurobiological and Clinical Consequences of Stress: From Normal Adaptation to Posttraumatic Stress Disorder*,

Friedman, M. J., Charney, D. S., Deutch, A. Y. (eds.). Philadelphia: Lippincott–Raven, pp. 291–314, 1995.

166. Putnam, J. J. Recent investigation into the so–called concussion of the spine. Med. Surg. J., 109:217–220, 1883.

167. Raja, M., Onofri, A., Azzoni, A., Borzellino, B., and Melchiorre, N. Post–traumatic stress disorder among people exposed to the Ventotene street disaster in Rome. Clin. Pract. Epidemol. Ment. Health, 4:5, 2008.

168. Ramsay, R. Post–traumatic stress disorder: a new clinical entity? J. Psychosomat. Res., 34:355–365, 1990.

169. Raskind, M. A., Peskind, E. R., Kanter, E. D., Petrie, E. C., Radant, A., Thompson, C. E., Dobie, D. J., Hoff, D., Rein, R. J., Straits–Troster, K., Thomas, R. G., and McFall, M. M. Reduction of nightmares and other PTSD symptoms in combat veterans by prazosin: a placebo–controlled study. Am. J. Psychiat., 160:371–373, 2003.

170. Rauch, S. L., Shin, L. M., Whalen, P. J., and Pitman, R. K. Neuroimaging and the neuroanatomy of posttraumatic stress disorder. CNS Spectr., 3:31–41, 1998.

171. Rauch, S. L., van der Kolk, B. A., Fisler, R. E., Alpert, N. M., Orr, S. P., Savage, C. R., Fischman, A. J., Jenike, M. A., and Pitman, R. K. A symptom provocation study of posttraumatic stress disorder using positron emission tomography and script–driven imagery. Arch. Gen. Psychiat., 53:380–387, 1996.

172. Resnick, H. S., Kilpatrick, D. G., Dansky, B. S., Saunders, B. E., and Best, C. L. Prevalence of civilian trauma and posttraumatic stress disorder in a representative national sample of women. J. Consult. Clin. Psychol., 61:984–991, 1993.

173. Resnick, H. S., Yehuda, R., Pitman, R. K., and Foy, D. W. Effect of previous trauma on acute plasma cortisol level following rape. Am. J. Psychiat., 152:1675–1677, 1995.

174. Robins, L. N. Steps toward evaluating post–traumatic stress reaction as a psychiatric disorder. J. Appl. Soc. Psychol., 20:1674–1677, 1990.

175. Robins, L. N., and Regier, D. A. *Psychiatric Disorders in America: The Epidemiologic Catchment Area Study*. New York: The Free Press, 1991.

176. Roca, R. P., Spence, R. J., and Munster, A. M. Posttraumatic adaptation and distress among adult burn survivors. Am. J. Psychiat., 149:1234–1238, 1992.

177. Rose, S., Bisson, J., and Wessely, S. A systematic review of single–session psychological interventions ("debriefing") following trauma. Psychother. Psychosom., 72:176–184, 2003.

178. Rosen, G. M., and Lilienfeld, S. O. Posttraumatic stress disorder: an empirical evaluation of core assumptions. Clin. Psychol. Rev., 28:837–868, 2008.

179. Rubonis, A. V., and Bickman, L. Psychological impairment in the wake of disaster: the disaster-psychopathology relationship. Psychol. Bull., 109:384-399, 1991.

180. Ruzich, M. J., Looi, J. C., and Robertson, M. D. Delayed onset of posttraumatic stress disorder among male combat veterans: a case series. Am. J. Geriatr. Psychiat., 13:424-427, 2005.

181. Schelling, G., Roozendaal, B., Krauseneck, T., Schmoelz, M., DE Quervain, D., and Briegel, J. Efficacy of hydrocortisone in preventing posttraumatic stress disorder following critical illness and major surgery. Ann. N. Y. Acad. Sci., 1071:46-53, 2006.

182. Scherrer, J. F., Xian, H., Lyons, M. J., Goldberg, J., Eisen, S. A., True, W. R., Tsuang, M., Bucholz, K. K., and Koenen, K. C. Posttraumatic stress disorder; combat exposure; and nicotine dependence, alcohol dependence, and major depression in male twins. Compr. Psychiat., 49:297-304, 2008.

183. Schlenger, W. E., Caddell, J. M., Ebert, L., Jordan, B. K., Rourke, K. M., Wilson, D., Thalji, L., Dennis, J. M., Fairbank, J. A., and Kulka, R. A. Psychological reactions to terrorist attacks: findings from the National Study of Americans' Reactions to September 11. JAMA, 288:581-588, 2002.

184. Schnurr, P. P., Friedman, M. J., and Rosenberg, S. D. Premilitary MMPI scores as predictors of combat-related PTSD symptoms. Am. J. Psychiat., 150:479-483, 1993.

185. Schnurr, P. P., Lunney, C. A., Sengupta, A., and Waelde, L. C. A descriptive analysis of PTSD chronicity in Vietnam veterans. J. Trauma Stress, 16:545-553, 2003.

186. Selye, H., and Fortier, C. Adaptive reaction to stress. Psychosomat. Med., 12:149-157, 1950.

187. Shay, J. Learning about combat stress through Homer's *Iliad*. J. Trauma. Stress, 4:561-579, 1991.

188. Shin, L. M., Kosslyn, S. M., McNally, R. J., Alpert, N. M., Thompson, W. L., Rauch, S. L., Macklin, M. L., and Pitman, R. K. Visual imagery and perception in posttraumatic stress disorder. A positron emission tomographic investigation. Arch. Gen. Psychiat., 54:233-241, 1997.

189. Shore, J. H., Tatum, E. L., and Vollmer, W. M. The Mount St. Helens stress response syndrome. In *Disaster Stress Studies: New Methods and Findings*, Shore, J. H. (ed.). Washington, DC: American Psychiatric Press, pp. 77-97, 1986.

190. Sierles, F. S., Chen, J.-J., Messing, M. L., Besyner, J. K., and Taylor, M. A. Concurrent psychiatric illness in non-Hispanic outpatients diagnosed as having posttraumatic stress disorder. J. Nerv. Ment. Dis., 174:171-173, 1986.

191. Skey, F. C. Compensation for railway injuries. Lancet, *ii*:161-163, 1865.

192. Sloan, P. Posttraumatic stress in survivors of an airplane crash-landing: a clinical and exploratory research intervention. J. Trauma. Stress, 1:211-229, 1988.

193. Smith, E. M., North, C. S., McCool, R. E., and Shea, J. M. Acute postdisaster psychiatric disorders: identification of persons at risk. Am. J. Psychiat., 147:202-206, 1990.

194. Smith, E. M., Robins, L. N., Przybeck, T. R., Goldring, E., and Solomon, S. D. Psychosocial consequences of a disaster. In *Disaster Stress Studies: New Methods and Findings*, Shore, J. H. (ed.). Washington, DC: American Psychiatric Association, pp. 49-76, 1986.

195. Smith, R. P., Katz, C. L., Charney, D. S., and Southwick, S. M. Neurobiology of disaster exposure: fear, anxiety, trauma, and resilience. In *Textbook of Disaster Psychiatry*, Ursano, R. J., Fullerton, C. S., Weisaeth, L., Raphael, B. (eds.). Cambridge, England: Cambridge University Press, pp. 97-117, 2007.

196. Solomon, S. D., and Canino, G. J. Appropriateness of DSM-III-R criteria for posttraumatic stress disorder. Compr. Psychiat., 31:227-237, 1990.

197. Solomon, Z. PTSD and social functioning. A three year prospective study. Soc. Psychiat. Psychiat. Epidemiol., 24:127-133, 1989.

198. Solomon, Z., Mikulincer, M., and Hobfoll, S. Objective versus subjective measurement of stress and social support: combat-related reactions. J. Consult. Clin. Psychol., 55:577-583, 1987.

199. Southwick, S. M., Krystal, J. H., Morgan, C. A., Johnson, D., Nagy, L. M., Nicolaou, A., Heninger, G. R., and Charney, D. S. Abnormal noradrenergic function in posttraumatic stress disorder. Arch. Gen. Psychiat., 50:266-274, 1993.

200. Southwick, S. M., and Yehuda, R. The interaction between pharmacotherapy and psychotherapy in the treatment of posttraumatic stress disorder. Am. J. Psychother., 47:404-410, 1993.

201. Southwick, S. M., Yehuda, R., and Giller, E. L. Personality disorders in treatmentseeking combat veterans with posttraumatic stress disorder. Am. J. Psychiat., 150:1020-1023, 1993.

202. Sparr, L. F. Legal aspects of posttraumatic stress disorder, uses and abuses. In *Posttraumatic Stress Disorder: Etiology, Phenomenology, and Treatment*, Wolfe, M. E., Mosniam, A. D. (eds.). Washington, DC: American Psychiatric Press, 1990.

203. Sparr, L. F. Post-traumatic stress disorder: does it exist? Neurol. Clin., 13:413-429, 1995.

204. Spiegel, D. Multiple personality as a post-traumatic stress disorder. Psychiat. Clin. N. Am., 7:101-110, 1984.

205. Spiegel, D., Hunt, T., and Dondershine, H. E. Dissociation and hypnotizability in posttraumatic stress disorder. Am. J. Psychiat., 145:301-305, 1988.

206. Spitzer, R. L., First, M. B., and Wakefield, J. C. Saving PTSD from itself in DSM-V. J. Anxiety Disord., 21:233-241, 2007.
207. Steinglass, P., and Gerrity, E. Natural disasters and posttraumatic stress disorder: short-term vs. long-term recovery in two disaster-affected communities. J. Appl. Soc. Psychol., 20:1746-1765, 1990.
208. Steinglass, P., Weisstub, E., and De-Nour, A. K. Perceived personal networks as mediators of stress reactions. Am. J. Psychiat., 145:1259-1264, 1988.
209. Stierlin, E. Nervöse and psychische Störungen nach Katastrophen [Nervous and psychological disturbances following catastrophes]. Deutsche Medizinische Wochenschrift, 37:2028-2035, 1911.
210. Stinson, B. Battle fatigue and how it was treated in the Civil War. Civil War Times Illustrated, 4:40-44, 1965.
211. Strawn, J. R., and Geracioti, T. D., Jr. Noradrenergic dysfunction and the psychopharmacology of posttraumatic stress disorder. Depress. Anxiety, 2007.
212. Sutker, P. B., Allain, A. N., and Winstead, D. K. Psychopathology and psychiatric diagnoses of World War II Pacific theater prisoner of war survivors and combat veterans. Am. J. Psychiat., 150:240-245, 1993.
213. The Centers for Disease Control Vietnam Experience Study. Health status of Vietnam veterans. I. Psychosocial characteristics. JAMA, 259:2701-2708, 1988.
214. Trimble, M. R. *Post-Traumatic Neurosis from Railway Spine to Whiplash*. Chichester, England: Wiley and Sons, 1981.
215. True, W. R., Rice, J., Eisen, S. A., Heath, A. C., Goldberg, J., Lyons, M. J., and Nowak, J. A twin study of genetic and environmental contributions to liability for posttraumatic stress symptoms. Arch. Gen. Psychiat., 50:257-260, 1993.
216. Tucker, P., Zaninelli, R., Yehuda, R., Ruggiero, L., Dillingham, K., and Pitts, C. D. Paroxetine in the treatment of chronic posttraumatic stress disorder: results of a placebo-controlled, flexible-dosage trial. J. Clin. Psychiat., 62:860-868, 2001.
217. Tucker, P. M., Pfefferbaum, B., North, C. S., Kent, A., Burgin, C. E., Parker, D. E., Hossain, A., Jeon-Slaughter, H., and Trautman, R. P. Physiologic reactivity despite emotional resilience several years after direct exposure to terrorism. Am. J. Psychiat., 164:230-235, 2007.
218. Ursano, R. J., Boystun, J. A., and Wheatley, R. D. Psychiatric illness in U.S. Air Force Vietnam prisoners of war: a five-year follow up. Am. J. Psychiat., 138:310-314, 1981.
219. van der Kolk, B., and van der Hart, O. Pierre Janet and the breakdown of adaptation in psychological trauma. Am. J. Psychiat., 146:1530-1540, 1989.

220. Weisæth, L. Post-traumatic stress disorder after an industrial disaster. In *Psychiatry—he State of the Art*, Pichot, P., Berner, P., Wolf, R., Thau, K. (eds.). New York: Plenum Press, pp. 299-307, 1985.

221. Whiles, H. A study of neurosis among repatriated prisoners of war. Br. Med. J., 2:697-98, 1945.

222. Wolfe, J., Brown, P. J., and Bucsela, M. L. Symptom responses of female Vietnam veterans to Operation Desert Storm. Am. J. Psychiat., 149:676-679, 1992.

223. Yargic, L. I., Sar, V., Tutkun, H., and Alyanak, B. Comparison of dissociative identity disorder with other diagnostic groups using a structured interview in Turkey. Compr. Psychiat., 39:345-351, 1998.

224. Yehuda, R. Recent developments in the neuroendocrinology of posttraumatic stress disorder. CNS Spectr., 3:23-29, 1998.

225. Yehuda, R. Biology of posttraumatic stress disorder. J. Clin. Psychiat., 62 *Suppl* 17:41-46, 2001.

226. Yehuda, R. Current status of cortisol findings in post-traumatic stress disorder. Psychiat. Clin. North Am., 25:341-68, vii, 2002.

227. Yehuda, R. Advances in understanding neuroendocrine alterations in PTSD and their therapeutic implications. Ann. N. Y. Acad. Sci., 1071:137-166, 2006.

228. Yehuda, R., Boisoneau, D., Lowy, M. T., and Giller, E. L., Jr. Dose-response changes in plasma cortisol and lymphocyte glucocorticoid receptors following dexamethasone administration in combat veterans with and without posttraumatic stress disorder. Arch. Gen. Psychiat., 52:583-593, 1995.

229. Yehuda, R., Boisoneau, D., Mason, J. W., and Giller, E. L. Glucocorticoid receptor number and cortisol excretion in mood, anxiety, and psychotic disorders. Biol. Psychiat., 34:18-25, 1993.

230. Yehuda, R., Golier, J. A., Halligan, S. L., Meaney, M., and Bierer, L. M. The ACTH response to dexamethasone in PTSD. Am. J. Psychiat., 161:1397-1403, 2004.

231. Yehuda, R., Lowy, M. T., Southwick, S. M., Shaffer, D., and Giller, E. L. Lymphocyte glucocorticoid receptor number in posttraumatic stress disorder. Am. J. Psychiat., 148:499-504, 1991.

232. Yehuda, R., Southwick, S., Giller, F. L., Ma, X., and Mason, J. W. Urinary catecholamine excretion and severity of PTSD symptoms in Vietnam combat veterans. J Nerv. Ment. Dis., 180:321-325, 1992.

233. Yehuda, R., Southwick, S. M., Nussbaum, G., Wahby, V., Giller, E. L., Jr., and Mason, J. W. Low urinary cortisol excretion in patients with posttraumatic stress disorder.

J. Nerv. Ment. Dis., 178:366-369, 1990.

234. Zanarini, M. C., Ruser, T., Frankenburg, F. R., and Hennen, J. The dissociative experiences of borderline patients. Compr. Psychiat., 41:223-227, 2000.

235. Zayfert, C., Dums, A. R., Ferguson, R. J., and Hegel, M. T. Health functioning impairments associated with posttraumatic stress disorder, anxiety disorders, and depression. J. Nerv. Ment. Dis., 190:233-240, 2002.

236. Zohar, J., Sasson, Y., Amital, D., Iancu, I., and Zinger, Y. Current diagnostic issues and epidemiological insights in PTSD. CNS Spectr., 3:12-14, 1998.

제6장 강박장애
Obsessive-Compulsive Disorder

강박관념(obsessions)은 원치 않고 무의미하지만 저항할 수 없는 것으로 경험되는 지속적인 고통스러운 생각, 이미지, 또는 충동이다. 강박행동(compulsions)은 불안이나 고통을 방지하거나 또는 줄이려는 것을 목표로 하는 반복적인 행동으로서 즐거움이나 만족감을 얻기 위한 것이 아니다. 강박장애(obsessive-compulsive disorder: OCD)는 다른 정신과적 장애가 없는 가운데 나타나는 강박관념과 강박행동이 주도적인 만성 질환이다. 1980년에 『DSM-Ⅲ』가 출간되기 전에는 강박 신경증(obsessional neurosis)이란 말이 유행하는 동의어였다.

역사적 배경(Historical Background)

강박 신경증이라는 용어는 원래 강박적 조건과 공포증에 대해 저술한 독일 신경과 의사인 Karl Westpha(1855~1890)로부터 유래된 것이다. Kraepelin은 20세기 초반에 자신의 저서에서 강박적 신경증(obsessional neurosis; Zwangsneurose)에 대해 기술하였고, 이와 똑같은 용어가 Freud에 의해 채택되었는데, 1917년에 출판된 임상적 양상에 대한 고전적 기술은 아래와 같다(30):

강박 신경증은 다음과 같은 형태를 띠고 있다: 환자의 마음은 실제로는 흥미를 끌고 있지 못하는 생각에 사로잡혀 있다(occupied). 환자는 자기 것이 아닌(alien) 충동을 느끼며, 자신에게 아무런 즐거움도 주지 않는 행위를 해야만 하는 압박감을 받을 뿐만 아니라, 이런 충동에 저항할 힘도 없다. 이런 생각(강박관념[obsessions])은 그 자체로 의미가 없거나 환자에게 아무런 흥밋거리도 못 되는 것일 수 있다. 이런 생각은 절대적으로 바보 같은 것일 뿐인 경우가 많다.

그러나 강박적 특질(traits)의 존재가 실제로 인식된 것은 정신과 의사들이 이 증후군에 대해서 기술한 것보다도 앞선다. 17세기 초에 Richard Fleckone은 '이해되지 않는 성격(enigmatical characters)'에 대한 논의에서 이런 성격을 '우유부단한 사람 (irresolute Person)'으로 기술한 바 있다(42).

그는 자신의 선택을 망설였는데, 판단에 어떤 무게도 없어서 텅 빈 저울처럼 어느 한쪽으로 기울지 못하는 … 그가 계속 생각하는 있는 모든 것은 숙고하는 것뿐이다. … 그는 어떤 것도 즉각 하는 법이 없지만, 그가 생각하지 않던 것이라도 … 그가 숙고를 시작하면, 끝을 내는 법이 없다. … 어떤 둔한 귀신이 울면서, 조용히 있지 말자면서 떠든다. 그가 무엇인가를 막 하려고 할 때에는 … 그는 계속 내가 할까, 내가 할까? 오랫동안 이러고 있다, 기회가 지나가버릴 때까지 … 그런 연후에는 게으른 것을 후회한다.

17세기에는 강박관념은 '우유부단함(scruples)'이라고 종종 지칭되었는데, 이를 Jerney A. Taylor(96)는 다음과 같이 정의하였다.

조그만 동기에서 마음이 벗어나는데 굉장히 힘들고, 마음이 굉장히 불편해서, 적합한 논리로 충분히 결정했는데도 양심에 걸려서 감히 행위로 나아가지 못한다. 또는 행위를 했다고 하더라도 마음이 편할 수 없다…. 어떤 사람들은 폭식할까 두려워서 감히 식사를 못한다. 이들은 자기가 너무 잠을 많이 자게 될까봐 두려워서 계속 깨어있으며, 자신의 머리를 계속 골치 아프게 하여 그 결과 우유부단한 것이 더 늘게 된다. 이들은 결혼하면, 의무를 해내지 못할까 두려워하는데, 은밀히 정욕에 빠지게 될까봐, 그리고 육욕을 의심받게 될까봐. 그러나 자기가 정의롭지 못한 것으로 될까봐 두려워서 감히 이를 빼

먹지도 못한다. 허나 청결하지 못할까봐 두려워하는 것 그 자체가 죄가 될까봐 두려워하며, 그리고 자신이 크게 두려워하지 않는다면 그것이 성령보다는 자연에 집착하는 너무나도 큰 징표가 되지 않을까 의심한다. … 우유부단함은 발 속에 있는 작은 돌이다, 당신이 땅 위로 이 돌을 디딘다면 돌 때문에 다치게 될 것이며; 당신이 이 돌을 계속 그대로 두면 앞으로 나아갈 수가 없을 것이다; 골칫거리가 끝났는데 아직도 남아있는 골칫거리이며, 의심이 풀렸는데도 아직 남아있는 의심이며 … 우유부단함이 발생하는데 아무런 이유도 없는 경우는 아주 혼하다.

강박관념의 내용은 과거나 지금이나 종교적인 경우가 종종 있다. 『Of Religious Melancholy』(68)라는 1692년에 출간된 논저에서, John Moore는 "버릇없고 때로는 신성모독적인 생각이 신을 경배하고 있을 때 마음속으로 떠오르기 시작하면 이런 생각을 꺼버리고 억압하려고 그 어떤 노력을 해도 어찌할 도리가 없었던 것"을 기술하였다. 사실상 그가 쓰기를, "이런 생각과 싸우면 싸울수록, 이런 생각은 더욱 많이 생겼다."고 했다. Moore 주교는 이런 상태를 잘 이해하지 못했는데, 왜냐하면 고통받는 이들이 "대부분 선한 사람"인 반면에, "악인들은 … 이런 종류의 생각에 대해 거의 아무 것도 모르고 있었기 때문이다." 다른 사람들과 마찬가지로, 이 주교는 이것이 "마음의 허물(Faults of the Mind)이라기보다는 몸의 장애(Distempers of the body) 탓이라고 판단할 만한" 충분한 이유가 있다고 주장했다. 그는 이런 강박관념으로 인해 나타날 수 있는 공포증적 회피행동(phobic avoidances)에 특히 신경을 썼고, 다음과 같이 썼다. "나는 네가 너의 사역(Employment)을 그만두지 말 것을 당부한다(역주: 일을 계속하라)…. 왜냐하면 어떤 일도 안 하는 것은 일을 너무 많이 하는 것 못지않게 너에게 나쁘기 때문이다: 그리고 시장에서 보다는 수도원에서 Melancholy(우울증)가 더 많이 느껴지는 법이다."

또한 매독에 걸린 것이 아닌가 하는 강박적 두려움도 성직자나 후대의 정신과 의사로부터 정신질환의 증상으로 인식되었다. 과거에는 미신이라는 단어가 오늘날의 관습에 의하면 강박적 행위인 것을 기술하는데 종종 사용되었다. Samuel Johnson 은 이 점을 염두에 두고, 다음의 글을 썼다. "미신적인 것들은 종종 우울한 (melancholic) 것이며, 우울한 것은 거의 대부분 미신적인 것이다." 뒤에서 보게 되겠지만, 강박관념은 우울한 상태에서 흔히 나타나며 역으로도 그렇다(vice versa).

역학(Epidemiology)

강박장애(obsessive-compulsive disorder)는 한때 드문 것으로 간주되었지만, 1980년대 중반의 연구들은 이 장애가 일반인 중의 2%에서 나타날 수 있다고 시사하고 있다. 이렇게 되면, 강박장애는 심각한 정신병리로서 보다 빈번한 유형의 하나가 된다(55, 82, 87). 일곱 개 국가에서의 강박장애(OCD)의 유병률을 비교한 연구에 따르면, 유병률이 두드러지게 일관성이 있어서, 1~2%의 범위(range)에 있는 것으로 발견되었다(80). 강박장애 환자들 중 아주 소수만이 정신과 의사를 찾아간다. 정신과 입원 환자 및 외래 환자 중에서 5% 미만이 강박장애의 진단을 받는다. 몇몇 연구에 따르면, 강박장애는 남성보다 여성에게서 더 많이 나타난다고 한다(11, 80). 강박장애가 있는 환자들은 그 밖의 다른 모든 정신과 환자들과 비교할 때, 다음의 점에서 달랐다: (1) 소속한 사회 계층이 더 높은 편이며, (2) 지능검사 점수가 더 높고, 그리고 (3) 교육수준이 더 높았다(44, 61, 82, 89).

임상적 양상(Clinical Picture)

강박증에 대해 의학적 처치를 받게 되는 것은(종종 질환이 시작된 후 수년이 지난 경우가 많음), 우울, 급성불안, 강박관념의 악화, 또는 이런 상태 중 어느 것으로 인한 사회적 무능력 때문일 것이다(14, 60, 78)(표 6.1). 증상이 시작되는 것은 어떤 생활사건, 예를 들면 친척의 사망, 성적인 갈등(sexual conflict), 과로, 또는 임신 등과 관련이 있는 것으로 보이는 경우가 종종 있다(44, 61). 그러나 촉발 요인(precipitating factors)을 알 수 없는 경우가 많다.

표 6.1 강박장애의 진단기준

A. 강박사고 또는 강박행동
  * 강박사고는 (1), (2), (3), (4)로 정의된다.
  (1) 반복적이고 지속적인 사고, 충동 또는 심상으로서 이러한 증상은 장애가 진행되는 어느 시점에서 침투적이고 부적절한 것이고 경험되며 심한 불안과 고통을 초래한다.
  (2) 사고, 충동, 심상은 실생활 문제를 단순히 지나치게 걱정하는 것이 아니다.
  (3) 개인은 이러한 사고, 충동, 심상을 무시하거나 억압하려 하며 다른 생각이나 행동에 의해 완화시키

려고 한다.

(4) 개인은 강박적인 사고, 충동, 심상이 개인 자신의 정신적 산물임을 인정한다.

* 강박행동은 (1), (2)로 정의된다.

(1) 반복적인 행동(예: 손 씻기, 정돈하기, 확인하기)또는 정신적인 활동(예: 기도하기, 숫자세기)으로서 개인은 이러한 행동이 강박사고에 대한 반응으로서 또는 엄격하게 적용되어야 하는 원칙에 따라서 어쩔 수 없이 행해지는 것으로 느낀다.

(2) 이러한 행동이나 정신적 활동은 고통을 예방하거나 감소시키고, 두려운 사건이나 상황을 방지하기 위한 것이다. 그러나 이러한 행동이나 정신적 활동이 완화하거나 방지하려고 하는 것과 실제적으로 연결되어 있지 않으며 명백하게 지나친 것이다.

B. 이 장애가 진행되는 어느 시점에서 강박사고나 강박행동이 지나치거나 비합리적이라는 것을 인식한다.

C. 강박사고나 강박행동은 현저한 고통을 초래하거나 많은 시간(하루에 1시간 이상)을 소모하게 하거나 일상적인 일, 직업적(또는 학업적) 기능 또는 사회적 활동이나 관계를 심각하게 방해한다.

D. 다른 축1의 장애가 있다면 강박사고나 강박행동의 내용이 그것에만 국한되지는 않는다. (예: 섭식장애의 경우 음식에 대한 집착, 발모광의 경우 머리카락을 잡아 뜯음, 신체변형 장애의 경우 외모에 대한 관심, 건강염려증의 경우 질병에 대한 집착 등)

E. 이 장애는 물질(예: 남용하는 물질, 약물)이나 일반적인 의학적 상태의 직접적 생리적 효과로 인한 것이 아니다.

*『DSM-IV-TR』(104)에서 번안함

흔히 호소하는 증상은 오염되는 것에 대한 두려움 또는 자신이나 남을—종종 아이나 가까운 친척을—해칠 것 같은 강박적 두려움(obsessional fears)이다. 통제력을 잃을까봐 두려운 나머지, 이 환자들은 회피(avoidances) 또는 의식적 행위(rituals)를 발달시킬 수 있는데 그 결과 사회적 무능력(social incapacity) 상태에 빠지게 될 수 있다. 이들은 집 밖으로 나서기를 싫어하며 날카로운 물건을 피하거나 반복해서 씻는 행동을 할 수 있다.

돌이켜보았을 때, 이들은 강박적 생각을 비논리적인 것으로 여길 수도 있으나 항상 그렇지는 않다. 때때로 이런 생각은, 엄밀히 말하면, 비논리적인 것이 아니며(예를 들면, 세균이 병을 일으키는 것은 진짜이다) 그리고 때로는, 확실히 어처구니없는데도, 그렇게 보이지 않는 경우도 있다. 강박관념(obsession)을 망상(delusion)과 구분해 주는 것은, 병식(insight: 자신의 생각이 어처구니없다는 것을 인식하는 것)이라기보다는 당사자가 강박 경험 그 자체에 대해서 투쟁하는 정도라고 할 수 있다. 이런 장애가 있는 사람들은 강박관념으로부터 벗어나려고 노력하지만, 벗어나지 못하며 그리고 강박적 생각이 잠깐 사이에 끝까지 진행되어 완료되거나 강박행위(compulsive act)가 완료될 때까지 점점 더 불편해진다(60).

OCD가 있는 환자들에게서 나타나는 강박증상의 발생 빈도는 세 연구진에 의해서 체계적으로 조사되었으며 이들의 연구결과는 이 질환이 다음의 유형 중에서 하나 또는 그 이상을 나타낼 수 있음을 보여주었다(2, 26, 56):

강박적 생각(obsessional ideas): 의식(consciousness) 속으로 반복해서 침투해서 정상적 사고의 흐름에 끼어드는 생각(단어, 구절, 운문[rhymes])을 말하며, 이 때문에 당사자에게 고통을 가져다준다. 이런 생각은 외설적이며, 불경하거나, 또는 비상식적인 경우가 종종 있다.

강박적 심상(obsessional images): 생생하게 상상되는 장면으로서, 종종 폭력적이고, 성적이거나, 또는 혐오스러운 속성을 띠며(아이가 살해당하는 심상, 차량이 충돌하는 것, 배설물, 부모가 성교하는 장면) 반복해서 마음에 떠오르는 것이다.

강박적 신념(obsessional convictions): 종종 생각은 행위와 같다(thought equals act)는 마술적 공식(magical formula)에 기반을 둔 믿음을 말함: "내 아들에 대해 나쁘게 생각하는 것은 그 애를 죽게 만들 거야." 망상과 달리, 강박적 신념은 양가감정(ambivalence)이 그 특징이다: 당사자는 믿으면서 동시에 안 믿는 것이다. Jaspers가 말했듯이, "타당성(validity)과 비타당성(non-validity)에 대한 의식(consciousness) 사이에서 계속해서 왔다 갔다 하는 것이다. 이리 밀었다 저리 밀었다 이렇게 하다보면, 어느 쪽도 우세할 수가 없게 된다"(51).

강박적 반추(obsessional rumination): 어떤 주제에 대해서 질질 끌면서, 결론에 이르지 못하고 생각하다보니까, 다른 관심사는 아예 배제되는 것을 말한다. 그 주제는 종종 종교 또는 형이상학에 관한 것이 된다—대답할 수 없는 것에 대해서 끊임없이 마음속에서 저울질하며 왜 그리고 어째서 하는 식의 질문이다. 일상적인 일에서 결정을 못 내리는 것도 아주 흔하다: "내가 어떤 넥타이를 매야 하지?" 의심을 하게 되면 극도로 조심하게 될 수 있는데, 이런 조심스러움은 지루할 뿐만 아니라 불가항력적인 것이다. "내가 가스불을 껐던가?", "문을 잠갔나?", "주소를 제대로 적었나?" 당사자들은 확인하고 또다시 확인하며, 지쳐빠질 때에나 멈추거나 또는 사전에 정해진 '마법'의 숫자('magical' number)만큼 확인하기 전에는 그치지 않는다. 몇몇 연구들에서는 강박적 의심(obsessional doubts, 의심 중독자[manie du doute])이 강박장애에서 가장 현저한 양상일 것이라고 시사한다(2, 26, 90). 다른 강박관념의 경우와 마찬가지로, 반추에 대해서도 당사자는 저항을 한다. 당사자는 자신의 관심을 다른 곳으로 돌려보려고 하지만, 그렇지 되지가 않는다; 당사자가 애를 쓰면 쓸수록, 그 생각은 더욱더 침투해 들어오고 고통스럽게 된다.

강박적 충동(obsessional impulses): 통상 자해(창밖으로 뛰어내림); 남에게 상해를 입히는 것(유아를 목 조름); 또는 당황스러운 행동(교회에서 음탕한 말을 외치는 것)과 관련되어 있다.

강박적 두려움(obsessional fears): 종종 먼지, 질병, 오염(공기)에 대한 것; 무기가 될 수 있는 것(면도날, 가위); 특정 상황에 처하는 것 또는 특별한 행위를 해야 하는 것에 대한 두려움을 말한다.

강박적 의식(obsessional rituals, 강박행동[compulsions]): 반복적이고, 상투적인 행위로서, 숫자를 세기, 만지기, 물건을 정돈하기, 움직이기, 씻기, 맛보기, 특별한 방향에서 바라보기를 하는 것을 말한다. 강박행동은 강박관념과 따로 떼어내기 어려울 수 있다. 환자들 중 약 25%는 강박행동을 전혀 나타내지 않는다(2).

숫자를 세는 의식(counting rituals)은 특히 흔하다. 당사자는 글자나 단어 또는 타일 바닥의 사각형의 개수를 세거나 또는 산술 연산을 하지 않으면 안 되는 압박감을 느낀다. 특정 숫자, 또는 그 배수는 특별한 의미를 띠는 수가 있다(당사자는 '반드시' 자신의 연필을 세 번 눕히거나, 또는 다섯 번째 되는 보도블록마다 발로 딛고 밟아야만 한다). 다른 의식은 배설 기능을 수행하는 행위 그리고 잠잘 준비를 하는 것처럼 매일매일의 행위와 관련된 것이다. 또한 흔한 의식에는 극도의 청결(손 씻는 강박행동,

휴지통을 무조건 주저 없이 비워버리는 것) 그리고 질서 바른 것(orderliness)과 시간엄수 (punctuality)를 확실히 하기 위한 복잡한 일련의 의식적 절차와 관련된 것이 있다. 여성은 남성에 비해서 오염 공포증 그리고 강박적 청소 행동의 유병률이 높다(26).

강박증이 있는 환자들에 대한 한 연구(14)에 따르면, 네 종류의 의식, 즉, 숫자세기 counting), 확인하기(checking), 청결히 하기(cleaning), 회피 의식(avoidance rituals)이 가장 빈번하게 나타난다고 한다. 각각의 의식행위는 환자들 중 절반에서 나타난다. 회피 의식은 공포장애에서 보이는 것과 비슷하다(감별 진단의 절을 보시오). 한 예를 들면 어떤 환자가 갈색으로 칠한 것은 어떤 것이든지 회피하는 것을 들 수 있다. 이 환자는 갈색의 사물에 다가가지를 못했기 때문에 활동 면에서 큰 제약을 받았다.

그 밖의 보다 덜 흔한 의식에는 천천히 하기(slowing), 완벽하게 하려고 애쓰기, 그리고 극단적인 조심성(meticulousness)이 포함된다. 천천히 하기로 인해서, 셔츠의 단추를 채우기, 신발 끈 묶기 같은 단순 과제에 15분까지나 걸릴 수 있다. 완벽하게 하려고 애쓰는 것은 옷 입는 것에서도 나타날 수 있다. 당사자에게 단추 한 개를 채우는데 왜 그렇게 많은 시간을 들이는지에 대해서 물어보면, 환자는 "단추를 제대로 채웠는지"를 스스로 확실히 하려고 애를 쓰고 있어서 그렇다고 답변할 수도 있다.

병리적 조심성의 흔한 유형으로는 사물이 특별한 방식으로 배열되었는지를 염려하는 것이 있다. 예를 들면, 연필은 그 끝이 사람을 향하지 않도록 정돈되어 있어야만 하는 것일 수 있다. 학생들의 경우 연필, 펜, 지우개 등등을 정돈하느라 너무나도 많은 시간을 들이는 나머지, 공부를 제대로 할 수 없게 될 수 있다.

의식은 남들이 볼 때 우스꽝스러워 보일지 몰라도, 의식에는 깊은 두려움과 걱정이 깔려 있어서 그 행위를 확실히 해내지 않으면 안 되는데, 의식을 수행해야만 마음의 위안을 얻을 수 있기 때문이다. 어떤 환자는 "내가 그것을 못하게 되면 나는 터져버릴 거야"라고 말할 수도 있다. 간혹 가다가 환자들은 해야만 되는 의식을 수행해내지 못하면 자기 자신이나 남들에게 해가 끼칠 수 있다고 믿기도 한다; 의식(ritual)은 밖에서 보는 사람뿐만 아니라 당사자인 환자 자신에게도 불가해한(inexplicable) 경우가 종종 있다.

강박 증상에는 불쾌한 기분(dysphoric mood)이 동반되는 경우가 종종 있다. 환자는 자극과민상태(irritable)가 되고, 긴장되거나, 또는 우울해 할 수 있다. 이로 인해서 기분장애로 오진될 수도 있는데, 왜냐하면 검사하는 시점의 기분 양상이 강박증의 내용을 가렸을 수 있기 때문이다.

강박증상은 단독으로 한 개만 나타나는 경우는 드물다(57). 대부분의 정신과 질환의 경우와 마찬가지로, 강박장애는 증상들을 덩어리(cluster of symptoms)로 나타내서, 증상의 각각은 시간의 흐름에 따라서 변화하고 일정하지 않지만 증상 전체는 강박질환에 독특한 주요 특징을 견지하고 있다. 따라서 환자는 한 시점에서는 일단의 강박적 충동, 두려움, 그리고 의식행위를 나타내다가 나중에는 다른 일단의 증상군을 나타낼 수 있겠지만, 그러나 그 증상들은 강박적 특징을 두드러지게 나타내고 있을 것이다.

R.J.는 오염된 음식을 먹을까봐 너무나도 강박적으로 염려한 탓에 체중이 30파운드나 미달이다. 그는 자신이 엑셀을 밟아서 교차로에서 사람을 치게 될까봐 너무나 두려운 나머지 차를 항상 주차장에 세워둔다. 그는 너무나도 강박적이어서 달러 지폐의 일련번호를 복사해두며 그리고 아침에 옷을 입었다 벗었다를 너무 많이 해서 학교 수위로서 출근할 준비가 갖춰지는 때는 정오가 된다.

그러나 간혹 가다가 단 한 개의 강박관념이 임상적 양상을 지배하기도 한다:

35세의 은행원인 P.T.는 자기 바지의 길이에 대한 강박관념이 있다. 그는 한 벌의 바지를 사지만, 길이가 정확한지에 대해서 스스로가 납득이 안 된다. 그러면 그는 수치가 맞게 조정될 때까지 재단사에게 반복해서 되돌아간다. 이러기를 10여 회나 하며, 재단사가 짜증을 내서 자신의 당혹감이 높아져야만 그만두게 된다. 다음에는 그는 길이를 스스로 조정하려 한다. 그는 길이가 맞는지를 확인하려고 수없이 거울 앞에 서곤 한다. 그가 다리를 꼬아서 바지가 말려 올라가면서, 양말의 일부가 보일 때마다, 그는 양말이 너무 많이 드러난다거나 또는 너무 조금 드러나는 것이 아닌가 하고 걱정한다. 결국 그는 바지를 다시 바꿀 것이다.

강박증은 그를 비참하게 만들었다. 그는 자기 일에 집중할 수가 없었다. 그는 직장 동료들에게 자기 바지가 너무 길거나 너무 짧지는 않은지를 반복해서 물어보고, 그들이 자기가 미쳤다고(아마도 동료들은 그랬을 것임) 생각한다고 확신하게 되었다. 그는 은행에서 자기 자리를 잃어버리지 않을까 하는 두려움을 진짜로 갖게 되었다. 그는 집에 머무는 시간이 점점 더 길어지기 시작하면서, 자기가 생각하기에 바보 같은 두려움에 자신이 굴복한 것에 대해서 자신을 증오하였다. 그러나 그는 이 두려움을 멈출 수가 없다. 이 두려움은 그가 깨어있는 대부분의 시간을 차지하게 되었다. 그가 바지의 길이가 1mm 짧거나 긴지를 알아보기 위해서 바지 길이를 살펴보는 것과 자신이 이런 문제로 걱정하는 약하고 무기력한 놈인 것에 대해서 심하게 자책하는 것 사이를 왔다 갔다 하느라고 말이다.

P.T.가 경미한 수준에서 중간 수준의 우울 증상을 갖고 있었지만, 강박관념이 그의 임상적 양상을 압도하고 있었다. 이 증상은 그가 20대 초반에 시작되었던 것으로서 그때 이후로 지금까지 계속 쭉 갖고 있는 것이다. 그는 그 밖의 다른 어떤 강박관념도 갖고 있지 않았다. 과거라면 이런 증상을 단일 편집광(monomania)으로 불렀을 것이다.

생물학적 연구결과(Biological Findings)

양전자 방출 단층 촬영장치(PET)와 자기공명 영상촬영법(MRI)을 포함한 신경영상(neuroimaging) 연구들이 수행되었지만, 그 결과들이 일정한 방향으로 수렴되지 않아서 아직은 인과관계적 추론을 내릴 수가 없다.

발달 과정(Natural History)

강박증의 발생은 통상 25세 이전이다(13). 한 연구(82)에서는 평균 발생 연령이 23세이었으며, 확실한 강박증상이 15세가 되면 나타나는 경우도 자주 있다. 이 질환은 일찍이 6세 이전에 시작되는 수도 있다. 사례 중 15% 미만은 35세 이후에 시작되었다(29, 44, 57, 71).

증상이 발생하는 평균 연령은 남녀 모두에서 대략 20세였지만, 처음으로 정신과에 오는 것은 그로부터 평균 7년 뒤에 이루어졌다. 병원에 입원하는 경우라면, 대부분의 환자들은 30대에 병원에 오며, 40세가 넘어서 첫 입원하는 경우는 드물다(33).

발생하는 방식은 급성(acute) 또는 잠행성(insidious)일 수 있다(57). 이 장애의 경과는 증세가 완화되는 것이 없고(unremitting), (사회적 무능력이 있든 없든) 일화적이거나, 또는 정상적인 사회 기능을 발휘할 수 있을 정도는 되는 불완전한 증세완화

(incomplete remissions)가 특징일 수 있다.

외래환자를 대상으로 한 연구에서는, 환자들의 대부분은 일화적인 경과를 보이며 증상이 악화되기는 했지만 그 지속기간이 통상 1년 미만이었다(78). 그러나 입원이 필요한 환자를 조사한 대부분의 연구자들은 그 경과가 쭉 안정되게(steady) 가지만, 종종 피로 또는 의학적 질환 때문에 악화되기도 하며, 이 질환의 강도가 오랜 시간이 지나면 점차 약해지는 경향이 있음을 발견하였다(44, 61).

강박증상이 경미해서 외래치료만 필요한 환자들은 예후가 다소 좋은 것으로 보인다. 60~80%의 많은 환자들은 진단을 받은 후 1~5년이 지나면 증상을 나타내지 않거나, 증세가 호전된다(51, 78). 좀 더 심하게 앓는 이들로 구성된 입원한 환자들의 경우는 예후가 좋지 않다. 퇴원 후 여러 해가 지난 뒤 다시 검사했더니 1/3 또는 그보다 적은 수효의 환자들의 경우에 증상이 호전되었다. 그러나 2/3 또는 그 이상의 환자들은 입원하기 전만큼 사회적인 기능을 잘 발휘하고 있었다(44, 57). 강박증이 명백한 사례에서 5~10% 사이는 진행성 사회적 무능력(progressive social incapacity)이 특징인 경과를 보여준다(88). 예후가 좋은 것은 3가지 요인과 관련이 있다고 보고되고 있다: (1) 증상이 경미하거나 또는 비전형적인(atypical) 경우로서, 여기에는 무섭고-반추적인 생각이 우세하고 강박행동이 없는 것이 포함됨(44, 57); (2) 치료가 시작되기 전에 증상이 지속기간이 짧은 것(78); 그리고 (3) 발병전 성격이 양호한(good premorbid personality) 것으로서 아동기 증상이나 비정상적인 성격 특질이 없는 경우(57, 58). 강박관념의 세부 내용은 예후와 관련이 없다고 믿어진다(표 6.2).

표 6.2 강박장애에 대한 추적조사 연구결과

표본의 특징				추적조사의 기간 (가장 최근의 년도까지)	추적조사시의 상태(%)		
연구자	위치	환자의 상황	사례 수 (명)		증상이 없음	호전됨	호전되지 않음
Balslev-Olesen and Geert-Jorgensen (9)	Denmark	I, O	52	0-8	6	58	37
Coryell (20)	U.S.	I	36	1-32	22	57	22
Grimshaw (36)	England	O	97	1-14	40	24	35
Hastings (39)	U.S.	I	23	6-12	13	40	47
Ingram (44)	England	I	46	1-11	9	30	61
Kringlen (57)	Norway	I	85	13-20	4	45	45

Langfeldt (58)	Norway	I	27	1-11	26	41	33
Lewis (60)	England	I, O	50	>5	32	34	34
Lo (61)	Hong Kong	I, O	87	1-14	20	36	44
Luff and Garrod (62)	England	O	49	3	39	27	34
Pollitt (78)	England	I, O	66	0-15	24	48	28
Rennie (86)	U.S.	I	47	20	36	38	26
Rüdin (89)	Germany	I, O	130	1-16	12	26	61

*두뇌의 일부를 제거한(lobotomized) 사례와 추적조사 시 사망한 사례는 제외됨. 남녀의 비율은 연구마다
다르지만 모든 연구를 종합했을 때는 거의 동등하였음.
I: 입원 환자, O: 외래환자
Goodwin 등 (33)에서 발췌함.

합병증(Complications)

우울증―증상으로는 주요 우울증과 종종 구분되지 못함―은 아마도 강박장애의 가장 흔한 합병증일 것이다. 결혼하지 못하는 것도 또한 강박증의 합병증일 수 있다. 덧붙이면, 결혼한 자들도 일반 기혼자에 비해서 상당한 부부간의 부적응을 겪기 쉬운 것으로 보인다(18, 66). 더욱이, 임신에 성공하는 비율은 강박증이 있는 사람들 가운데에서는 줄어드는 것으로 보인다(72). 자살이 강박적 사고에 많이 들어가 있지만(36, 44), 자살에 성공하는 경우는 이런 환자들에게서는 드물어서, 1%도 안 된다.

강박장애가 있는 환자들은 때로는 자신이 충동적인 행위로 다른 사람을 다치게 할까봐 두려워하는 경우가 있다. 이들은 어떤 식으로든 통제력을 상실하여 자기 스스로 당혹감을 느끼게 될까봐 두려워한다. 이들은 의사가 처방해주는 약에 중독될까봐 걱정한다. 이러한 두려움들은 일반적으로 근거가 없는 것이다(20). 강박증 환자들이 살인, 범죄행동, 알코올 중독, 또는 약물중독에 빠지기 쉽다는 증거는 거의 없다(44, 57).

결국, 강박증이 있는 환자들은 자신이 '미치게'('lose' their minds) 되고, 전적으로 무능력해지거나 또는 장기 입원을 필요로 하게 될까봐 두려워할 수 있다. 이런 일들은 그 어느 것도 강박증의 합병증으로서 흔히 나타나는 것이 아니다. 정신분열증이 처음부터 명확하게 배제되었다면(ruled out), 다른 어떤 사람의 경우와 마찬가지로 이들에게서 정신분열증이 나타나는 일은 거의 없을 것이다. 강박증이 있는 환자들

이 전반적인 무능력 상태에 빠지게 되는 것은 아주 드물며, 이들에게는 통상 장기 입원이 요구되지도 않는다(36, 44, 78).

가족력(Family History)

강박증에 대한 초기의 가계 연구는 상당한 방법론적인 어려움으로 제한점이 있지만, 그 결과들은 강박증 환자의 가족들에게 강박질환의 발생빈도가 다른 환자의 가족 또는 일반인에 비해서 더 많음을 시사해주었다(13, 46). 보다 최근의 연구들(70, 75)에서는 강박증이 가계를 통해 전해 내려온다는 것을 강력히 뒷받침해주었다. 또한 Tourette 증후군과도 연결되어 있다는 증거가 상당히 있다(53, 59, 76). Tourette 증후군이 있는 사람들 중 약 절반은 강박증상도 지니고 있다. 한 연구에서, Tourette 증후군이 있는 환자들의 친척들은, Tourette 지표사례(probands)가 강박증상이 있느냐의 여부와 관계없이, 강박증의 비율이 높았다. 놀랍게도, Tourette 환자의 가족 사이에서는 그 밖의 다른 불안장애는 그 비율이 높지 않은 것으로 발견되었다(76). 강박증과 Tourette 증후군 사이의 연관성은 잘 확립되어 있지만, 이 장애에 대한 가족 연구결과는 서로 모순되는 결과를 가져왔다.

강박질환이 있는 쌍둥이에 대한 연구결과는 일란성 쌍둥이는 이란성 쌍둥이에 비해서 강박증의 일치율이 더 높음을 알려준다(45, 82). 일란성 쌍둥이의 강박증 일치율은 약 80~90%이었는데 대조적으로 이란성 쌍둥이의 경우는 50% 미만 또는 아마도 이보다도 훨씬 더 낮을 것이다. 이 결과가 나왔다고 해서 강박질환에서 유전 요인이 존재한다는 것을 입증해주지는 못한다. 모든 쌍둥이들이 함께 자랐으며 일란성 쌍둥이들이 이란성 쌍둥이보다 상대방 쌍둥이와 똑같아 지려고 노력해서 나온 결과일 수도 있다. 그러나 쌍둥이들끼리 접촉이 적었던 경우에는 환경 요인으로 설명하기가 곤란한데, 이는 출간된 보고서에서 발췌한 다음의 사례사(case histories)에 예시되어 있다(67).

'W' 쌍둥이. 이들 중의 한 명인 Jean은 주부로서, 증상이 24살에 발생했는데, 더러움에 오염될까봐 두려워하게 되었고 철저하게 씻고 청결하게 하는 의식(washing & cleansing rituals)이 나타나게 되었다. 3년 뒤 입원 의뢰가 될 때 즈음에는, 그녀는 손을 하루에 60번에서 80번 사이로 씻었고, 집을 청소하고 살균하는 데 12시간을 소모했으며, 그리고 액체 살균제를 매주 12쿼트(quarts)까지 썼다. 그녀의 딸은 2살 반이었는데, 대소변 가리는 훈련이 이루어지지 못하여 오염의 확산을 피하기 위해 집에서 한 방안에만 머물게 했으며, 그리고 그녀의 남편은 흙으로 더러워진 운동복이 집으로 진흙을 끌고 들어오게 될까봐 운동을 포기했어야 했다. 그녀가 병원에 입원했을 때, 그녀의 피부는 거칠어져 있었고, 빨갰으며, 갈라져 있었고, 그리고 피가 흐르고 있었다.

또 다른 쌍둥이 중의 한 명인 Jill은 사회복지사였는데, 그녀는 22살에 Jean과 따로 살고 서로 연락이 뜸해질 때 즈음 증상이 나타났다. 그녀의 정리정돈과 청결함의 특질(traits)은 더 두드러져서, 설거지와 관련된 의식이 나타났는데, 이는 식사가 끝나자마자 즉각 접시 및 식기를 닦아야만 되는 것이었다. 조금이라도 지체되면 극심한 불안을 초래했다. 접시 및 식기를 씻는 행위는 정해진 순서로 이루어져야 했으며, 이 절차를 따르지 않거나, 또는 남들이 그녀의 이런 일을 덜어주려고 하면 몹시 불편해 하였다. 그녀는 어리석고 불필요하다고 스스로 간주하는 이 절차를 수행하는 것에 저항하려고 해보았지만, 이 절차를 수행하는 데 들이는 시간이 더 늘었고 그녀의 사회생활에 지장을 초래하였다.

이 쌍둥이의 아버지는 은퇴한 사무직원(clerk)이었는데, 까다로울 정도로 가지런히 정돈하는 습관이 있었지만, 그는 물론이고 그의 가족들 모두 정신과적 치료를 받은 적은 없었다. 이 쌍둥이의 어릴 적 발달 과정과 아동기 시절은 두드러진 것이 없었으며, 학교에서 둘 다 공부를 잘했다. 이 쌍둥이들은 각기 다른 대학을 다녔다. 둘 다 모두 정상적으로 활동적이고 사교성이 있었으며 둘 다 모두 질서정연함(orderliness), 결단력(determination), 그리고 양심적인 것(conscientiousness)의 성격특질이 있었다. 이 쌍둥이들은 모두 이전에 어떤 병을 앓은 적도 없었으며 단지 Jean이 치료를 받기 시작한 후 자기들이 서로 비슷한 강박적 문제를 갖고 있음을 알게 되었을 뿐이다.

'K' 쌍둥이 중 하나인 Linda는 비서였는데, 그녀가 25살 때 그녀의 룸메이트가 어떤 남자와 가까운 사이가 된 것을 질투하면서 강박적 사고가 나타나기 시작했다. 자신의 질투 및 수반된 죄책감을 깨닫고는, 그녀는 자기가 그 친구와 함께했던 즐거웠던 장면을 상상하기 시작했지만, 몇 주가 지나지 않아서 이런 생각은 반복적이 되고, 침투적이 되었으며, 저항하기가 힘들어졌으며, 불쾌한 감정에서 벗어나는 것과는 더 이상 연관이 없게 되었다. 강박적 사고는 수년간 그녀를 그 강도의 차이는 있었지만 힘들게 했으며, 스트레스나 불행한 시기에는 더욱 악화되었다. 종종 그녀는 마음속으로 어떤 대화를 반복해야만 했고, 이것을 마치기 전에 중단되면, 그 대화 전체를 다시 반복하지 않으면 안 되겠다는 느낌이 들었다. 때때로 그녀는 강박적인 사고에 따라서 완료되었음을 표시하기(signify) 위하여 특정한 물건에 손을 대어야만 했으며 그리고 이것은 때로는 마술적인(magical) 측면을 띠고 있었다. 예를 들면, 그 물건이 시계라면, 시간을 가리키는 숫자는 그녀에게는 그 날의 나머지 시간 동안 그녀만의 '행운의 숫자(lucky numbers)'가 되곤 했다.

Ann은 또 다른 쌍둥이인데, 직업은 배우였는데, 그녀도 또한 20대 중반에 강박적인 생각을 나타나게 되었다. 그즈음에 그녀는 Linda와 정기적인 연락을 취하지 않았고 몇 년이 지나서야 쌍둥이인 Linda가 자기와 비슷한 어려움을 갖고 있다는 것을 알게 되었다. Ann도 또한 불안을 다스리기 위하여 불안과 반대되는 '좋은 생각(good thoughts)'을 하는 방법을 썼다. 이 불안은 그녀의 직업을 부모가 인정하지 않는 것에서 통상 야기되는 것이었다. 이런 생각은 곧 강박적 속성을 띠게 되었으며 강박행동과 연관되게 되었다. 예를 들면, '나쁜 생각(bad thought)'이 그녀가 전화하는 동안에 나타났다면, 통화가 끝난 후에 그녀는 대화를 다시 반복하고는 '좋은 생각(good thoughts)'을 만들어내지 않으면 안 되었다. 그녀가 가게 유리창을 지나간 후 전시된 내용이 기억나지 않으면, 그녀는 되돌아가서 그 내용을 확인해야 했다. 그녀는 또한 옷장에 있는 의류를 옷 색깔이나 유형에 따라 정리하는 데 여러 시간을 보냈다. 그녀는 자신의 강박관념이 비합리적인 것으로 간주하지만, 그것에 저항하려고 하면 재난이 곧 닥칠 것 같은 두려움을 느끼게 되었다.

아버지는 회계사로서, '강박적으로 깔끔한(compulsively neat)' 사람으로 기술되는 분이다. 이들의 어머니는 손위로 쌍둥이 자매가 두 분 있는데, 둘 다 새에 대한 공포증을 평생 갖고 있었다. 쌍둥이 및 가족에 대한 연구결과는 강박증의 유전적 원인을 시사해주고 있다(3, 69, 91). 이 질환의 유전적 속성에 대해서는 세부적으로 밝혀진 바가 거의 없었으며(73), 강박증에 대한 특정 유전인자도 밝혀진 바가 없다(91). 분리 분석(segregation analysis), 연계 분석(linkage analyses) 및 연관 연구(association studies)를 위시하여 다중적인 최신의 분자 유전학적 방법들(molecular genetic methodologies)이 강박증의 유전 가능성을 지도(map)로 표시하기 위한 시도로서 현재 적용 중이다(3, 15, 24, 38, 91, 103).

감별 진단(Differential Diagnosis)

강박관념은 아동, 건강한 성인, 그리고 다양한 정신과 질환 및 의학적 질환이 있는 환자들에게서 나타난다. 아동의 의식행위(rituals)와 미신행동(superstitions)—길거리의 보도블록의 균열된 것을 회피하기, 판에 박힌 순서를 고집하기, 부적이나 팔찌를 착용하는 것—은 강박장애에서의 강박행동과 유사해 보일 수 있지만, 차이점은 다음과 같다: 아동은 대게 이런 행위에 대해 불편해 하지 않으며, 이런 행위가 아동에게는 자연스럽게 보이고 고통을 거의 가져다주지 않는다. 더욱이 강박관념을 보이는 아동은 자신의 그런 행동이 비합리적인 것이라고 여기지 않는다.

강박행동을 나타내는 아동 중 아주 소수만이 통상 기준에 따라서 강박장애가 있는 것으로 분류될 수 있다. 예외적으로 의식행위와 미신행동을 많이 보이는 아동이 덜 강박적인 또래 아동에 비해서 강박장애에 걸릴 위험이 큰지에 대해서는 알려진 바가 없다.

강박장애가 있는 성인들 중 상당수는 아동기에 강박증상을 나타낸 전력이 있다 (33, 61, 89). 그러나 그 증상이 흔하고 과거를 회상할 때 왜곡되기 쉽기 때문에 이런 자료를 해석하기가 어렵게 된다. 강박장애가 있는 성인들은 아동기 증상으로 흔히 공포증과 의식행위를 댄다(44, 57, 61). 이들은 아동기의 절도, 무단결석, 또는 말썽피운 전력은 거의 언급하지 않는다(57, 61).

강박적 성격(obsessional personality; 현재 『DSM-IV-TR』에서는 '강박적 성격장애[obsessive-compulsive personality disorder]'로 불림)은 진단이라기보다는 하나의 기술에 가깝다. 어떤 연구자도 명확하게 정의된 강박적 성격의 소유자의 집단을 대상으로 이들이 시간이 지나면 어떻게 되는지를 파악하기 위해 추적조사한 적이 없다. 따라서 이 명칭은 예언적 가치가 없고 이런 의미에서는 진단명이라고 할 수 없다. 강박적 성격이 있는 사람은 시간을 엄수하고(punctual), 정리정돈을 좋아하며(orderly), 양심적이고(scrupulous), 몹시 신중하며(meticulous), 그리고 신뢰할(dependable) 만하다. 또한 이들은 완고하고, 고집이 세고, 아는 체하며(pedantic), 다소 따분한 사람이다. 이들은 결정을 잘 못 내리지만, 일단 마음을 먹으면, 한마음이 되어 완고하게(obstinate) 된다(49).

강박장애가 있는 사람들의 다수는 이 질환이 발생하기 전에 이미 강박적 성격을 갖고 있다(57, 78, 89). 그러나 한 연구(13)에서는 강박장애와 강박적 성격 사이에 아무런 관계도 찾아내지 못했다. 강박적 성격의 소유자 중에서 얼마나 강박장애, 우울증, 또는 기타의 정신과 질환으로 발전하는 지는 알려져 있지 않다.

공포증은 흔히 강박장애에 동반되며, 강박장애가 있는 환자들은 종종 불안 증상도 나타낸다. 강박적 공포증은 강박행동의 속성도 갖고 있어서 의식행위(rituals)뿐만 아니라 그 밖의 강박적 양상도 동반되는 것이 거의 대부분이다(57). 반면에, 공포장애에서 나타나는 공포증은 불안을 유발하는 대상이나 상황을 단순히 회피하는 것이 주요 특징이다.

강박사고와 우울증은 함께 나타나는 경우가 너무 많아서 질환인지 증상인지를 구분하기가 어려울 수 있다. 구분의 어려움은 강박장애가 있는 사람들이 주요 우울장애 또는 양극성 질환에서 보이는 우울증처럼 현저한 우울 증상을 나타낼 수 있기 때문에 더해진다. 우울증 기간 동안에 강박관념의 증상은 불변하거나, 악화되거나, 또는 없어질 수 있다. 마찬가지로, 우울증이 걷히고 나면, 강박관념은 악화되거나, 호전되거나, 또는 불변할 수도 있다(맨 후자가 가장 흔히 나타나는 결과임)(31).

우울증 일화에는, 상당한 수효의 사례에서, 강박관념이 동반된다(31). 강박관념은 보통 반추하는 것이 많고, 죄책감과 자기비하가 특징적이며, 우울한 기분과 비교하면 경미한 수준이다. 그러나 보다 더 비전형적인 우울증의 경우에는, 강박관념이 임상적 양상의 전반을 지배할 수 있다. 한 연구에 따르면, 주요 우울증이 있는 환자들의 3분의 1이 발병 전에(premorbidly) 그리고 증세완화(remissions) 기간 중에 강박적 성격 특질을 보였다고 한다(60). 강박적 특질은, 강박장애보다 앞서서 나타나는 경우가 많듯이, 우울증보다 앞서서 나타나는 것으로 보인다(60).

어떤 사례에서는 강박장애가 양극성 장애처럼 순환적인 양상을 보여서, 생활사건과는 관계가 없이 증상의 경감과 악화가 교대로 나타나는 수가 있다(44, 61, 78). 일화적 속성이 있다는 것(episodicity)은 기분장애를 시사해주는 것이다. 일부 임상가들은 순환성 강박관념이 있는 환자들을 치료할 때 우울질환을 치료하듯이, 즉 항우울제 또는 전기요법으로 치료한다.

강박장애와 주요 우울증을 구분하는 데 다음의 사항이 도움이 될 수 있다: 강박증상이 있는 주요 우울증 및 양극성 장애 환자와 비교하면, 우울증도 나타나는 강박장애 환자는 보다 이른 나이에 우울증을 나타내고, 과거력에서 우울일화가 더 많으며, 매번의 우울일화 동안에 일화적으로 강박 증상을 나타내고, 자살 기도가 적으며,

그리고 조증의 과거력이 없다(31).

가족력(family history)이 가치가 있을 때는 그 속에 우울증, 조증, 자살, 또는 알코올 중독의 일화가 뚜렷이 들어있을 때로서, 이런 것들은 그 밖의 다른 질환이 있는 환자의 가족에게서보다 주요 우울증이 있는 환자의 가족에게서 더 일관되게 많이 발견된다(102).

강박장애를 정신분열증으로 오인하는 것은 특이한 것이 아니며, 이는 특히 질환의 초기 단계에서 그렇다. 이런 오진은 강박관념을 망상과 구분하기 어려워서 발생할 수 있으며 기괴한 것(bizarreness) 또는 무능력한 것(disablement)을 정신분열증과 동일시하는 데에서 발생할 수 있다. 초기에 발병하고(early onset) 잠행적으로 발달하는 것(insidious development)은 두 질환 모두에서 공통된다.

정신분열증은 망상, 환각, 그리고 유형적인 사고장애(formal thought disorder; 유형[form]이란 사고의 흐름 및 연결을 지칭하는 것임)가 특징이다. 강박장애는 원래 사고내용의 장애이다. 강박장애 환자의 말은 이해할 수 있다. 단지 그들의 생각이 마술적(weird)일 뿐이다. 강박장애가 있는 사람들이 자신의 생각을 마술적이라고 본다는 사실은 강박증과 정신분열증을 구분해주는 주요 사항이다. 한 연구에 따르면, 강박관념은 정신분열증 사례에서 약 3% 정도로 나타나는데, 통상 경과의 초기에 나타나며 거의 대부분 망상형 정신분열증에서 나타난다(94). 강박관념과 정신분열증 상들이 함께 나타나면, 정신분열증의 진단이 통상 가장 적절하다.

강박관념은 다음과 같은 의학적 상태에서 관찰되어 왔다: 졸음성 뇌염, 특히 안구운동발작(oculogyric crises) 동안에, 동맥경화성 치매의 초기 단계에서, 뇌염 후 상태(post-encephalitic states)에서, 이명(tinnitus)을 동반한 난청에서, 그리고 갑상선기능부전증(hypothyroidism)에서(33).

위의 각 상태에서는 자신의 마음이 따로 돌아간다는 느낌, 이런 마음 상태는 자기 자신의 것이 아닌 것 같은 느낌이 동반될 수 있으며(60), 그리고 강박행동과 비슷한 반복적 행동이 동반될 수 있다. 그러나 이따금씩 뇌손상 환자들에서 관찰되는 '하지 않을 수 없는 생각(forced thinking)' 그리고 '기질적인 가지런함(organic orderliness)'(32)은 강박장애에서 나타나는 것보다는 덜 조직화(less well organized)되어 있다고 간주되며, 또한 여기에는 강박장애의 핵심 특징인 하지 않으면 안 되게 밀어붙이는 내면의 느낌(sense of internal compulsion)이 보이지 않는다.

뇌 증후군(brain syndromes)의 핵심 특징―의식의 혼란(confusion; 혼탁), 지남력상실 (disorientation), 기억 상실(memory loss)―은 강박장애에서는 보이지 않는다. 이런 증후 군이 있으면 진단이 비교적 단순해진다. 과거력, 신경과적 검사, 혈액·소변 그리고 뇌 척수액 검사, 여기에 덧붙여 특수 영상 기법(imaging techniques)을 사용하면 특정 원인을 파악하는 데 도움이 된다.

임상적 관리(Clinical Management)

강박장애에 관한 자료는 이 장애의 자연스런 경과에 대해 어느 정도 낙관적인 태도를 가져도 됨을 보여주고 있다. 저절로 증세가 호전됨(spontaneous improvement)이 종종 일어나기 때문에, 환자에게 이런 점을 알려줄 수 있다. 환자에게는 상해를 저지 르거나 사회적으로 당혹감을 불러일으키는(socially embarrassing) 행위를 저지르고 싶 은 충동이 있어도 그대로 행동에 옮기게 되는 일은 거의 없을 것이라고 안심시켜줄 수 있으며, 그리고 환자가 두려워하는 대로 미치는 일은 없을 것이라고 안심시켜줄 수 있다. 입원이 필요하다면, 환자에게는 오랫동안 입원하게 되지는 않을 것이라고 안심시켜줄 수 있다.

강박장애는 심리치료만 갖고서는 거의 도움이 되지 않는다. 심지어 '통찰(Insight)' 치료(therapy)는 적용하면 안 될 수도(contraindicated) 있다. 한 치료자는 쓰기를, "탐색 하고, 해석하며, 심층적인 접근법은 많은 경우에 내성적인 강박적 관점을 촉진시킨 다"(64). 강박장애의 심리치료(psychotherapy)에 대한 비관적 입장은 심리치료의 효과 를 검증하는 연구가 드문 것으로도 짐작할 수 있다. Black(12)이 수행한 최근의 문헌 개관(literature review) 결과는 심리치료만 실시한 단독 요법(monotherapy) 또는 약물요 법만을 실시한 것과 이 두 가지 치료법 즉 심리치료와 약물요법을 모두 실시한 혼합 처치(combined treatment)를 비교한 방법론적으로 적합한 연구를 단지 4개만 발견해냈 다. 두 개의 연구에서는(fluoxetine) 약물과 노출요법(exposure therapy)을 혼합해서 적용 한 것이 노출요법만 실시한 것에 비해서 더 나을 것이라고 비교했는데, fluoxetine과 심리치료(psychotherapy)를 병행한 것이 심리치료 단독 실시에 비해서 더 나은 것을 발견했지만, 그 효과는 단지 단기간뿐이었다(22, 41). 그러나 세 번째 연구에서는 강박장애의 치료 시 노출요법이나 인지요법에 fluoxetine 약물을 추가한다고 해도 더 이상의 효과가 없음을 보여주었다(101). 네 번째 연구에서는 노출요법과 clomipramine 약물요법 이 두 가지가 모두 강박장애에 효과가 있음을 발견했다. 그러나 clomipramine 약물과 노출요법을 병행한 것이 노출요법만 실시했을 때에 비해서 더 이상의 효과가 없었고, clomipramine 약물에 노출요법을 추가한 것이 clomipramine 약물만 실시했을 때에 비해서 더 이상의 효과가 없었다(28). Black은 개관연구를 통해서 결론짓기를, 강박장애에 대한 혼합 치료(combined treatments)의 효용을 알려주는 증거는 제한적이라고 했다.

행동치료(behavior therapy)는 학습이론(learning theory)으로부터 유래된 것이다. 학습이론에 따르면, 강박적 사고는 불안을 유발하는 자극에 대한 조건화된 반응(conditioned responses)이다. 강박행위(compulsive act)가 강박사고에 수반되는 불안을 줄여주는 것을 당사자가 겪게 되면 강박행동(compulsions)이 수립되는 것이다. 불안의 감소는 강박행위를 강화시켜(reinforces) 준다.

행동치료의 기법은 다양하다. 그러나 강박장애에 적용할 때에는 단 한 가지의 원리에 충실한다: 환자는 공포를 유발하는 자극에 노출되어야만 한다는 것이다. 반복해서 노출되고 해당 자극이 일으키는 강박행동을 자제하고 나면, 두려움이 사라지는데, 왜냐하면 두려움은 그 뿌리가 없기 때문이다. 두려움이 가라앉음에 따라서 강박관념과 강박행동도 그렇게 된다. 이런 목표를 달성하기 위한 다양한 기법들은 그 명칭이 둔감법(desensitization), 안으로 터지는 법(내파법[implosion]), 역설적 의도법(paradoxical intention), 조작적 행동조성법(operant shaping), 인지적 시연(cognitive rehearsal) 같은 것들이 있다(5, 11, 12, 16, 17, 38).

많은 연구결과들은 행동치료가 많은 환자들에서 강박적 의식행위로부터 벗어나서 안도할 수 있게 해준다는 것을 보여주고 있다. 이런 안도(relief)는 치료 후 적어도 2~3년은 지속된다(65, 93). 행동치료는 30회기까지 걸릴 수 있는데, 치료자의 사무실에서 뿐만 아니라 자기 노출 숙제(self-exposure homework)도 포함되는데, 자기 노출 때에는 때로는 친척이 보조치료자로서 노출을 도와주기도 한다. 어떤 환자들은 너무 무서워서 이런 시련(ordeal)을 경험해 보려고 하지 않는다. 다른 환자들은 너무 우울한 상태에 빠져있기도 한다. 인지치료가 잘못된 믿음(false beliefs)을 뒤흔들기 위하여 흔히 추가되는데, 이런 식으로 환자를 지지해줌으로써 재발을 줄일 수 있게 된다.

많은 약물이 강박장애의 치료에 사용되어 왔다. 여기에는 페노티아진류(phenothiazines), 모노아민 산화효소 억제제(monoamine oxidase inhibitors: MAOIs), lysergic acid diethylamide(LSD), L-tryptophan, 그리고 삼환계 항우울제(tricyclic antidepressants)가 들어있다(48). 삼환계 항우울제의 하나인 chlorimipramine만 제외하고는, 위의 약물이 효과가 있다는 유일한 증거는 단일사례 보고(single case reports) 또는 공개적 시행(open trials)으로부터 나왔다. chlorimipramine에 대한 양방무지(double-blind), 위약 통제(placebo-controlled) 연구들(5, 6, 47, 64, 97)은 이 약물에 강박증 치료효과가 있음을 반복해서 입증해주었다.

1980년대 후반까지도, clomipramine은 확실히 항강박증 특효제로서 가장 유망한 약물이었다. 이 약물의 작동방식에 대해서는 많은 추론이 있었다. clomipramine은 세로토닌 재흡수를 억제하는 식으로 해서 세로토닌계 활동(serotonergic activity)을 키워주면, 이런 활동성 증진이 기분을 바꿔주는 효과가 있는 것으로 믿어지고 있다(24, 37, 48, 50, 95). tryptophan은 세로토닌의 전구물질인 아미노산(amino acid precursor)이 강박관념의 증상을 완화시켜주는 것으로 보고되었는데(4), 이런 결과는 세로토닌이 어떤 방식을 통해서든 강박적 사고와 관련되어 있다는 아이디어를 뒷받침해준다 (tryptophan은 시장에서 회수되었다).

선택적 세로토닌 재흡수 억제제(selective serotonin-reuptake inhibitors: SSRIs)가 도입된 후에, 세로토닌의 역할과 강박장애는 주목을 상당히 많이 받았다. 다중 선택적 SSRIs인 fluoxetin(Prozac), fluvoxamine(Luvox), sertraline(Zoloft), paroxetine(Paxil), citalopram(Celexa)이 강박장애에 대한 치료 효과가 있는지가 연구되었다. SSRI 처치 효과 연구들을 개관한 결과는, 강박장애 환자 중 40~70%가 처음으로 SSRI 처치를 받고 의미 있는 치료 효과를 얻었음을 밝혀주고 있다(1, 77, 81). 또한 주목할 만한 것은 선택적 SSRI계통의 약물을 clomipramine의 항콜린(anticholinergic), 항히스타민(antihistaminic), 그리고 항alpha-1-아드레날린(anti-alpha-1-adrenergic) 효과와 비교했을 때 부작용이 제한적이며 일반적으로 사용할 만했다고 인정되었다는 점이다. 이런 약물이 작용하는 기제는 불명확하다. 강박장애 환자에서의 혈중 세로토닌 농도에 대한 연구들은 혼합된 결과를 보여주었는데, 한 연구(37)에서는 강박장애 환자들이 통제집단에 비해서 처치 전의 혈중 세로토닌 수준이 더 높았음을 보여주었다. 이 결과는 SSRIs의 작용 기제가 세로토닌 수준을 증가시키는 것이라는 견해와 모순된다. 영상(imaging) 연구들에서는 SSRIs가 대뇌 피질의 신진대사를 정상화시켜주는 것일 수 있음을 시사해주고 있는데, 대뇌 피질의 신진대사는 강박장애에서는 정상 이하(subnormal)인 것으로 알려져 있다(10, 95). 강박장애 환자들이 SSRI계 약물에 반응을 보이기는 하지만, 증세가 호전되는 정도가 완전한 경감(complete remission)의 수준에까지 이르지는 못하는 것이 보통이다(17, 81). 효과를 본 반응에는 증상의 발생 빈도의 감소와 삶의 질의 향상이 들어있다. 약물을 중단하면 재발이 나타날 수 있다 (17, 71, 74, 85).

모노아민 산화효과 억제제(monoamine oxidase inhibitors: MAOIs)는 미국 내에서는 투약처방이 가능하며, 황산페넬진(phenelzine sulfate)(49)과 황산트라닐사이프로민 (tranylcypromine sulfate)(52)에 대한 단일 사례 보고서와 함께, 한 연구(100)에서는 강박 환자들에게서 두드러진 증세 호전 효과를 보고하였다. 약물 중 Clorgyline은 양방무지 연구를 통한 clomipramine와의 비교연구에서 효과가 없는 것으로 입증되었다(47). 공포 상태(phobic states)와 같은 다른 불안장애에 대해서는 MAOIs가 효과가 있는 것으로 발견되었고(99), 그래서 이 MAOIs는 여전히 유망성이 있음을 보여주고 있다.

벤조디아제핀계(benzodiazepines) 약물은 강박관념에 수반되는 불안을 완화시켜주며, 항우울제는 이 장애에서 나타나는 우울증을 완화시켜준다. clomipramine과 SSRIs를 제외하고는, 그 어떤 종류의 약물도 강박적 사고를 줄여주지 못하는 것으로 보인다. SSRI는 그 효과가 불완전해서 SSRI의 처치 효과를 증대시키는 방안이 시도되었다. Rauch와 동료들(83, 84)은 낮은 용량의 도파민 길항제(low-dose dopamine antagonists)를 사용할 것을 시사한 바 있다. 10개의 무선화된 통제 시행 연구결과를 최근에 종합 분석(meta-analysis)한 결과에서는, 연구결과들이 치료가 잘 안 되는(treatment-resistant) 강박장애에 대해 효과 증대 전략으로써 항정신병 약물(antipsychotic drugs)을 쓸 것을 지지하고 있는데, 시행 연구를 좀 더 많이 좀 더 대규모로 실시할 필요가 있다는 주의를 주고 있다(92).

요약하면, 문헌에 의하면 실제 상황에서의 노출(in vivo exposure)이 강박적 의식행위(compulsive rituals)에 대해 가장 효과적인 치료이며, 여러 개의 항우울제(효과 증대용약물[augmentation]이 있든 없든)는 강박적 사고/충동에 도움이 된다고 한다. 행동치료는 약물에 비해서 뚜렷한 한 가지 장점이 있다: 증세 호전 효과가 처치 종료 후에도 지속된다는 것이다. 연구결과는 clomipramine 그리고 SSRIs가 그 약물을 복용하는 동안에만 효과가 있다는 데 의견의 일치를 보이고 있다.

전기충격요법(Electroconvulsive therapy: ECT)도 시행되어 왔지만 일반적으로 처치 효과는 형편없었다. 그러나 두 개의 연구결과에서는 다소 양호한 결과가 보고되었다. 한 연구(89)에서는 ECT가 주요 우울증에 대해서보다는 강박장애와 연관된 우울증에 대해서 효과가 적은 것으로 시사되었다. 참여자들을 대상으로 연속해서 시행된 연구에서, ECT를 받은 강박장애 환자들 중 절반은 증세가 호전되었지만 나머지 절반은 그렇지 못했다. 두 번째 연구(63)에서는 우울증이 수반된 (뿐만 아니라 수반되지 않은) 강박장애의 치료 시 긍정적이지만 조심스러운 결과를 보고하였다.

전기쇼크치료(EST) 연구는 일차적인(주요) 우울증보다 강박사고 장애와 연합된 우울증에서의 효과가 더 적다고 제시하였다. 일련의 연속으로, 강박사고 환자의 절반에서 전기충격요법(ECT)을 받고 증상이 호전되었고, 절반에서는 그렇지 않았다.

5개의 추적연구들(8, 21, 40, 57, 98)은 다양한 신경외과 절차(neurosurgical procedures; 전두엽 대상회전절개술[anterior cingulotomy], 변연계백질절제술[limbic leucotomy], 전낭절개술[anterior capsulotomy], 또는 하미상부신경로절개술[subcaudate tractotomy])이 강박장애에서 저절로 나타난 증세 호전(역주: 자발적 회복)에 비해서 더 나은 증세 호전 효과를 가져왔음을 알려주었다. 한 연구자가 발견한 바에 따르면, 강박질환이 '대표적인 (typical)' 양상을 나타낼수록, 신경외과 절차가 효과를 보기가 더 쉽다고 한다(57). 그러므로 소수의 환자들에게는 신경수술을 적용하는 것을 고려해야 할 필요가 있을 수 있다. 비가역적인 처치(irreversible treatment)를 시행하기 전에, 2명 또는 그 이상의 정신과 의사가 평가를 실시하는 것이 아주 바람직하다. 또한 일반적으로 동의하고 있는 내용은, 수술법을 사용한다면 그 대상은 고전적인 증상(특히 의식행위[rituals])이 수반된 아주 극심한 수준의 강박장애가 있는 환자들로서, 그 밖의 모든 합당한 치료법에 대해서 효과가 없었고, 그 질환으로 인해서 전적으로 무능력한 상태에 빠진 사람들에게만 적용해야 한다는 것이다.

참고문헌

1. Jenike, M. A., Baer, L., Minichiello, W. E. (eds.). *Obsessive-Compulsive Disorders: Practical Management*, 3rd edition. St. Louis: Mosby, 1998.

2. Akhtar, S., Wig, N. N., Varma, V. K., Pershad, D., and Verma, S. K. A phenomenological analysis of symptoms in obsessive-compulsive neurosis. Br. J. Psychiat., 127:342-348, 1975.

3. Alsobrook II, J. P., Leckman, J. F., Goodman, W. K., Rasmussen, S. A., and Pauls, D. L. Segregation analysis of obsessive-compulsive disorder using symptombased factor scores. Am. J. Med. Genet., 88:669-675, 1999.

4. Ananth, J. Clomipramine in obsessive-compulsive disorder: a review. Psychosomat., 24:723-727, 1983.

5. Ananth, J. Clomipramine: an antiobsessive drug. Can. J. Psychiat., 31:253-258, 1986.

6. Ananth, J., Pecknold, J. C., Van Den Steen, M., and Engelsmann, F. Double-blind comparative study of clomipramine and amitriptyline in obsessive neurosis. Prog. Neuropsychopharmacol., 5:257-262, 1981.

7. Baer, L. Behavior therapy for obsessive compulsive disorder in the office-based practice. J. Clin. Psychiat., 54 *Suppl* 15, 30, 1993.

8. Baer, L., Rauch, S. L., Ballantine, Jr. T., Martuza, R., Cosgrove, R., Cassem, E., Giriunas, I., Manzo, P. A., Dimino, C., and Jenike, M. A. Cingulotomy for intractable obsessive-compulsive disorder. Arch. Gen. Psychiat., 52:384-394, 1995.

9. Balslev-Olesen, T., and Geert-Jorgensen, E. The prognosis of obsessive-compulsive neurosis. Acta Psychiat. Scand., 34:232-241, 1959.

10. Baxter Jr, L. R., Schwartz, J. M., Bergman, K. S., Szuba, M. P., Guze, B. H., Mazziotta, J. C., Alazraki, A., Selin, C. E., Ferng, H.-K.,Munford, P., and Phelps,M. E. Caudate glucose metabolic rate changes with both drug and behavior therapy for obsessive-compulsive disorder. Arch. Gen. Psychiat., 49:681-689, 1992.

11. Bebbington, P. E. Epidemiology of obsessive-compulsive disorder. Br. J. Psychiat., 173:2-6, 1998.

12. Black, D. W. Efficacy of combined pharmacotherapy and psychotherapy versus monotherapy in the treatment of anxiety disorders. CNS Spectr., 11:29-33, 2006.

13. Black, D. W., Noyes Jr, R., Pfohl, B., Goldstein, R. B., and Blum, N. Personality disorder in obsessive-compulsive volunteers, well comparison subjects, and their first-degree relatives. Am. J. Psychiat., 150:1226-1232, 1993.

14. Burke, K. C., Burke Jr, J. D., Regier, D. A., and Rae, D. S. Age at onset of selected mental disorders in five community populations. Arch. Gen. Psychiat., 47:511-518, 1990.

15. Camarena, B., Aguilar, A., Loyzaga, C., and Nicolini, H. A family-based association study of the 5-HT-1Dbeta receptor gene in obsessive-compulsive disorder. Int. J. Neuropsychopharmacol., 7:49-53, 2004.

16. Carney, R. M. Behavior therapy and the anxiety disorders: some conceptual and methodological issues. Psychiat. Dev., 3:65-81, 1985.

17. Catapano, F., Perris, F., Masella, M., Rossano, F., Cigliano, M., Magliano, L., and Maj, M. Obsessive-compulsive disorder: a 3-year prospective follow-up study of patients treated with serotonin reuptake inhibitors OCD follow-up study. J. Psychiat. Res., 40:502-510, 2006.

18. Cillicilli, A. S., Telcioglu, M., Askin, R., Kaya, N., Bodur, S., and Kucur, R. Twelvemonth prevalence of obsessive-compulsive disorder in Konya, Turkey. Compr. Psychiat., 45:367-374, 2004.

19. Cobb, J. Behaviour therapy in phobic and obsessional disorders. Psychiat. Dev., 1:361-365, 1983.

20. Coryell, W. Obsessive-compulsive disorder and primary unipolar depression: comparisons of background, family history, course, and mortality. J. Nerv. Ment. Dis., 169:220-224, 1981.

21. Cosgrove, G. R., and Rauch, S. L. Psychosurgery. Neurosurg. Clin. N. Am., 6:167-176, 1995.

22. Cottraux, J., Mollard, E., Bouvard, M., Marks, I., Sluys, M., Nury, A. M., Douge, R., and Cialdella, P. A controlled study of fluvoxamine and exposure in obsessive-compulsive disorder. Int. Clin. Psychopharmacol., 5:17-30, 1990.

23. Dell'Osso, B., Altamura, A. C., Allen, A., and Hollander, E. Brain stimulation techniques in the treatment of obsessive-compulsive disorder: current and future directions. CNS Spectr., 10:966-79, 983, 2005.

24. DeVeaugh-Geiss, J., Katz, R., Landau, P., Goodman, W., and Rasmussen, S. Clinical predictors of treatment response in obsessive compulsive disorder: exploratory analyses from multicenter trials of clomipramine. Psychopharmacol. Bull., 26:54-59, 1990.

25. Dickel, D. E., Veenstra-VanderWeele, J., Bivens, N. C., Wu, X., Fischer, D. J., Etten-Lee, M., Himle, J. A., Leventhal, B. L., Cook, E. H., Jr., and Hanna, G. L. Association studies of serotonin system candidate genes in early-onset obsessivecompulsive disorder. Biol. Psychiat., 61:322-329, 2007.

26. Dowson, J. The phenomenology of severe obsessive-compulsive neurosis. Br. J. Psychiat., 131:75-78, 1977.

27. Fals-Stewart, W., Marks, A. P., and Schafer, J. A comparison of behavioral group therapy and individual behavior therapy in treating obsessive-compulsive disorder. J. Nerv. Ment. Dis., 181:189-193, 1993.

28. Foa, E. B., Liebowitz, M. R., Kozak, M. J., Davies, S., Campeas, R., Franklin, M. E., Huppert, J. D., Kjernisted, K., Rowan, V., Schmidt, A. B., Simpson, H. B., and Tu, X. Randomized, placebo-controlled trial of exposure and ritual prevention, clomipramine, and their combination in the treatment of obsessive-compulsive disorder. Am. J. Psychiat., 162:151-161, 2005.

29. Foa, E. B., Steketee, G. S., and Ozarow, B. J. Behavior therapy with obsessivecompulsives: from theory to treatment. In *Obsessive-Compulsive Disorders: Psychological and Pharmacological Treatments*, Mavissakalian, M. (ed.). New York: Plenum, pp. 49-129, 1985.

30. Freud, S. Notes upon a case of obsessional neurosis. In *Standard Edition of the Complete Psychological Works of Sigmund Freud, vol. 10, 153*. London: Hogarth Press, 1955.

31. Gittelson, N. L. The phenomenology of obsessions in depressive psychosis. Br. J. Psychiat., 112:261-264, 1966.

32. Goldstein, K. *After Effects of Brain Injuries in War. Their Evaluation and Treatment*. New York: Grune & Stratton, 1942.

33. Goodwin, D. W., Guze, S. B., and Robins, E. Follow-up studies in obsessional neurosis. Arch. Gen. Psychiat., 20:182-187, 1969.

34. Grados, M. A., Walkup, J., and Walford, S. Genetics of obsessive-compulsive disorders: new findings and challenges. Brain Dev., 25 *Suppl* 1:S55-S61, 2003.

35. Greenberg, B. D., Malone, D. A., Friehs, G. M., Rezai, A. R., Kubu, C. S., Malloy, P. F., Salloway, S. P., Okun, M. S., Goodman, W. K., and Rasmussen, S. A. Threeyear outcomes in deep brain stimulation for highly resistant obsessive-compulsive disorder. Neuropsychopharmacol., 31:2384-2393, 2006.

36. Grimshaw, L. The outcome of obsessional disorder: a follow-up study of 100 cases. Br. J. Psychiat., 111:1051-1056, 1965.

37. Hanna, G. L., Yuwiler, A., and Cantwell, D. P. Whole blood serotonin in juvenile

obsessive-compulsive disorder. Biol. Psychiat., 29:738-744, 1991.

38. Hasler, G., Kazuba, D., and Murphy, D. L. Factor analysis of obsessivecompulsive disorder YBOCS-SC symptoms and association with 5-HTTLPR SERT polymorphism. Am. J. Med. Genet. B Neuropsychiat. Genet., 141:403-408, 2006.

39. Hastings, D. W. Follow-up results in psychiatric illness. Am. J. Psychiat., 114:1057-1065, 1958.

40. Hay, P., Sachdev, P., Cumming, S., Smith, J. S., Lee, T., Kitchener, P., and Matheson, J. Treatment of obsessive-compulsive disorder by psychosurgery. Acta Psychiat. Scand., 87:197-207, 1993.

41. Hohagen, F., Winkelmann, G., Rasche-Ruchle, H., Hand, I., Konig, A., Munchau, N., Hiss, H., Geiger-Kabisch, C., Kappler, C., Schramm, P., Rey, E., Aldenhoff, J., and Berger, M. Combination of behaviour therapy with fluvoxamine in comparison with behaviour therapy and placebo. Results of a multicentre study. Br. J. Psychiat. Suppl., 35:71-78, 1998.

42. Hunter, R., and Macalpine, I. *Three Hundred Years of Psychiatry, 1535-1860*. London: Oxford University Press, 1963.

43. Husted, D. S., and Shapira, N. A. A review of the treatment for refractory obsessive-compulsive disorder: from medicine to deep brain stimulation. CNS Spectr., 9:833-847, 2004.

44. Ingram, I. M. Obsessional illness in mental hospital patients. J. Ment. Sci., 107:382-402, 1961.

45. Insel, T. R. Similar and dissimilar manifestations of obsessive-compulsive neurosis in monozygotic twins. Am. J. Psychiat., 131:1171-1175, 1965.

46. Insel, T. R. Obsessive-compulsive disorder. Psychiat. Clin. N. Am., 8:105-117, 1985.

47. Insel, T. R., Murphy, D. L., Cohen, R. M., Alterman, I., Kilts, C., and Linnoila, M. Obsessive-compulsive disorder: a double-blind trial of clomipramine and clorgyline. Arch. Gen. Psychiat., 40:605-612, 1983.

48. Insel, T. R., and Winslow, J. T. Neurobiology of obsessive compulsive disorder. Psychiat. Clin. N. Am., 15:813-824, 1992.

49. Jain, V. K., Swinson, R. P., and Thomas, J. G. Phenelzine in obsession neurosis. Br. J. Psychiat., 117:237-238, 1970.

50. James, W. A., and Lippmann, S. B. Clomipramine for obsessive-compulsive disorder: prescribing guidelines. South. Med. J., 84:1243-1245, 1991.

51. Jaspers, K. *General Psychopathology*. Chicago: University of Chicago Press, 1963.

52. Jenike, M. A. Rapid response of severe obsessive-compulsive disorder to tranylcypromine.

Am. J. Psychiat., 138:1249-1250, 1981.

53. Jenike, M. A. Obsessive compulsive disorder: a question of a neurologic lesion. Compr. Psychiat., 25:298-304, 1984.

54. Jenike, M. A., and Rausch, S. L. Managing the patient with treatment-resistant obsessive compulsive disorder: current strategies. J. Clin. Psychiat., 55 *Suppl* 3:11-17, 1994.

55. Karno, M., Golding, J. M., Sorenson, S. B., and Burnam, M. A. The epidemiology of obsessive-compulsive disorder in five US communities. Arch. Gen. Psychiat., 45:1094-1099, 1988.

56. Khanna, S., and Channabasavanna, S. M. Phenomenology of obsessions in obsessive-compulsive neurosis. Psychopathol., 21:12-18, 1988.

57. Kringlen, E. Obsessional neurotics: a long-term follow-up. Br. J. Psychiat., 111:709-722, 1965.

58. Langfeldt, G. Studier av Tvangsfernomenenes forelomist, genese, klinik og prognose. Norsk Laegeforen, 13:822-850, 1938.

59. Leckman, J. F., and Cohen, D. J. Recent advances in Gilles de la Tourette syndrome: implications of clinical practice and future research. Psychiat. Dev., 1:301-316, 1983.

60. Lewis, A. J. Problems of obsessional illness. Proc. Roy. Soc. Med., 29:325-336, 1936.

61. Lo, W. H. A follow-up study of obsessional neurotics in Hong Kong Chinese. Br. J. Psychiat., 113:823-832, 1967.

62. Luff, M. C., and Garrod, M. The after results of psychotherapy in 500 adult cases. Br. Med. J., 11:54-59, 1935.

63. Maletzky, B., McFarland, B., and Burt, A. Refractory obsessive compulsive disorder and ECT. Convuls. Ther., 10:34-42, 1994.

64. Marks, I. M. Review of behavioral psychotherapy, I: obsessive-compulsive disorders. Am. J. Psychiat., 138:584-592, 1981.

65. Marks, I. M., Hodgson, R., and Rachman, S. Treatment of chronic obsessivecompulsive neurosis by in-vivo exposure. A two-year follow-up and issues in treatment. Br. J. Psychiat., 127:349-364, 1975.

66. Matsunaga, H., Kiriike, N., Matsui, T., Miyata, A., Iwasaki, Y., Fujimoto, K., Kasai, S., and Kojima, M. Gender differences in social and interpersonal features and personality disorders among Japanese patients with obsessive-compulsive disorder. Compr. Psychiat., 41:266-272, 2000.

67. McGuffin, P., and Mawson, D. Obsessive-compulsive neurosis: two identical twin pairs. Br. J. Psychiat., 137:285-287, 1980.

68. Moore, J. *Of Religious Melancholy*. London: Published by Her Majesty's Special Command,

1692.

69. Nestadt, G., Lan, T., Samuels, J., Riddle, M., Bienvenu, O. J., III, Liang, K. Y., Hoehn-Saric, R., Cullen, B., Grados, M., Beaty, T. H., and Shugart, Y. Y. Complex segregation analysis provides compelling evidence for a major gene underlying obsessive-compulsive disorder and for heterogeneity by sex. Am. J. Hum. Genet., 67:1611-1616, 2000.

70. Nestadt, G., Samuels, J., Riddle, M., Bienvenu III, J., Liang, K.-Y., LaBuda, M., Walkup, J., Grados, M., and Hoehn-Saric, R. A family study of obsessive-compulsive disorder. Arch. Gen. Psychiat., 57:358-363, 2000.

71. Orloff, L. M., Battle, M. A., Baer, L., Ivanjack, L., Pettit, A. R., Buttolph, M. L., and Jenike, M. A. Long-term follow-up of 85 patients with obsessive-compulsive disorder. Am. J. Psychiat., 151:441-442, 1994.

72. Parkin, R. Obsessive-compulsive disorder in adults. Int. Rev. Psychiat., 9:73-82, 1997.

73. Pato, M. T., Schindler, K. M., and Pato, C. N. The genetics of obsessive-compulsive disorder. Curr. Psychiat. Rep., 3:163-168, 2001.

74. Pato, M. T., Zohar-Kadouch, R., Zohar, J., and Murphy, D. L. Return of symptoms after discontinuation of clomipramine in patients with obsessive-compulsive disorder. Am. J. Psychiat., 145:1521-1525, 1988.

75. Pauls, D. L., Alsobrook II, J. P., Goodman, W., Rasmussen, S., and Leckman, J. F. A family study of obsessive-compulsive disorder. Am. J. Psychiat., 152:76-84, 1995.

76. Pauls, D. L., Leckman, J. F., and Cohen, D. J. Evidence against a genetic relationship between Tourette's syndrome and anxiety, depression, panic and phobic disorders. Br. J. Psychiat., 164:215-221, 1994.

77. Pigott, T. A., and Seay, S. M. A review of the efficacy of selective serotonin reuptake inhibitors in obsessive-compulsive disorder. J. Clin. Psychiat., 60:101-106, 1999.

78. Pollitt, J. Natural history of obsessional states: a study of 150 cases. Br. Med. J., 1:194-198, 1957.

79. Prasko, J., Paskova, B., Zalesky, R., Novak, T., Kopecek, M., Bares, M., and Horacek, J. The effect of repetitive transcranial magnetic stimulation (rTMS) on symptoms in obsessive compulsive disorder. A randomized, double blind, sham controlled study. Neuro. Endocrinol. Lett., 27:327-332, 2006.

80. Rasmussen, S. A., and Eisen, J. L. Epidemiology of obsessive compulsive disorder. J. Clin. Psychiat., 51 Suppl:10-13, 1990.

81. Rasmussen, S. A., Eisen, J. L., and Pato, M. T. Current issues in the pharmacologic management of obsessive compulsive disorder. Clin. Psychiat., 54:4-9, 1993.

82. Rasmussen, S. A., and Tsuang, M. T. The epidemiology of obsessive compulsive disorder. J. Clin. Psychiat., 45:450-457, 1984.

83. Rauch, S. L., Baer, L., and Jenike, M. A. Treatment-resistant obsessive-compulsive disorder: practical strategies for management. In *Challenges in Clinical Practice: Pharmacologic and Psychosocial Strategies*. New York: Guilford, pp. 201-218, 1996.

84. Rauch, S. L., and Jenike, M. A. Management of treatment resistant obsessivecompulsive disorder: concepts and strategies, Berend, B., Hollander, E., Marazitti, D., Zohar, J. (eds.). Chichester, England: John Wiley, pp. 227-244, 1994.

85. Ravizz, L., Barzega, G., Bellino, S., Bogetto, F., and Maina, G. Drug treatment of obsessive-compulsive disorder (OCD): long-term trial with clomipramine and selective serotonin reuptake inhibitors (SSRIs). Psychopharmacol. Bull., 32:167-173, 1996.

86. Rennie, T. A. C. *Prognosis in the Psychoneurosis: Benign and Malignant Developments, Current Problems in Psychiatric Diagnosis*. New York: Grune & Stratton, 1953.

87. Robins, L. N., Helzer, J. E., Weissman, M. M., Orvaschel, H., Gruenberg, E., Burke, J. D., and Regier, D. A. Lifetime prevalence of specific psychiatric disorders in three sites. Arch. Gen. Psychiat., 41:949-958, 1984.

88. Rosenberg, C. M. Familial aspects of obsessional neurosis. Br. J. Psychiat., 113:405-413, 1967.

89. Rüdin, G. Ein Beitrag zur Frage der Zwangskrankheit, insbesondere ihrer heriditaren Beziehungen. Arch. Psychiat. Nervenkr., 191:14-54, 1953.

90. Schildre, P. Depersonalization. In *Introduction to Psychoanalytic Psychiatry*, Nervous and Mental Disease Monograph, Series 50, 1928.

91. Shugart, Y. Y., Samuels, J., Willour, V. L., Grados, M. A., Greenberg, B. D., Knowles, J. A., McCracken, J. T., Rauch, S. L., Murphy, D. L., Wang, Y., Pinto, A., Fyer, A. J., Piacentini, J., Pauls, D. L., Cullen, B., Page, J., Rasmussen, S. A., Bienvenu, O. J., Hoehn-Saric, R., Valle, D., Liang, K. Y., Riddle, M. A., and Nestadt, G. Genomewide linkage scan for obsessive-compulsive disorder: evidence for susceptibility loci on chromosomes 3q, 7p, 1q, 15q, and 6q. Mol. Psychiat., 11:763-770, 2006.

92. Skapinakis, P., Papatheodorou, T., and Mavreas, V. Antipsychotic augmentation of serotonergic antidepressants in treatment-resistant obsessive-compulsive disorder: a meta-analysis of the randomized controlled trials. Eur. Neuropsychopharmacol., 17:79-93, 2007.

93. Steketee, G., and Frost, R. O. Obsessive-compulsive disorder. In *Comprehensive Clinical*

Psychology, Vol. 6. Adults: Clinical Formulation and Treatment, Salkovskis, P. (ed.). New York: Pergamon, 1998.

94. Stengel, E. A study of some clinical aspects of the relationship between obsessional neurosis and psychotic reaction types. J. Ment. Sci., 91:129, 1945.

95. Swedo, S. E., Pietrini, P., Leonard, H. L., Schapiro, M. B., Rettew, D. C., Goldberger, E. L., Rapoport, S. I., Rapoport, J. L., and Grady, C. L. Cerebral glucose metabolism in childhood-onset obsessive-compulsive disorder. Arch. Gen. Psychiat., 49:690-694, 1992.

96. Taylor, J. *Duktor Dubitantium, or the Role of Conscience*. London: Royston, 1660.

97. Thoren, P., Asberg, M., Cronholm, B., Jornestedt, L., and Traskman, L. Clomipramine treatment of obsessive-compulsive disorder. I. A controlled clinical trial. Arch. Gen. Psychiat., 37:1281-1285, 1980.

98. Tippin, J., and Henn, F. A. Modified leukotomy in the treatment of intractable obsessional neurosis. Am. J. Psychiat., 139:1601-1603, 1982.

99. Tyrer, P., Candy, J., and Kelly, D. Phenelzine in phobic anxiety: a controlled trial. Psychol. Med., 3:120-124, 1973.

100. Vallejo, J., Olivares, J., Marcos, T., Bulbena, A., and Mencho´n, J. M. Clomipramine versus phenelzine in obsessive-compulsive disorder. A controlled clinical trial. Br. J. Psychiat., 161:665-670, 1992.

101. van Balkom, A. J., de Haan, E., van Oppen, P., Spinhoven, P., Hoogduin, K. A., and van Dyck, R. Cognitive and behavioral therapies alone versus in combination with fluvoxamine in the treatment of obsessive compulsive disorder. J. Nerv. Ment. Dis., 186:492-499, 1998.

102. Winokur, G., Clayton, P. J., and Reich, T. *Manic Depressive Illness*. St. Louis: C.V. Mosby, 1969.

103. Wolff, M., Alsobrook, J. P., and Pauls, D. L. Genetic aspects of obsessive-compulsive disorder. Psychiat. Clin. North Am., 23:535-544, 2000.

104. American Psychiatric Association. *Diagnostic and Statistical Manual of Mental Disorders*, 4th edition, text revision. Washington, DC: Author, 2000.

제7장 신체화 장애(히스테리아)
Somatization Disorder(Hysteria)

히스테리아(hysteria)라는 진단명은 수백 년 동안 설명되지 않는 신체적 증상을 호소하는 사례에 적용되었다. 프랑스에서의 Briquet(10), 영국에서의 Savill(68), 그리고 미국 보스턴에서의 Purtell과 동료들(20, 62), 미국 Saint Louis 소재 Washington 대학교의 연구자들(4, 16-18, 29, 31, 33-35, 37-39, 60)은 일련의 연구를 수행하였고 그에 따라서 히스테리아라는 진단명을 두 개의 명칭으로 바꾸자고 제안했다: 'Briquet의 증후군(Briquet's syndrome)' (이런 환자들에 대해 일련의 대규모 연구를 기술한 프랑스 정신과 의사의 이름을 따라서) 그리고 '전환 증상(conversion symptoms)'. 이런 제안은 히스테리아라는 진단명과 연관된 경멸적인 의미가 함축된 것을 제거하고, 용어를 일관되게 사용하지 않는 데서 오는 혼란을 피하기 위한 것이었다.

위와 동일한 목표를 향하여, 『DSM-III』에서는 히스테리아를 전반적으로 대체하는 항목으로서 신체형 장애(somatoform disorders)를 도입하였으며, 신체화 장애는 Briquet 증후군을 대체하도록 도입하였다. 전환 증상의 항목별 분류는 충분히 명료하게 이루어지지 않았다.

Briquet 증후군과 전환 증상을 구분하는 것이 중요하다는 점은 Washington 대학 연구진에서 계속 강조하고 있다. 이들은 Briquet 증후군이 일반적으로 생애 초기(동상 십대에, 20대 이후는 드묾)에 시작되는 통상적으로 다중적인(polysymptomatic) 증상을 나타내는 장애로서, 주로 여성에서 나타나며, 반복적이고 다중적인 신체 증상을 호소하는 것이 특징인데, 증상 호소 시 종종 연극적으로(dramatically) 기술한다고 주장했다. 특징적인 양상(characteristic features)은, 모두 그 밖의 다른 임상적 장애로 설명되지 않고 있는데, 여기에는 다양한 통증, 불안 증상, 위내장 장애, 비뇨기 증상, 월경통, 성적 및 부부생활 부적응(sexual and marital maladjustment), 신경과민(nervousness), 기분장애, 그리고 '유사 신경과적(pseudoneurological)' 증상(이 말은 '전환 증상[conversion symptoms]'이라는 말과 종종 동의어로 쓰임) 등이 있다. 의사 및 전문진료소(clinics)를 반복해서 찾아가고, 다른 의사가 처방한 다량의 약물을 —종종 동시에— 복용하며, 그리고 잦은 입원과 수술 때문에 의학적 병력이 화려하다(33, 34).

위와 같은 견해에 발맞추어, 신체화 장애는 『DSM-IV-TR』에서도 Briquet 증후군을 대체하는 용어로 계속 남아있다(이 장애에 대한 역사적 연구를 인용하면서, 이 장에서는 연구의 맥락을 독자가 이해하기 쉽도록 연구자들이 쓴 용어를 그대로 사용하는 관행을 적용하려 한다). 신체화 장애의 세부적 진단 기준은 표 7.1에 제시되어 있다.

표 7.1 신체화 장애의 진단 기준

A. 많은 신체적 증상을 호소한 과거력이 30세 이전에 시작되어 수년간 지속된 나머지 치료를 받으러 다니게 되거나 또는 사회적, 직업적, 또는 다른 중요한 기능 영역에서 의미 있는 손상이 나타남.

B. 다음의 각 기준이 충족된 적이 있었으며, 각 증상이 장애의 경과 중에 어느 시점에선가 일어났어야 한다:
   (1) 통증 증상이 4개: 적어도 4가지의 다른 부위나 기능(예: 머리, 복부, 잔등, 관절, 사지, 흉부, 직장(直腸), 월경 중, 성교 중, 또는 배뇨 중)에 연관된 통증의 과거력.
   (2) 위내장계의 증상이 2개: 통증 이외의 위내장계 증상(예: 속이 메쓰거움, 위(胃)확대증, 임신 중이 아닌 때의 구토, 설사, 또는 여러 가지의 다른 음식물을 받아들이지 못함)을 최소한 2개를 보인 과거력.
   (3) 성적 증상이 한 개: 통증 이외의 성적 또는 생식계 증상(예: 성적인 무관심, 발기부전이나 사정 불능, 불규칙한 월경, 과다한 월경출혈, 임신기간 내내 구토)을 최소한 1개를 보인 과거력.
   (4) 유사신경과적(pseudoneurological) 증상이 한개: 통증에 국한되지 않는 신경과적 상태를 시사하는 증상이나 결손(협응력[coordination]의 손상이나 균형상실 같은 전환 증상, 마비 또는 국소적 무력증[localized weakness], 삼키기 어려움이나 목 안의 이물감, 발성 불능[aphonia], 요폐[尿閉, urinary retention], 환각, 촉각 또는 통각의 상실, 복시[double vision], 눈이 안 보임, 청력상실, 발작[seizures]; 기억상실 같은 해리증상; 기절 이외의 의식을 잃어버리는 것)이 최소한 1개를 보인 과거력.

C. (1) 또는 (2)가 해당됨.
   (1) 적절한 검사를 한 후에도, 기준B에 속한 각 증상을 이미 알려져 있는 일반적인 의학적 상태 또는 물질에 의한 직접적 영향(예: 남용된 약물, 처방된 약물)으로 충분히 설명할 수가 없다.

(2))일반적인 의학적 상태가 연관되어 있다고 하더라도, 신체적 증상 호소나 그로 비롯된 사회적 또는 직업적 손상이 과거력, 신체검사, 또는 실험실 검사결과로부터 기대되는 것보다 과도하다.

D. 증상이 (작위성 장애[factitious disorder]나 꾀병[malingering]에서처럼) 고의로 만들어 내거나 꾀병을 부리는 것이 아님.

*『DSM-IV-TR』(92)의 진단 기준을 번안함.

그러나 『DSM-IV-TR』에서의 신체화 장애의 진단 기준은 Briquet의 증후군의 진단 기준에 비해서 덜 엄격하며 신속히 진단을 내리기 위해서 제안된 것이라는 점이 강조되어야 한다(89). 아직까지도 신체화 장애의 위와 같은 기준에 대한 타당도 자료로서 체계적이고, 통제연구로 실시된 추적조사 및 가족 연구결과가 거의 없다. 따라서 지금까지 발견된 것은 두 묶음의 기준(Briquet의 증후군에 대한 것과 신체화 장애에 대한 것)이 중복되지만 다소 다른 인구 계층을 대상으로 하고 있다는 것을 알려준다 (18, 25).

Saint Louis 연구진은 '전환 증상'이라는 용어를 기억상실증, 무의식 상태, 마비, '마력에 사로잡힘(spells)', 무성음증(aphonia), 오줌 못 눔(urinary retention; 요폐: 방광에 오줌이 괴어 있지만 배뇨하지 못하는 상태), 보행곤란, 무감각증(anesthesia), 그리고 눈이 안 보이는 것(blindness)-소위 유사 신경과적(pseudoneurological) 증상 또는 '대규모 히스테리 증상(grand hysterical symptoms)' 같은 신경과적 질병을 시사하는 설명되지 않는 증상에 대해 적용하자고 제안했다(50). "설명되지 않는(unexplained)"이란 말의 의미는 병력, 신경과적 검사, 그리고 진단 검사 상으로 증상에 대한 만족스러운 설명을 얻어내지 못했을 때에만 해당된다. 이와 같이 사용하면, '전환 증상'이란 용어에는 원인을 시사하는 내용이 없게 된다. 즉, 전환 증상이란 말은 특정 증상군에 대해서만 증상을 기술하는 방식을 지칭하는 용도로 사용된다. 이 용어가 특정성(specificity)을 좀 더 많이 갖추기 위해서는, 신경과 질병을 시사하지 않는 설명되지 않는 통증과 기타의 설명되지 않는 의학적 증상이란 말이 그 정의에 포함되지 말아야 한다. 두통, 요통, 그리고 복통 같은 기타의 설명되지 않는 의학적 증상이 포함된다면, 전환 증상은 설명되지 않는 모든 의학적 증상도 의미하게 될 것이고 따라서 그 말이 갖는 엄밀성을 상실하게 될 것이다(33, 34).

때때로 위와 관련된 증후군이 갑작스럽게 단기간의 유행병처럼(집단 히스테리아 [mass hysteria]), 특히 학교에서 여학생들에게 그 영향을 가장 많이 끼치기도 한다(52,

72). 일시적 기억상실(blackouts), 현기증, 기운 없음(weakness), 두통, 과잉호흡증(hyperventilation), 구역질, 그리고 복통은 통상적으로 나타나는 증상이다. 이런 일화의 원인으로 주요한 요인은 암시(suggestion)와 두려움(fear)인 것으로 여겨지고 있다. 영향을 받았던 아동들에 대한 단기적인 예후는 아주 좋은 것으로 보이지만, 이런 아동들에 대한 장기적 추적조사 결과는 보고된 적이 없다.

요약하자면, 전환 증상은 신경과적 질병을 시사하는 한정된 범위의 개별적 증상으로 구성된다. 신체화 장애 또는 Briquet 증후군은 통상 전환 증상을 포함하여 다중적 증상을 호소하는 증후군(polysymptomatic syndrome)을 지칭한다.

Briquet 증후군 또는 신체화 장애의 정의에 대한 주요 비판점 중 하나는 거의 모든 사람들이 이 증후군의 특징이 되는 증상을 많이 겪는다는 것이다. 대부분의 사람들이 두통, 피로감, 식욕감퇴, 구역질, 설사, 신경과민(nervousness), 그리고 다양한 통증을 겪은 적이 있는 것이 사실이다. 그러나 의사가 물어보면, 이런 증상을 말하는 사람은 거의 없다. 대부분의 사람들은 의사가 물어보는 것이 중요한 증상만을 의미하는 것으로 해석한다. 그래서 그들은 최근에 발생했고, 재발했거나, 또는 그 밖의 골치 아픈 증상만을 보고한다. 더욱이 의사들은 최근이 아니거나, 재발성이 아니거나, 또는 무능력하게 만드는 것이 아닌 증상들은 무시하면서, 환자의 반응을 평가한다. 의사는 환자가 의사를 찾아오게끔 만들고, 약을 복용하거나, 또는 일상생활을 바꾸게 만든 증상에 주의를 기울인다. 또한, 눈이 안 보이는 것과 마비가 나타나는 것 같은 몇 가지 증상들은 그 양상이 어떻든 간에 중요한 것으로 간주되어야 한다. 이상의 기준은 의사가 일반적으로 증상을 평가할 때 사용하는 것인데, 위에서 언급한 Briquet 증후군이나 신체화 장애를 연구할 때 적용된 기준과 같은 것이다. 이런 기준에 따르면 이런 진단을 부여받을 수 있을 정도로 증상을 충분히 보고하는 사람들은 대단히 드물고, 대개는 달리 설명되지 않는 의학적 증상을 표현할 뿐이다.

역사적 배경(Historical Background)

히스테리아(hysteria)의 개념은, 아마도 이집트에서 유래된 것인데, 최소한 4천 년 이상은 된 것이다. 히스테리아라는 이름은 히포크라테스 시대 이후로 계속 사용되어 왔다. 히스테리아에 대한 원래의 이집트인들의 접근방식은 아마도 가장 공상적 (fanciful)인 것이었을 것이다. 이 장애는 자궁이 몸 안에서 위치를 이동해서 여러 가지 증상을 일으킨다고 믿은 나머지, 의사들은 '돌아다니는 자궁(wandering uterus)'을 제자리로 이끌어서 돌려놓으려고 하는 식으로 환자를 치료했다. 돌아다니는 신체기관을 끌어오기 위하여 달콤한 냄새가 나는 물질을 여성의 질 부위에 놓았다: 이 기관을 신체 상부로부터 멀리 쫓아내기 위하여 불쾌한 물질을 섭취하거나 들이 마시게 했다(78).

이집트 및 그리스의 의사들은 특이한 증상이 자궁의 위치 이동 때문이라고 여겨질 때마다 이런 진단을 내렸지만, 가용한 기록에는 진단기준에 대해서 명백하게 제시해 놓은 것이 없다. 몇 세기가 지나도록 병의 원인에 대해서 다양한 견해가 제시되었지만, 이런 상태는 지속되었다(71). 중세에는 히스테리아는 마술, 악령, 그리고 요술과 연관 지어졌다(78). 신비스러운 증상, 마술에 걸린 것(spell), 그리고 기이한 행동은 초자연적인 악령의 영향이 발현된 것이라고 흔히 간주되었다. 히스테리 환자는 때로는 활동하는 악령(마녀, 요술사, 또는 악마) 또는 그런 악령에게 수동적으로 당한 피해자로 여겨졌다. 중세 이래로 히스테리아의 원인에 대해 많은 종류의 이론이 있었다. 이런 이론에는 신경과적 허약증, 신경과적 퇴화, 다양한 독소의 영향, 그리고 Mesmer가 '동물자기(animal magnetism)'라고 부른 장해(disturbances)에 대한 아이디어들이 들어있다.

히스테리아는 정신분석의 초기에는 프로이트의 핵심적인 관심사가 되었다(9). 이러한 관심은 프로이트가 파리에서 Charcot와 함께 일하면서 발전된 것이다. 샤르코는 최면술로 히스테리아를 치료하고 있었다. 전환(conversion)을 자아의 방어기제(ego defense mechanism)의 하나로 보는 정신분석적 개념은 '정신 에너지(psychic energy)'가 무의식적으로 신체증상으로 전환된 것을 지칭하는 것으로서, 정신분석 실제 현장에서는 전환 증상을 히스테리아와 동일시하여 보는 결과를 가져왔다. 많은 정신분석가들은 히스테리아를 무의식적 갈등을 해결하기 위해 질환을 꾸며내는 것으로 간주하였는데, 부분적으로는 주의 끌기(attention-getting)와 '부차적 이득(secondary gain)'을 통해서 나타나는 것으로 보았다. 부차적 이득이란 용어는 질환을 꾸며내서 얻을 수 있는 이득을 지칭하는 용어로서, 여기에는 동정(sympathy)과 지지(support)가 있는데, 지지에는 친척 및 친구로부터 재정적 지원을 받는 것과 다양한 의무를 면제받을 수 있는 것 등이 해당된다(91).

　이런 견해는 히스테리아라는 말이 환자의 증상이 설명되지 않거나 또는 환자가 요구하는 것이 지나쳐 보일 경우에 적용할 수 있는 불명예스러운 어감이 깃든 용어라 당시 의사들이 공개적으로는 거의 말하지는 않지만 널리 받아들이던 분위기로 쉽게 연결되었다. 이런 견해가 가장 잘 발달된 것이 히스테리성 성격(hysterical personality)이라는 개념이었다. 여기에서 초점은 현재의 질환으로 인해 호소하는 증상과는 무관하게, 미성숙하고(immature), 연극적이며(histrionic), 조종하려 하고(manipulative), 유혹적이며(seductive), 주의를 끌려고 하는 행동에 맞추어져 있다. 그러나 세부적 진단기준과 체계적인 연구결과가 없는 탓에, 이 용어를 사용하는 데에 일관성이 없었고 혼란을 가져다주었다. 많은 임상가들은 전환 증상, 신체화 장애, 그리고 히스테리성 성격이 서로 다르다고 믿고 있다. 물론 세 가지가 각기 다른 비율로 특정한 한 개인에게서 모두 나타나는 일도 흔히 있다(14, 15, 42).

　히스테리아의 진단에 대한 증후군 방식의 접근(syndromatic approach)은 1859년에 프랑스 의사 Pierre Briquet가 그의 논문 "Traits clinique et thérapeutique á l'hystérie"를 출간하면서 시작되었다(10, 48, 49). 그와 비슷하게 증후군을 기술한 것은 1909년에 영국 의사 Savill(68)에 의해서, 그리고 1951년에 미국의 정신과 의사 Purtell, Cohen, 그리고 Robins(62)에 의해서 제시된 바 있다. Guze와 동료들은 최근 10년 동안 일련의 연구를 통해서 하나의 증후군으로서의 히스테리아의 개념을 정리하고 명료화시켰다(33, 34, 36, 60, 60, 85). Blinder(6)는 "히스테리성 성격이 있거나 또는 히스테리 소유자(hysterics)"인 것으로 진단된 여성에 대한 체계적 연구를 통해서, 다음에 제시된 임상적 기술 및 우리에게 친숙한 히스테리아의 특징을 확인해주었다.

역학(Epidemiology)

　도시 지역에 대한 연구(82)에서는 신체화 장애의 유병률이 0.4%인 것으로 나타났다. 거의 모든 사례가 여성에게서 발생한다고 가정하고, 연구 대상 표본의 남녀 비율을 보정하면, 이 보고서에서의 도시 거주 여성의 유병률은 1% 바로 밑이다. 최근(2004년)에 Creed와 Barsky이 수행한 종합분석에서는 모집단에 기반한 표본(population-based sample)에서의 유병률이 0.4%(범위[range], 0.03~0.84%)로 나타났다(23). 입원한, 산후 여성으로서 임신과 출산에서 합병증이 없었던 이를 대상으로 한 연구에서는, 이 증후군의 유병률이 1%와 2% 사이에 있는 것으로 나타났다(29, 55).

반면에 전환 증상의 병력은 입원한, 정상 상태에 있는 산후 여성(29), 의학적 질환으로 입원한 여성(86), 그리고 남녀 정신과 외래환자(38)를 대상으로 체계적으로 면담을 했을 때 흔히 발견된다. 평균적으로, 이런 환자들 중 약 1/4은 전환 증상의 병력을 보인다.

모든 연구자들은, 군대에서 정신과적 문제를 갖게 되어 호소하는 경우를 제외하고는, (다양한 진단기준을 적용하여) 히스테리아 진단을 받은 환자들 중 대부분은 여성이라고 보고한다(24, 40, 44, 65, 75). 여성에게서 나타나는 히스테리아와 유사한 증상이 있는 남성은 거의 모두가 부상 후 보상 소송, 전역 및 그 밖의 연금 관련 사항, 능력상실로 인한 보상, 또는 심각한 법률적 어려움 같은 보상 관련 요인의 전력이 있다(67).

일반적으로 널리 퍼져있는 견해는 히스테리아 및 전환 증상은 지적으로 덜 세련된(less sophisticated) 사람에게서 더 흔하다는 것이다. 일단의 연구진은 학력이 높은 것이(대학교 1년 이상의 학력) 전환 증상이 없는 환자들에 비해서 전환 증상이 있는 환자들—Briquet 증후군이 있든 없든—에게서 의미 있게 더 적었다는 것을 발견하였다. 또한 이는 다른 정신과 문제가 있는 환자 집단에 비해서 Briquet 증후군이 있는 환자들에게 더 들어맞는 것이기도 하다(38). 여러 연구자들은 '히스테리성 신경증, 전환형(hysterical neurosis, conversion type)'이 백인보다도 백인이 아닌 계층에게서 훨씬 더 많으며 사회경제적 지위가 최하위인 계층에서 가장 높다고 보고하였다(75, 76).

흥미로운 것은 영국의 정신과 의사인 Carothers의 업적이다. Carothers의 인류학적 연구결과는 '정신병질과 히스테리아(psychopathy and hysteria)'가 현대 사회에서 언어를 구사하기 전 단계의(preliterate) '마술적(magical)' 사고방식(modes of thinking)이 존속하고 있음을 보여주는 것일 수 있다는 이론을 이끌어냈다. 이 이론의 토대 위에, Carothers는 사회병질(sociopathy)은 남성에게서 많고, 히스테리아는 여성에게서 많다고 결론지었다(다음을 보라)(13).

사실상, 전환 증상의 병력이 어떤 정신과적 장애가 있는 환자에게서도 도출될 수 있지만, 이런 병력과 가장 많이 연관되어있는 두 조건이 있는데, Briquet 증후군과 사회병질이다. 한 보고에서는 Briquet 증후군이 있는 여성은 다른 정신과적 장애가 있는 여성에 비해서 (형제 중) 출생 순위가 빠른 경우가 더 많다는 것을 보여주고 있다(53).

요약하면, 전환 증상의 병력은 어떤 정신과 장애를 겪고 있는 환자에게서도 남녀 공히 찾아낼 수 있다. 그러나 이런 병력은 여성에게서는 신체화 장애 또는 남성에게서는 사회병질과 연관되어 있기가 아주 쉽다. 신체화 장애는 전환 증상에 비해서 훨씬 덜 흔하다. 즉, 신체화 장애는 남성에게는 아주 드물게 보이며, 전환 증상의 경우와 마찬가지로, 학력이 높은 사람에게서는 드물게 나타난다.

임상적 양상(Clinical Picture)

정신과 의사를 처음 만나는 전형적인 신체화 장애 환자는 30대 기혼 여성이다. 그녀의 병력은 연극적이고(dramatic), 복잡한(complicated) 방식으로 말하는 경우가 많다. 이 환자는 일반의사에게는 다중적이고 애매하게 증상을 호소하는 경우가 보통이어서, 현재의 질환에 대한 명료한 병력을, 불가능하지는 않지만, 도출해내기가 어렵다. 따라서 일반의사는 현재의 질환이 언제 시작되었는지 또는 심지어는 환자가 왜 증상을 호소하는지에 대해서 파악하기가 어렵다. 표 7.2에는 신체화 장애가 있는 환자들이 가장 흔히 호소하는 증상이 제시되어 있다. 이들은 이런 증상 외에도 다른 증상도 너무 많이 호소할 뿐만 아니라, 호소하는 증상들이 모든 또는 거의 대부분의 신체기관에 걸쳐서 분포되어 있다. 신체화 장애를 정의해주는 것은 이와 같이 다양한 범위의 증상을 호소하는 것과 그 수효가 많은 데에 있다.

표 7.2 히스테리아에서 증상의 발현 빈도

증상	%	증상	%	증상	%
호흡곤란	72	체중감소	28	관절통	84
발한	60	체중의 갑작스런 변동	16	사지통증	84
흉부 통증	72	거식증	60	직장(直腸), 질(膣), 입의 타는 듯한 통증	28
현기증	84	메스꺼움	80	그 밖의 신체 통증	36

두통	80	구토	32	우울한 감정	64
불안발작	64	복부 통증	80	공포증	48
피로감	84	복부 팽만증	68	임신 9개월간 시종 구토	20
눈이 안 보임	20	음식을 못 받아들임(Food intolerances)	48	신경과민	92
마비	12	설사	20	기운이 없어서 일을 멈추어야 했음	44
무감각증	32	변비	64	기운이 없어서 아무 일도 하기 어려움	72
목소리가 안 나옴	44	배뇨 곤란	44	많이 울음	60
목구멍에 혹이 있음	28	요폐(尿閉, 소변을 못 봄)	8	삶에 희망이 없음	28
경련 또는 발작	20	월경통(결혼 전에만)	4	항상 아픔(생애 대부분의 기간)	40
실신	56	월경통(임신 전에만)	8	죽어간다는 생각	48
의식이 없음	16	월경통(그 밖의 경우)	48	죽고 싶음	36
건망증	8	월경불순	48	자살 생각	28
시야가 흐릿함	64	월경 출혈과다	48	자살 기도	12
환시	12	성적 무관심	44		
귀가 안 들림	4	불감증(오르가즘을 못 느낌)	24		
환취	16	성교 통증	52		
기운이 없음	84	요통	88		

*M. Perley & S. B. Guze (60)에서 발췌함.

　증상을 연극적이고(dramatic), 화려하며(colorful), 과장되게(exaggerated) 기술하는 것은 환자의 말을 인용하면 가장 잘 전달된다. 물론 유념해야 할 것은 모든 환자들이 이런 특질(trait)을 같은 정도로 보이는 것이 아니라는 점이다. 다음의 인용 표현은 Purtell 등(62)에서 따온 것이다.

　　구토: "나는 매 10분마다 토한다. 때로는 한번에 2주에서 3주까지 지속된다. 액체는 마
　　　실 수조차 없다. 심지어는 물도 토한다. 나는 음식 냄새도 견딜 수가 없다."
　　음식을 못 받아들임(Food intolerances): "나는 과자류를 못 먹는다. 항상 그 대가를 치른다.
　　　지금은 스테이크를 못 먹는다. 전지우유도 토한다. 토마토 껍질도 항상 토한다. 통조
　　　림된 우유로 만든 푸딩은 속이 메스껍다. 나는 신선한 우유만 먹어야 한다."
　　몽환상태(trance): "나는 월경 중에 욕실 바닥에서 의식을 잃었는데, 다음날 아침 그들이
　　　나를 발견할 때까지 나는 바닥에 계속 쓰러져 있었다."

체중 변화: "나는 길거리를 걷는 것만으로도 체중을 줄일 수 있다. 나는 숨을 참아서 체중을 줄일 수 있다. 나는 한때 체중이 65파운드까지 내려갔다."

월경통: "나는 일을 할 수가 없다. 매달 나는 며칠씩 침대에 누워 있는다. 나는 모르핀 주사를 맞아야만 했다. 혈액이 순환되지 않아서 그런지 다리에 욱씬거리는 통증이 있다. 나는 어지러워서 욕실에 갈 수도 없었다. 이것은 살인이나 마찬가지다! 나는 죽고 싶다. 이 고통이 내 신경계통에 나쁜 영향을 미치고 있다."

성적 무관심: "흥미가 있은 적이 없다." "그것은 내게 정상적인 일이 아니다. 역겹다. 내 남편은 나를 귀찮게 한 적이 없다." "그것은 내 결혼생활의 일부일 뿐이다. 나는 그것을 해야만 한다." "나는 단지 실망했을 뿐이다. 그것을 좋아한 적이 한 번도 없지만, 남편을 기쁘게 해주어야한 했다." "나는 감정이 없다. 그것은 단지 의무일 뿐이다."

성교 통증(dyspareunia): "성교할 때마다 나는 몸의 한 쪽이 부었다. 쓰리고 화끈거렸고, 이후에는 매우 아팠다." "나는 그것이 싫다. 나는 오른쪽 부위에 통증이 심해서 하루 종일 누워 있어야만 했다."

증상을 호소하기: "나는 온몸이 다 쑤신다. 이를 설명할 수가 없다. 나는 평생 아팠다. 지금 나는 남편이 사망한 이후 혼자다. 그래서 의사가 내게 말하기를 치료받으러 와야 한다고 했고, 내 목숨을 유지하는 데 $10,000이 들었다. 이번이 76번째 입원이다." "나는 병약한 어머니를 간호하느라 수면과 휴식 시간이 매우 부족하다." "아버지는 당뇨병 검사를 받으려고 여기에 오셨는데, 나에게 같이 가달라고 고집을 부리셨다. 나는 1943년에 신경쇠약(nervous breakdown)에 시달렸고 그 후로 진짜 괜찮았던 적이 한 번도 없었다."

산부인과 의사, 신경과 의사 및 정신과 의사는 신체화 장애 환자를 볼 때 증상 호소에 좀 더 초점을 두고 보기 쉽다. 즉 산부인과 의사는 생리통, 생리불순, 폐경, 또는 성교통증에; 신경과 의사는 두통, '마력에 사로잡힘(spells)', 또는 다른 전환 증상에; 정신과 의사는 자살 기도, 우울증, 또는 부부 불화에 초점을 두기 쉽다. 그러나 이들 전문가조차도 신체화 장애가 있는 환자로부터 명쾌한 병력을 얻어내기가 어렵다는 것을 경험으로 알고 있다.

히스테리아의 특징인 재발성 또는 만성적 증상 중에는 통증이 아주 현저하다. 즉 두통, 흉부통증, 복통, 요통, 그리고 관절통과 같은 것이다. 복통, 골반 통증 및 요통은 월경불순이나 성적(sexual) 문제와 관련이 있어서 산부인과 수술을 자주 받게 되는 이유가 된다. 즉 비대증과 소파증(dilatation & curettage), 자궁의 부유(uterine suspension), 난관-난소 절제술(salpingo-oophorectomy) 등이 여기에 해당된다. 복통, 요통, 배뇨곤란(dysuria), 성교 통증(dyspareunia)은 잦은 삽입도뇨법(catheterization)과 방광경 검사(cystoscopy)를 자주 받는 원인이 된다. 복통, 소화불량(indigestion), 위장 장애(bowel difficulties) 및 구토는 위내장 X-ray 검사 그리고 직장 및 담낭 수술을 자주 하는 것과 관련이 있다.

반복적인 입원과 수술은 이러한 조건에서 나타나는 특징이다(20). 연극적(dramatic)이고 지속적인 증상 때문에, 환자들은 관찰, 각종 검사, X-ray 검사, 그리고 신체화 장애로 인해서 비슷하게(mimicked) 나타나 보일 수도 있는 다양한 의학적 및 외과적 상태를 치료하기 위해 입원하게 된다.

신경과민(nervousness)과 신체적 불안 증상(심계항진, 호흡곤란, 흉부통증, 현기증, 피로감, 떨림[tremulousness])이 자주 나타난다. 흉부통증이 두드러지면, 이것은 심전도 EKG 상에서 불특정적인 이탈만 보일 뿐인데도 심장질환으로 진단되는 경우도 종종 있었다. 신경과민과 불안 증상은, 특히 목에 덩어리가 있는 것 같은 이물감(globus; lump in throat)이나 체중 감소와 관련이 있으면, 갑상선 검사 및 갑상선의 이상(thyroid abnormalities)이라는 진단으로 이어지는 경우가 많았다. 갑상선 기능을 평가하기 위한 현대적인 실험실 방법이 출현하기 전에는, 특히 나이든 환자들에게서 갑상선기능항진증(hyperthyroidism)이 의심되는 경우 갑상선 적출(thyroidectomy)이 시술되었다. 기분의 변화가 심한 것(moodiness), 성마름(irritability), 우울증(depression), 자살 사고(suicidal ideation), 그리고 자살 기도(suicide attempts)가 흔히 나타나서, 정신과 입원을 하게 된다(22). 히스테리아는 적지만 무시할 수 없을 정도로 자살 기도와 관련이 있지만(69) 자살로 이어지는 일은 드물다(64).

월경 증상과 성적 무관심이나 불감증은 너무나 두드러져서 월경 및 성에 관련된 과거력이 정상이라면 Briquet 증후군이나 신체화 장애의 진단을 내릴 때 조심스럽게 해야 한다. 성적 무관심 및 불감증과 관련이 있는 부부 불화는 별거와 이혼을 초래하는 경우가 많다(36).

최근의 연구들에서는 과거에 널리 인정된 사항을 다시금 강조하고 있다. 즉, 신체화 장애란 '신체형(somatoform)'에 못지않게 '심리적 유형(psychoform)'인 상태(condition)라고 한 점을 강조한다(45, 56, 59, 70, 83). 환자들은 신체적 증상을 보고하기도 하지만 그에 못지않게 다양한 심리적 또는 정서적 증상을 보고하기 쉽다.

꾀병(malingering)이 아닌가 하는 의문은 이런 환자들에 대해 논의할 때 자주 떠오른다. 의심이 되는 경우가 종종 있지만, 꾀병을 밝혀내기는 어려운 일이다. 그럼에도 불구하고 꾀병과 거짓 손상(factitious lesions)은 일부 사례에서는 두드러진 특징이 된다. 온도계를 성냥이나 마찰열로 달구어서 생긴 작위성 열병(factitious fever), 주사 바늘로 찔러서 만들어낸 피부 손상(skin lesions), 그리고 손가락으로 후벼서 피를 낸 후에 이 피를 침이나 소변에 넣음으로써 객혈(hemoptysis) 그리고 혈뇨(hematuria)를 만들어낸 것을 수개월이나 수년이 지나서야 알아차리게 되는 수도 있다. 가끔 가다가 어떤 환자는 자신이 과거에는 일부로 특정 증상이나 증세를 만들어냈지만 지금은 진짜 아픈 것이라고 주장하는 경우를 볼 수 있을 것이다.

위와 같은 증후군은 해리성 정체 장애(dissociative identity disorder; 이전에는 다중 성격 장애[multiple personality disorder]로 불림)의 증상을 전부 또는 부분적으로 나타내는 많은 환자들에게서 볼 수 있다(7, 59). 다중 성격장애가 드문 현상임에도 불구하고, 그 발생 빈도가 최근 25년 동안에 극적으로 증가한 것으로 보고되고 있는데, 이는 아마도 전문적인 언론매체와 대중 언론매체에서 관심을 많이 받았기 때문일 것이다(8, 32). 마찬가지로, 경계선 성격장애의 기준에 부합되는 환자들에게서 Briquet 증후군이나 신체화 장애의 진단이 내려지는 경우가 종종 발생할 수 있다. 사실상, 최근의 많은 연구결과에서 나온 증거들은 위의 두 가지 서로 중복되고 있는 증후군을 보여주고 있는 많은 사례 그리고 경계선 성격장애 및 다중 성격장애의 두 가지 모두는 사실상 단 한 개의 조건에서 비롯된 것일 수 있음을 시사해주고 있는데, 이 조건이 다양하게 발현되는 것은 시간의 흐름에 따라서 그리고 환경이 다름에 따라서 그 두드러지는 양상과 그 강도가 달라질 수 있어서 그럴 수 있다(7, 32, 41, 59, 83).

아래에서 살펴보겠지만, 한 사람 내에서 그리고 가족 내에서 반사회적 성격과 Briquet 증후군이 연관되어 있다는 것이 오래전부터 인정받아 왔는데(4, 11, 12, 16-18, 37, 39, 74, 86), 이는 다른 많은 임상적 양상(clinical features)을 함께 묶어줄 수 있을지 모른다. 그래서 우리는 한 코끼리를 여러 명의 장님들이 코끼리의 각기 다른 부분을 만지고서는 코끼리에 대해서 서로 다른 결론을 도출해냈다는 옛 이야기가 떠올랐다.

신체화 장애의 또 다른 특징적인 양상(feature)은 많은 환자들이 일관성이 떨어지는 과거력을 제시하는 경향이 있다는 것이다(35). 따라서 어떤 경우에는 어떤 증상 때문에 환자가 입원하게 되었는데, 다른 경우에는 이 증상을 부인한다는 것이다(54). 이와 같이 일관성이 없는 것에 대해서는 체계적으로 연구된 적이 없지만, 이는 의사가 환자 자신에게 어떤 반응을 나타냈다고 환자가 지각한 내용(perception) 그리고 자신의 질환에 대한 의사의 판단에 영향을 미치고 싶은 환자의 욕구와 관련이 있을 수 있다.

　신체화 장애가 있는 환자들은 단 한 번의 면담으로는 자신의 증상을 모두 털어놓지 않는 경우가 자주 있으며, 따라서 통상적으로는 의료 기록도 찾아보고, 친척·친지들에게도 물어보며, 그리고 증상이 시간의 흐름에 따라 전개하는 것을 관찰해서 충분한 정보를 얻어낼 필요가 있다(51). 이런 환자들은 자신의 증상을 잘 몰라서 의학적 질환의 탓으로 돌릴 수 있는데, 이렇게 되면 신체화 장애의 특징이 되는 의학적으로 설명되지 않는 복합적인 증상들의 패턴이 잘 드러나지 않게 될 수가 있다(19, 51). 진단에 필요한 정보를 얻기 어렵게 되면 임상 실제에서는 해당 장애를 덜 인식하게(underrecognition) 되는 경우가 흔히 발생한다. 사례를 제대로 탐지해내려면, 진단에 대한 의심을 계속 견지해야 하며 필요한 정보를 찾아내기 위해서 체계적인 노력을 기울여야 한다(26, 30, 77).

　신체화 장애와 사회병질 사이에 관련이 있다는 것은 큰 흥밋거리이다. 이러한 관련성이 가계를 통해(familial) 전해 내려온다는 점은 아래('가계 연구[Family Studies]'의 절을 보시오)에서 논의되겠지만, 또한 임상적 측면도 있다. 즉 많은 비행 소녀 또는 반사회적 사춘기 소녀들은 성인이 되면 신체화 장애를 나타낸다(66); 많은 신체화 장애 환자들은 생애 초기에 비행 또는 반사회적(delinquent or antisocial) 행동의 과거력이 있다는 것을 보고하고 있다(39, 47); 비행 청소년의 의료 병력을 보면 의료 기관을 찾아간 것이 다른 계층에 비해서 높다는 것을 알 수 있다(46); 그리고 여성 재소자의 상당수가 사회병질(sociopathy)과 신체화(somatization)가 혼합된 양상을 보여주고 있다(16, 17). 따라서 학교 비행, 반복적인 싸움질, 가출, 근무 성적의 저조, 부부 불화의 전력, 성문란(sexual promiscuity), 과음, 그리고 경찰의 단속에 걸린 것 등이 이와 같은 여성의 전부가 아니더라도 상당수의 과거력에서 발견되는 사건이다(74). Eysenck는 자신의 성격 연구를 토대로 히스테리아와 정신병질자 둘 다 '외향적 신경증의 소유자(extroverted neurotics)'라고 결론을 내렸는데 이는 적절해 보일 수 있으며, 외향적 신경증이 두 상태를 연결시키는 하나의 근거가 될 수 있을지 모른다(28).

정서적 스트레스를 받는 동안에는, 신체화 장애 환자들의 말하는 패턴은 혼란되고(disorganized) 혼동된(confused) 수준으로 퇴화되어(deteriorate) 정신증(psychosis)에서 나타나는 인지 과정과 비슷해 보일 수 있다. 그러나 신체화 장애에서 나타나는 이와 같이 말하는 패턴은 정신분열증과 조증에서 관찰되는 논리(logic)와 구문법(syntax)상의 형태적인 손상(formal disturbances)과는 구분될 수 있다(3, 27, 90). North와 동료들은 비정상적인 말 패턴을, 총칭해서 '비정신증적 사고 유형의 장애(nonpsychotic formal thought disorder)'라고 명명된 것의 각각의 세부 요소(예: 우원성[circumstantialy], 애매함[vagueness], 그리고 목표 상실[loss of goal])로 체계화시켜 분류하였다(57, 58). 배경정보를 모르는 평정자(blind raters)는 비정신증적 사고 장애의 기준에 따라서 환자가 말한 내용을 요소별로 체계적으로 분류하였고, 신체화 장애와 반사회적 성격장애가 있는 환자들을 성공적으로 구분해냈을 뿐만 아니라 이 두 장애 중 어느 것도 갖지 않고 있는 통제집단과도 구분해내는 데 성공하였다.

발달 과정(Natural History)

앞에서 언급했듯이, 질환이 언제 시작되었는지를 파악하기란 쉽지 않다. 병력의 내용이 모호하며 종종 일관성도 없기 때문에 증상의 발생 순서를 파악하기가 어렵다. 환자는 자기가 항상 "아팠다"고만 주장할 수 있으며 현재로서는 평가하기 어려운 어릴 적의 어려움에 대해 말할 수도 있다. 또한 이런 환자들은 다른 질병을 앓았을 수도 있으므로, 소위 열성 류마티즘, 맹장염, 소아마비(poliomyelitis), 또는 열성 장티푸스로 진단을 받았다고 주장하는 아동기나 사춘기 장애에 대한 기술은 판단하기가 아주 어려울 수 있다.

증상의 강도는 변할 수 있지만, 특징적인 양상은 지속된다; 즉 반복되는 고통(recurrent pains), 전환 증상, 신경과민 및 우울증, 성적인 문제와 부부 불화, 반복되는 입원, 그리고 반복되는 수술 등. 일단의 환자가 사망할 때까지 체계적인 추적조사를 실시한 것이 보고된 적은 없지만, 적지 않은 수효의 환자들이 증세가 현저히 호전되거나 영구적으로 완화되었다는 보고도 없다. 20년 내지 30년 된 증상이 전형적이며,

40년 넘게 질환을 갖고 있는 환자들도 특이한 것이 아니다(61). 사망률이 높다는 증거는 없다(24).

반면에, 전환 증상이 있는 환자들의 장기적인 경과는 증상 그 자체의 속성보다는 기저에 깔린 질병에 의해 결정된다. 왜냐하면 전환 증상은 다양한 의학적, 신경과 및 정신과 장애에서 나타날 수 있기 때문에(31, 40, 81), 이런 증상이 있는 환자들의 예후와 경과가 다양하기 때문이다.

합병증(Complications)

신체화 장애에서 가장 흔하고 중요한 합병증은 외과수술의 반복, 약물의존, 별거나 이혼, 그리고 자살 시도이다. 처음의 두 가지 합병증은 의사가 이 질병을 제대로 알아차리고 나서 환자를 제대로 관리하면 아마도 예방할 수 있을 것이다. 신체화 장애가 다양한 통증 및 그 밖의 증상에 대한 대안적 설명일 수 있다는 것을 알면 외과의사는 객관적인 지표가 모호하거나 없는 경우에 수술을 보류하거나 연기하는 데 도움이 받을 수 있다. 습관성, 즉 중독성 약물들은 재발성 또는 지속성 통증을 가져올 수 있기 때문에 복용하는 것을 피해야 한다. 의사가 심리치료를 통해 부부 불화를 고칠 수 있을지는 불확실하지만, 별거 및 이혼의 발생 빈도를 알고 나면, 의사는 이런 문제에 관심을 갖게 될 수 있다. 자살 시도에 대해서도 똑같이 말할 수 있지만, 이런 경우에는 의사는 합병증으로 일어나는 자살의 위험성이 낮다는 것을 알고서 히스테리아 환자에게 접근할 수 있다.

가계 연구(Family Studies)

Briquet 증후군의 기준을 이용한 연구들은 신체화 장애가 가족을 통해서 전해 내려온다고 시사해준다(4, 21, 84). 한 연구에서는 지표 사례(index cases)의 일급(first-degree; 형제, 부모, 자녀) 여성 친척의 약 20%가 동일한 조건의 기준에 부합되어서, 일반적인 여성 인구에서의 유병률에 비해서 10배나 더 높게 나타난 바, 질환으로서의 히스테리아 개념의 타당성을 강력하게 뒷받침해주고 있다. 두 번째 연구에서는 사전 정보를 모르는 검사자('blind' examiners)를 이용하였는데, 일급 여성 친척들이 다양한 다른 정신과 장애가 있는 지표 사례의 여성의 일급 친척과 비교했을 때 그 수치가 낮아서 단지 3.5배만 증가한 것을 보여주었지만(35), 이 결과는 증례가 가족별로 뭉쳐 있음(familial aggregation of cases)을 다시 한 번 확인해주고 있다.

또한 가족연구는 신체화 장애와 반사회적 성격 사이에 의미 있는 연관이 존재한다는 것을 알려준다. Briquet 증후군의 기준에 따라서 선정된 여성들의 일급 남성친척들은 사회병질(sociopathy)과 알코올 중독의 유병률이 높다는 것을 보여주고 있다(4, 35, 84). 또한 유죄선고를 받은 남성 재소자의 일급 여성친척들도 Briquet 증후군의 유병률이 높음을 보여주고 있다(37). 이상의 연구결과들은, 많은 여성 사회병질자들이 Briquet 증후군을 충실하게 나타내거나 발전시키며, 또는 신체화 장애의 기준에 충족된다는 관찰결과(17)와 더불어, 신체화 장애(Briquet 증후군)와 사회병질의 최소한 일부 사례는 공통된 원인을 갖고 있다는 것을 시사해주고 있다.

신체화 장애는 주로 여성에게 나타나는 장애이고, 사회병질(sociopathy)은 주로 남성에게 나타나는 장애라는 널리 인정된 관찰내용은 흥미로운 가능성을 불러일으킨다. 즉, 똑같은 원인 및 질병 유발 요인이라고 하더라도 당사자의 성별에 따라서 때로는 중복되기도 하지만, 다른 임상적 양상으로 이끌 수 있다는 것이다. 위에서 시사되었듯이, 장차의 연구에서는 신체화 장애와 반사회성 성격뿐만 아니라 경계선 장애와 해리성 장애에 대해서도 가족별로 뭉쳐서 나타나는 현상(familial aggregation)을 보여줄 수 있을지도 모른다.

이상의 네 가지 임상적 상태 중 어느 것 하나 또는 모두를 갖고 있는 사람들은 하나의 공통된 장애를 겪고 있는 것이며, 이 공통된 장애가 성별에 따라서 그리고 다양한 임상적 및 사회적 환경에 따라서 그에 맞게 다양한 증상이 외부로 드러나 보이게 될 수 있다고 정리할 수가 있겠다.

두 개의 연구(11, 12, 79)에서는 친부모가 반사회적 행동을 보여준 입양된 아동들을 대상으로 연구했는데, 여성 자녀에게서 Briquet 증후군이나 신체화 장애 또는 그 밖의 설명되지 않는 복합적인 신체 증상을 호소하는 빈도가 일반인보다 더 높음을 밝혀냈고, 따라서 이는 위의 장애들이 연관되어 있다는 가설을 뒷받침해주고 있다. 이런 연구들 중의 하나는 미국에서 수행되었고, 나머지 하나는 스웨덴에서 이루어졌다.

감별 진단(Differential Diagnosis)

신체화 장애의 감별 진단 시에는 때로는 세 가지 정신과적 상태를 감안해야할 필요가 있다. 즉 공황장애, 주요 우울장애, 그리고 정신분열증이다. 이미 언급했듯이, 신체화 장애의 특징적인 증상에는 공황장애와 우울증에서도 보이는 것들이 많이 포함된다. 환자가 불안이나 우울 증상을 전반적으로 모두 나타내며 월경곤란 및 성적인 문제가 있는 젊은 여성이라면, 이 환자는 진단 기준에 거의 부합될 수 있을 것이다. 발병나이, 증상의 세부 특징, 경과 및 정신상태(mental status)도 진단 상의 문제를 명료하게 하는데 통상적으로 도움이 될 것이다. 또한 정신분열증이 있는 많은 환자들도 Briquet 증후군이나 신체화 장애의 진단 기준에 부합된다. 또한, 처음 보았을 때는 정신분열증의 증거를 명확하게 보이지 않던 환자로서 위와 같은 Briquet 증후군이나 신체화 장애가 있는 환자들 중에는 간혹 가다 나중에는 전형적인 정신분열증의 임상적 양상을 나타내 보이는 수가 있다(85). 가족 연구결과는 일부 환자들은(서로 연관이 있다고 여겨지는) 사회병질과 히스테리아의 진단 준거를 모두 충족시키는 경우가 있지만, 정신분열증 환자들을 대상으로 한 비슷한 유형의 연구들에서는 사회병질 히스테리아(sociopathy/hysteria) 간의 중복성을 보여주지 않아서, 가계를 통해서 전해 내려오는 연관성(familial association)이 없음을 시사해주고 있다. 동일한 환자가 사회병질과 히스테리아의 진단 기준을 충족시킬 수 있는 상황은, 가족 연구결과에 의해서 이 장애들이 연관되어 있다고 시사되는 상황인데, 정신분열증과 중복되는 경우에는 가계를 통해 전해 내려오는 연관성에 대한 증거가 수반되지 않고 있다.

임상적 관리(Clinical Management)

(Briquet 증후군의 기준에 기반을 둔) 신체화 장애의 진단에는 두 가지 이점이 있다 (『DSM-IV-TR』의 기준이 만족스러운지의 여부가 입증되려면 좀 더 많은 경험이 축석되기를 기다려야 한다). 진단기준에 부합되는 증상을 전부 보여주는 환자들에 대해서는, 의사가 사례 중 90% 이상에서 특징적인 증상들이 계속 지속될 것이라는 점과, 돌이

켜 보았을 때 원래의 임상적 양상을 일으킨 것으로 여겨졌던 그 밖의 질환은 부각되어 보이지 않게 될 것이라고 예측할 수 있다. 진단적 임상 양상을 충분히 보여주지 않은 환자들, 특히 전환 증상을 나타내고 그 밖의 것은 거의 보여주지 않는 환자들에 대해서는, 의사는 이들 중 상당수의 사례에서 다른 장애가 곧 부상될 것이라는 점을 알고 있다. 돌이켜 보면 이와 같이 나중에 나타나는 장애가 원래의 임상적 양상을 일으킨 진짜 원인이다(60, 80). 신체화 장애와 유사한 증상을 보이지만 명시적인 진단기준을 충족시키지 못하는 환자들의 상당수, 아마도 대부분은 추적조사 단계에서도 진단을 내릴 수 없는 상태로 남아있을 것이다. 그러나 이들 중의 상당수가 결국에는 그 밖의 심각한 의학적, 신경과적, 또는 정신과적 장애를 갖고 있는 것으로 드러날 것이며, 이는 진단 시 개방적인 마음자세를 갖고 있어야 그 밖의 질환을 조기에 인식할 수 있게 된다는 점을 일깨워주는 것이다.

　신체형 장애(somatoform conditions)가 있는 환자들은 치료하기가 어렵다(5, 54, 87, 88). 재발성이고, 다중적 증상을 나타내며, 애매모호한 증상을 보여주는 것이 대표적인 임상적 양상인데다가 의사들을 쇼핑하고(doctor-shopping) 시간과 관심을 자주 요구하는 특성은 많은 의사들을 좌절시킬 수 있다. 정신과 처치를 받도록 의뢰된 이런 환자들 중에 이런 처치를 계속 받는 사람은 거의 없다(36). 따라서 이런 환자들을 돌보아야 되는 부담은 다른 의사들에게 넘겨진다. 그러나 무선화된 통제 연구(controlled; randomized study)는 정신과적 자문(psychiatric consultation)이 의료보험의 지원 범위와 비용을 줄이는 데 도움이 될 수 있음을 알려준다(73). '신체화로 표현하는 환자들(somatizing patients)'에 대한 좌절 경험은 인지행동치료(cognitive-behavioral therapy: CBT)의 효과를 보고하는 문헌에 대한 개관(43)으로 이어지게 되었다. CBT가 '신체화에 대해 효과적인(effective for somatization) (꼭 신체화 장애/Briquet 증후군 환자가 아니더라도)' 것으로 간주되었지만, 어떤 학자들은 그 효과가 지속되는지에 대해 의문점을 품었다(1). 신체화로 표현하는 환자들을 치료하는 것과 관련된 이런 의문점 및 비용 문제는 종국에는 NIH(미국정신보건성)의 지원을 받는 연구 프로젝트로 이어지게 되었고, 이 프로젝트에서는 신체화 장애의 공식적 기준에 부합하는 환자들을 CBT(대 통상적인 의료 돌봄[care as usual]과 비교하는)의 무선화된 일방 무지 효과성 연구(randomized, single-blind efficacy study of CBT)로 조사하는 것을 목표로 하였다(2). 이와 같은 공식적인 첫 연구의 결과는 고무적이었는데, 왜냐하면 상당한 수효의 환자들이 CBT를 받고 (강화된 의료적 돌봄[augmented medical care]과는 반대로) '많이(much)'에서 '상당히 많이(very much)' 증세가 호전된 것으로 평정되었으며 환자들이 기능수준이 높아졌다고 (또한 그에 따라 증상 및 의료보험비용도 감소) 보고하였기 때문이다. 물론 반복 연구(replication)가 필요할 것이다.

특정한 치료적 개입법이 널리 받아들여질 때까지는, 의사의 주요 목표는 위에서 기술한 합병증이 일어나지 않도록 하는 것이어야 한다. 성공 여부는 환자의 증상 행동이 의사의 공감력을 소진시키지 못하게 하면서 환자의 신뢰를 얻어내는 것에 달려 있을 것이다. 환자와 가족에게는 환자가 다른 장애로 여겨지는 증상을 겪고 있는 것으로 보인다는 점과, 그러나 이런 증상이 의학적으로는 심각하지 않다는 것을 말해줄 수 있다. 이러한 기반 위에, 의사는 매번 새로운 증상호소에 대해서 모든 가능성을 감안하면서(circumspectly) 그리고 보수적으로(conservatively) 접근할 수 있게 된다. 특히 정밀하거나 비용이 많이 드는 진단 검사와 관련해서는 더욱 그렇게 해야 한다. 의사가 환자에게 친숙해짐에 따라, 의사는 자신의 임상적 판단을 점점 더 확신하게 될 것이다. 신체화 장애가 많은 헷갈리는(puzzling) 증상을 '설명(explain)' 해줄 수 있다는 점을 염두에 두고, 의사는 그 밖의 다른 장애에 대한 객관적인 증거를 항상 찾으면서, 불필요한 입원과 수술을 피할 수 있게 된다.

의사는 환자가 부가적인 검사 및 X선 검사 또는 다른 약물을 주문하는 것과 같이 금방 요청하는 행동을 환자의 생활상의 문제, 성격, 그리고 염려하는 바로 대체해서 논의하도록 노력해야 한다. 동시에, 의사는 이 장애의 원인과 기제(mechanisms)에 대한 지식이 부족한 데에서 비롯되는 한계점을 인식하고 있어야 한다.

참고문헌

1. Allen, L. A., Escobar, J. I., Lehrer, P. M., Gara, M. A., and Woolfolk, R. L. Psychosocial treatments for multiple unexplained physical symptoms: a review of the literature. Psychosom. Med., 64:939-950, 2002.

2. Allen, L. A., Woolfolk, R. L., Escobar, J. I., Gara, M. A., and Hamer, R. M. Cognitive-behavioral therapy for somatization disorder: a randomized controlled trial. Arch. Intern. Med., 166:1512-1518, 2006.

3. Andreasen, N. C., and Grove, W. M. Thought, language, and communication in schizophrenia: diagnosis and prognosis. Schizophr. Bull., 12:348-359, 1986.

4. Arkonac, O., and Guze, S. B. A family study of hysteria. N. Engl. J. Med., 268:239-242, 1963.

5. Bird, J. The behavioral treatment of hysteria. Br. J. Psychiat., 134:129-137, 1979.

6. Blinder, M. G. The hysterical personality. Psychiat., 29:227-235, 1966.

7. Bliss, E. L. A symptom profile of patients with multiple personalities, including MMPI results. J. Nerv. Ment. Dis., 172:197-202, 1984.

8. Boor, M. The multiple personality epidemic. Additional cases and inferences regarding diagnosis, etiology, dynamics, and treatment. J. Nerv. Ment. Dis., 170:302-304, 1982.

9. Breuer, J., and Freud, S. *Studies in Hysteria* (Brill, A. A., trans.). New York: Journal of Nervous and Mental Disease Monograph, 1936.

10. Briquet, P. *Traité clinique et thérapeutique âl'hystére*. Paris: J-B Bailliére & Fils, 1859.

11. Cadoret, R. J. Psychopathology in adopted-away offspring of biologic parents with antisocial behavior. Arch. Gen. Psychiat., 35:176-184, 1978.

12. Cadoret, R. J., Cunningham, L., Loftus, R., and Edwards, J. Studies of adoptees from psychiatrically disturbed biological parents: III. Medical symptoms and illnesses in childhood and adolescence. Am. J. Psychiat., 133:1316-1318, 1976.

13. Carothers, J. C. Hysteria, psychopathy and the magic word. Mankind Q., 16:93-103, 1975.

14. Chodoff, P. The diagnosis of hysteria: an overview. Am. J. Psychiat., 131:1073-1078, 1974.

15. Chodoff, P., and Lyons, H. Hysteria, the hysterical personality and "hysterical" conversion.

Am. J. Psychiat., 114:734–740, 1958.

16. Cloninger, C. R., and Guze, S. B. Female criminals: their personal, familial, and social backgrounds. The relation of these to the diagnoses of sociopathy and hysteria. Arch. Gen. Psychiat., 23:554–558, 1970.

17. Cloninger, C. R., and Guze, S. B. Psychiatric illness and female criminality: the role of sociopathy and hysteria in the antisocial woman. Am. J. Psychiat., 127:303–311, 1970.

18. Cloninger, C. R., Martin, R. L., Guze, S. B., and Clayton, P. J. A prospective followup and family study of somatization in men and women. Am. J. Psychiat., 143:873–878, 1986.

19. Cloninger, C. R. and Dokucu, E. M. Somatoform and dissociative disorders. In *The Medical Basis of Psychiatry*, 3rd edition, Fatemi, S. H., Clayton, P. J. (eds.). Totowa, NJ: Humana, pp. 181–194, 2008.

20. Cohen, M., Robins, E., Purtell, J., Altmann, M., and Reid, D. Excessive surgery in hysteria. JAMA, 151:977–986, 1953.

21. Coryell, W. A blind family history study of Briquet's syndrome. Arch. Gen. Psychiat., 37:1266–1269, 1980.

22. Coryell, W., and Norten, S. G. Briquet's syndrome (somatization disorder) and primary depression: comparison of background and outcome. Compr. Psychiat., 22:249–256, 1981.

23. Creed, F., and Barsky, A. A systematic review of the epidemiology of somatisation disorder and hypochondriasis. J. Psychosom. Res., 56:391–408, 2004.

24. de Figuieredo, J. M., Baiardi, J. J., and Long, D. M. Briquet syndrome in a man with chronic intractable pain. Johns Hopkins Med. J., 147:102–106, 1980.

25. DeSouza, C., and Othmer, E. Somatization disorder and Briquet's syndrome. An assessment of their diagnostic concordance. Arch. Gen. Psychiat., 41:334–336, 1984.

26. duGruy, F., Columbia, L., and Dickinson, P. Somatization in a family practice. J. Fam. Pract., 25:45–51, 1987.

27. Edell, W. S. Role of structure in disordered thinking in borderline and schizophrenic disorders. J. Pers. Assess., 51:23–41, 1987.

28. Eysenck, H. *The Dynamics of Anxiety and Hysteria*. New York: Praeger, 1957.

29. Farley, J., Woodruff, R. A., and Guze, S. B. The prevalence of hysteria and conversion symptoms. Br. J. Psychiat., 114:1121–1125, 1968.

30. Fink, P., Ewald, H., Jensen, J., Sørensen, L., Engberg, M., Holm, M., and Mink-Jørgensen, P. Screening for somatization and hypochondriasis in primary care and neurological in-patients: a seven-item scale for hypochondriasis and somatization. J. Psychosomat.

Res., 46:261-273, 1999.

31. Gatfield, P. D., and Guze, S. B. Prognosis and differential diagnosis of conversion reactions (a follow-up study). Dis. Nerv. Syst., 23:1-8, 1962.

32. Greaves, G. B. Multiple personality. 165 years after Mary Reynolds. J. Nerv. Ment. Dis., 168:577-596, 1980.

33. Guze, S. B. The diagnosis of hysteria: what are we trying to do? Am. J. Psychiat., 124:491-498, 1967.

34. Guze, S. B. The role of follow-up studies: their contribution to diagnostic classification as applied to hysteria. Semin. Psychiat., 2:392-402, 1970.

35. Guze, S. B., Cloninger, C. R., Martin, R. L., and Clayton, P. J. A follow-up and family study of Briquet's syndrome. Br. J. Psychiat., 149:17-23, 1986.

36. Guze, S. B., and Perley, M. J. Observations on the natural history of hysteria. Am. J. Psychiat., 119:690-695, 1963.

37. Guze, S. B., Wolfgram, E. D., McKinney, J. K., and Cantwell, D. P. Psychiatric illness in the families of convicted criminals: a study of 519 first-degree relatives. Dis. Nerv. Syst., 28:651-659, 1967.

38. Guze, S. B., Woodruff, R. A., and Clayton, P. J. A study of conversion symptoms in psychiatric outpatients. Am. J. Psychiat., 128:643-646, 1971.

39. Guze, S. B., Woodruff, R. A., and Clayton, P. J. Hysteria and antisocial behavior: further evidence of an association. Am. J. Psychiat., 127:957-960, 1971.

40. Hafeiz, H. B. Hysterical conversion: a prognostic study. Br. J. Psychiat., 136:548-551, 1980.

41. Hudziak, J. J., Boffelli, T. J., Kreisman, J. J., Battaglia, M. M., Stanger, C., Guze, S. B., and Kriesman, J. J. A clinical study of borderline personality disorder: the significance of Briquet's syndrome (hysteria), somatization disorder, antisocial personality disorder, and substance abuse disorders. Am. J. Psychiat., 153:1598-1606, 1996.

42. Kimble, R., Williams, J. G., and Agra, S. A comparison of two methods of diagnosing hysteria. Am. J. Psychiat., 132:1197-1199, 1975.

43. Kroenke, K., and Swindle, R. Cognitive-behavioral therapy for somatization and symptom syndromes: a critical review of controlled clinical trials. Psychother. Psychosom., 69:205-215, 2000.

44. Kroll, P., Chamberlain, K. R., and Halpern, J. The diagnosis of Briquet's syndrome in a male population. J. Nerv. Ment. Dis., 167:171-174, 1979.

45. Lenze, E. L., Miller, A., Munir, Z., Pornoppadol, C., and North, C. S. Psychiatric symptoms endorsed by somatization disorder patients in a psychiatric clinic. Ann. Clin. Psychiat., 11:73-79, 1999.

46. Lewis, D. O., and Shanok, S. S. Medical histories of delinquent and non-delinquent children: an epidemiologic study. Am. J. Psychiat., 134:1020-1025, 1977.

47. Lilienfeld, S. O., VanValkenburg, C., Larnitz, K., and Akiskal, H. S. The relationship of histrionic personality disorder to antisocial personality and somatization disorders. Am. J. Psychiat., 143:718-722, 1986.

48. Mai, F. M., and Merskey, H. Briquet's Treatise on Hysteria. A synopsis and commentary. Arch. Gen. Psychiat., 37:1401-1405, 1980.

49. Mai, F. M., and Merskey, H. Historical review. Briquet's concept of hysteria: an historical perspective. Can. J. Psychiat., 26:57-63, 1981.

50. Marsden, C. D. Hysteria: a neurologist's view. Psychol. Med., 16:277-288, 1986.

51. Martin, R. L. Problems in the diagnosis of somatization disorder: effects on research and clinical practice. Psychiat. Ann., 18:357-362, 1988.

52. Mohr, P. D., and Bond, M. J. A chronic epidemic of hysterical blackouts in a comprehensive school. Br. Med. J., 284:961-962, 1982.

53. Morrison, J. R. Early birth order in Briquet's syndrome. Am. J. Psychiat., 140:1596-1598, 1983.

54. Murphy, G. E. The clinical management of hysteria. JAMA, 247:2559-2564, 1982.

55. Murphy, G. E., Robins, E., Kuhn, N., and Christiansen, R. F. Stress, sickness and psychiatric disorder in a "normal"population: a study of 101 young women. J. Nerv. Ment. Dis., 134:228-236, 1962.

56. North, C. S. Somatoform disorders. In Adult Psychiatry, 2nd edition, Rubin, E. H., Zorumski, C. F. (eds.). Malden, MA: Blackwell, pp. 261-274, 2005.

57. North, C. S., Hansen, K., Wetzel, R. D., Compton, W., Napier, M., and Spitznagel, E. L. Non-psychotic thought disorder: objective clinical identification of somatization and antisocial personality in language patterns. Compr. Psychiat., 38:171-178, 1997.

58. North, C. S., Kienstra, D. M., Osborne, V. A., Dokucu, M. E., Vassilenko, M., Hong, B., Wetzel, R. D., and Spitznagel, E. L. Interrater reliability and coding guide for nonpsychotic formal thought disorder. Percept. Mot. Skills, 103:395-411, 2006.

59. North, C. S., Ryall, J. M., Ricci, D. A., and Wetzel, R. D. Multiple Personalities, Multiple Disorders: Psychiatric Classification and Media Influence. New York: Oxford, 1993.

60. Perley, M. J., and Guze, S. B. Hysteria—the stability and usefulness of clinical criteria. N. Engl J Med., 266:421-426, 1962.

61. Pribor, E. F., Smith, D. S., and Yutzy, S. H. Somatization disorder in elderly patients. Am. J. Geriat. Psychiat., 2:109-117, 1994.

62. Purtell, J. J., Robins, E., and Cohen, M. E. Observations on the clinical aspects of hysteria:

a quantitative study of 50 patients and 156 control subjects. JAMA, 146:902–909, 1951.

63. Reis, R. K. Single case study. DSM–III differential diagnosis of Munchausen's syndrome. J. Nerv. Ment. Dis., 168:629–632, 1980.

64. Robins, E., Murphy, G. E., Wilkinson, R. H., Jr., Gassner, S., and Kayes, J. Some clinical considerations in the prevention of suicide based on a study of 134 successful suicides. Am. J. Publ. Health, 49:888–899, 1959.

65. Robins, E., Purtell, J. J., and Cohen, M. E. "Hysteria" in men. N. Engl. J. Med., 246:677–685, 1952.

66. Robins, L. N. *Deviant Children Grown Up: A Sociological and Psychiatric Study of Sociopathic Personality*. Baltimore: Williams & Wilkins, 1966.

67. Rounsaville, B. J., Harding, P. S., and Weissman, M. M. Single case study. Briquet's syndrome in a man. J. Nerv. Ment. Dis., 167:364–367, 1979.

68. Savill, T. D. *Lectures on Hysteria and Allied Vasomotor Conditions*. London: H.J. Glaisher, 1909.

69. Schmidt, E. H., O'Neal, P., and Robins, E. Evaluation of suicide attempts as guide to therapy. Clinical and follow–up study of 109 patients. JAMA, 155:547–557, 1954.

70. Simon, G. E., and VonKorff, M. Somatization and psychiatric disorder in the NIMH Epidemiologic Catchment Area study. Am. J. Psychiat., 148:1494–1500, 1991.

71. Slater, E. Diagnosis of "hysteria." Br. Med. J., 29:1395–1399, 1965.

72. Small, G. W., and Nicoli Jr, A. M. Mass hysteria among schoolchildren. Early loss as a predisposing factor. Arch. Gen. Psychiat., 39:721–724, 1982.

73. Smith, G. R., Monson, R. A., and Ray, D. C. Psychiatric consultation in somatization disorder. N. Engl. J. Med., 314:1407–1413, 1986.

74. Spalt, L. Hysteria and antisocial personality. A single disorder? J. Nerv. Ment. Dis., 168:456–464, 1980.

75. Stefansson, J. G., Messina, J. A., and Meyerwitz, S. Hysterical neurosis, conversion type: clinical and epidemiological considerations. Acta Psychiat. Scand., 53:119–138, 1976.

76. Swartz, M., Blazer, D., Woodbury, M., George, L., and Landerman, R. Somatization disorder in a US southern community: use of a new procedure for analysis of medical classification. Psychol. Med., 16:595–609, 1986.

77. Tomasson, K., Kent, D., and Coryell, W. Somatization and conversion disorders: comorbidity and demographics at presentation. Acta Psychiat. Scand., 84:288–293, 1991.

78. Veith, I. *Hysteria: The History of a Disease*. Chicago: University of Chicago Press, 1965.

79. Von Knorring, A.-L. *Adoption Studies on Psychiatric Illness*. Sweden: Umea, 1983.

80. Watson, C. G., and Buranen, C. J. Nerv. Ment. Dis., 167:243-247, 1979.

81. Watson, C. G., and Buranen, C. The frequency and identification of false positive conversion reactions. J. Nerv. Ment. Dis., 167:243-247, 1979.

82. Weissman, M. M., Myers, J. K., and Harding, P. S. Psychiatric disorders in a US urban community: 1975-1976. Am. J. Psychiat., 135:459-462, 1978.

83. Wetzel, R. D., Guze, S. B., Cloninger, C. R., Martin, R. L., and Clayton, P. J. Briquet's syndrome (hysteria) is both a somatoform and a "psychoform" illness: a Minnesota Multiphasic Personality Inventory study. Psychosomat. Med., 56:564-569, 1994.

84. Woerner, P. I., and Guze, S. B.A family andmarital study of hysteria. Br. J. Psychiat., 114:161 -168, 1968.

85. Woodruff, R. A., Clayton, P. J., and Guze, S. B. Hysteria: studies of diagnosis, outcome, and prevalence. JAMA, 215:425-428, 1971.

86. Woodruff, R. Hysteria: an evaluation of objective diagnostic criteria by the study of women with chronic medical illness. Br. J. Psychiat., 114:1115-1119, 1968.

87. Yutzy, S. H. Somatization. In *Psychosomatic Medicine in the 21st Century*, Blumenfield, B., Strain, J. J. (eds.). Baltimore: Lippincott, Williams, and Wilkins, pp. 537-543, 2006.

88. Yutzy, S. H. Somatoform disorders. In *The American Psychiatric Press Textbook of Psychiatry*, 5th edition, Hales, R. E., Yudofsky, S., Gabbard, G. O. (eds.). Washington, DC: American Psychiatric Press, 2008.

89. Yutzy, S. H., Cloninger, C. R., Guze, S. B., Pribor, E. F., Martin, R. L., Kathol, R. G., Smith, G. R., and Strain, J. J. DSM-IV field trial: testing a new proposal for somatization disorder. Am. J. Psychiat., 152:97-101, 1995.

90. Zanarini, M. C., Gunderson, J. G., and Frankenburg, F. R. Cognitive features of borderline personality disorder. Am. J. Psychiat., 147:57-63, 1990.

91. Ziegler, F. J., Imboden, J. B., and Meyer, E. Contemporary conversion reactions: clinical study. Am. J. Psychiat., 116:901-910, 1960.

92. American Psychiatric Association. *Diagnostic and Statistical Manual of Mental Disorders*, 4th edition, text revision. Washington, DC: Author, 2000.

제8장 반사회성 성격장애
Antisocial Personality Disorder

반사회적 성격(antisocial personality; 사회병질[sociopathy] 또는 사회병질적 성격[sociopathic personality])은 아동기나 초기 사춘기에 시작되는 반복적인 반사회적 행동, 비행(delinquent), 그리고 범죄 행동의 패턴을 지칭하는 것으로서, 가족관계, 학교생활, 직장, 군복무 및 결혼생활 등의 많은 생활영역에서 장해(disturbances)를 나타낸다.

역사적 배경(Historical Background)

Prichard의 1835년도판 논저인, 「마음에 영향을 끼치는 정신이상 및 그 밖의 장애에 대한 연구 보고서(A Treatise on Insanity and Other Disorders Affecting the Mind)」는 현재 반사회적 또는 사회병질적 성격이라고 불리는 것에 대한 최초의 풍부한 기술로서 종종 인용된다(71). '도덕적 정신이상(moral insanity)'이라는 이름으로 그는 이 장애를 다음과 같이 정의하였다.

지적 능력은 거의 또는 선혀 손상이 없어 보이는 반면에, 이 장애는 감정, 심질(temper), 또는 습관의 측면에서 주로(principally) 또는 단독(alone)으로 불거져 나타난다. 이와 같이 기술되는 사례에서는 마음의 도덕적 및 행동적 원리가 강하게 삐뚤어져 있고

(perverted), 또한 타락해 있으며(depraved), 자기 조절(self government) 능력이 상실되었거나 손상되어 있어서 당사자는 예의범절(decency & propriety) 있게 처신을 할 수 없는 것으로 관찰되는데, '병적인 변화를 겪은 것(undergone a morbid change)'으로 보인다. Craft도 주장했듯이(19), Prichard는 이러한 항목 아래에 '일시적 정신질환(temporary mental illness)'의 많은 예들을 포함시켰고, 이런 사례의 대부분은 아마도 정동 장애가 있는 환자들이었을 것이다. Craft는 Clouston의 1883년도 책(17)에서 다음의 내용을 인용하였다: Prichard는 … 이 질환을 생생하게 기술했지만, 나는 그의 대부분의 사례들을 단순 조증(simple mania)의 항목에 배치해야겠다.

또한 Clouston은 아동에 대해서도 다음과 같이 언급하였다. "체질적으로 타고난 두뇌 결손으로 인해 도덕성을 교육할 수 없고 … 옳고 그름을 … 구분하지 못하며 … 이러한 도덕적 백치(moral idiots)를 나는, 다른 사람들과 마찬가지로, 무수히 만나보았으며 … 이처럼 발달이 결핍된 사람들을 우리는 도덕적 정신이상(moral insanity)이라고 명명할 수 있다."

Craft는 지적하기를, Prichard가 '도덕(moral)'을 세 가지 방식으로 사용했다고 하였다. 첫째는 '도덕적' 치료를 지칭하는 것으로서, 이는 심리적 치료를 의미하는 것이며; 둘째는 정서적(emotional) 또는 정동적(affective) 반응을 지적(intellectual) 반응과 대비되는 것으로서 지칭할 때; 그리고 셋째는 옳거나 그름의 윤리적(ethical) 의미로 사용하였다. 대부분의 경우, Prichard는 도덕이라는 용어를 앞의 두 가지 의미로 사용했고 이따금씩 부수적으로 마지막 방식을 사용하였다.

또한 Craft가 언급한대로, Benjamin Rush는 1812년에 '도덕 능력의 교란(derangement of the moral faculties)'에 대해 아래와 같이 기술하였다(78):

도덕 능력, 양심, 신의 존재를 느끼는 것(sense of deity)이 때로는 완전히 교란(deranged)된다. Sully 공작은 우리에게 그의 수행원 중 Servin이라는 이름을 가진 젊은 남성의 품성에서 이와 같은 보편적인 도덕적 교란의 충격적인 사례를 보여주었는데, Servin은 자신이 저지른 모든 부도덕으로 인해 특이하게 두드러졌던 삶을 마치고는, 신을 욕하고 부정하면서 죽었다. Haslam씨는 베들렘(Bethlem) 병원에서의 위와 관련된 두 가지 사례를 기술하였다. 그 중 하나는 13살의 소년으로서 자신의 비행을 잘 깨닫고 있었으며, 종종

"왜 신은 자기를 다른 사람처럼 만들지 않았는지" 종종 물었다. 나는 살아오면서, 도덕능력이 전적으로 교란된 3개 사례에 대해서 자문을 제공한 적이 있었다. 이들 중 한명은 젊은 남자였고, 두 번째는 젊은 여자였으며 둘 다 버지니아 출신이었다. 마지막은 필라델피아 시민의 딸이었다. 마지막 사례는 모든 종류의 나쁜 행동에 탐닉하고 있었다. 그녀의 못된 짓과 악의는, 직장 일로 다소 지속적으로 바쁘고 어려울 때를 제외하고는, 깨어있는 동안은 잠시도 쉬는 법이 없었다. 이상과 같이 선천적이고, 불가사의한 도덕적 악행의 모든 사례에서는, 마음의 도덕 능력이 자리 잡고 있는 신체의 해당 부위에 원천적으로 조직적인 결함이 있는 것 같다.

Craft는 결론짓기를, "Rush는 건전한 이성과 우수한 지능을 갖춘 자로서 선천적으로 또는 평생 동안 무책임하고, 수치심도 못 느끼고, 감정에서 거의 변화가 없으며, 또는 행동에 따른 후속결과에 의해서나 또는 남에 대한 존중심에 의해서도 영향을 받지 않는 그런 사람들에 대한 최초의 기술을 제공한 것으로 보인다." 따라서 Craft는 Prichard가 처음으로 기술했다는 것에 대해 이의를 제기한 것이다.

'도덕적 비정상(moral insanity)'의 개념에 대한 논쟁은 '도덕적으로 비정상적인(morally insane)' 자들을 정신병원으로 보내야하느냐 또는 재판정에서 정신 질환이 있는 것으로 간주되어야 하는지에 대한 의문과 부분적으로 관련되어 발전되었다. 이 용어들은 성격장애의 전 범위에 대한 관심이 높아짐에 따라 점차 쓰이지 않게 되었다.

1889년에 Koch(47)는 '정신병질적 열등감(psychopathic inferiority)'이라는 용어를 도입하였는데, 이는 다양한 성격 이탈에 대한 타고난 소질을 뜻하기 위한 것으로서, 여기에는 현재 불안장애로 분류되는 것들 중에서 최소한 몇 가지가 포함되어 있다. Kraepelin(49), Kahn(45), 그리고 Schneider(81)는 성격장애에 대한 다양한 분류방식을 제안하였다. Schneider가 정신병질적 성격(psychopathic personalities)에 대해 내린 정의는 "자신의 비정상적인 것 때문에 관련 증상을 겪고 있거나 사회로 하여금 고통을 겪게 만드는 모든 비정상 성격들(abnormal personalities)"로서 여기에는 '도덕적 백치(moral imbecility)'보다도 훨씬 더 많은 것이 포함되어 있는 것이 명백하다.

'정신병질적 성격(psychopathic personality)'이라는 용어는 일관성 없이 사용되었는데, 어떤 때에는 이탈된 성격의 모든 스펙트럼(whole spectrum)을 지칭하기도 하고 다른 때에는 반사회적 또는 공격적 '정신병질자(psychopaths)'의 하위 유형을 지칭하는 데 사용되었다. 결국 혼란을 줄이기 위하여, '사회병질적 성격장애(sociopathic personality disturbance)'라는 용어가 후자의 유형을 지칭하도록 도입되었으며, 1952년에 미국정신의학협회의 정신장애의 진단 및 통계 편람『Diagnostic and Statistical Manual of Mental Disorders』 1판인『DSM-1』에서 채택되었다. 그럼에도 불구하고, 많은 사람들이 '정신병질(psychopathy)'과 '사회병질(sociopathy)'이라는 용어를 바꾸어서 혼용하고 있는 반면, 또 다른 사람들은 사회병질을 정신병질의 한 가지 유형으로만 계속해서 간주하고 있다. 혼란을 줄이기 위한 후속 조치로서, '반사회적 성격(antisocial personality)'이라는 용어가『DSM』과『ICD(International Classification of Disease)』의 나중의 개정판에서는 공격적이거나 반사회적인 정신병질자 또는 사회병질자에 대한 공식적 진단으로 채택되었다. Aubrey Lewis경은 이 개념의 유래를 요약해주었다(52). 시간이 흐르면서 반사회적 성격장애의 진단은 최초의 공식적으로 수립된 성격장애로서 널리 받아들여지게 되었다. 불행하게도, 최근에 다른 나라에서 정신과적 진단을 정치적 반대파에게 적용해왔다는 증거가 있어서, 일부의 정신과 의사들은 이 진단을 사용하기를 주저해왔지만, 반사회적 성격의 임상적 양상을 보이는 사람들이 전 세계적으로 발견되고 있으며 단지 그 중 일부만이 정치적 반대파에 사례에 해당되는 것으로 인식되고 있다.

역학(Epidemiology)

반사회적 성격의 유병률에 대한 만족할만한 자료는 부족한 실정이다. 이는 그 정의에 대해서 전반적으로 일치에 도달하지 못한 것도 부분적으로 원인이 된다. 지역별 역학 조사(Epidemiologic Catchment Area Study)에서, 유병률은 진단 기준의 차이에 따라서 2.6%와 5.1%의 사이에서 다양하게 분포하였다(77). 이 연구에서 남녀의 비율은 1.65%/1.25%에서부터 9.4%/1.5% 사이에서 다양하게 분포하였다. 사법 현장 및 교정 시설에서의 사회병질의 유병률은 50%인 것으로 추정되어 왔다(40, 77). 일반적으로, 우리는 사회병질자 중 어느 정도가 의사의 관심을 끌게 되는지를 모른다. 그럼에도 불구하고, 사회병질은 정신과 시설에서 자주 볼 수 있는데, 통상 그 이유는 알코올/기타 약물의 남용/의존 그리고 우울증 때문에, 그리고 정신과적 치료가 보호 관찰/가석방의 한 가지 조건으로 되어 있기 때문이다. 한 일련의 연구에서는, 정신과 외래환자 중 남성의 15%와 여성의 3%가 사회병질자로 나타났다(91).

모든 종류의 청소년 비행과 경찰에 단속된 것의 수치를 토대로 해서, 모집단(population)에서의 빈도를 간접적으로 추정한 결과는, 사회병질이 흔하며, 아마도 증가 추세에 있는 것으로 보이고, 여성보다는 남성에게서 훨씬 더 많고, 시골보다는 도시에서 더 많으며 사회경제적 지위가 낮은 계층에서 가장 많음을 시사해주고 있다(55, 76).

사회병질이 있는 사람들은 보통 전반적으로 문제가 많은 가정 출신이다. 부모의 별거나 이혼, 부모의 조기 사망, 가족을 버린 것(desertion), 알코올 중독, 그리고 범죄 행위가 특징이다. 사실상, 이와 같은 문제를 한 가지 또는 그 이상으로 갖고 있지 않은 가정 출신은 사회병질자 중 단지 일부이다(18, 24, 35, 44, 48).

임상적 양상(Clinical Picture)

사회병질은 아동기 또는 초기 사춘기에 시작된다(4, 64). 처음 드러나는 양상은 아동기의 과잉활동성 증후군(hyperactive child syndrome)일 수 있다(24, 57, 63, 65, 79, 80, 90). 입양아 연구에서는 아동기 과잉활동/주의력 결핍 장애의 일부 사례와 성인의 반사회적 성격에 관련된 유전적 요소의 증거를 발견하였다(11). 그러나 다른 연구자들은 어릴 적의 과잉활동에 비행이나 반사회적 행동이 수반되지 않으면, 반사회적 성격 유형으로 발전되는 경우가 훨씬 적다고 한다. 동시에, 과잉활동이 연관되어 있는 비행은 비행 단독만 있을 때에 비해서 더 심각한 양상을 보이는 경향이 있어서, 성인기의 적응에 대한 예후가 더 나쁘다(67, 88). 안절부절못해하고(restlessness), 주의의 폭이 좁으며(short attention span), 훈육(discipline)에 대해 반응을 보이지 않는 것이 흔히 나타난다. 또한 싸움질도 잦아서, 종종 어른과의 마찰을 일으키는데, 이것과 더불어 이웃에 폐를 끼친 전력이 흔히 나타난다(14, 75).

학교 부적응의 전력은 초기 사회병질의 특징이다. 사실상, 고등학교 때까지 만족스러운 학교 적응의 전력이 너무나 드물기 때문에, 학교적응의 전력이 있다면 진단이나 과거력을 의심해보아야 할 것이다. 아무 때나 말을 꺼내고, 교사의 말에 주의를 기울이지 않으며, 급우들과 싸우고, 교사와 언쟁을 하고, 그리고 심지어는 선생님과 싸우기도 하는 등 교실 분위기를 망치는 일이 나타난다. 학업실패(academic failures), 무단결석 및 정학으로 인해 종종 학교를 중퇴하거나 퇴학을 당하기도 한다(14, 37, 75).

가출을 하는 일 또한 흔하지만, 하룻밤의 소동을 몇 번 나타내는 것으로 그치기도 한다. 이따금씩 이런 청소년은 몇 주 또는 몇 달 동안 집에 들어오지 않기도 한다. 가출 기간 중에, 이들은 도시를 방황하고, 자동차 편승 여행을 하며(hitchhiking), 이상한 직장 일을 하고, 빈둥빈둥 놀며 지낼 수 있다(75).

직업 경력도 수행도가 형편없는 것이 특징이다. 믿음직하지 못하고(dependability; 지각하고, 일을 빼먹고, 무단 이직), 지적과 조언을 받아들일 줄을 모르며, 승진하지 못하면서 직장을 자주 옮기고, 그리고 해고되는 것이 대표적이다(14, 75). 학력이 낮고 교육 수준이 불충분한데다가 직무 수행도마저 낮으면 사회경제적 지위가 낮게 되기 쉽고, 수입이 적으며, 그리고 가족이나 사회로부터의 재정적 지원을 자주 요청하게 된다.

조기에 결혼하는 것이 대표적인데, 특히 여성에게서 그렇다. 사실상, 사회병질이 있는 여성 중 결혼을 하지 않는 여성은 아주 극소수이다. 이들의 결혼생활은 간통, 별거 및 이혼이 특징이다. 남성들도 이와 비슷한 어려움을 겪는다. 이 장애가 있는 사람들은 같은 장애가 있는 사람들과 결혼하는 경향이 있다(15, 33).

판사들은 남성 비행자의 경우 군복무를 했다면 집행 유예를 선고하는 식으로 남성 비행자를 처리해왔다. 그러나 일반적으로 사회병질이 있는 사람들은 군복무를 잘 해내지 못한다. 신뢰성이 부족하고 군사 훈련에 잘 따르지 않기 때문에 무단이탈(AWOL absence), 상관과의 갈등, 군법회의에 회부, 그리고 불명예제대를 하기도 한다. 이들의 불명예제대의 유형은 통상적으로 범법 행위의 속성, 지휘관의 인생관, 그리고 당시의 군사 정책에 의해 결정된다.

대부분의 사회병질자들은 제대 이후에도 머지않아 법률위반을 저지르게 된다. 실제로 일부 연구자들은 사회병질의 진단을 내리려면 경찰 입건이 있어야 한다고 요구하기도 했다(32). 부모의 지갑이나 학우에게서 돈을 훔치는 것은 범죄자 생애가 시작되는 초기 신호일 수 있다. 들치기(shoplifting), 소란 행위(peace disturbance: 보통 술주정이나 싸움질과 관련된 것), 여러 종류의 교통위반 행위, 차량 절도, 침입절도죄

(burglary), 절도죄(larceny), 강간, 강도(robbery), 그리고 살인 등 이런 모든 것이 나타날 수 있다. 이런 사회병질적 행동 유형은 유죄 선고를 받은 남성 중죄인(felon)(32, 34, 39) 그리고 여성 중죄인(felon)(15)의 대부분에게서 발견된다.

사회병질이 있는 대부분의 사람들은 거짓말을 잘 하고 가명을 사용하는데, 이는 사회생활의 어려움이나 법적 제재에 대해서 통상적으로 이해될 수 있는 반응이다. 그러나 때로는 처벌이나 보복을 피하기 위한 뚜렷한 필요가 없는데도 이런 행위를 일삼는다. 이런 행동을 '병적인 거짓말(pathological lying)'이라고 불러왔다. 친척들을 헷갈리게 하거나 감동을 주기 위해서 정교하게 꾸민 이야기를 말하기도 한다. 이런 행동은 자신이 의사, 군 장교, 또는 사업가인 것처럼 행사하는 등의 극단적 모습을 띨 수 있다. 시간이 지나면, 이들의 친척, 친구, 보호관찰소 직원 및 의사들은 이들이 말한 내용을 상당 부분 줄여야 한다는 것을 깨닫게 된다.

비행을 저지른 자와 사회병질이 있는 사람에 관한 많은 연구들은 이들의 평균 지능이 정상 범위의 아래에 있는 것을 알려주고 있지만, 비행자 및 사회병질자의 단지 소수만이 지능이 70 이하로서 상당한 지능부전(significant mental deficiency)을 갖고 있다(19, 55). 이런 연구들에서는 지능과 상관관계가 있는 사회경제적 지위, 친족 집단의 크기(sibship size), 그리고 그 밖의 변인들을 모두 적절하게 통제하지 못하였다. 따라서 지능이 낮은 것은 사회병질의 원인으로서 중요한 요인이 아니다.

매력적인 매너, 죄책감이나 후회도 없고, 불안을 못 느끼며, 그리고 경험을 통해 학습하는 것이 없는 것은 사회병질의 특징이라고 말한다. 태평하고, 개방적이며, 그리고 사람을 끄는 스타일을 갖추고 있으면, 이 사회병질자는 아마도 사기꾼(confidence man)으로서 성공할 것으로 보인다. 그러나 기껏해야 이들의 매력과 사람을 끄는 호소력은 피상적인 것이다. 즉 실제로는 이런 특성이 전혀 없는 경우가 종종 있다.

정신과 의사를 만날 때에는, 사회병질이 있는 사람들의 상당수는 불안 증상, 우울증, 그리고 죄책감을 호소한다(12, 91). 이런 증상은 흔히 알코올 중독과 더불어 나타난다. 그러나 죄책감과 후회하는 마음이 있어도 사회병질적 행동이 줄게 되지는 않는 것으로 보인다. 계속 실패하고 처벌을 받았어도, 이런 사회병질적 행동을 계속 나타나는 것이 소위 사회병질자들이 "경험으로부터 배우지 못한다(do not learn from experience)"라는 말의 토대가 된다. 자살 시도는 드문 것이 아니지만, 알코올 중독이나 약물중독이 없을 경우에는 자주 나타나지는 않는다(25).

많은 사람들이 이따금씩 반사회적 행동이나 비행을 저지른다. 그러나 단지 소수만이 아동기에 시작해서 성인기에까지 지속해서 되풀이되고(recurrent) 반복적인(repeated) 반사회적 행동, 비행 및 범죄 행동을 일관되게 나타낸다. 아래의 사례들은 이와 같이 고집스럽게(persistent) 전반적인(pervasive) 행동을 생생하게 보여주는 예로서, 반사회적 성격의 진단을 내리는 것이 합당하다.

28세의 백인 남성을 병원의 응급실에서 보게 되었는데, 그가 교도소 안에서 반복해서 '한바탕의 난리(spells)' 또는 '감정의 격발(fits)'을 나타냈기 때문이다. 그는 술에 취해서 운전하고, 소란을 일으키며, 그리고 체포에 저항했기 때문에 구속된 것이다. 부모의 보고에 의하면, 환자의 문제 행동은 7세 또는 8세에 시작되었으며, 학교 당국에 보고하기를 부모는 아들을 도저히 다룰 수가 없었는데, 왜냐하면 아들이 "거칠고(wild)", "가만히 앉아 있지를 못했기" 때문이었다고 한다. 학교 당국에서도 이와 비슷한 행동에 주목하였고, 그의 부모에게 담임선생님과 만나도록 요청하였다. 그때부터 반복되는 패턴이 뚜렷이 나타났는데, 학교 안에서의 싸움, 규칙 위반, 학업 수행도의 저조, 몇 번의 정학, 그리고 몇 차례의 무단결석이 계속되었다.

이와 동시에, 부모는 언급하기를, 이 환자가 부모의 돈을 훔치고는 밤늦도록 밖에 나가있기 시작하였으며, 아마도 인근에 있는 갱과 어울리는 것으로 여겨졌다. 14살 경에 이 소년은 처음으로 경찰에 단속되었다. 그는 여러 명의 갱단원과 함께 이웃에 있는 수많은 상점에서 물건을 훔쳐서 체포되었다. 이후로 아무 일도 없었다가, 17세에 이 환자는 훔친 차를 운전해서 체포되어 집행유예 선고를 받았다. 그 이후 곧, 그는 학교를 중퇴하고 일을 하기 시작했다. 그러나 그의 직무 수행실적은 대개 만족스럽지 못했는데, 왜냐하면 며칠씩 결근하는 경우가 잦았으며 그의 상급자가 그를 말썽꾼(troublemaker)으로 간주했기 때문이다. 이런 패턴 때문에 그는 여러 곳의 직장에서 실직하게 되었다. 그 후 그는 군대에 지원했는데, 군대에서도 기대에 부응하지 못하고 군사 훈련을 제대로 받아들이지 않아서 결국에는 약 10개월 후 '불명예'제대를 하였다.

군대를 떠난 후 곧 결혼했지만, 그의 부인이 임신을 하자마자, 그는 부인을 버리고 떠나버렸다. 그때 즈음에는 그의 부모는 그가 과도하게 음주를 하고 불법인 길거리의 마약을 여러 가지를 갖고 실험해보는 것을 알게 되었다. 그와 그의 아내는 별거 및 화해를 자주 하여 파란만장한 결혼생활을 해왔다. 세 명의 아이가 태어난 후에는, 이들 부부는 완전히 갈라섰다. 그의 아내는 아내에 대한 신체폭력 및 반복적인 외도 뿐만 아니라 자녀들을 부적절하게 물리적으로 공격(구타)한 것에 대해서 남편을 고소하였다.

그의 직장 업무기록은 정상 궤도에서 이탈한 것이었으며, 그는 다양한 신체적 증상을 호소하면서 지역 진료실 및 응급실에 자주 찾아갔다. 한 번은 정신과 병동에 단기간 입원한 적도 있었는데 다량의 수면제 및 그 밖의 다른 약물을 복용했기 때문이었다.

요약하면, 이 환자의 과거력은 반사회적 성격의 전형적인 모습을 보여주고 있다. 여기에는 학교, 부모, 직장, 군대, 아내와 자녀, 그리고 경찰과의 문제 및 갈등을 포함해서, 모든 종류의 대인관계 및 사회적 어려움이 들어있다. 『DSM-IV-TR』의 진단 기준은 표 8.1에 제시되어 있다.

표 8.1 반사회성 성격장애의 진단 기준

A. 15세 이후에 시작되고, 다음에 열거하는, 타인의 권리를 무시하거나 침해하는 광범위한 행동 양식이 있고, 다음 중 2개(또는 그 이상) 항목을 충족시킨다.
  (1) 법에서 정한 사회적 규범을 지키지 못하고, 구속당할 행동을 반복하는 양상으로 드러난다.
  (2) 개인의 이익이나 쾌락을 위한 반복적인 거짓말, 가명을 사용한다거나 타인들을 속이는 것과 같은 사기
  (3) 충동성 또는 미리 계획을 세우지 못하는 것
  (4) 반복적인 몸싸움이나 폭력에서 드러나는 자극과민성과 공격성
  (5) 자신이나 타인의 안전을 무시하는 무모성
  (6) 일을 꾸준히 못하는 것이 반복되거나 채무를 청산하지 못하는 행동에서 드러나는 지속적인 무책임성
  (7) 자책의 결여, 타인에게 상처를 입히거나 학대하거나 절도 행위를 하고도 무관심하거나 합리화하는 양상으로 드러난다.

B. 연령이 적어도 18세 이상이어야 한다.

C. 15세 이전에 발생한 품행장애의 증거가 있어야 한다.

D. 반사회적 행동이 정신분열증이나 조증 일화의 경과 중에서만 나타나는 것이 아니어야 한다.

*『DSM-IV-TR』(93)에서 수록된 진단기준을 번안함

생물학적 연구결과(Biological Findings)

많은 연구들은 수십 년간에 걸쳐서 사회병질에서 '체질(constitutional)' 요인을 평가하려고 시도해 왔다(84). 초기의 기질 이론들(organic theories) 중 하나는 통제집단에 비해서 사회병질이 있는 사람들 사이에서 불특정적인 장애가 있는(nonspecifically disordered) 뇌전도(electroencephalograms: EEGs)가 자주 보고되는 데 토대를 두었다. 그러나 대부분은 아니지만, 상당수가 비정상적인 뇌전도를 나타내지 않았다(3, 28). 어떤 연구자들은 비행(delinquency), 학습부진(learning disability), 그리고 신경과적 손상(neurological impairment) 사이에 연관이 있다고 보고했지만, 그러나 이는 완전히 일관된 발견이 아니었다(87). 많은 연구들은 사회병질에서의 정신생리학적(psychophysiological) 반응 패턴을 조사하였고, 자율신경계 및 피질 상의 각성 수준이 낮다는 이론이 정립되어 이들의 고집스런 '자극에의 굶주림(stimulus hunger)' 또는 사회적으로 용인되는 행동을 배우지 못하는 것을 설명하는 데 적용되어 왔다. 이 이론은 사회병질에서 나타나는 충동적이고, 흥분을 추구하며(excitement-seeking), 그리고 반사회적 행동을 설명해주는 것으로 여겨졌다(38, 61, 72, 79). 보다 최근의 연구결과들은 뇌척수액 5-hydorxyindoleacetic산 수준(cerebrospinal fluid 5-hydroxyindoleacetic acid levels)이 낮음을 시사해주었는데, 이는 세로토닌 대사(serotonin metabolism)에서 다소 변화가 있음을 알려주는 것으로서, 반사회적 행동을 예측해줄 수도 있는데, 단독으로 또는 자율신경계 흥분의 다양한 측정치과 결합해서 예측할 수 있을 것이라고 시사해주었다(51). 이 연구결과는 일관성이 부족했으며(61), 어떤 연구자들(60)은 "정상인의 경우에 비해서 흥분 수준(arousal levels)과 반응성(reactivity)에서 변동가능성의 폭이 더 크다"고 강조했다. 범죄 행동과 염색체의 비정상 사이에 연관성이 있다는 것도 보고되었다. 특히 XYY 핵형(核型, karyotype), 특이한 신장(unusual height), 그리고 충동적 범죄가 서로 연관이 있다는 보고도 있지만, 모든 연구에서 일관된 결과가 나오지는 못했다(2, 22, 43, 66). 반면에 핀란드에서 정신과적 평가가 의뢰된 남성 범죄자에 대한 대규모의 일련 연구에서는 XYY 핵형보다는 XXY 핵형(Klinefelter 증후군)의 사례가 더 많이 발견되었다(82). 안드로겐(androgen)과 부신 스테로이드(adrenal steroid)를 위시한 호르몬의 수준에 대한 연구들에서도 사회병질적 피험자와 사회병질적이 아닌 피험자들 사이에서 일관성이 있는 차이를 보여주지 못하였다(23, 50, 59). 요약하면, 수십 년간에 걸쳐 무수히 많은 연구들이 수행되었지만, 아직까지도 기질적인 원인 또는 신뢰할 만한 생리적 지표를 찾아내지 못하고 있다.

발달 과정(Natural History)

사회병질은 생애 초기에 시작된다(76). 어떤 사례에서는 아동이 취학하기 전에 시작되는 수도 있다. 고등학교 과정을 반복되는 어려움을 겪지 않고 탈 없이 졸업하는 사회병질자는 거의 없다. 반사회적이고 비행을 저지르는 행동양상이 15세 또는 16세 전에 시작되지 않았다면, 그 후에는 발생하지 않을 수도 있다. 청소년 비행이 "사회화된 것이면(socialized)" 즉, 친밀한 또래집단에 관여하고(involvement) 또는 그 집단에 따르는(loyalty) 상황에서 시작된 것이라면, 예후가 더 좋을 수 있다(41). 소속된 사회계층이 낮고, 여성이며, 그리고 나이가 비교적 어리면 임상적 양상이 더 나빠질 수 있다고 하나, 이것 역시 일관성이 있는 연구결과는 아니다(5).

이 장애는 재발성이며, 그 강도면에서도 다양하다. 일반적으로 경증의 사회병질자의 경우, 10대 후반이나 20대 초중반에 누그러지는 경우가 있다(46). 다른 경우에는, 사회병질적 행동이 중년 초기까지 지속되고 나서, 그 이후에 누그러지기도 한다(1, 6, 89). 어떤 사회병질자들은 전혀 호전되지 않는다. 증세의 완화(remission)를 설명하려는 시도는 성숙(maturing)이나 소진(burning out)의 가설에 토대를 두고 이루어져 왔다.

증상의 완화는, 그것이 실제로 나타난다면, 사회병질적 행동을 수십 년간 보인 후에나 통상 나타나는데, 과거의 이 기간 동안에 학업과 직업에서의 성취도가 극심하게 손상된 것이다. 사회병질이 있는 사람들은 '잃어버린 세월(lost years)'이 보상될 만큼 충분히 회복되는 법이 거의 없다. 따라서 '완화(remission)'는 최소한의 사회적 적응만을 의미하는 경우가 보통이다. 사회병질적 행동이 수그러졌다고(subside) 하더라도, 알코올 및 약물의 남용/의존은 지속되며 장기간의 적응에 영향을 끼친다(58).

합병증(Complications)

사회병질의 합병증은 왜 이 장애에 대해서 의학적인 관심을 가져야하는지를 설명해 준다. 사회병질자들은 성병, 혼전임신, 싸움과 사고로부터의 부상, 알코올 및 약물 의존의 발생률이 높으며(10, 26, 42, 53, 54), 그리고 이 조건(사회병질)으로 인한 다양한 의학적 합병증이 있다는 것은 사회병질이 있는 사람들이 종종 의사의 관심을 받게 된다는 것을 의미한다. 더욱이, 사고와 살인으로 인한 사망률 증가는 예상 수명의 감소의 한 원인이 되는데, 특히 성인기 초기에 그러하다(32, 74).

가계 연구(Family History)

언급했듯이, 사회병질이 있는 사람들은 극심한 사회적 장해(disturbances)와 붕괴(disruption)가 있는 가정 출신이 보통이다. 이와 같은 가족 수준의 병리의 대부분은 사회병질과 알코올 중독으로 구성된다(68-70). 대부분이 사회병질이 있는 남성 재소자들에 관한 연구에서, 이들의 일급 남성 친척 중의 1/5이 사회병질이 있었고, 그리고 1/3은 알코올 중독자였다(35). 그중 절반이 사회병질을 갖고 있는 여성 재소자에 관한 연구에서는, 이들의 남성 친척 중 1/3이 사회병질이 있었으며, 그리고 절반은 알코올 중독자였다(16). 아동 생활지도 클리닉(child guidance clinic)에 내방한 아동들에 관한 연구(75)에서는, 반사회적 아동 중에서 아버지의 1/3 그리고 어머니의 1/10이 사회병질 또는 알코올 중독이 있었다.

이와 같은 가계를 통해 내려오는 패턴(familial pattern)이 유전적 요인을 반영하는지 여부를 확인하려는 시도 중에 쌍둥이 및 입양아 연구가 있었다. 쌍둥이 연구에서는 일반적으로 반사회적 행동, 비행 행위, 또는 범죄 행위에만 초점을 맞추었는데, 사회병질이 있는 사람들과 이러한 행동 패턴을 보이는 그 밖의 사람들을 구분하지 않았다. 그럼에도 불구하고, 대부분의 범죄자들이 사회병질을 갖고 있는 것으로 보였기 때문에(32), 이러한 접근방식은 다소 정당성이 있는 것으로 보인다. 쌍둥이 연구에서는, 행동 문제, 비행 및 범죄행위에 대한 일치율은 이란성 쌍둥이가 비해서 일란성 쌍둥이에게서 거의 항상 더 높게 나타났다(61, 85). 그러나 그 차이는 유전적 소질이 의심되는 다른 정신과적 질환에서 나타나는 것만큼 크지 않았다. 더욱이 이런 일련의 모든 연구들은 그 규모가 작았고, 일부 연구에서 나타난 일란성-이란성 간의 차이는 통계적인 유의미한 수준에 도달하지 못했다.

정신과 질환에 대한 쌍둥이 연구에서는, 해당 사례를 확인해내는데 편향(bias)이 끼어들 수 있는데 왜냐하면 일치하는 사례가 불일치하는 사례에 비해서 의사의 주의를 좀 더 많이 끌게 되기 때문이다. 편향이 없는 사례확인을 위해 좀 더 적합한 것으로서 쌍둥이 인구 기록자료(population twin registries)를 활용하는 방법이 제안되었다. Christiansen은 덴마크에서의 모든 쌍둥이 출산 등록 자료에 접근하여 이렇게 하지 않았으면 선정에서 빠졌을지도 모를 쌍둥이 범죄자에 대한 자료도 얻어낼 수 있었다(13). 그는 일란성 쌍둥이가 이란성 쌍둥이에 비해서 일치율이 주목할 만하게 더 높다는 것을 발견했다(36% 대 12%).

범죄자 및 '정신병질자(psychopaths)'의 자녀에 대한 여러 개의 추적조사 결과에 의하면, 이런 아동들은 친척이 아닌 다른 사람의 가정에 생애 초기에 입양되었으면, 친부모가 범죄자나 정신병질자가 아닌 입양 아동에 비해서 어른이 되어서 정신병질 행동과 범죄 행동을 더 나타내기가 쉽다(7-9, 20, 21, 83). 가족 내에서 뿐만 아니라 당사자(신체화 장애에 관한 앞장에서 논의됨) 내에서의 사회병질과 신체화 장애 사이에 연관이 있는 것은 다른 연구들에서도 확인되었다(86). 요약하면, 쌍둥이와 입양아를 대상으로 한 연구결과는 최소한 사회병질의 일부 사례에서는 유전적 소질이 있음을 시사해주고 있다.

감별 진단(Differential Diagnosis)

사회병질과의 감별 진단 대상에는 알코올 의존, 약물 의존, 신체화 장애, 정신분열증, 조증, 그리고 뇌 증후군이 포함된다. 알코올 및 약물 남용은 사회병질의 합병증으로서 빈번하게 나타나는 것으로서, 이것들은 반사회적이고 범죄 지향적 행동패턴을 한층 더 굳건하게 한다. 그러나 알코올 또는 약물 의존이 나타나기 전에 아동기 또는 사춘기 때 사회병질적 행동을 보이지 않았던 일부 알코올 및 약물 남용자들은 알코올 또는 약물 의존의 일부 양상(manifestation)으로서 사회병질적인 행동을 보이기도 하는 것이 사실이다. 이런 경우에는, 진단을 내릴 때 결정적인 기준은 반사회적 및 비행 행동이 시작된 연령이 된다. 즉 그런 행동의 출현이 보통 15세 이후이며 그리고 알코올 및 약물 남용의 시작과 더불어 나타나거나 그 뒤에 나타나는 경우이다. 사회병질적 행동과 알코올 또는 약물 남용이 같은 시기에 시작되고 15세 이전에 시작되었다면, 추적조사를 통해서만이 명확하게 진단을 내릴 수가 있으며, 사회병질을 알코올 또는 약물 의존으로부터 구분해내기가 어려운 경우도 종종 있다.

　사회병질과 신체화 장애 사이에는 가계를 통해서 뿐만 아니라 임상적으로도 연관이 있다는 것은 앞에서 이미 언급된 바 있다. 사회병질이 있는 여성들의 경우에는 상당수가 그리고 사회병질이 있는 남성의 경우에는 드물게 신체화 장애의 양상이 발달된다(37, 56). 더욱이, 사회병질이 없지만 신체화 장애를 갖고 있는 여성의 과거력과 가족력에서는 반사회적 행동과 비행의 빈도가 더 높았다(37). 결국, 신체화 장애와 사회병질은 같은 가족 내에서 뭉쳐있는 것 같다. 이런 모든 관찰결과는 두 가지 상태를 감별 진단하려면 원인이 되는 요인들이 서로 비슷해서 서로 중첩되어 나타난다는 것을 인식해야 할 필요가 있음을 시사해준다(31).

　정신분열증이 있는 남성들 중 소수는 사춘기 때 사회병질적 패턴의 과거력을 보였으며, 사회병질이 있는 젊은이들 중 소수는 추적조사를 해보니, 정신분열증을 갖고 있는 것으로 드러났지만(75), 반사회적 성격의 유병률은 통제집단의 친척들에 비해서 정신분열증이 있는 사람들의 생물학적 친척들에서 더 높지 않았다(73). 그러나 정신분열증을 시사하는 증거가 20대 초반에까지 나타나지 않았다면, 정신분열증은 나타나지 않기 쉽다는 점을 감안해야 한다.

　일찍 발생하는 조증에서 보이는 행동은, 특히 여성의 경우, 사회병질에서 보이는 행동과 비슷할 수 있다. 이따금씩 사회병질로부터 조증을 구분해내기가 어려울 수 있는데 이를테면 사회병질이 있는 사람이 암페타민이나 다른 약물 남용의 합병증을 갖고 있는 경우이다. 추적조사를 통해서 이런 구분하기 어려운 것을 가려내야 할 것이다. 조증이 15세 이전에 나타나는 것은 드물기 때문에, 이 나이 이전에 반사회적이고 비행 행동의 과거력이 있다면 조증보다는 사회병질에 해당되기 쉬울 것이다. 반사회적 행동과 범죄 행동이 기질적 뇌 증후군 때문에 나타나는 수도 있지만, 뇌 증후군은 아동기나 초기 사춘기에는 거의 나타나지 않는다.

임상적 관리(Clinical Management)

사회병질이 있는 사람을 치료할 때 주된 문제점은 이런 환자가 변화하고자 하는 동기가 부족하다는 것이다. 사회병질자 중 치료를 받으려고 하는 사람은 거의 없다. 이들은 학교, 부모, 또는 판사로부터의 압력에 의해 의사의 주의를 끌게 되는 경우가 거의 대부분이다. 더욱이 가족 상황이 혼란스러운 경우가 많고 사회경제적 여건도 형편없는 경우가 많아서 어떤 치료 프로그램을 받으려고 해도 가족의 지원을 거의 받지 못한다. 많은 치료자들이 조기에 수용해서 치료를 제공하는 것이 성공할 수 있는 유일한 희망이라고 믿고 있지만, 이에 대한 의견의 일치는 아직 본 바가 없다 (29). 심리치료(psychotherapy)는 아직까지 인상적인 결과를 가져오지 못했다(92). 생물학적 정신의학(biological psychiatry)에서는 경험적으로 지지를 받는 그 어떤 치료 개입법도 제공하지 못하고 있다(30, 62).

사회병질과 관련된 알코올 중독이나 약물 의존을 조절하지 못하면 치료를 해나가기가 특히 더 어렵다. 많은 사례에서, 알코올 중독이나 약물 남용이 완화되면 반사회적 및 범죄 행동의 감소가 뒤따른다(32). 사회병질은 일찍 시작되며 이의 위험성이 높은 사람은 금방 알아낼 수 있기 때문에(27, 75), 조기 발견과 처치가 궁극적으로 예방에 대한 희망을 가져다줄 수 있을 것이다.

참고문헌

1. Stoff, D. M., Breiling, J., and Maser, J. D. (eds.). *Handbook of Antisocial Behavior*. New York: John Wiley, 1997.

2. Akesson, H. O., Forssman, H., Wahlstrom, J., and Wallin, L. Sex chromosome aneuploidy among men in three Swedish hospitals for the mentally retarded and maladjusted. Br. J. Psychiat., 125:386-389, 1974.

3. Arthurs, R., and Cahoon, E. A clinical and electroencephalographic survey of psychopathic personality. Am. J. Psychiat., 120:875-877, 1964.

4. Behar, D., and Stewart, M. A. Aggressive conduct disorder of children. The clinical history and direct observations. Acta Psychiat. Scand., 65:210-220, 1982.

5. Behar, D., and Stewart, M. A. Aggressive conduct disorder: the influence of social class, sex and age on the clinical picture. Psychol. Psychiat., 25:119-124, 1984.

6. Bland, R. C., Newman, S. C., and Orn, H. Age and remission of psychiatric disorders. Can. J. Psychiat., 42:722-729, 1997.

7. Cadoret, R. J. Psychopathology in adopted-away offspring of biologic parents with antisocial behavior. Arch. Gen. Psychiat., 35:176-184, 1978.

8. Cadoret, R. J., and Cain, C. Sex differences in predictors of antisocial behavior in adoptees. Arch. Gen. Psychiat., 37:1171-1175, 1980.

9. Cadoret, R. J., Cunningham, L., Loftus, R., and Edwards, J. Studies of adoptees from psychiatrically disturbed biological parents. II. Temperament, hyperactive, antisocial and developmental variables. J. Pediat., 87:301-306, 1975.

10. Cadoret, R. J., O'Gorman, T. W., Troughton, E., and Heywood, E. Alcoholism and antisocial personality: interrelationships, genetics and environmental factors. Arch. Gen. Psychiat., 42:161-167, 1985.

11. Cadoret, R. J., and Stewart, M. A. An adoption study of attention deficit/hyperactivity/aggression and their relationship to adult antisocial personality. Compr. Psychiat., 32:73-82, 1991.

12. Chiles, J. A., Miller, M. L., and Cox, G. B. Depression in an adolescent delinquent

population. Arch. Gen. Psychiat., 37:1179-1184, 1980.

13. Christiansen, K. O. Crime in a Danish twin population. Acta Genet. Med. Gemellol., 19:323-326, 1970.

14. Cleckley, H. *The Mask of Sanity*. New York: Mosby, 1982.

15. Cloninger,C.R., andGuze, S. B. Psychiatric illness and female criminality: the role of sociopathy and hysteria in the antisocial woman. Am. J. Psychiat., 127:303-311, 1970.

16. Cloninger, C. R., and Guze, S. B. Psychiatric illness in the families of female criminals: a study of 288 first-degree relatives. Br. J. Psychiat., 122:697-703, 1973.

17. Clouston, T. S. *Clinical Lectures on Mental Diseases*. London: Churchill, 1883.

18. Cowie, J., Cowie, V., and Slater, E. *Delinquency in Girls*. London: Humanities Press, 1968.

19. Craft, M. *Ten Studies into Psychopathic Personality*. Bristol: John Wright & Sons, 1965.

20. Crowe, R. R. The adopted offspring of women criminal offenders. Arch. Gen. Psychiat., 27:600-603, 1972.

21. Crowe, R. R. An adoption study of antisocial personality. Arch. Gen. Psychiat., 31:785-791, 1974.

22. Editorial. What becomes of the XYY male? Lancet, 2:1297-1298, 1974.

23. Ehrenkranz, J., Bliss, E., and Sheard, M. H. Plasma testosterone: correlation with aggressive behavior and social dominance in man. Psychosomat. Med., 36:468-475, 1974.

24. Farrington, D. P. Childhood origins of teenage antisocial behaviour and adult social dysfunction. J. Roy. Soc. Med., 86:13-17, 1993.

25. Garvey, M. J. Suicide attempts in antisocial personality disorder. Compr. Psychiat., 21:146-149, 1980.

26. Gerstley, L. J., Alterman, A. I., McLellan, A. T., and Woody, G. E. Antisocial personality disorder in patients with substance abuse disorders: a problematic diagnosis? Am. J. Psychiat., 147:173-178, 1990.

27. Glueck, S., and Glueck, E. *Predicting Delinquency and Crime*. Cambridge, MA: Harvard University Press, 1959.

28. Gottlieb, J. S., Ashby, M. C., and Knott, J. R. Primary behavior disorders and psychopathic personality. Arch. Neurol. Psychiat., 56:381-400, 1946.

29. Gralnick, A. Management of character disorders in a hospital setting. Am. J. Psychother., 33:54-66, 1979.

30. Gunderson, J. G., and Phillips, K. A. Personality disorders. In *Comprehensive Textbook of Psychiatry, Volume 2*, 4th edition, Kaplan, H. I., Sadock, B. J. (eds.). Baltimore: Williams & Wilkins, pp. 1425-1444, 1995.

31. Guze, S. B. The role of follow-up studies: their contribution to diagnostic classification

as applied to hysteria. Semin. Psychiat., 2:392-402, 1970.

32. Guze, S. B., Goodwin, D. W., and Crane, J. B. Criminality and psychiatric disorders. Arch. Gen. Psychiat., 20:583-591, 1969.

33. Guze, S. B., Goodwin, D. W., and Crane, J. B. A psychiatric study of the wives of convicted felons: an example of assortative mating. Am. J. Psychiat., 126:1773-1776, 1970.

34. Guze, S. B., Goodwin, D. W., and Crane, J. B. Criminal recidivism and psychiatric illness. Am. J. Psychiat., 127:832-835, 1970.

35. Guze, S. B., Wolfgram, E. D., McKinney, J. K., and Cantwell, D. P. Psychiatric illness in the families of convicted criminals: a study of 519 first-degree relatives. Dis. Nerv. Syst., 28:651-659, 1967.

36. Guze, S. B., Woodruff, R. A., and Clayton, P. J. A study of conversion symptoms in psychiatric outpatients. Am. J. Psychiat., 128:643-646, 1971.

37. Guze, S. B., Woodruff, R. A., and Clayton, P. J. Hysteria and antisocial behavior: further evidence of an association. Am. J. Psychiat., 127:957-960, 1971.

38. Hare, R. D. *Psychopathy: Theory and Research*. New York: John Wiley & Sons, 1970.

39. Hare, R. D. Diagnosis of antisocial personality disorder in two prison populations. Am. J. Psychiat., 140:887-890, 1983.

40. Hare, R. D., Hart, S. D., and Harpur, T. J. Psychopathy and the DSM-IV criteria for antisocial personality disorder. J. Abnorm. Psychol., 100:391-398, 1991.

41. Henn, F. A., Bardwell, R., and Jenkins, R. L. Juvenile delinquents re-visited. Adult criminal activity. Arch. Gen. Psychiat., 37:1160-1163, 1980.

42. Hesselbrock, V., Meyer, R., and Hesselbrock, M. Psychopathology and addictive disorders. In *Addictive States*, O'Brien, C. P., Jaffe, J. H. (eds.). New York: Raven Press, Ltd., pp. 179-191, 1992.

43. Hook, E. B. Behavioral implications of the human XYY genotype. Science, 179:139-150, 1973.

44. Jonsson, G. Delinquent boys, their parents and grandparents. Acta Psychiat. Scand. Suppl., 195:1-264, 1967.

45. Kahn, E. *Psychopathic Personalities*. New Haven, CT: Yale University Press, 1931.

46. Kelso, J., and Stewart, M. A. Factors which predict the persistence of aggressive conduct disorder. J. Child Psychol. Psychiat., 27:77-86, 1986.

47. Koch, J. L. A. *Leitfaden der Psychiatrie*, 2nd edition. Ravensburg, Germany: Dorn, 1889.

48. Koller, K. M., and Castanos, J. N. Family background in prison groups: a comparative study of parental deprivation. Br. J. Psychiat., 117:371-380, 1970.

49. Kraepelin, E. *Dementia Praecox and Paraphrenia* (Barclay, R. M., Robertson, G. M., trans.).

Edinburgh: E. & S. Livingstone, 1919.

50. Kreuz, L. E., and Rose, R. M. Assessment of aggressive behavior and plasma testosterone in a young criminal population. Psychosomat. Med., 34:321-332, 1972.

51. Kruesi,M. J., Hibbs, E. D., Zahn, T. P., Keysor, C. S.,Hamburger, S. D., Bartko, J. J., and Rapoport, J. L. A 2-year prospective follow-up study of children and adolescents with disruptive behavior disorders. Arch. Gen. Psychiat., 49:429-435, 1992.

52. Lewis, A. Psychopathic personality: a most elusive category. Psychol. Med., 4:133-140, 1974.

53. Lewis, C. E. Alcoholism, antisocial personality, narcotic addiction: an integrative approach. Psychiat. Dev., 3:223-235, 1984.

54. Lucker,G.W., Kruzich, D. J.,Holt, M. T., and Gold, J.D. The prevalence of antisocial behavior among U.S. Army DWI offenders. J. Stud. Alcohol., 52:318-320, 1991.

55. Lundin, W. A. *Statistics on Delinquents and Delinquency*. Springfield, IL: C. C. Thomas, 1964.

56. Maddocks, P. D. A five-year follow-up of untreated psychopaths. Br. J. Psychiat., 116:511-515, 1970.

57. Mannuzza, S., Klein, R. G., Bessler, A., Malloy, P., and LaPadula, M. Adult outcome of hyperactive boys. Educational achievement, occupational rank, and psychiatric status. Arch. Gen. Psychiat., 50:565-576, 1993.

58. Martin, R. L., Cloninger, C. R., and Guze, S. B. The evaluation of diagnostic concordance in follow-up studies: II. A blind, prospective follow-up of female criminals. J. Psychiat. Res., 15:107-125, 1979.

59. Mattson, A., Schalling, D., Olweus, D. L., Löw, H., and Svensson, J. Plasma testosterone, aggressive behavior, and personality dimensions in young male delinquents. J. Am. Acad. Child Adolesc. Psychiat., 19:476-490, 1980.

60. Mawson, A. R., and Mawson, C. D. Psychopathy and arousal: a new interpretation of the psychophysiological literature. Biol. Psychiat., 12:49-74, 1977.

61. Mednick, S., and Christiansen, K. O. *Biosocial Bases of Criminal Behavior*. New York: Gardner Press, 1977.

62. Meloy, J. R. Antisocial personality disorder. In *Treatment of Psychiatric Disorders, Volume 2*, 3rd edition, Gabbard, G. O. (ed.). Washington, DC: American Psychiatric Press, pp. 2251-2273, 2001.

63. Mendelson, W., Johnson, N., and Stewart, M. A. Hyperactive children as teenagers: a follow-up study. J. Nerv. Ment. Dis., 153:273-279, 1971.

64. Mitchell, S., and Rosa, P. Boyhood behaviour problems as precursors of criminality: a

fifteen-year follow-up study. J. Child Psychol. Psychiat., 22:19-33, 1981.

65. Morrison, J. Adult psychiatric disorders in parents of hyperactive children. Am. J. Psychiat., 137:825-827, 1980.

66. Nielsen, J., and Henrickson, F. Incidence of chromosome aberrations among males in a Danish youth prison. Acta Psychiat. Scand., 48:87-102, 1972.

67. Offord, D. R., Sullivan, K., Allen, N., and Abrams, N. Delinquency and hyperactivity. J. Nerv. Ment. Dis., 167:734-741, 1979.

68. Oliver, J. E. Successive generations of child maltreatment: social and medical disorders in the parents. Br. J. Psychiat., 147:484-490, 1985.

69. Oliver, J. E. Successive generations of child maltreatment. The children. Br. J. Psychiat., 153:543-553, 1988.

70. Oliver, J. E. Intergenerational transmission of child abuse: rates, research, and clinical implications. Am. J. Psychiat., 150:1315-1324, 1993.

71. Prichard, J. C. *A Treatise on Insanity and Other Disorders Affecting the Mind.* London: Sherwood, Gilbert, and Piper, 1835.

72. Raine, A., Venables, P. H., and Williams, M. Relationships between central and autonomic measures of arousal at age 15 years and criminality at age 24 years. Arch. Gen. Psychiat., 47:1003-1007, 1990.

73. Rimmer, J., and Jacobsen, B. Antisocial personality in the biological relatives of schizophrenics. Compr. Psychiat., 21:258-262, 1980.

74. Robins, L., and O'Neal, P. Mortality, mobility, and crime: problem children thirty years later. Am. Soc. Rev., 23:162-171, 1958.

75. Robins, L. N. *Deviant Children Grown Up: A Sociological and Psychiatric Study of Sociopathic Personality.* Baltimore: Williams & Wilkins, 1966.

76. Robins, L. N. *The Consequences of Conduct Disorder in Girls. Development of Antisocial and Prosocial Behavior.* New York: Academic Press, 1986.

77. Robins, L. N., and Regier, D. A. *Psychiatric Disorders in America: The Epidemiologic Catchment Area Study.* New York: The Free Press, 1991.

78. Rush, B. *Medical Inquiries and Observations upon the Diseases of the Mind.* Philadelphia: Kimber and Richardson, 1812.

79. Satterfield, J. H. The hyperactive child syndrome: a precursor of adult psychopathy. In *Psychopathic Behavior*, Hare, R. D., Schalling, D. (eds.). New York: John Wiley & Sons, pp. 329-346, 1978.

80. Satterfield, J. H., Hoppe, C. M., and Schell, A. M. A prospective study of delinquency in 110 adolescent boys with attention deficit disorder and 88 normal adolescent boys.

Am. J. Psychiat., 139:795-798, 1982.

81. Schneider, K. *Psychopathic Personalities*. London: Cassell, 1958.

82. Schröder, J., de la Chapelle, A., Hakola, P., and Virkkunen, M. The frequency of XYY and XXY men among criminal offenders. Acta Psychiat. Scand., 63:272-276, 1981.

83. Schulsinger, F. Psychopathy: heredity and environment. Int. J. Ment. Health, 1:190-206, 1972.

84. Shah, S. Z., and Roth, L. H. Biological and psychophysiological factors in criminality. In *Handbook of Criminology*, Glazer, D. (ed.). Chicago: Rand McNally, pp. 101-173, 1974.

85. Slater, E., and Cowie, V. *The Genetics of Mental Disorders*. London: Oxford University Press, 1971.

86. Spalt, L. Hysteria and antisocial personality. A single disorder? J. Nerv. Ment. Dis., 168:456-464, 1980.

87. Spreen, O. The relationship between learning disability, neurological impairment, and delinquency. Results of a follow-up study. J. Nerv. Ment. Dis., 169:791-799, 1981.

88. Stewart, M. A., Cummings, C., Singer, S., and deBlois, C. S. The overlap between hyperactive and unsocialized aggressive children. J. Child Psychol. Psychiat., 22:35-45, 1981.

89. Sutker, P., and Allain, A. N. Antisocial personality disorder. In *Comprehensive Handbook of Psychopathology*, 3rd edition, Sutker, P. B., Adams, L. J. (eds.). New York: Kluwer Academic/Plenum Publishers, pp. 445-490, 2001.

90. Weiss, G., Hechtman, L., Milroy, T., and Perlman, T. Psychiatric status of hyperactives as adults: a controlled prospective 15-year follow-up of 63 hyperactive children. J. Am. Acad. Child Adolesc. Psychiat., 24:211-220, 1985.

91. Woodruff, Jr. R. A., Guze, S. B., and Clayton, P. J. The medical and psychiatric implications of antisocial personality (sociopathy). Dis. Nerv. Syst., 32:712-714, 1971.

92. Woody, G. E., McClellan, A. T., Luborsky, L., and O'Brien, C. P. Sociopathy and psychotherapy outcome. Arch. Gen. Psychiat., 42:1081-1086, 1985.

93. American Psychiatric Association. *Diagnostic and Statistical Manual of Mental Disorders*, 4th edition, text revision. Washington, DC: Author, 2000.

제9장

경계선 성격장애
Borderline Personality Disorder

경계선 성격장애(Borderline personality disorder: BPD)는 계속 진화 중인 진단명인데, 이 진단 기준의 타당성을 입증하기 위한 증거가 과학적으로 적극 축적되고 있기 때문이다. BPD의 핵심 특징(cardinal features)은, 지금까지 이해되고 있는 바로는, 정서적 위기(emotional crises), 자해(self-mutilation), 그리고 만성적인 자살 시도(suicidality)이다. 환자들은 자기 손목과 팔뚝에 자해한 상처가 여러 군데 있는 경우가 있다. 가능하다고 하면, 이들은 정신과 주치의에 매일 전화해서 자살하겠다고 위협하거나 또는 하루에도 몇 번씩 참을 수 없는 정서 상태에서 전화를 해댈 수 있다. 이런 양상은 단지 BPD만의 특징이 아니며, 이런 양상은 질병에 특정적인(pathognomonic) 것이 아니지만, 이런 양상이 있다는 것은 이 장애가 있을 가능성을 생각하도록 시사한다. 정신과적 장해(psychiatric disturbance)의 네 가지 주요 영역이 BPD의 특징인데, 즉 불안정한 정동(affective instability), 인지적 문제(cognitive problems), 충동성(impulsivity), 그리고 강렬하고 불안정한 대인 관계(intense and unstable personal relationships)가 해당된다(48).

경계선 성격이 경계선 정신분열증(borderline schizophrenia)을 의미하지는 않는다. 그러나 '경계선'이라는 명칭을 쓴 것은 그 당시에는 이런 성격을 정신분열증의 변두리 수준의 유형(marginal form)으로 여겼기 때문이다.

경계선 성격장애는 성격장애 B군 항목(Cluster B category)으로 분류된 네 가지 장애 중의 하나이며, 나머지 세 개는 반사회성(antisocial), 히스테리성(histrionic), 그리고 자애성(narcissistic) 성격장애이다(4). B군의 성격장애들은 극적(dramatic)이고, 정서적이며(emotional), 변덕스럽고(erratic), 그리고 충동적인(impulsive) 행동이 광범위하고 (pervasive) 오래 지속되는(longstanding) 것을 공통으로 하는 장애들을 모아놓은 것이다. 특히 경계성 성격장애는 정서, 자아상(self-image), 그리고 대인관계가 만성적으로 불안정한 것 때문에 잘 알려져 있다. BPD에 대한 현재의 진단 기준은 표 9.1에 제시되어 있다.

표 9.1 경계선 성격장애의 진단 기준(『DSM-IV-TR』)

대인관계, 자아상 및 정동에서의 불안정성, 심한 충동성이 광범위하게 나타나며, 이러한 특징적 양상은 성인기 초기에 시작하여 여러 가지 상황에서 일어난다. 다음 중 5가지(또는 그 이상) 항목을 충족시킨다.

(1) 실제나 상상으로 버림 받는 것을 피하기 위한 필사적인 노력
   주의: 아래의 진단 기준 (5)에 열거한 자살 또는 지해 행위는 포함되지 않음.
(2) 이상화(idealization)와 평가(evaluation)의 양극단 사이를 왔다 갔다 하는 것이 특징인, 불안정하고 강렬한 대인관계 패턴
(3) 정체감 혼란: 현저하고 지속적으로, 불안정한 자기(self)상 또는 자기 지각
(4) 자신에게 손상을 줄 수 있는 충동성이 적어도 2가지 영역에서 나타난다(예: 낭비, 성 관계, 물질 남용, 무모한 운전, 폭식).
   주의: 진단 기준5에 열거한 자살 또는 자해 행위는 포함되지 않음.
(5) 반복적인 자살 행동, 자살 시늉, 자살 위협, 자해 행위
(6) 현저한 기분의 변화에 따른 정동의 불안정성(예: 간헐적인 심한 불쾌감, 자극 과민성, 불안 등이 수 시간정도 지속되지만 수일은 넘지 않음)
(7) 만성적인 공허감
(8) 부적절하고 강렬한 분노 또는 분노를 조절하기 어려움(예: 자주 울화통을 터뜨림, 항상 화를 내고 있음, 몸싸움을 자주함.
(9) 일시적인, 스트레스와 관련된 망상적 사고 또는 극심한 해리 증상

미국정신의학회(APA) 진단 편람의 발전 중인 판(evolving editions)에 실린 '경계선 (borderline)' 장애에 대한 최초의 힌트는, '경계선 정신분열증(borderline schizophrenia)'을 정신분열증, 잠재형(schizophrenia, latent type)의 하위범주 속에 넣은 1968년의 2판에서 나타났다(93). 결국 경계선 성격장애는 1980년에 출간된 진단 편람 3판에서 공식적인 진단명이 되었다. 이 당시에는, BPD는 정신분열증 및 분열형 성격장애와는 분명하게 분리되었다. Spitzer와 동료들(93)은 Kernberg(39)와 Gunderson 및 Singer(32)가 관찰한 것을 공식적으로 엮어서 현재 받아들여지고 있는 BPD의 진단 기준으로 발전시켰다.

이 장애의 주요한 특징을 찾아내려는 연구가 수십 년간 진행되었지만, 이 장애의 개념화 작업은 아직도 발전 중인데, 경계선 성격 증후군의 범주화 및 타당성에 대한 논쟁이 계속되고 있기 때문이다. 이 장애의 명칭은, 이 질환이 또 다른 종류의 정신 병리와 경계선 영역에 있다는 것을 의미하는데, 처음 명명할 때부터 그 타당도에 대한 혼란이 있는 것을 반영하고 있다. Paris가 최근에 적절하게 관찰한 바에 따르면, "BPD가 위치하는 '경계(border)'는 다중적 특질 차원(multiple trait dimensions) 및 교차하는 진단 스펙트럼(intersecting diagnostic spectra)의 사이에 있다는 것이다"(p. 468)(65).

진단의 타당화 작업을 향해 발전이 있었음에도 불구하고(110), BPD에 대한 현대의 정의는 거의 40년 전에 수립된 진단 타당도과 신뢰도에 대한 인정된 기준(accepted criteria)에 부합되지 못하고 있는 것으로 보이는데(74), 특히 그 이유는 광범위하게 불일치하는 증상이 제시되는 문제점(widely inconsistent symptom presentations)과 다른 장애들과 증상면에서 중첩되는 것 때문이다(65). 이 장에서는 후속 작업이 요구되는 진단 타당도의 특정 영역들을 가려내고 논의할 것이다.

독자들에게는 BPD가 지난 30년간 연구자와 임상가에게 특히 큰 흥미가 있는 주제였다는 것을 언급해야만 하겠다. 이 장에 소개된 참고문헌들은 자료에 기반을 둔 것으로서, 이와 같이 발전하고 있는 지식 기반(knowledge base)에 공헌한 바 때문에 인용된 것이다. 독자들은 이 책에서 소개된 많은 양의 연구결과와 발견 내용이, 또는 심지어는 이 진단을 소개하는 있는 것이, 이 장애에 대한 현대의 정의가 타당함을 의미한다고 결론지어서는 안 될 것이다.

역사적 배경(Historical Background)

BPD 진단은 정신과 문헌에서는 시대적으로 비교적 최근에 처음으로 출현한 것이다. 지난 세기의 초반에는, '경계지역의 신경증과 정신증(borderland neuroses and psychoses)'(15) 그리고 '경계선(borderline)' 신경증(neuroses)(94)이란 개념이 정신분석을 받고 있는 환자들의 치료자에 의한 임상적 관찰의 맥락에서 나타났다. 그 다음의 수십 년 동안 '경계선' 장애라는 서술(descriptions)은 이런 환자들의 특징이 자애성(narcissism), 과민성(hypersensitivity), 열등감 및 불안전감(feeling of inferiority and insecurity),

망상과 비슷한 투사(delusion-like projection), 피가학증(masochism), 개인적 경직성(personal rigidity), 대인관계 및 전반적 현실검증력(general reality testing)의 손상, 그리고 치료에 대한 부정적인 반응을 나타내는 것에 있다는 것을 지칭하였다(95). 이런 환자들의 상당수는 무질서하고 문제가 있는(chaotic and dysfunctional) 가족 출신이었다. 4명의 환자 중 3명은 아동기에 오래 지속되고 반복적인 학대(abuse)와 방임(neglect)의 과거력 이 있었다고 보고했다.

　반세기 이상 동안, 위와 같은 '경계선 증후군(borderline syndrome)'의 분류는 신경증 적 질환과 정신증적 질환 사이에서 잘 정의되지 않은 영역 속에 있다가 퇴색하였다 (29, 95). 이 시기에는 앞에서 살펴본 특징들을 갖고 있는 환자들에게 많은 종류의 명칭이 부여되었다. 즉 활동성 정신분열증(ambulatory schizophrenia), 단순 정신분열증 (simple schizophrenia), 잠재형 정신분열증(latent schizophrenia), 준임상적 정신분열증 (subclinical schizophrenia), 주술적 정신분열증(occult schizophrenia), 불완전하게 형성된 정신분열증(abortive schizophrenia), 정신분열증 전 단계(preschizophrenia), 조기 정신분 열증(early schizophrenia), 유사정신병질적 정신분열증(pseudopsychopathic schizophrenia), 유사신경증적 정신분열증(pseudoneurotic schizophrenia), 경계지역 정신분열증 (borderland schizophrenia), 비전형적인 정신증(atypical psychosis), 잠재형 정신증(latent psychosis), 경계선 정신증(borderline psychosis), 정신분열적 인격(schizophrenic character), 정신증적 인격(psychotic character), '가장하는' 성격('as-if' personality), 유아적 성격 (infantile personality), 그리고 히스테리 성향의 불행증(hysteriod dysphoria)으로 불리었다 (32, 40, 95, 96). 연구결과에 따라서 궁극적으로 이 장애의 특징들에 토대를 둔 9개의 진단 기준이 수립되게 되었고, 이는 표 9.1에 제시되어 있다. 이 9개의 기준은 극심한 수준의 경계선 성격을 정신분열증으로부터 구분해주는 것으로 입증되었다(93).

　연구자들은 기분 조절부전(mood dysregulation)과 BPD의 관계에 대해 오랫동안 숙 고해왔다(86). Akiska와 동료들은 경계선 장애를 '준 정동적(subaffective)' 인격 증후군 (characterologic syndromes)으로 분류할 것을 제안했는데, 여기에는 순환성(cyclothymic) 장애, 기분부전(dysthymic) 장애, 그리고 양극성 II형(bipolar II) 장애가 포함된다(2). 또 다른 대안으로, Soloff 연구팀은 기분 조절(mood regulation)을 경계선 성격의 기질적 (constitutional)이고 생물적인 핵심 특징으로 파악하고는(88), BPD보다는 BPD가 동반 된 기분 양상(mood features)이라는 항목을 기분장애의 범주 속으로 배치했다. 경계선 성격의 고유한 특징인 급속히 바뀌는 정동 상태는 이런 환자들을 만성적으로 '불안정성이 안정화된'(chronically 'stable in their instability') 것으로 특징짓도록 만들었다(79). '불안정한 성격장애(unstable personality disorder)'라는 짧게 만든 명칭은 이와 같은 정동의 불안정성을 성격장애로 정의된 경계선 증후군에서 가장 중요한 특징으로 요점 정리한 것이다(93).

Hoch는 경계선 장애가 있는 그의 환자들에게서 앞에서 언급된 기분 증상, 신경증 증상, 그리고 정신증 증상이 있는 것을 확인하고 나서, 그들에게서 나타나는 좀 더 폭넓은 정신과적 증상 호소에 대해 기술했다. 그의 환자들은 "정신분열증상과 더불어 범신경증(panneurosis), 범불안증(pananxiety), 범성욕증(pansexuality)"(p. 1)(32)을 나타냈으며, "강박행동, 공포증, 우울증 등을 위시한 고전적 신경증들과 유사한 증상들이 광범위하게 나타났는데, 이런 모든 증상들은 환자의 기능을 심각하게 저해할 만큼 뒤범벅 상태로 강렬하게 나타났다"(p. 349)(95). Stone(95)은 이런 환자들의 정신과적 분류에 대한 역사를 추적하면서, 그 증상들에 해당되는 진단 항목의 폭이 넓은 것에 강한 인상을 받았다. 이 분야의 당시 상황에 대한 그의 개요(synopsis)는 코끼리의 각기 다른 부분을 설명하고 있는 맹인의 우화처럼 서술되어 있다.

… 상당한 논쟁이 있다. 그리고 많은 정신과 의사들은 경계선 성격을 사실상 생물적인 우울 질환(biologic depressive illness)의 하위 유형으로 보고 있다. 어떤 정신과의사들은 이를 다른, 좀 더 잘 특징지어진 전통적 진단, 이를테면 히스테리아, 사회병질, 또는 알코올 중독과 같은 것의 변형으로 보는데, 왜냐하면 드물지만 알코올 중독이 있으면서 경계선 상태(borderlines)에 있는 것으로 보이는 환자들이 술을 안 마시는 상태가 지속되면 아주 정상이 되는 경우가 있으며, 그리고 촘촘하게 폐쇄되어 있는 사회 시스템(tightly closed social systems) 안에 있는 사회병질자들은 경계선 상태(borderlines)와 구분할 수 없기 때문이다. 기술적인(descriptive) 차원의 하위 유형에는 정신증이 수반된 경계선 (border), 즉 환자가 혼돈되어 있고(chaotic), 폭발적이거나(explosive), 또는 비이성적 (irrational)('정신분열형[schizotypal]')인 상태에서부터, 신경증이 수반된 경계선(border), 즉 환자가 단지 자신의 존재감을 느끼기 위해('의존' 유형['anaclitic' type]) 동반자 (companionship)를 절실하게 찾는 우울하고, 공허한 마음의 집착하는 사람(clinger)인 경우에까지 걸쳐 있다. 어떤 환자들은 자신의 존재감이 없기 때문에, 카멜레온처럼 그때

그때의 환경에 맞추어 나간다("가장하는 성격[as-if personality]").

이와는 별도로, Guze(33)는 BPD가 있는 상당수의 환자들이 또한 사회병질, 알코올 중독, 약물의존, 히스테리아, 일차적이거나 부차적인 정동 질환(primary or secondary affective illness), 또는 정신분열질환의 진단기준에도 부합된다고 보고하였다. Guze와 그의 동료들은 경계선 성격에서 관찰되는 광범위한 공병(comorbidity) 현상 때문에 어려움을 겪었다. 이와 같은 광범위한 공병 현상은 이 장애의 궁극적인 타당성에 대한 의심을 촉발시켜왔다(25, 33, 35). 결정적인 의문점은 이와 같이 많은 정신과적 장애들이 실제로 BPD와 공존하는지, 또는 이들이 단지 이런 환자들이 보여주는 과 다한 정신과적 증상들을 보여주는 데에서 비롯된 신기루일 뿐인 것이냐에 있다. BPD가 나타내는 증상의 수효가 많고, 다양하며, 불안정한(unstable) 것이 가져오는 혼란스러움이 이 장애에 대한 해결되지 않은 분류방식을 둘러싼 논쟁을 지속시키는 데 기여하고 있다(111).

역학(Epidemiology)

BPD의 진단은 다르게 적용되는 경우가 많았기 때문에, 지역마다 이 장애의 유병 률의 추청치가 아주 다르게 나오는 결과를 초래했다(124). 진단의 엄밀성 부족은 BPD의 유병률이 높게 나타나는 데 기여하여 1980년에 공식적 진단 기준이 도입된 이후 몇 년 동안 "전염병처럼(epidemic)" 비율이 높아지는 결과를 가져왔을 수 있다 (57, 124). 경계선 성격장애는 현재 성격장애 중에서 가장 많이 사용되는 진단이다. 잘 확립된 기준을 엄밀하게 적용한 것을 토대로 한 최근 추정치에 따르면, 전체 인구 의 2% 정도가 BPD를 갖고 있을 수 있으며, 이 중 4분의 3은 여성이다(48).

경계선 성격장애는 다양한 장소와 계층에서 발견된다. 1차 의료기관에서의 이 장 애의 유병률은 6%인 것으로 추정되었다(30). 정신과 입원 병동에서는 그 유병률이 훨씬 높아서, 15~20%이다(108). 약물남용으로 치료를 받은 370명을 대상으로 한 연 구에서는 환자들의 18%가 BPD로 진단을 받았다(104). 또한 경계선 성격장애는 섭식 장애, 특히 폭식증(bulimia)과도 연관이 있는 것으로 보고되고 있지만, 신경성 거식증

(anorexia nervosa)과는 관계가 없다(54, 75). 또 경계선 성격장애는 불안 장애와 우울증이 있는 환자들에게서도 나타나는 것으로 기술되었다(16, 62). BPD가 다른 정신과적 장애들에 동반(comorbidity)되는 경우는 정신병리가 전반적으로 심각한 수준에 있다는 지표가 될 수 있다(16, 55, 62).

경계선 성격장애는 단지 미국에서만 있는 것이 아니다. 이 증후군에 대한 증거는 전 세계의 나라들에서 잘 기록되어 있는데, 여기에는 영국(103), 프랑스(14), 스페인(102), 독일(46), 네덜란드(104), 노르웨이(100), 스웨덴(44), 스위스(56), 터키(81), 브라질(20), 뉴질랜드(13), 일본(16, 55), 중국(122), 인도(69), 극동의 시베리아(80), 이집트(7)가 들어있다.

임상적 양상(Clinical Picture)

BPD가 있는 환자들은 여러 가지의 진단 항목에 해당되는 많은 증상을 나타낼 수 있다. 이들이 호소하는 증상은 정신증, 조증, 우울증, 불안, 해리, 사회병질, 약물 남용, 섭식 장애(특히 폭식증), 그리고 그 밖의 충동조절 장애의 증상이다. 이런 환자들이 보이는 증상들의 진단상의 복잡성을 고려해 볼 때, 이 질환은 이해하고 관리하기가 어려울 수 있다. 정신과 응급 서비스에 관한 한 연구에서는, BPD가 있는 18명의 환자들이 같은 서비스로 방문한 그 밖의 정신과 환자 102명보다도 훨씬 더 많은 정신과적 증상을 호소했다. BPD가 있는 환자들은 다른 정신과적 장애가 있는 환자들에 비해서 자살 시도, 분노 및 자극과민성(irritability), 쾌감불능증(anhedonia), 우울증, 경조증, 과대(grandiose) 또는 전능(omnipotent) 성향(tendencies), 해리, 성적 문란(sexual promiscuity), 재물 파괴, 타인 착취(exploitation of others), 알코올 남용, 그리고 사고유형의 장애가 없는 일시적인 정신증적 일화를 더 많이 나타낸다(68). 한 대학의 정신과 클리닉에서는, B군 성격장애(대부분 BPD를 나타냄)가 있는 9명의 여성 환자들이 같은 클리닉에서 기분장애, 불안장애, 그리고 정신분열증으로 진단받은 101명의 다른 여성 환자들에 비해서 우울증, 조증, 불안증, 정신분열증의 증상을 더 많이 호소하였는데, 이는 동일한 정신과 클리닉에서 신체화 장애로 진단받은 32명의 환자들에게서 관찰된 패턴과 똑같다(47). 이와 같이 환자들이 다양한 정신과 장애의 많은 증상을 나타내는 패턴을 보이게 되자, 이런 고전적인 임상적 양상을 기술하기 위해 '심리유형(psychoform)'이라는 새로운 용어가 생기게 되었다(47, 59).

BPD에서 다양한 정신과적 장애의 많은 증상을 호소하는 심리유형 패턴은 미네소타 다면적 인성 검사(Minnesota Multiphasic Personality Inventory: MMPI)를 사용하여 기록된 이런 환자들의 심리적 프로파일에서도 발견되어 뒷받침해 주고 있다. BPD가 있는 환자 26명에 대한 MMPI 검사결과에서는 모든 임상 척도의 점수들이 비정상적으로 높은(T점수로 70점 이상) '떠있는(floating)' 프로파일의 특징을 보여주었다. 정신분열증과 정신쇠약증(psychasthenia) 척도가 가장 높게 떠있는 것으로 나타났다(87). 이런 환자들의 MMPI 프로파일의 대부분은 타당성 척도에서 증상을 과장되게 보고하는 스타일이 있음을 보여주었다. 이 연구에서는 이런 환자들이 사실상 모든 것이 자신의 마음에 문제가 있다고 요란스럽게(vociferously) 호소하고 있음을 확인해 주었다.

당연하게도, 연구결과들은 이와 같은 다중 증상(polysymptomatic)을 나타내는 환자들에게서 정신과적 공병 현상이 외견상 높은 결과를 보여주었다. BPD가 있는 180명의 입원환자에게서 진단적 공병이 있는 비율이 91%인 것을 발견하고는, Fyer와 동료들은, BPD라는 것이 경계가 불명확해서, 어느 하나의 특정 장애라기보다는 다른 많은 장애들과 중첩되고 있는, 이질적(heterogeneous) 범주일 수 있다고 결론지었다(25). 비슷한 시기에 Swatz 연구진은 BPD가 있는 21명의 입원환자와 외래환자에게서 당해 연도(current-year)의 정신과적 공병률이 높다는 것을 발견하였다. 공병 진단된 것은 주요 우울증(81%), 범불안장애(86%), 공황장애(62%), 기분부전증 dysthymia(52%), 알코올 남용/의존(24%), 그리고 약물 남용/의존(19%)이었다(97). Swartz 등의 연구에서는 BPD 진단을 85%가 넘는 민감도(sensitivity) 및 특정도(specificity)로 예측해주는 24개의 당해 연도의 호소한 정신과적 증상들 중에서 최소한 11개에 대한 역치(threshold)를 파악해냈다. 이런 증상들은 광범위한 정신병리—공황, 불안, 우울, 자살시도, 자극과민성(irritability), 충동성(impulsivity), 대인관계의 어려움, 단기 정신증적 현상—를 나타내고 있어서, BPD의 심리유형(psychoform)적 특성을 잘 보여주고 있다. BPD가 있는 환자들에게서 나타나는 이처럼 광범위한 정신병리의 패턴은 Paris가 저술한 최근 논문의 제목에서 다음과 같이 잘 특징화되어 표현되었다: "경계선 성격장애의 본질: 다양한 차원, 다양한 증상, 그러나 하나의 범주(category)"(65).

Hudziak과 동료들이 나중에 발견한 것은, 그들의 연구대상인 BPD가 있는 87명 환자의 100%가 한 가지 이상의 다른 정신과적 진단에 대한 생애 기준(lifetime criteria)에 부합된다는 것이었다. 주목할 만한 것은, 이 환자들은 각각 평균 5개의 진단을 받았다는 것이다(35). 이와 비슷한 시기에 Zananrini 연구팀은 379명의 BPD 입원환자들에게서 평생 동안의(lifetime) 공병률(comorbidity rates)이 높음을 기술하였다. 즉 사실상 모든 환자들(98%)이 기분장애를 갖고 있었으며, 그리고 73%는 '복합적인(complex)' 공병 현상(약물남용 및/또는 섭식장애가 동반되고 기분장애와 불안장애가 모두 있는 것으로 정의됨)을 보였다(111).

다른 성격장애가 있는 환자들과 비교할 때, BPD가 있는 환자들은 또한 주요 우울증, 양극성 II형 장애, 공황장애, 일반화된 불안장애(범불안장애), 공포증, 외상 후 스트레스 장애, 강박장애, 신체화 장애, 그리고 섭식장애(eating disorders)가 주목할 만하게 많이 있는 것으로 나타났다. 이와 마찬가지로, Zimmerman과 Matta는 BPD가 있는 49명의 환자의 98%가 공존 장애를 갖고 있다고 보고하였는데, 동반된 진단의 평균 수효는 3.4개이었다(123). BPD가 없는 350명의 정신과 외래환자와 비교했을 때, 이 연구에서의 BPD가 있는 환자들은 주요 우울증, I형 및 II형의 양극성 장애, 공황장애, 외상 후 스트레스 장애, 공포장애, 강박장애, 섭식장애, 그리고 신체형(somatoform) 장애의 동시적인 유병률(current prevalence)이 주목할 만하게 더 높았다. 표 9.2에는 위의 3개의 연구들에서의 BPD가 있는 환자들의 특정 공병률(specific comorbidity rates)이 제시되어 있는데, 이는 이런 환자들의 증상호소에 심리유형적 속성이 공통되게 있음을 보여주고 있다.

BPD가 있는 환자들이 나타내는 증상은 그 범위가 넓을 뿐만 아니라 그 강도가 매우 극심한 것을 보여준다. 주요 우울증과 불안장애의 증상을 확인해주는 Beck 우울 목록검사(Beck Depression Inventory)와 Hamilton 불안 평정 척도(Hamilton Rating Scale for Anxiety)를 238명의 정신과 외래환자들에게 실시하고, 구조화된 면접(structured interview)을 통해 BPD로 진단된 이 환자들의 38명을 다른 환자들과 비교하였다. BPD가 있는 38명의 환자 중 13명만이 주요 우울증이 없는 것으로 나타났는데, BPD 소집단(subgroup)에서는 주요 우울증으로 진단받은 BPD가 없는 139명의 환자들에 비해 위에서 실시한 자기보고식 검사에서 우울 증상을 더 심하게 갖고 있는 것으로 나타났고, 또한 이들은 불안장애로 진단받고 BPD가 없는 134명의 환자들에 비해서 자신의 불안 증상을 더 심한 것으로 자기보고 하였다(16). Zanarini와 그녀의 동료들은

언급하기를: "그 이유는 아마도 이들이 경계선 환자들이 실제로 느끼는 기분부전 (dysphoria) 수준보다는 자신의 기분부전을 남들이 믿도록 열심히 털어놓으려고 하기 때문일 수 있다"(p.164)(119).

표 9.2 경계선 성격장애 환자의 공존 진단에 대한 연구

공존 장애 유병률(%)	Hudziak et al. (생애기간 중) (35)	Zanarini et al. (생애기간 중) (111)	Zimmerman & Mattia (현재) (123)
주요 우울증	87	83	61
기분부전증	44	39	12
조증 일화	19	–	9
II형 양극성 장애	–	10	9
신체화 장애	45	16	–
신체형 장애	–	39	20
공황장애	51	48	31
범불안 장애	55	14	14
단순 공포증	31	32	20
광장공포증	7	12	2
사회공포증	11	46	42
알코올 남용/의존	49	52	12
약물 남용/의존	27	46	3
반사회성 성격장애	23	–	–
외상 후 스트레스 장애	28	56	36
강박장애	7	16	20
섭식 장애	16	53	17

BPD에게서 정신과적 공병이 광범위하게 나타나는 것은 기분, 불안 및 정신증적 장애뿐만 아니라 다른 성격장애에서도 그렇다. BPD가 있는 180명의 입원환자에 대한 진료기록 차트 검토(chart review) 연구에서는 92%가 최소한 다른 한 개의 성격장애의 진단기준에 부합하였으며, 그리고 거의 절반은 두 개 이상의 다른 성격장애의 진단기준에 부합하였다(25). 마찬가지로, Nurnberg의 연구진은 주요한 정신과적 장애가 동반되지 않은 BPD 외래환자의 82%가 최소한 한 개의 성격장애 진단을 부가적으로 받았다는 것을 발견하였다(60). 추가로 받은 성격장애 진단의 평균 수효는 3.7개이었다. 물론 이렇게 추가된 성격장애 중 어느 것도 주도적으로 우세한 것은 없었다. Zanarini 연구진은 성격장애가 있는 504명의 입원환자들 사이에서 성격장애 동반 정도에서 성차가 있는 것을 보고하였다(112). 편집성, 수동–공격성, 자애성, 그

리고 반사회성 성격장애가 동반되는 것은 BPD가 있는 남성 환자들에게서 더 많이 나타났다.

BPD의 특징이라고 여겨지는 각각의 심리적 및 행동적 양상들은 때때로 다른 장애들에서도 관찰된다. 그러나 BPD의 정의는 단일한 장애 속에 이런 양상들이 모두 모여서 나타나는 것이다. BPD가 있는 환자들은 만성적인 외로움과 공허감(loneliness and emptiness), 열등감 및 불안전감(inferiority and insecurity), 불안에 대한 감내력 부족(intolerance), 의존성(dependency), 무력감(helplessness), 불신감(distrust), 정서 조절력의 부족(poor emotional control), 충동성(impulsivity), 외부 스트레스 자극에 대한 과잉 반응성(overreactivity), 투사(projection; 예를 들면, 적대감이 느껴지면, 그 적대감을 남의 탓으로 돌리는 것), '쪼개기(splitting; 예를 들면, 자기(self) 또는 타인을 완전히 좋거나 완전히 나쁜 것으로 기술하는 것)', 타인에 대한 극단적인 이상화(idealization) 및 평가절하(devaluation), 정체감(identity) 장애, 자기(self)에 대한 자애적 집착(narcissistic preoccupation), (자신이) 특수하고 권능이 부여된(special and entitled) 느낌, 남에 대한 공감력(empathy)의 부족, 극도로 주의를 끄는 것(attention-seeking), 요구가 많고 조종하려는 행동(demanding & manipulative behavior), 그리고 손목 자해 및 그 밖의 자해 행위(self-mutilation)로 시달리고 있다(12, 68).

BPD가 있는 환자들은 쉽게 지루해 하고(easily bored), 자극을 추구하며(stimulation-seeking), 그리고 충동적인(impulsive) 것으로 기술되는데, 도박, 과소비, 폭식, 약물 남용, 불안전한 성행위(unsafe sex), 또는 무모한 운전(reckless driving)과 같은 충동적이고, 자해 가능성이 있는 행동에 빠져들기 쉽다. 이들의 자기 이미지(self-image)는 불안정하여 자신의 목표, 가치관 및 역할에서 극적으로 변화할 수 있다. 정서적 폭풍우 속에서, 종종 이들은 갑자기 자신의 인생 계획, 친구 또는 성적 정체감(sexual identity)을 바꿀 수 있다.

BPD가 있는 환자들은 대인관계의 스트레스에 과도하게 반응하여, 절망(despair), 공황(panic), 또는 격노(rage)의 극적인 일화(dramatic episodes)로 폭발하는 수가 있다. BPD가 있는 많은 환자들은 자신의 분노를 잘 조절하지 못하여, 특히 남들이 자기를 버린다고 생각되면, 강렬한 분노 폭발을 나타내는 수가 있다. 스트레스 일화를 겪는 동안, 이들은 해리 증상 또는 단기 정신증에 유사한(psychotic-like) 증상(예를 들면, 자기[self] 또는 이 세상에 대한 비현실감, 왜곡된 신체상[body image distortion], 환시[visual hallucinations], 편집성 감정[paranoid feelings], 그리고 관계사고[ideas of reference])을 보이는 수도 있다(12, 68).

BPD가 있는 환자들의 대인관계는 강렬하고 불안정한 것이 그 특징이다. 이들은 건강관리 전문가들과 상호작용하는 것도 아주 어려워하는 경우가 종종 있다. 이런 환자들은 오랜 시간을 들어 주기를 원하거나 특별한 처치를 요구하는 경우가 종종 있다. 이들은 대인관계를 이상화(idealize)시켜서, 정서적으로 금방 친해지지만, 그러다가도 자신의 요구를 들어주지 않으면 상대방을 금방 평가절하하면서, 동시에 자기를 버렸다거나 관심이 없다고 비난할 수가 있다. BPD가 있는 환자들은 이들을 지원해주는 건강관리 전문가들 사이에서 갈등과 불화를 촉발시키는 데 뛰어난 능력을 갖고 있다.

반복적인 자살 행동은 BPD의 고전적인 형태(classic presentation)로서, 특히 스트레스를 받고 있는 동안에 많이 발생한다. 한 연구에서는 BPD로 진단된 입원환자의 73%가 과거에 자살 시도를 최소한 한 번은 한 적이 있으며, 이들의 자살 시도 횟수의 평균은 3.4회이었다고 보고하였다(91). 이런 환자들에서의 자살 시도는 공병된 주요 우울증과 관련 있는 것이 아니라, 반사회적 성격장애와 연관된 것이다. 자살 시도자 중 20%는 반사회성 성격을 갖고 있었는데, 반면에 비자살 시도자는 4%였다.

BPD의 두드러진 특징은 자해(self-mutilation)로서, 90% 이상의 환자에서 발행한다. 자해가 반복적인 자살 행동의 일부로서 종종 발생하기는 하지만, BPD가 있는 많은 환자들은 자살 시도와는 관련이 없는 정서적 스트레스의 일화를 겪는 동안에 자해를 한다(31, 105). 아주 흔한 것으로서, 환자들 자신의 팔뚝을 자해한 상처와 스스로 불로 태운 것을 보여주는데, 이는 종종 대인관계로 스트레스를 받고 있을 때 나타난다. 신체검사를 해보면, 손목이나 팔의 맨 끝부분에 여러 군데 깊지 않은 흉터 또는 담뱃불로 지진 원형 모양의 화상이 모여 있는 것을 발견할 수 있을 것이다. 어떤 한 환자는 자해로 인해 손목에서부터 겨드랑이에까지 걸쳐서 수백 개의 흉터를 갖고 있었다. 그러나 자해는 BPD만의 특징(pathognomonic)이 아니며, 다른 많은 장애에서도 관찰된다.

BPD 진단의 단서는 말하는 패턴(speech patterns)에서 탐지해낼 수 있는데, 이런 패턴은 총칭해서 '비정신증적 사고 장애(nonpsychotic thought disorder)'(58)라고 명명되는 것으로서, 이런 환자들의 인지 유형(cognitive styles)을 반영해주는 것이다. 이들은 '실무율(all-or-nothing)' 논리와 과잉 반응하는 경향성을 보여주는데, 이런 경향이 과잉 일반화되고(overgeneralized) 부적절하게 세계화된(globalized) 진술로 표현되고 있는 것이다. 그들의 언어 표현은 극단적인 단어 및 구절(예를 들면, '최악[the worst]', '결코 아니다[never]', '항상[always]', '누구도 아니다[nobody]', '모든 사람들[everybody]')을 사용해서 퍼붓듯이 말을 한다. 그들의 말은 겉돌고(circumstantial) 매우 포괄적이며, 동시에 모호하고, 인상적이고(impressionistic), 부정확하며(imprecise), 그리고 중요한 세부사항을 빼먹는 것이 특징이다. 이들은 많은 증상을 비효율적이고 상관없는 내용들로 묘사하기 때문에, 자신에게 요구된 세부 정보를 전달하지 못하는 것으로 보인다. 이런 환자들을 대상으로 과거력을 수집하는 일(history-taking)은 힘이 들 수 있다(22, 42).

생물학적 연구결과(Biological Findings)

BPD의 신경생물학은 잘 이해되지 않고 있지만, 많은 비정상적인 것들이 여러 개의 연구 흐름에서 밝혀졌다. 시상하부-뇌하수체-부신축(hypothalamic-pituitary-adrenal axis)이 과잉 반응한다는 것이 시사되어 왔다(72). 현재 연구가 진행되고 있는 또 다른 영역은 비정상적인 세로토닌의 전달(serotonergic transmission)에 관한 부분인데, 이는 BPD와 함께 나타날 수 있는 공격성의 탈억제(disinhibition)와 관련이 있을 수 있다(48). 구조 및 기능에 대한 신경영상 연구들(neuroimaging studies)에서는 세로토닌의 기능(serotonergic functions)을 중재하는 두뇌 영역에서 비정상이 있는 것을 밝혀냈다. 안와 전두피질과 등쪽 전두엽(orbitofrontal and dorsolateral prefrontal cortex), 해마, 그리고 편도체에서의 용적의 감소(reduced volumes)에 대한 발견; 복외측전전두피질(anterior cingulate cortex)의 불활성화(deactivation); 그리고 BPD에서 보이는 편도체의 과잉활동성(hyperactivity)—이 모든 것들은 이 장애에서 세로토닌의 역할의 가능성을 지적하고 있다(21, 34, 53, 78, 99, 106). 이 이론에서는, 편도체의 활동에 대한 전두엽의 억제 능력이 비효과적인 것이 편도체의 정서적 폭주(emotional overdrive) 상태로 이끌 수 있다고 본다. 종합하면, 이들 계통 속에서의 비정상적인 발견 내용이 BPD의 정서적 상태에 대한 신경생물학적으로 상관관계가 있는 현상(neurobiological correlates)임을 보여주는 것일 수 있다(48).

발달 과정(Natural History)

문헌에서는 BPD가 통상 성인기 초기에 전반적인(pervasive) 만성적 정동 불안정성 (affective instability) 및 충동성(impulsivity)을 나타내는 것으로 기술하고 있다. 어떤 환자들에서는, 자해 및 연극적인 자살 제스처 같은 이 장애와 연관된 행동이 청소년기나 아동기에 시작된다(110). BPD의 임상적 경과는 폭풍우 치듯이(stormy)라고 흔히 기술되는데(61), 이 장애의 특징인 정서적 위기와 정동의 불안정성으로 인해 만성적으로 소란스러운(turbulent) 일화를 반영해주고 있는 것이다(85).

BPD와 환자가 보고한 아동기의 학대/방임의 과거력 사이의 연관은 오래전부터 잘 인정되어 왔으며, BPD에서 아동기 학대 및 방임의 정도는 지난 20년 동안에 그 중요성이 점차 더 많이 인정되게 되었다(121). Zanarini의 연구진은 BPD가 있는 358명의 환자 중 91%가 아동기 학대의 과거력을, 그리고 92%는 아동기 방임을 보고하는 것을 발견하였다(117). 이 연구자들이 조사한 29명의 BPD 입원 환자들의 하위집단에서는 특히 심각한 유형의 학대 및 남용을 기술하였는데, 이는 그들의 BPD 증상의 심각도와 상관관계가 있었다. 이들 입원환자들이 보고한 심각한 학대는 아동기와 청소년기에 모두 일어났으며, 최소한 1년간, 적어도 매주마다, 2명 또는 그 이상의 가해자로부터 성폭행(penetration)을 당하고 힘(force)이나 폭력을 사용하는 일을 당한 것이 대표적이었다. 그러나 학대받은 과거를 기술한 BPD 환자들의 대부분은 이와 같이 심각한 수준으로 학대를 당했다고 보고하지는 않았다. 부모의 정신병리와 교육 수준을 통제한 대규모의 종단 연구(longitudinal study)에서는, 아동기의 언어학대 및 방임조차 사춘기와 초기 성인기에서의 경계선 성격장애 및 여러 개의 다른 성격장애의 발달과 연관이 있는 것으로 밝혀졌다(36, 37). 그러나 종합하면, 이런 연구들에서 발견된 것을 모두 합친다고 해서 아동기 학대와 BPD 사이의 연관이 특히 강하다는 것을 입증해주는 것은 아니다(65).

아동학대에 대한 보고와 BPD 사이에 관계가 있음이 반복해서 보고되었음에도 불구하고, BPD의 발생에서 아동기 학대가 원인임을 시사하는 증거는 충분하지 못하다. Zanarini와 그녀의 동료들은 처음에는 경계선 정신병리를 일으키는 데 이런 부정적인 초기 경험들이 기여를 했을 것이라고 가정했지만, 이 연구자들은 보다 최근에는 자신들의 원인 모형(etiological mode)을 보완하여, 어릴 적에 다양한 강도로 받은 환경적 도전(environmental challenges)과 상호작용하는 체질적 소질(constitutional temperament)의 중요한 영향을 설명하려고 하였다(110).

BPD가 있는 환자들이 보고하는 아동기 학대의 기억에 대한 타당성(validity)이 문제되었으며(63), 특히 망각되거나 '억압(repressed)'된 후 (나중에) 발굴된(recovered) 것이라고 주장되는 기억에 대해서 그러했다. 의문점은 보고된 아동기 학대의 기억이 이런 환자들의 상당수에서 나타나는 특징인 과장되게 보고하는 행동, 대인관계 관련 사건에 대한 왜곡된 지각(distorted perceptions of interpersonal events)(63), 또는 심지어 치료자의 암시에 의한 산물(products of therapist suggestion)(10, 71)을 보다 정확하게 보여주고 있는 것은 아닌지의 여부에 대해서 제기되어 왔다. 그러나 BPD가 있는 환자들은, BPD가 있는 환자의 생물학적 친척 사이에서 잘 입증된 반사회적 성격장애와 물질남용의 발생률이 높은 것과 연관된, 원래의 가족을 통해서 고통스러운 환경에 좀 더 자주 노출된 과거를 실제로 갖고 있기가 쉽다. 임상가는 일반적으로 환자가 아동기의 학대(mistreatment)에 대해 보고한 것의 진실성(veracity)에 대해서 결론을 내리는 위치에 있지 않으며, 다만 열린 마음을 유지하고 있는 것이 환자에게 가장 큰 도움이 될 것이다. 이런 환자들이 보고한 학대의 타당성에 관계없이, 이런 외견상의 연결고리를 알게 되면 임상가는 아동기의 학대 및 방임의 과거력을 보고하는 환자들을 감별 진단 시 경계선 정신병리를 포함시키게 된다.

BPD의 장기간의 경과는 아주 변화무쌍할 수 있다. 이 장애의 경과는 한때 황량하다(bleak)고 간주되었던 것만큼 그 정도는 아니다(28, 82, 110, 113). 어떤 환자들은 안정된 균형(equilibrium) 잡힌 상태에 도달하는데, 이는 특히 인생의 40대나 50대가 되어 성숙해질 때 그러하다. 성숙해지면서, 주목할 만했던 환자들 중 일부는 이 질환으로 인한 고삐(grap, 구속)를 이겨내게 되는 수도 있다. 사회적 부적응과 자살의 위험은 성인기 초기 몇 년 동안에 가장 크지만 나이가 들면서 감소하는 경향이 있다.

BPD가 있는 환자들의 소규모의 표본에 대한 초기의 추적조사 연구들은 전반적으로 볼 때 회복(recovery)에 대해서 상대적으로 낙담할만한 전망을 내놓았다(114). 정신분열증은 이런 환자들에서는 나타나지 않았다. 그러나 상당수는 BPD 이외에도 다른 성격장애의 진단을 받았다. BPD가 있는 환자들에 대한 장기간의 추적조사가 실시된 최근의 두 개의 대규모적인 체계적 성과 연구결과들(systematic outcome studies)은 보다 낙관적인 성과를 시사해준다. BPD가 있는 100명의 입원환자에 대한 연구에서, Paris

와 동료들은 15년이 지나자 75%의 사람들이 더 이상 BPD의 진단기준에 부합되지 않음을 발견했다(66). 이 연구자들은 100명의 환자 중 64명을 12년간 동안 추적조사 하는데 성공하였다; 기준점이 되는 입원(index admission) 후 평균 27년이 지나자, 더욱더 증세 호전이 이루어진 것이 명백했으며, 이제는 단지 5명의 환자만이 BPD의 진단기준에 부합될 뿐이었다(67). 275명의 BPD 입원환자들에 대한 Zanarini 연구진의 10년간의 추적조사 연구에서는 재발이 거의 없는 가운데 88%의 증세경감률이 발견되었다고 보고하였다(118). 충동적 증상(자해와 조종 목적의 자살 시도) 그리고 대인관계적 어려움(요구하는 행동과 으스대는 행동[entitled behaviors] 그리고 치료에 대한 저항)은 신속히 해결되는 것이 보통이지만, 기분부전증(외로움, 공허감[emptiness], 분노), 포기(abandonment) 및 의존(dependency) 문제는 만성적이 되는 경향이 있었다.

환자의 대부분에서 BPD가 시간이 흐름에 따라 없어지는 현상은 이 환자들에게서 애초의 BPD 진단이 타당한지에 대해, 그리고 심지어는 그 진단범주가 일반적으로 타당한지에 대해서 의문점을 불러일으켰는데(65), 왜냐하면 성격장애는 일반적으로 안정되고 계속 지속되는 상태로 정의되기 때문이다(4). 그러나 이런 연구들에서 BPD의 증상호전이 나타나는 것은 더 이상 진단기준을 충족시키지 못하는 것으로 정의되었는데, 이는 해당 장애의 모든 증세(signs)와 증상이 모두 소멸된다는 것을 의미하는, 충분한 경감(full remission)에 비해서 장애의 '부분적 경감(partial remission)'(p.2)(4)에 대한 『DSM-IV-TR』의 정의와 아주 정확하게 들어맞는다. 그러나 위에 소개된 추적조사 연구에서 발견된 내용을 면밀하게 조사해보면, 환자들의 충동적 행동과 자살 행동이 호전되는 경향이 있었지만, 그들의 정동의 불안정성(affective instability)은 만성적이었으며, 그리고 성격장애에 대한 고전적 개념화 내용과는 반대로, 환자들의 기능적 손상(functional impairment)도 지속되었다(65).

합병증(Complications)

경계선 성격장애는 주요한 I축의 정신과적 장애만큼 심각하고 기능적 무능력(functionally disabling)을 가져올 수 있는 장애로 기술되어 왔다. BPD가 있는 입원환자들에 대한 추적조사 연구결과에서는 이들에 대한 (처치) 성과(outcomes)가 조증

(mania) 또는 분열정동 장애(schizoaffective disorder)의 경우에 비해서 더 나쁜 것으로 나타났으며, 이는 정신분열증에서 보이는 만성적이고 심각한 정도에 근접하는 결과였다(70). BPD에서의 기능적 손상은 직장 영역, 사회적 관계, 그리고 여가활동에서 주요 우울증의 수준에 필적할 만한 것으로 기술되어 왔다(85). BPD로 인해 이전에 입원한 적이 있는 환자들의 거의 2/3(64%)이 최소한 1년간 일을 하지 못한 것으로 나타났다(92). 낮 병동 프로그램(day hospital program)에 참여한 86명의 경계선 환자들에 대한 3~10년에 걸친 추적조사 연구에서는 오직 24%만이 전일제(full-time)로 근무하고 있었으며, 전적인 무능력 상태가 34%, 그리고 오직 27%만이 결혼했거나 동거하고 있었다(76). BPD가 있는 환자들에 대한 6년간에 걸친 전망적 추적조사(prospective follow-up) 연구에서는 이들의 사회적 기능수준이 다른 성격장애 환자들에 비해서, 특히 직업적 성취의 측면에서, 더 심하게 손상된 것으로 나타났다(114).

BPD에서의 기능적 손상(functional impairment)은 그 변화의 폭이 아주 클 수 있다. 어떤 환자들은 일하거나 학교에 잘 다닐 뿐만 아니라 친구관계도 잘 유지하며 여가활동도 해낸다. 정반대편에 있는 다른 환자들은 직장에서 안정되게 일하지도 못하여 자신을 부양하기 위해 장애인에게 제공되는 혜택(disability benefits)에 의존해야만 한다. BPD가 있는 어떤 환자들은 가족들과의 친밀하고, 지지적인 관계를 즐기지만, 다른 환자들은 가족들과 계속해서 폭풍우치는 듯한 관계를 갖고 있으며, 그리고 소수의 환자들은 자신의 원 가족들과의 모든 접촉을 끝내버리기도 한다(110).

자살하려는 행동은 BPD가 있는 환자 사이에서 만성적으로 나타나는 문제일 수 있다. 임상가들은 (이들이 나타내는) 빈번한 자살 제스처(gestures)를 조종하려는 의도에 있다고 간단히 생각해 버리고는 자살의 위험성이 거의 없다고 간주하는 경향이 있다. 그러나 만성적으로 또는 반복해서 자살을 시도하는 환자들은 종국에는 자살에 성공할 위험성이 상당하다는 것을 보여준다. 물론 이런 환자들에게 특징적으로 나타나는 만성적인 자살 위협과 제스처에 비하면, 자살에 성공하는 비율은 드문 편이다(110). BPD가 있는 64명의 환자에 대한 27년간의 추적조사 연구에서는 9%가 자살로 인해 사망한 것으로 밝혀졌다(67). BPD에서의 자살률은 일반 계층에서의 자살률에 비해서 400배나 높은 것으로 추정되었다(61). 환자의 소망과 반대로 일찍 퇴원시키거나 처치 계약을 위반한 이유로 조기 퇴원시키는 것은 두 개의 각기 다른 연구에서 자살의 성공과 관련이 있는 것으로 주목되었다(41, 43). 그러나 이 연구들에서는 이런 환자들의 자살이, 주요 우울증 및 약물사용 장애처럼, 다른 환자들에게서 자살과도 연관이 있는 BPD의 정신과적 공존질환과 관련되어 나타난(specifically associated) 것인지의 여부는 불확실하다. 또한 BPD가 있는 환자들이 나타내는 잦은 제스처도 그 환자가 진짜로 죽으려고 의도하지 않았다고 하더라도 사고로 인해 죽게 되는(accidental fatality) 결과를 초래할 수 있다.

한 연구에서는 BPD가 있는 84명의 입원환자들 중에서, 거의 절반에 해당하는 사람들이 최소한 한 번은 죽고자 하는 명백한 의도를 갖고 자살 시도를 하였으며, 이렇게 시도한 자들 중 2/3는 최소한 한 번은 의학적으로 심각한―치명적일 수 있는―자살 시도를 저지른 적이 있었다(91). 죽고자 하는 의도는 경계선 특질 또는 주요 우울증의 심각도와 관계가 없었지만, 그러나 의학적인 치명도는 일생동안 자살 시도한 횟수와 관련이 있었다. 연구결과들은 공존한 물질 남용이 BPD에서의 자살과 관련되어 있는지에 대해서 결론짓는데 일관성이 없었다(43, 67). 또한 BPD가 있는 환자들이 과거에 저지른 자살 시도도 자살에 성공하는 것(completed suicide)과 관련이 있는 것으로 밝혀졌다(43). 따라서 BPD가 있는 환자들에게서 여러 번의 자살 시도가 실패한 과거력이 있다고 나중에 저지를 자살 시도가 치명적이지 않을 것이라는 것을 보장해주지 못하며, 전혀 예측해주지도 못한다(9).

가계 연구(Family Studies)

BPD가 있는 환자들의 가족에서의 정신과적인 질환에 대한 대부분의 연구들에서는 환자가 가족 구성원들에 대해서 보고한 내용 또는 차트에 기록된 가족력(family histories)의 개요에 의존해왔다. 이런 "가족력(family history)"에 대한 연구는 가족 구성원에 대한 직접적인 면접(가계 연구[family studies])보다는 못한 것으로 널리 간주되고 있다. 차트 검토(chart review)에 의존하는 연구들을 포함해서, 가족력 연구들에서는 BPD가 있는 환자들의 가족 구성원 사이에서의 기분장애의 유병률이 높다는 것을 밝혀냈다(92). 이는 기분장애가 있는 환자들의 친척들 사이에서 밝혀진 것과 유사하며(26, 52), 정신분열증이 있는 환자들의 친척들 사이에서 기술된 비율에 비해서는 논박의 여지가 있을 만큼(disputably) 아주 높았다(52, 84). BPD가 있는 입원 환자들의 친척들에게서 BPD의 유병률이 높은 것(12%)은 파악되어 있는데, 이는 정신분열증 또는 양극성 장애로 입원한 환자들의 친척들에 비해서 10배나 더 높았다(52). 또한 BPD가 있는 환자들의 친척은 정신분열증과 양극성 장애가 있는 환자들의 친척에 비해서 연극성 성격장애와 반사회적 성격장애를 갖고 있는 경우가 더 많으며(70), 다른 성격장애 또는 정신분열증이 있는 환자들의 친척에 비해서 충동성을 더 많이 보이며(84), 정신분열증이나 양극성 장애가 있는 환자들의 친척에 비해서 알코올 장애의 비율이 2배 내지 3배나 더 높았다(52). 동반된 기분장애는 가족구성원에서 알코올 사용 장애의 유병률이 더 높은 것과 관련이 있었다(26). BPD가 있는 환자들의 가족에서는 정신분열증이나 분열형 성격장애가 더 많지는 않은 것으로 확인되었다(70). 그러나 괴짜 또는 특이한(eccentric or peculiar) 행동은 입원한 BPD 환자들의 친척들 사이에서 자주 관찰되었다(92). BPD가 있는 환자들은 정신분열증이나 양극성장애가 있는 환자들에 비해서 입양되는 경우가 더 많아서(70), 이런 점은 가용한 가족 관련 정보를 수집하기가 더 어렵다.

기분장애가 동반되지 않은 BPD가 있는 11명의 외래환자에 대한 소규모의 연구에서는 가족 구성원에 대한 직접적인 정신과적 면담의 결과, 이들의 54명의 친척들에서 기분장애 및 성격장애의 유병률이 기분장애가 있는 환자들의 친척에서의 비율과 비슷한 것으로 나타났으며, 그리고 정신과적 질환이 없는 통제집단의 친척들의 경우에 비해서 비율이 더 높은 것으로 나타났다(73). 이런 결과는 BPD가 기분장애가 있는 가족에서 전해내려 올 수 있음을 시사해주고 있다.

BPD에 대한 유전 요인의 기여도는 국가등록청을 통한 쌍둥이에 대한 단 하나의 연구에서 아주 결정적으로 입증되었는데, 이 연구에서는 일란성 쌍둥이에서의 BPD의 일치율(35%)이 이란성 쌍둥이(7%)에 비해서 의미가 있을 정도로 높은 것을 보여주었다(101). 더 나아가서, 다중변인 방식의(multivariate) 유전 분석결과는 정서적 조절부전(emotional dysregulation)을 시사하는 일단의 특질(traits)—이를테면 정서의 불안정성, 사고의 패턴, 자기에 대한 인식(sense of self), 그리고 대인관계에서의 불안정성—이 47%의 유전 가능성이 있는 것으로 추정된다는 것을 보여주었다(48).

감별 진단(Differential Diagnosis)

BPD의 감별 진단에는 우울장애와 불안장애, 양극성 장애, 분열정동 장애, 정신분열증, 폭식증, 물질사용 장애, 신체화 장애, 그리고 다른 성격장애 특히, B군 성격장애를 포함한 여러 장애들과의 감별이 요구된다(61). 이는 왜냐하면 BPD가 있는 환자들에게서 다른 장애의 증상이 많이 보고되기 때문이다.

Pope과 동료들은 가족력, 치료에 대한 반응, 그리고 처치성과(outcomes)에서의 차이가 BPD를 정신분열증 및 기분장애로부터 구분되게 해준다는 것을 입증하였다(70). Zanarini의 연구진은 경계선 환자를 위한 개정판 진단면접을 실시해서 파악된 22가지의 경계선 성격 양상(borderline personality features)을 조사한 결과, 18가지의 성격 양상은 BPD를 다른 성격장애와 가려내주었던 반면에, BPD에만 국한된 것은 단지 7가지의 성격 양상이었음을 발견하였다. 즉 여기에는 정신증과 비슷한 사고(psychotic-like thought), 자해, 조종하려는 의도의 자살 시도, 포기와 관련된 문제점(abandonment issues), 요구하고 으스대는 행동(demanding and entitlement behaviors), 폭풍 우치는 듯한 치료 과정, 그리고 치료자에게서 부정적인 반응을 이끌어 내는 것이 들어있다(119). 여러 개의 연구결과에서는 많은 진단 범주에 걸쳐서 다중적인 정신과적 증상을 보고하는 것이 특징인 보편적 심리유형(psychoform) 패턴이 BPD를 다른 정신과 장애들과 감별할 수 있게 해주는 주요한 양상인 것으로 나타났다(65, 111, 112, 120, 123).

BPD 환자가 많은 정신적인 장애의 광범위한 증상을 보고하면서도 진단상으로 일치되는 상태에는 도달되지 못하는 것을 특징으로 하는 패턴(즉, 다중적인 심리유형 증상들)을 보이는 것은 BPD의 진단의 타당도에 대한 의문을 불러일으켰다. 그러나 신체화 장애가 있는 많은 환자들도 많은 정신과적 범주의 다중적 증상을 이와 비슷하게 보고하지만(47, 59, 107), 이런 패턴이 이 진단에 대해 잘 수립된 타당도를 떨어뜨리지는 않았다. 신체화 장애를 BPD로부터 구분해내는 핵심 요령은 신체화 장애에서 신체 기관의 계통(body's organ systems) 전반에 걸쳐서 다중적이고 의학적으로는 설명되지 않는 증상을 호소하는 고전적 패턴을 알아내는 것으로서, 이는 BPD에 대한 정의를 내려주는 특징이 아니기 때문이다. BPD가 있는 많은 환자들이 설명되지 않는 구토(38)와 같이 신체형 증상(somatoform symptoms)을 보이며(38) 의학적 처치를 과다하게 받으려고 할 수도 있지만(77), 신체화 장애를 정의해주는 정도까지는 아니다. 환자들이 이 두 장애의 진단 기준에 부합되는 것은 이상한 일이 아니다(35, 111).

지난 세기의 후반부 25년 동안에, 과학적인 연구활동에서는 해리 장애와 BPD 사이의 관계를 강조해왔다. 그러나 해리 장애의 타당성은 광범위하게 논란의 여지가 있어왔다. 해리 장애를 정의해주는 요소는 의식, 기억, 정체감(identity), 또는 환경에 대한 지각(perception of the environment)이 통상적으로 통합되어 기능을 발휘하던 것이 붕괴된 것이다(3). 해리 장애는 신체화 및 경계선 성격장애와 마찬가지로, 다중적인 정신과적 범주 안에 있는 많은 증상들을 전통적으로(classically) 나타낸다(17, 23, 59). 따라서 이런 장애들이 중복되는 것은 예상치 못한 일이 아니다. 또한 다중 성격장애 (multiple personality disorder; 근래에 해리성 정체 장애[dissociative identity disorder]로 이름이 바뀌었음)가 있는 대부분의 환자들은 신체화 장애, 경계선 성격장애, 또는 둘 다 모두 갖고 있어서(59), 다중 성격장애를 경계선 장애 및 신체형 장애로부터 구분해내는 것을 복잡하게 만들고 있다. 다중 성격장애가 있는 환자들은 단지 경계선 장애나 신체화 장애가 있는 환자들에 비해서 자신의 증상을 마구 퍼부어 대는(profusely) 것이 관찰되었다(23, 45, 83). 60명의 여성 BPD 환자들에 대한 연구에서는, 해리 (dissociation)가 수반된 환자들이 자해, 아동기 학대, 현재의 우울 증상, 그리고 정신과적 처치를 받는 것의 비율이 더 높은 것으로 나타났다(11). Lauer와 동료들(45)은 BPD 가 있는 환자들과 다중 성격장애 환자들 사이에서 가족력, 아동기 과거력, 정신과적 동반 질환, 그리고 다중 성격장애 환자들에서의 해리증상이 좀 더 많은 것을 빼고는 증상호소에서 차이가 없다고 보고하였다. 이들은 결론짓기를, 다중 성격장애는 BPD 의 심각한 유형이거나 변종(부수현상[epiphenomenon])에 불과할 수 있다고 하였다.

BPD의 심리유형 표현방식은 사실상 어떤 정신과적 장애와도 비슷할 수 있기 때문에, BPD가 있을 것으로 여겨지는 환자들에게서 다른 진단들을 확진하거나(confirm) 또는 배제해버리기(rule out) 위해서는 다른 장애들의 특징을 나타내는 패턴에 대한 증거를 따로 찾아보아야 한다. 역으로, 다른 정신과 장애가 있는 환자들이 질환을 앓고 있는 동안에 일시적으로 BPD 양상(features)을 보일 수 있기 때문에, 다른 정신과 질환과 무관하게 BPD 행동이 조기에 발생한 과거력이 있고 그 경과가 장기적이었음이 확립될 수 있을 때까지는 BPD의 진단을 내리는 것을 삼가는 것을 권고할 만하다.

임상적 관리(Clinical Management)

치료를 받고 있는 BPD 환자는 도전적이고(challenging) 요구적인(demanding) 것으로 기술되어 왔다. Zanarini와 동료들은 치료자를 놀라게 하거나 괴롭게 하는 이런 환자들의 행동의 세부 양상을 확인하였다. 즉, 치료자가 비열하고 자기를 돌보지 않는다는 비난, 요구하는 행동(demanding behaviors), 그리고 치료자를 조종하기 위한 것으로도 보일 수 있는 자살 위협 및 제스처를 자주 보이는 경향이 있다(110). 어떤 환자들은 치료를 받는 동안에 더 악화되는 것으로 보인다. Zanarini와 동료들은 이런 환자들이 치료에 대해 유독성 반응(toxic reaction)을 보인다고 기술하였다(p. 522)(110).

BPD 처치의 일반적인 원리는 융통성을 발휘하고, 위기와 자살 시도를 다루기 위한 규칙을 세우며, 환자 및 치료자의 역할과 책임에 대해 의견일치를 얻어내고, 토론의 주제에 대한 한계점을 서로 설정하며, BPD가 있는 환자들의 대인관계 스타일이 격렬한 것 때문에 종종 위협을 받는 전문가로서의 경계(professional boundaries)를 조심스럽게 유지하고, 그리고 필요시 동료의 자문을 받는 것이 필요하다(1, 6, 61). 행동의 조절부전(behavioral dyscontrol), 기분이 몹시 안 좋은 것(intense dysphoria), 그리고 자살 시도 행동을 관리하고 감소시키는 것이 치료의 초기 목표가 된다. 장기적인 목표는 기능수준(functioning), 생산성(productivity), 그리고 정서적 안정성(emotional stability)을 향상시키는 것이다(48).

BPD의 처치에 대한 통제연구들은 거의 수행된 것이 없었으며, 이런 연구들의 문제점은 중도탈락률이 높다는 점, 위약 효과(placebo effects)의 가능성, 그리고 증상이 덜 심하고 주로 여성만을 활용한 것에 있으며, 이로 인해서 해석 및 연구결과의 일반화가 제한되고 있다(48, 98).

현 시점에서 일반적으로 의견의 일치를 보고 있는 것은, 심리치료(psychotherapy)가 BPD에 대한 우선적으로 적용해야 할 최선의 치료법(first-line treatment)으로 간주되어야 한다는 점이다(110). 적극적인 문제해결을 강조하는 지지적 심리치료(supportive psychotherapy)가 권고되며, 보완적으로 증상을 표적으로 하는(symptom-targeted) 약물요법도 병행하도록 권고된다(5, 48). 아동기의 역경이 이런 환자들에서의 고통과 무능력의 유일한 원천이라는 가정은 이런 환자들에 대한 심리치료를 실시하는 데 비생산적인 전제조건일 뿐이다(110). 어린 시절에 남으로부터 학대를 받은 것에 초점을 두는 것은 이런 환자들로 하여금 자신의 행동에 대해 통찰하고 이를 변화시키고 자 하는 건강한 목표로부터 벗어나게 할 수 있으며, 더 나아가서는 도움이 되는 사회 적 지지를 제공해줄 수 있을지도 모를 가족 구성원들로부터 이 환자들을 멀어지게 할 수 있다.

변증법적 행동치료(dialectical behavior therapy: DBT)는 만성적 자살 시도 또는 BPD가 있는 환자들을 위해 개발된 인지치료(cognitive therapy)의 한 가지 전문화된 파생요법 (specialized derivative of cognitive therapy)으로서 특화되어 발달된 것인데, 외래 장면에서 문제해결 기술(problem-solving skills), 정서 조절 전략(emotional regulation strategies), 고통 에 대한 인내력(distress tolerance), 그리고 대인관계 기술을 교육시켜주는 것이다(49). 이런 방식의 치료법은 만성적 자살 시도를 보이거나 BPD가 있는 환자들에 대해서 무선화 되지 않은(nonrandomize) 통제 시행 및 무선화된 통제 시행(randomized controlled trials)에서 효과가 있는 것으로 입증되었다(48, 50, 51). 그 밖에도 전문적인(specialized) 두 가지의 치료법이 더 존재하는데, 정신화에 기반한(mentalization-based)(8), 그리고 도식에 기반한(schema-focused)(27) 치료가 있는데, 두 방법 모두 치료 시행(therapeutic trials)에서 유망성을 보여주었다. 이렇게 전문화된 치료법들은 집중적으로 시행되므 로 아주 극심하고 만성적인 사례에 대해 아주 유용한 것으로 보인다(110).

약물치료는 BPD를 위한 치료에서 주류라기보다는 심리치료에 보조적인 방법으 로 여겨져야 한다(110). 그러나 이런 권고에도 불구하고 공격적인(aggressive) 약물치 료가 지나치게 자주 보이며(115, 116) 이렇게 하다보면 의심할 바 없이 이런 환자에서 기분이 불안정한 것을 양극성 장애의 기분 왕복(mood swings)이 지속되고 있는 것으 로 잘못 인식할 수 있게 되며 BPD를 양극성 장애의 한 유형을 나타내는 것으로, 그릇된 개념을 잡게 되기 쉽다(65, 110). 입원과 약물치료는 BPD가 있는 환자에게서 정서적 위기와 자살 시도를 장기적으로 관리하는데 일시적인 임시변통(stopgap)으로 서의 역할만 할 뿐 그 이상의 이로움은 가져오지 못한다. 정신과 입원은 BPD가 있는 환자에게서 자살을 방지하는 효과가 있는 것으로 입증되지 못했으며 때로는 안 좋 은 영향을 끼치기도 한다(64). BPD에 대한 장기적인 관리에서 입원과 약물요법에 습관적으로 의존하는 것은 이런 환자들에게서 부적응 행동을 키워주는 결과를 초래 할 수 있다(48).

약물치료는 심리치료의 초기 단계에서 병행하면 환자에게 강렬한 정서를 진정시키고 환자로 하여금 대처하기 위한 인지적 전략을 생각해내고 발달시키도록 해주어서 가장 큰 효과를 얻어낼 수 있을 것이다(48, 65). 약물치료의 목표가 불안정한 기분, 충동적 행동, 그리고 왜곡된 사고 및 지각을 감소시키는 것이지만(1, 61), BPD를 위해 흔히 처방되는 항우울제, 기분 안정제, 그리고 항정신병 약물은 이런 약물의 불특정적인(nonspecific) 특징 또는 진정시켜주는 특징(sedating characteristics) 그 이상의 효과를 기대하기 어렵다(110).

항우울제와 소량 복용하는(low-dose) 항정신병 약물이 BPD의 치료에 사용된 지 오래되었지만, 그 결과는 기껏해야 근소하거나 혼란스러울 뿐이다. BPD가 있는 환자들은 항우울제를 쓰면 때로는 더 악화되기도 한다(18, 89, 90). 항우울제의 효과는 동반된 기분장애와는 무관한 것으로 보이며(88), 통상 잔여 증상(residual symptoms)이 계속해서 남아있다(18). 새로 나온 항우울제는 과거의 항우울제에 비해서 경계선 환자들에게 보다 더 양호한 안전도(more favorable safety profiles)를 나타내는 것으로 보이는데, 특히 충동적으로 자살을 시도할 위험이 있는 사람들에 대해서 그렇다. 그러나 이런 약물을 투여해서 얻는 이득은 통제된 무선화된 연구를 통해서 검증된 적이 없다.

소규모의 위약 통제(placebo-controlled) 연구들에서는, 기분 안정제(mood stabilizers)가 대인관계의 민감성(interpersonal sensitivity)과 자극과민성 및 분노(irritability and anger)를 감소시켜주는 것으로 밝혀졌으며(24), 항정신증제(antipsychotics)는 불안, 편집증, 분노, 그리고 적개심을 감소시켜주는 것으로 나타났다(109). 증세가 호전되는 기제(mechanism)는 불분명하지만, 아마도 불특정적인(nonspecific) 진정 효과와 부분적으로 관련이 있을 것으로 보인다. 그러나 동요(agitation)와 정신증과 유사한 양상을 보이는 것에 대해서 항정신증 약물을 사용하는 것은 통상 가장 극심한 사례에 대해서만 한정되기 때문에, 상당한 역효과(adverse effects)의 위험성을 감안해서 경중을 따져야 한다. 이런 역효과에는 신경과적 악성 증후군(neuroleptic malignant syndrome), 지발성 안면마비(tardive dyskinesia), 돌연사(sudden death), 대사증후군(metabolic syndrome), 그리고 그 밖의 항정신증 약물의 부작용이 있다.

새로 나온 항정신증 약물은 지발성 안면마비를 유발시킬 가능성이 낮기 때문에 정신증에 유사한 증상을 관리하려고 할 때 과거의 약물에 비해서 더 선호되지만, 이런 약물을 사용하면 대사증후군이라는 합병증을 야기할 수도 있다. BPD가 있는 많은 환자들이 전반적인 불안(profuse anxiety)을 호소하기 때문에, 벤조디아제핀계 약물(benzodiazepines)이 종종 사용된다(그리고 이런 환자들의 상당수가 요구하기도 함). 그러나 이런 약물을 처방할 때에는 오용(misuse) 또는 중독(addiction)의 위험성을 주의 깊게 관찰해야만 한다(1). BPD의 장기적 관리를 위해 확실하게 선택할 약물은 없는 실정이다(18).

BPD가 있는 환자들에게서 우울증에 대해 전기충격요법(electroconvulsive therapy)을 적용한 13개의 연구결과를 개관한 바에 따르면, 이 요법을 이런 환자들에게 실시해서 효과를 볼 수 있는 것으로 발견되었다. 물론 그 성과는 BPD가 없는 우울증 환자들에서 만큼 양호하지는 않을 수 있다(19). 좀 더 철저하게 무선화된(randomized) 처치 연구를 실시하고 추적조사를 하는 것이 요구된다.

불행하게도, BPD가 있는 환자들이 보고하는 광범위하고, 변화하며, 그리고 들쑥날쑥한(extensive, varied, and shifting) 것을 특징으로 하는 정신과적 증상들은 이 상태에 대한 진단 및 치료를 복잡하게 만든다(111). 다른 정신과적 장애에서 BPD가 합병증으로 나타날 수도 있고 또한 이 정신과적 장애들을 치료할 가능성도 있기 때문에, 임상가들은 다른 정신과적 장애에 대한 정신과적 평가(psychiatric evaluation)도 완전히 마치는 것을 염두해 두어야 한다(123). BPD를 관리할 때 동반된 장애가 활동하지 않거나(quiescent) 또는 없는 경우에는 덜 소란스러울 것으로 기대될 수 있다.

참고문헌

1. (No authors listed). Borderline personality: new recommendations. Harv. Ment Health Lett., 18:4-6, 2002.

2. Akiskal, H. S. Subaffective disorders: dysthymic, cyclothymic and bipolar II disorders in the "borderline" realm. Psychiat. Clin. N. Am., 4:25-46, 1981.

3. American Psychiatric Association. *Diagnostic and Statistical Manual of Mental Disorders*, 4th edition. Washington, DC: Author, 1994.

4. American Psychiatric Association. *Diagnostic and Statistical Manual of Mental Disorders*, 4th edition, text revision. Washington, DC: Author, 2000.

5. American Psychiatric Association. *Practice Guideline for the Treatment of Patients with Borderline Personality Disorder*. Washington, DC: Author, 2001.

6. Aronson, T. A. A critical review of psychotherapeutic treatments of the borderline personality. Historical trends and future directions. J. Nerv. Ment. Dis., 177:511-528, 1989.

7. Asaad, T., Okasha, T., and Okasha, A. Sleep EEG findings in ICD-10 borderline personality disorder in Egypt. J. Affect. Dis., 71:11-18, 2002.

8. Bateman, A. W., and Fonagy, P. Mentalization-based treatment of BPD. J. Personal. Disord., 18:36-51, 2004.

9. Black, D. W., Blum, N., Pfohl, B., and Hale, N. Suicidal behavior in borderline personality disorder: prevalence, risk factors, prediction, and prevention. J. Pers. Dis., 18:226-239, 2004.

10. Boakes, J. False complaints of sexual assault: recovered memories of childhood sexual abuse. Med. Sci. Law, 39:112-120, 1999.

11. Brodsky, B. S., Cloitre, M., and Dulit, R. A. Relationship of dissociation to selfmutilation and childhood abuse in borderline personality disorder. Am. J. Psychiat., 152:1788-1792, 1995.

12. Butler, A. C., Brown, G. K., Beck, A. T., and Grisham, J. R. Assessment of dysfunctional beliefs in borderline personality disorder. Behav. Res. Ther., 40:1231-1240, 2002.

13. Carter, J. D., Joyce, P. R., Mulder, R. T., Sullivan, P. F., and Luty, S. E. Gender differences

in the frequency of personality disorders in depressed outpatients. J. Pers. Dis., 13:67–74, 1999.

14. Chabrol, H., Chouicha, K., Montovany, A., and Callahan, S. Symptoms of DSMIV borderline personality disorder in a nonclinical population of adolescents: study of a series of 35 patients. Encephale, 27:120–127, 2001.

15. Clark, L. P. Some practical remarks upon the use of modified psychoanalysis in the treatment of borderland neuroses and psychoses. Psychoanal. Rev., 6:306–308, 1919.

16. Comtois, K. A., Cowley, D. S., Dunner, D. L., and Roy–Byrne, P. P. Relationship between borderline personality disorder and Axis I diagnosis in severity of depression and anxiety. J. Clin. Psychiat., 60:752–758, 1999.

17. Coons, P. M. The differential diagnosis of multiple personality: a comprehensive review. Psychiat. Clin. N. Am., 7:51–67, 1984.

18. Cornelius, J. R., Soloff, P. H., Perel, J. M., and Ulrich, R. F. Continuation pharmacotherapy of borderline personality disorder with haloperidol and phenelzine. Am. J. Psychiat., 150:1843–1848, 1993.

19. DeBattista,C., and Mueller, K. Is electroconvulsive therapy effective for the depressed patient with comorbid borderline personality disorder? J. ECT, 17:91–98, 2001.

20. Del Ben, C. M., Rodrigues, C. R., and Zuardi, A. W. Reliability of the Portuguese version of the structured clinical interview for DSM–III–R (SCID) in a Brazilian sample of psychiatric outpatients. Braz. J. Med. Biol. Res., 29:1675–1682, 1996.

21. Driessen, M., Herrmann, J., Stahl, K., Zwaan, M., Meier, S., Hill, A., Osterheider, M., and Petersen, D. Magnetic resonance imaging volumes of the hippocampus and the amygdala in women with borderline personality disorder and early traumatization. Arch. Gen. Psychiat., 57:1115–1122, 2000.

22. Drob, S., Stewart, S., and Bernard, H. The problem of reinterpretive distortions in group psychotherapy with borderline patients. Group, 6:14–22, 1982.

23. Fink, D., and Golinkoff, M. MPD, borderline personality disorder and schizophrenia: a comparative study of clinical features. Dissociation, 3: 127–134, 1990.

24. Frankenburg, F. R., and Zanarini, M. C. Divalproex sodium treatment of women with borderline personality disorder and bipolar II disorder: a double–blind placebo–controlled pilot study. J. Clin. Psychiat., 63:442–446, 2002.

25. Fyer, M. R., Frances, A. J., Sullivan, T., Hurt, S. W., and Clarkin, J. Comorbidity of borderline personality disorder. Arch. Gen. Psychiat., 45:348–352, 1988.

26. Gasperini, M., Battaglia, M., Scherillo, P., Sciuto, G., Diaferia, G., and Bellodi, L. Morbidity risk for mood disorders in the families of borderline patients. J. Affect. Dis., 21:265–

272, 1991.

27. Giesen-Bloo, J., van Dyck, R., Spinhoven, P., van Tilburg, W., Dirksen, C., van Asselt, T., Kremers, I., Nadort, M., and Arntz, A. Outpatient psychotherapy for borderline personality disorder: randomized trial of schema-focused therapy vs transference-focused psychotherapy. Arch. Gen. Psychiat., 63:649-658, 2006.

28. Grilo, C. M., Sanislow, C. A., Gunderson, J. G., Pagano, M. E., Yen, S., Zanarini, M. C., Shea, M. T., Skodol, A. E., Stout, R. L., Morey, L. C., and McGlashan, T. H. Two-year stability and change of schizotypal, borderline, avoidant, and obsessivecompulsive personality disorders. J. Consult. Clin. Psychol., 72:767-775, 2004.

29. Grinker, R. R. Neurosis, psychosis, and the borderline states. In *Comprehensive Textbook of Psychiatry*, 2nd edition, Friedman, A. M., Kaplan, H. I., Sadock, B. J. (eds.). Baltimore: Williams & Wilkins, pp. 845-850, 1975.

30. Gross, R., Olfson, M., Gameroff, M., Shea, S., Feder, A., Fuentes, M., Lantigua, R., and Weissman, M. M. Borderline personality disorder in primary care. Arch. Intern. Med., 162:53-60, 2002.

31. Gunderson, J. G., and Ridolfi, M. E. Borderline personality disorder. Suicidality and self-mutilation. Ann. N. Y. Acad. Sci., 932:61-73, 2001.

32. Gunderson, J. G., and Singer, M. T. Defining borderline patients: an overview. Am. J. Psychiat., 132:1-10, 1975.

33. Guze, S. B. Differential diagnosis of the borderline personality syndrome. In *Borderline States in Psychiatry*, Mack, J. E. (ed.). New York: Grune & Stratton, pp. 69-74, 1975.

34. Herpertz,S. C.,Dietrich, T.M.,Wenning,B.,Krings,T., Erberich,S.G.,Willmes, K., Thron, A., and Sass, H. Evidence of abnormal amygdala functioning in borderline personality disorder: a functional MRI study. Biol. Psychiat., 50:292-298, 2001.

35. Hudziak, J. J., Boffelli,T. J., Kreisman, J. J., Battaglia,M.M.,Stanger,C., Guze,S.B., and Kriesman, J. J. A clinical study of borderline personality disorder: the significance of Briquet's syndrome (hysteria), somatization disorder, antisocial personality disorder, and substance abuse disorders. Am. J. Psychiat., 153:1598-1606, 1996.

36. Johnson, J. G., Cohen, P., Smailes, E. M., Skodol, A. E., Brown, J., and Oldham, J. M. Childhood verbal abuse and risk for personality disorders during adolescence and early adulthood. Compr. Psychiat., 42:16-23, 2001.

37. Johnson, J. G., Smailes, E. M., Cohen, P., Brown, J., and Bernstein, D. P. Associations between four types of childhood neglect and personality disorder symptoms during adolescence and early adulthood: findings of a communitybased longitudinal study.

J. Personal. Disord., 14:171-187, 2000.

38. Johnson, T. M. Vomiting as a manifestation of borderline personality disorder in primary care. J. Am. Board Fam. Pract., 6:385-394, 1993.

39. Kernberg, O. Borderline personality organization. J. Am. Psychoanal. Assoc., 15:641-685, 1967.

40. Khouri, P. J., Haier, R. J., Rieder, R. O., and Rosenthal, D. A symptom schedule for the diagnosis of borderline schizophrenia: a first report. Br. J. Psychiat., 137:140-147, 1980.

41. Kjelsberg, E., Eikeseth, P. H., and Dahl, A. A. Suicide in borderline patients—predictive factors. Acta Psychiat. Scand., 84:283-287, 1991.

42. Kroll, J. *The Challenge of the Borderline Patient*. New York: W.W. Norton, 1989.

43. Kullgren, G. Factors associated with completed suicide in borderline personality disorder. J. Nerv. Ment. Dis., 176:40-44, 1988.

44. Larsson, J. O., and Hellzen, M. Patterns of personality disorders in women with chronic eating disorders. Eat. Weight Dis., 9:200-205, 2004.

45. Lauer, J., Black, D. W., and Keen, P. Multiple personality disorder and borderline personality disorder. Distinct entities or variations on a common theme. Ann. Clin. Psychiat., 5:129-134, 1993.

46. Leichsenring, F. Quality of depressive experiences in borderline personality disorders: differences between patients with borderline personality disorder and patients with higher levels of personality organization. Bull. Menninger Clin., 68:9-22, 2004.

47. Lenze, E. L., Miller, A., Munir, Z., Pornoppadol, C., and North, C. S. Psychiatric symptoms endorsed by somatization disorder patients in a psychiatric clinic. Ann. Clin. Psychiat., 11:73-79, 1999.

48. Lieb, K., Zanarini, M. C., Schmahl, C., Linehan, M. M., and Bohus, M. Borderline personality disorder. Lancet, 364:453-461, 2004.

49. Linehan, M. M. Dialectical behavior therapy for borderline personality disorder. Theory and method. Bull. Menninger Clin., 51:261-276, 1987.

50. Linehan, M. M., Armstrong, H. E., Suarez, A., Allmon, D., and Heard, H. L. Cognitive-behavioral treatment of chronically parasuicidal borderline patients. Arch. Gen. Psychiat., 48:1060-1064, 1991.

51. Linehan, M. M., Tutek, D. A., Heard, H. L., and Armstrong, H. E. Interpersonal outcome of cognitive behavioral treatment for chronically suicidal borderline patients. Am. J. Psychiat., 151:1771-1776, 1994.

52. Loranger, A. W., and Tulis, E. H. Family history of alcoholism in borderline personality

disorder. Arch. Gen. Psychiat., 42:153-157, 1985.

53. Lyoo, I. K., Han, M. H., and Cho, D. Y. A brain MRI study in subjects with borderline personality disorder. J. Affect. Disord., 50:235-243, 1998.

54. Matsunaga, H., Kiriike, N., Nagata, T., and Yamagami, S. Personality disorders in patients with eating disorders in Japan. Int. J. Eat. Dis., 23:399-408, 1998.

55. Matsunaga, H., Kiriike, N., Nagata, T., and Yamagami, S. Personality disorders in patients with eating disorders in Japan. Int. J. Eat. Dis., 23:399-408, 1998.

56. McQuillan, A., Nicastro, R., Guenot, F., Girard, M., Lissner, C., and Ferrero, F. Intensive dialectical behavior therapy for outpatients with borderline personality disorder who are in crisis. Psychiat. Serv., 56:193-197, 2005.

57. Millon, T. On the genesis and prevalence of the borderline personality disorder: a social learning thesis. J. Personal. Disord., 1:354-372, 1987.

58. North, C. S., Hansen, K., Wetzel, R. D., Compton, W., Napier, M., and Spitznagel, E. L. Non-psychotic thought disorder: objective clinical identification of somatization and antisocial personality in language patterns. Compr. Psychiat., 38:171-178, 1997.

59. North, C. S., Ryall, J. M., Ricci, D. A., and Wetzel, R. D. *Multiple Personalities, Multiple Disorders: Psychiatric Classification and Media Influence*. New York: Oxford, 1993.

60. Nurnberg, H. G., Raskin, M., Levine, P. E., Pollack, S., Siegel, O., and Prince, R. The comorbidity of borderline personality disorder and other DSM-III-R axis II personality disorders. Am. J. Psychiat., 148:1371-1377, 1991.

61. Oldham, J. M. A 44-year-old woman with borderline personality disorder. JAMA, 287:1029 -1037, 2002.

62. Ozkan, M., and Altindag, A. Comorbid personality disorders in subjects with panic disorder: do personality disorders increase clinical severity? Compr. Psychiat., 46:20-26, 2005.

63. Paris, J. Memories of abuse in borderline patients: true or false? Harv. Rev. Psychiat., 3:10-17, 1995.

64. Paris, J. Chronic suicidality among patients with borderline personality disorder. Psychiat. Serv., 53:738-742, 2002.

65. Paris, J. The nature of borderline personality disorder: multiple dimensions, multiple symptoms, but one category. J. Personal. Disord., 21:457-473, 2007.

66. Paris, J., Brown, R., and Nowlis, D. Long-term follow-up of borderline patients in a general hospital. Compr. Psychiat., 28:530-535, 1987.

67. Paris, J., and Zweig-Frank, H. A 27-year follow-up of patients with borderline personality disorder. Compr. Psychiat., 42:482-487, 2001.

68. Perry, J. C., and Klerman, G. L. Clinical features of the borderline personality disorder.

Am. J. Psychiat., 137:165-173, 1980.

69. Pinto, C., Dhavale, H. S., Nair, S., Patil, B., and Dewan, M. Borderline personality disorder exists in India. J. Nerv. Ment. Dis., 188:386-388, 2000.

70. Pope, H. G., Jr., Jonas, J. M., Hudson, J. I., Cohen, B. M., and Gunderson, J. G. The validity of DSM-III borderline personality disorder. A phenomenologic, family history, treatment response, and long-term follow-up study. Arch. Gen. Psychiat., 40:23-30, 1983.

71. Powell, R. A., and Boer, D. P. Did Freud mislead patients to confabulate memories of abuse? A reply to Gleaves and Hernandez (1999). Psychol. Rep., 95:863-877, 2004.

72. Rinne, T., de Kloet, E. R., Wouters, L., Goekoop, J. G., DeRijk, R. H., and van den Brink, W. Hyperresponsiveness of hypothalamic-pituitary-adrenal axis to combined dexamethasone/corticotropin-releasing hormone challenge in female borderline personality disorder subjects with a history of sustained childhood abuse. Biol. Psychiat., 52:1102-1112, 2002.

73. Riso, L. P., Klein, D. N., Anderson, R. L., and Ouimette, P. C. A family study of outpatients with borderline personality disorder and no history of mood disorder. J. Personal. Disord., 14:208-217, 2000.

74. Robins, E., and Guze, S. B. Establishment of diagnostic validity in psychiatric illness: its application to schizophrenia. Am. J. Psychiat., 126:983-987, 1970.

75. Rosenvinge, J. H., Martinussen, M., and Ostensen, E. The comorbidity of eating disorders and personality disorders: a meta-analytic review of studies published between 1983 and 1998. Eat. Weight Dis., 5:52-61, 2000.

76. Sandell, R., Alfredsson, E., Berg, M., Crafoord, K., Lagerlof, A., Arkel, I., Cohn, T., Rasch, B., and Rugolska, A. Clinical significance of outcome in long-termfollow-up of borderline patients at a day hospital. Acta Psychiat. Scand., 87:405-413, 1993.

77. Sansone, R. A., Wiederman, M. W., and Sansone, L. A. Borderline personality symptomatology, experience of multiple types of trauma, and health care utilization among women in a primary care setting. South. Med. J., 89:1162-1165, 1996.

78. Schmahl, C. G., Vermetten, E., Elzinga, B. M., and Douglas, B. J. Magnetic resonance imaging of hippocampal and amygdala volume in women with childhood abuse and borderline personality disorder. Psychiat. Res., 122:193-198, 2003.

79. Schmideberg, M. The treatment of psychopaths and borderline patients. Am. J. Psychother., 1:45, 1947.

80. Semke, V. I., Polozhii, B. S., Krasik, E. D., Vasil'eva, O. A., Zalevskii, G. V., and Kornetov, N. A. Epidemiology, clinical aspects and prevention of borderline conditions in the

regions of Siberia and Far East. Zh. Nevropatol. Psikhiatr. Im S. S. Korsakova, 91:7-11, 1991.

81. Senol, S., Dereboy, C., and Yuksel, N. Borderline disorder in Turkey: a 2- to 4-year follow-up. Soc. Psychiat Psychiat. Epidemiol., 32:109-112, 1997.

82. Shea, M. T., Stout, R., Gunderson, J., Morey, L. C., Grilo, C. M., McGlashan, T., Skodol, A. E., Dolan-Sewell, R., Dyck, I., Zanarini, M. C., and Keller, M. B. Short-term diagnostic stability of schizotypal, borderline, avoidant, and obsessivecompulsive personality disorders. Am. J. Psychiat., 159:2036-2041, 2002.

83. Shearer, S. L. Dissociative phenomena in women with borderline personality disorder. Am. J. Psychiat., 151:1324-1328, 1994.

84. Silverman, J. M., Pinkham, L., Horvath, T. B., Coccaro, E. F., Klar, H., Schear, S., Apter, S., Davidson, M., Mohs, R. C., and Siever, L. J. Affective and impulsive personality disorder traits in the relatives of patients with borderline personality disorder. Am. J. Psychiat., 148:1378-1385, 1991.

85. Skodol, A. E., Gunderson, J. G., McGlashan, T. H., Dyck, I. R., Stout, R. L., Bender, D. S., Grilo, C. M., Shea, M. T., Zanarini, M. C., Morey, L. C., Sanislow, C. A., and Oldham, J. M. Functional impairment in patients with schizotypal, borderline, avoidant, or obsessive-compulsive personality disorder. Am. J. Psychiat., 159:276-283, 2002.

86. Skodol, A. E.,Stout,R. L.,McGlashan, T.H.,Grilo,C.M., Gunderson, J. G.,Shea,M. T., Morey, L. C., Zanarini, M. C.,Dyck, I. R., and Oldham, J.M. Co-occurrence of mood and personality disorders: a report from the Collaborative Longitudinal Personality Disorders Study (CLPS). Depress. Anxiety, 10:175-182, 1999.

87. Snyder, S., Pitts, W. M., Goodpaster, W. A., Sajadi, C., and Gustin, Q. MMPI profile of DSM-III borderline personality disorder. Am. J. Psychiat., 139:1046-1048, 1982.

88. Soloff, P. H., Cornelius, J., and George, A. The depressed borderline: one disorder or two? Psychopharmacol. Bull., 27:23-30, 1991.

89. Soloff, P. H., George, A., Nathan, R. S., Schulz, P. M., and Perel, J. M. Paradoxical effects of amitriptyline on borderline patients. Am. J. Psychiat., 143:1603-1605, 1986.

90. Soloff, P.H., George,A., Nathan, R. S., Schulz, P.M., Ulrich, R. F., and Perel, J.M. Progress in pharmacotherapy of borderline disorders. A double-blind study of amitriptyline, haloperidol, and placebo. Arch. Gen. Psychiat., 43:691-697, 1986.

91. Soloff, P. H., Lis, J. A., Kelly, T., Cornelius, J., and Ulrich, R. Risk factors for suicidal behavior in borderline personality disorder. Am. J. Psychiat., 151:1316-1323, 1994.

92. Soloff, P. H., and Millward, J. W. Psychiatric disorders in the families of borderline patients.

Arch. Gen. Psychiat., 40:37-44, 1983.

93. Spitzer, R. L., Endicott, J., and Gibbon, M. Crossing the border into borderline personality and borderline schizophrenia. The development of criteria. Arch. Gen. Psychiat., 36:17 -24, 1979.

94. Stern, A. Psychoanalytic investigation of and therapy in the borderline group of neuroses. Psychoanal. Q., 7:467-489, 1938.

95. Stone, M. H. The borderline syndrome: evolution of the term, genetic aspects, and prognosis. Am. J. Psychother., 31:345-365, 1977.

96. Stone, M. H. Toward a psychobiological theory of borderline personality disorder. Dissociation, 1:2-15, 1988.

97. Swartz, M. S., Blazer, D. G., George, L. K., Winfield, I., Zakris, J., and Dye, E. Identification of borderline personality disorder with the NIMH Diagnostic Interview Schedule. Am. J. Psychiat., 146:200-205, 1989.

98. Tarnopolsky, A., and Berkowitz, M. Borderline personality: a review of recent research. Br. J. Psychiat., 151:724-734, 1987.

99. Tebartz, v. E., Hesslinger, B., Thiel, T., Geiger, E., Haegele, K., Lemieux, L., Lieb, K., Bohus, M., Hennig, J., and Ebert, D. Frontolimbic brain abnormalities in patients with borderline personality disorder: a volumetric magnetic resonance imaging study. Biol. Psychiat., 54:163-171, 2003.

100. Torgersen, S., Kringlen, E., and Cramer, V. The prevalence of personality disorders in a community sample. Arch. Gen. Psychiat., 58:590-596, 2001.

101. Torgersen,S.,Lygren,S.,Oien,P.A.,Skre, I.,Onstad,S.,Edvardsen, J.,Tambs,K., and Kringlen, E. A twin study of personality disorders. Compr. Psychiat., 41:416-425, 2000.

102. Torrens, M., Serrano, D., Astals, M., Perez-Dominguez, G., and Martin-Santos, R. Diagnosing comorbid psychiatric disorders in substance abusers: validity of the Spanish versions of the Psychiatric Research Interview for Substance and Mental Disorders and the Structured Clinical Interview for DSM-IV. Am. J. Psychiat., 161:1231-1237, 2004.

103. van Hanswijck, D. J., Van Furth, E. F., Lacey, J. H., and Waller, G. The prevalence of DSM-IV personality pathology among individuals with bulimia nervosa, binge eating disorder and obesity. Psychol. Med., 33:1311-1317, 2003.

104. Verheul, R., Kranzler, H. R., Poling, J., Tennen, H., Ball, S., and Rounsaville, B. J. Co-occurrence of Axis I and Axis II disorders in substance abusers. Acta Psychiat. Scand., 101:110-118, 2000.

105. Verheul, R., Van Den Bosch, L. M., Koeter, M. W., De Ridder, M. A., Stijnen, T., and van den, B. W. Dialectical behaviour therapy for women with borderline personality

disorder: 12-month, randomised clinical trial in The Netherlands. Br. J. Psychiat., 182:135-140, 2003.

106. Westen, D., Ludolph, P., Misle, B., Ruffins, S., and Block, J. Physical and sexual abuse in adolescent girls with borderline personality disorder. Am. J. Orthopsychiat., 60:55-66, 1990.

107. Wetzel, R. D., Guze, S. B., Cloninger, C. R., Martin, R. L., and Clayton, P. J. Briquet's syndrome (hysteria) is both a somatoform and a "psychoform" illness: a Minnesota Multiphasic Personality Inventory study. Psychosomat. Med., 56:564-569, 1994.

108. Widiger, T. A., and Sanderson, C. J. Personality disorders. In *Psychiatry*, Tasman, A., Kay, J., Lieberman, J. A. (eds.). Philadelphia: Saunders, pp. 1291-1317, 1997.

109. Zanarini, M. C., and Frankenburg, F. R. Olanzapine treatment of female borderline personality disorder patients: a double-blind, placebo-controlled pilot study. J. Clin. Psychiat., 62:849-854, 2001.

110. Zanarini, M. C., and Frankenburg, F. R. The essential nature of borderline psychopathology. J. Personal. Disord., 21:518-535, 2007.

111. Zanarini, M. C., Frankenburg, F. R., Dubo, E. D., Sickel, A. E., Trikha, A., Levin, A., and Reynolds, V. Axis I comorbidity of borderline personality disorder. Am. J.Psychiat., 155:1733-1739, 1998.

112. Zanarini, M. C., Frankenburg, F. R., Dubo, E. D., Sickel, A. E., Trikha, A., Levin, A., and Reynolds, V. Axis II comorbidity of borderline personality disorder. Compr. Psychiat., 39:296-302, 1998.

113. Zanarini, M. C., Frankenburg, F. R., Hennen, J., Reich, D. B., and Silk, K. R. The McLean Study of Adult Development (MSAD): overview and implications of the first six years of prospective follow-up. J. Personal. Disord., 19:505-523, 2005.

114. Zanarini, M. C., Frankenburg, F. R., Hennen, J., and Silk, K. R. The longitudinal course of borderline psychopathology: 6-year prospective follow-up of the phenomenology of borderline personality disorder. Am. J. Psychiat., 160:274-283, 2003.

115. Zanarini, M. C., Frankenburg, F. R., Hennen, J., and Silk, K. R. Mental health service utilization by borderline personality disorder patients and Axis II comparison subjects followed prospectively for 6 years. J. Clin. Psychiat., 65:28-36, 2004.

116. Zanarini, M. C., Frankenburg, F. R., Khera, G. S., and Bleichmar, J. Treatment histories of borderline inpatients. Compr. Psychiat., 42:144-150, 2001.

117. Zanarini, M. C., Frankenburg, F. R., Reich, D. B., Marino, M. F., Lewis, R. E., Williams, A. A., and Khera, G. S. Biparental failure in the childhood experiences of borderline patients. J. Pers. Dis., 14:264-273, 2000.

118. Zanarini, M. C., Frankenburg, F. R., Reich, D. B., Silk, K. R., Hudson, J. I., and McSweeney, L. B. The subsyndromal phenomenology of borderline personality disorder: a 10-year follow-up study. Am. J. Psychiat., 164:929-935, 2007.

119. Zanarini, M. C., Gunderson, J. G., Frankenburg, F. R., and Chauncey, D. L. Discriminating borderline personality disorder from other axis II disorders. Am. J. Psychiat., 147:161-167, 1990.

120. Zanarini, M. C., Ruser, T., Frankenburg, F. R., and Hennen, J. The dissociative experiences of borderline patients. Compr. Psychiat., 41:223-227, 2000.

121. Zanarini, M. C., Yong, L., Frankenburg, F. R., Hennen, J., Reich, D. B., Marino, M. F., and Vujanovic, A. A. Severity of reported childhood sexual abuse and its relationship to severity of borderline psychopathology and psychosocial impairment among borderline inpatients. J. Nerv. Ment. Dis., 190:381-387, 2002.

122. Zhong, J., and Leung, F. Should borderline personality disorder be included in the fourth edition of the Chinese classification of mental disorders? Chin. Med. J. (Engl.), 120:77-82, 2007.

123. Zimmerman, M., and Mattia, J. I. Axis I diagnostic comorbidity and borderline personality disorder. Compr. Psychiat., 40:245-252, 1999.

124. Zimmerman, M., and Mattia, J. I. Differences between clinical and research practices in diagnosing borderline personality disorder. Am. J. Psychiat., 156:1570-1574, 1999.

제10장 알코올 중독
Alcoholism

알코올 중독(alcoholism)은 Keller와 그의 동료들(71)에 의해서 "음주의 기회 또는 양을 일관되게 조절하지 못하는 징후(indication)를 보이면서, 건강 또는 사회적이나 경제적으로 음주자에게 해를 끼칠 정도의 알코올성 음료(alcoholic beverages)를 반복해서 섭취하는 것"으로 정의되었다. 알코올 중독에 대한 동의어로서 세계보건기구(World Health Association)(40)와 미국정신의학협회(American Psychiatric Association)(6)(표 10.1)로부터 추천된 것은 알코올 의존(alcohol dependence)이다.

『DSM-IV-TR』에서는 알코올 의존을 알코올 남용(alcohol abuse)과 구분한다(표 10.2). 남용이라는 항목은 음주로 인해 발생하는 문제를 분류하기 위한 것이다. 이런 문제 말고도, 의존이라는 항목에는 알코올을 찾는 행동, 알코올에 대한 내성(tolerance), 그리고 알코올 금단(withdrawal)까지도 포함된다(표 10.1). 알코올 의존은 내성 또는 금단이 없어도 진단이 내려질 수 있기 때문에, 『DSM-IV-TR』에서 정의된 의존과 남용 사이에는 근소한 차이가 있다. 남용은 의존의 보다 경미한 유형으로 종종 간주되어 왔지만, 의존과 남용을 구분하는 것에 대한 타당도는 의문시될 수 있다. 음주로 인해 심각한 문제가 있는 사람이 어느 정도의 내성도 없고 최소한 심한 숙취(hangovers)도 겪은 적이 없는 사람을 상상하기란 어렵다. 숙취는 금단의 경미한 유형으로 볼 수 있다(왜냐하면 숙취는 금단과 마찬가지로, 알코올 복용에 의해 해소되기 때문임). '알코올 중독'이란 용어는 아직도 널리 사용되고 있으며, 앞으로도 이 용어가 덜 쓰이게 될 것이라는 지표도 현재로서는 없다. 이러한 이유로 알코올 중독이라는 용어는 이 장에서 계속 사용되는데, 알코올 의존과 알코올 남용 모두를 지칭하는 의미로 사용된다. 알코올 남용은 표 10.2에 정의된 대로, 남용이 심각한 경우이다.

표 10.1 약물 의존에 대한 진단 기준

임상적으로 상당한 장애 또는 곤란을 가져오는 약물 남용의 부적절한 유형, 12개월 기간 중 어느 때라도 아래 항목 중 1가지(또는 그 이상)에 해당할 경우:

    (1) 다음 중 어느 하나에도 해당될 경우 내성으로 정의:
        (a) 흥분이나 원하는 효과를 얻기 위해서 약물의 뚜렷한 양적 증가를 요구할 때
        (b) 같은 양의 약물을 지속적으로 사용 시 그 효과가 현저하게 감소하는 경우
    (2) 다음 중 어느 하나의 현상에도 해당되면 금단으로 정의:
        (a) 약물에 대한 금단 증후군의 특징을 보일 경우(특정 약물의 금단증상에 대한 기준들 중 A와 B를 참조)
        (b) 금단증상들을 완화시키거나 회피하기 위해 같은 (또는 유사한) 약물이 사용될 경우
    (3) 의도한 것보다도 더 많은 양의 약물을 사용되거나 장기간 사용될 경우
    (4) 약물 사용을 중단하거나 조절하기 위한 노력이 실패하거나 지속적인 요구가 있을 경우
    (5) 약물을 얻기 위한 행동(예: 다양한 의사들을 방문하거나 장거리 운전), 과도한 약물 사용(예: 줄담배 피우기) 또는 그 약물의 효과로 부터 회복하는 데 필요한 활동에 많은 시간을 소모할 경우
    (6) 중요한 사회적, 직업적 또는 휴식활동이 물질 사용 때문에 단념되거나 감소될 경우
    (7) 약물의 사용에 의해 유발되거나 악화될 수 있는 지속적이고 반복적인 신체적 또는 심리적 문제를 알고 있음에도 불구하고, 약물 사용이 지속될 경우(예: 코카인에 의한 우울증임을 알고 있으면서도 코카인을 사용하고 있거나 또는 음주에 의해 궤양이 악화된다는 것을 알고 있으면서 지속적으로 음주하는 경우)
    주) 알코올 의존과 남용의 기준은 약물 남용의 기준과 동일(예: 아편, 코카인; 약물의존의 기준 참조).
*『DSM-IV-TR』(147)의 진단 기준을 번안한 것임

표 10.2 약물 남용의 진단 기준

A. 임상적으로 중요한 장애 또는 곤란을 가져오는 부적절한 알코올 남용의 유형, 12개월 기간 중 어느 때라도 아래 항목 중 1가지(또는 그 이상)에 해당할 경우:
    (1) 반복적 약물 사용으로 인해서 직장, 학교 또는 집에서의 주요 역할임무를 수행할 수 없게 되는 경우(예: 약물 사용에 의해 반복 결석 또는 저조한 작업수행, 약물에 의한 결석, 정학, 퇴학; 자녀나 가족들에 대한 무관심)
    (2) 신체적으로 해가 되는 상황에서도 반복적 약물 사용(예: 약물을 사용한 채로 운전을 하거나 기계를 조작하는 경우)
    (3) 약물과 관련된 반복적 법적 문제를 일으킬 경우(즉, 약물과 관련된 문제 행동으로 인한 체포)
    (4) 약물 사용에 의해 지속적이고 반복적인 사회적 또는 대인관계에 문제가 있음에도 지속적으로 약물을 사용할 경우(예: 중독으로 인한 배우자와의 갈등이나 육체적 싸움)

B. 이러한 증상들은 알코올 의존 증상에 대한 기준과 일치하지 않는다.

*『DSM-IV-TR』(147)의 진단 기준을 번안한 것임

역사적 배경(Historical Background)

6,000년 전 수메르인(Sumerian)의 무역 교역소였던 지금의 이란 서부의 Godin Tepe 지역에서는 알코올을 마셨다고 한다. 1992년에 화학자들은 Godin Tepe의 유적에서 발견된 도자기 병에 남아있는 잔여물을 분석하여 그것이 포도주 아니면 맥주라는 것을 확인하였다. 한 과학자가 말하기를, "내 생각으로는 그곳이 상당히 많은 양의 음주가 이루어진 곳이다."라고 말했다. 수메르인은 관개시설, 농경, 그리고 광범위한 무역을 기반으로 도시를 번영시키고 복합적이고, 문자를 쓸 줄 아는 사회를 이룬 최초의 족속에 속한다.

맥주 제조는 기원전 8000년경 농경사회로 진입하던 초기에 메소포타미아인 (Mesopotamians)들이 빵을 만들기 위해 보리를 재배하기 시작하자마자 거의 그때쯤에 시작되었다. 보리 재배 후에 어느 것이 먼저 나타났는가, 즉 맥주인가 아니면 빵인가?라는 의문은 고고학에서의 오래된 논쟁이다.

알코올의 기원이 적어도 구석기 시대까지 거슬러 올라간다는 또 다른 증거가 있다. 이 증거는 20세기까지 남아있는 석기 시대의 문화에 대한 연구뿐만 아니라 어원학(etymology)에서도 유래된다. 아마도 구석기 시대 인류는 발효시킨 과일 주스(포도주), 발효시킨 곡물(맥주), 그리고 발효시킨 꿀(벌꿀술)을 만드는 방법을 알고 있었던 것 같다. 어원학적 증거에 의하면 벌꿀술이 최초의 음료였을 것이라고 시사된다. mead라는 단어의 어원은, mede(중세 영어)와 meodu(앵글로 색슨 말)를 거쳐서 형성되었는데, 다시 이 말은 고대어 methy(그리스어)와 madhu(산스크리스트어)에서처럼, 고대 인도-유럽어로부터 유래된 것이다. 산스크리트어와 그리스어에서 이 말은 '꿀'과 '취하는 음료(intoxicating drink)' 모두를 의미한다. 취하게 해주는 곡물이나 과일보다는, 꿀을 연결시켜서 표현하는 것은 꿀이 알코올의 기원으로서 더 오래된 것임을 시사하는 것일 수 있다.

현대까지 남아있는 수많은 석기시대 문화 중 3개를 제외한 모든 문화가 알코올과

친밀한 관계에 있었다. 이 '3가지 예외'에 대해, Berton Roueche가 쓰기를, "척박한 환경의 극지방(polar) 사람들, 호주 원주민들, 그리고 남미의 티에라 델 푸에고 제도(Tierra del Fuego) 사람들이 이에 해당된다"고 했다(110). 아프리카와 신세계를 탐험했던 초기의 유럽 탐험가들은 알코올이 그 지역 문화에서 매우 중요한 역할을 하고 있다는 것을 발견했다. 예를 들면, 미국 동북부의 인디언들은 자작나무와 사탕 단풍나무 수액을 발효시켜 만든 알코올을 사용하고 있었다(110).

알코올은 수천 년 동안 의료적으로 뿐만 아니라 종교적 의식에서 사용되었지만, 이는 또한 기분전환(recreational)을 위해서도 오랫동안 사용된 역사를 갖고 있다. 구약성서에는 Noah가 "와인을 마시고 취했다"라고 기록되어 있다.

Roueche가 언급하기를, "함무라비(Hammurabi) 지배 시기와 대략 일치했던, 17번째 이집트 왕조의 남아있는 몇 안 되는 유적 중 하나는 상형문자로, 궁녀 한 명이 '저에게 18잔(bowls)의 포도주를 주십시오!'라면서 자손을 원하는 외침이 기록되었고 '보라! 나는 취하는 것이 좋다'라는 기록이 있다(110). 그 시대의 다른 이집트인들도 마찬가지였다. Sigerist는 언급하기를, '만취하는 일은 드물지 않은 것으로 보이며', '그리고 농민에서 신 같은 분(the gods; 또는 지배층)에 이르기까지 모든 사회계층에서 일어났던 것으로 보인다. 연회가 끝날 때에는 참석한 손님, 여자 및 남자할 것 없이 (술에 취해) 토하는 일이 자주 있었으며, 이런 일은 전혀 놀랄만한 것이 아니었다"라고 했다(123).

만취에 대한 기록은 고대 기록에 가득 차 있지만, 음주의 절제에 대한 호소도 마찬가지였다. 이집트 왕조는 최초로 절제에 관한 기록을 남긴 것으로 보인다(110). 절주(moderation)는 징기스칸 같은 위대한 인물도 권고했는데, 즉 "병사는 1주일에 1번 이상 취하면 안 된다. 물론 전혀 취하지 않는다면 더 좋겠지만, 불가능한 것을 기대해서는 안 된다"고 했다. 구약 성서에서는 만취를 비난하였지만, 알코올 그 자체를 비난한 것은 아니다. 잠언집에 따르면, "독주는 죽게 된 자에게, 포도주는 마음에 근심이 있는 자에게 줄지어다. 그는 마시고 자기의 가난을 잊어버리겠고, 다시 자기의 고통을 기억하지 아니하리라."고 되어 있다.

증류 기술은 기원 후 800년경에 아라비아에서 발견되었다(알코올이란 말은 아라비아 말로 alkuhl에서 유래되었고, 그 뜻은 본질[essence]이라는 것이다). 수 세기 동안 증류된 알코올은 의료에서 사용되었지만, 또한 17세기에 이르러서는 알코올은 대규모로 남용되는 약물이 되었다. 17세기 후반에는 독한 증류주—주로 진 종류인데—의 매년 전 세계적인 생산량은 엄청 났었다.

고대의 기록자와 고전 작가들은 세계적으로 '취한 상태(drunkeness)'로 번역되는 단어들을 사용하였다. 만취한 사람은 '술고래(주정뱅이[drunkards])'라고 하였다. 14세기에 Chaucer는 알코올에 대한 중독을 정신질환(mental illness)으로 여기는 dronkelewe 란 말을 사용했다(26). 19세기까지는 '병적인 음주벽(inebriety)'이란 말이 선호되는 표현이었다: 음주벽을 나타내는 사람은 단순히 음주벽이 있는 것뿐만이 아니라, '술주정뱅이(inebriates)'인 것이다. 스웨덴의 공중 보건 분야의 권위자인 Magnus Huss는 1849년에 '알코올 중독(alcoholism)'이란 용어를 처음 만들었다. 그 단어는 널리 확산되어, 덴마크어로는 alkohoisme, 네덜란드어로는 alchohisme, 영어로는 alcoholism, 핀란드어로는 alkoholismi, 독일어로는 alkoholismus, 이탈리아어로는 alcolismo, 노르웨이어로는 alkoholisme, 폴란드어로는 alkoholizm, 포르투갈어로는 alcoolismo, 러시아어로는 alkogolism, 세르보크로아티아어로는 akoholizam, 슬로베니아어로는 alkoholizem, 스페인어로는 alcoholismo, 스웨덴어로는 alkoholism 등으로 표기되었다.

알코올 중독의 '질병 개념(disease concept)'은 Benjamin Rush와 영국의사 Thomas Trotter의 저술에서 유래되었는데(111), 지난 19세기 후반에는 알코올 중독이 질병이라는 개념이 의사들 사이에서 널리 퍼지게 되었다. 1830년대에 미국 Massachusetts 주 Worcester 주립병원의 첫 번째 원장인 의사 Samuel Woodward, 그리고 Connecticut 주 Hartford 시의 의사 Eli Todd는 술주정뱅이를 위한 특수 병원을 세울 것을 제안하였다. 이렇게 해서 최초의 병원이 1841년에 Boston에서 문을 열었다. 1904년에는 의료 금주 학회(Medical Temperance Society)가 미국 음주벽 및 마약중독자의 연구를 위한 의학 협회(American Medical Association for the Study of Inebriety and Narcotics)로 명칭을 변경하였다. 1876년에 첫 발행된 『음주벽 학술지(Journal of Inebriety)』는 "음주벽은 신경증이자 정신증이라는 사실에 기반을 두었다"고 했다. 그러나 미국에서 주류 금지법(Prohibition)(역자 주: 미국에서 1919년에서 1933년 사이에 시행된 주류 판매, 이동, 제조를 금지하는 법인) 시행 기간에는 알코올 중독을 질병으로 보는 개념이 소멸되었다(67).

미국의 주류 금지법인 18조의 수정조항이 폐지되면서, 알코올이 질병이라는 개념이 다시 살아났다. 개척적인 연구들이 예일 대학의 알코올 연구진에 의해 수행되었고, E. M. Jellinek의 저술은 20세기에 이 개념을 대중화하는데 크게 기여하였다. 1960년대 중반에 미국 정부에서는 좀 더 대규모로 알코올 중독 연구를 지원하기 시작하였다. 1990년대까지 연방 정부와 대부분의 주 정부에서는 알코올 치료 프로그램을 지원하였고, 알코올 중독을 전문적으로 치료하는 수많은 병원들이 미주 대륙 전역으로 퍼져나갔다. 나중에는 '의료보험(managed care)'이 도입되면서 영리를 추구하는 병원들은 사라지기 시작하였다.

역학(Epidemiology)

유대-기독교 문화에서 알코올은 "취하게 해주는 음료로서 선택 가능한 것 (intoxicant of choice)"이었다. 300년 전에 Congreve가 쓰기를, "음주하는 것은 크리스천에게는 기분전환거리이고, 터키인과 페르시아인들은 모르는 것이다"고 하였다. 터키인과 페르시아인들이 음주에 대해서 전혀 모르는 것은 아니었지만, 이들이 취하게 해주는 다른 물질, 특히 양귀비와 대마 같은 식물이 가져다주는 산물을 선호했던 것은 사실이다.

현 시대의 사회적 통념 중 하나는 현대 생활의 '스트레스' 때문에 알코올에 지나치게 의존하는 사회가 만들어졌다는 것이다. 그러나 이것은 사실이 아니다. 미국에서 1인당 술 소비량은 1800년 초기에 가장 높았는데, 1인당 연간 6 또는 7갤런(순수 알코올[absolute alcohol]인 200도[proof]로 계산했을 때)으로 추정되었다. 이때는 위스키와 사과주가 가장 인기가 있었다(110). 그 이유는 위스키가 곡물보다 휴대하기 좋았고 사과주는 사과에 비해서 휴대하기 편했기 때문이다. 운반용이성(portability)은 기차가 출현하기 전까지 중요하였다.

지난 반세기 동안, 미국인들의 알코올(순수 알코올)의 소비량은 1980년경에 1인당 연간 거의 3갤런까지로 증가하였다가, 그 뒤로 꾸준히 감소하여 현재는 1인당 소비량이 매년 2갤런을 조금 넘은 수준으로 줄었다(55, 79). 이 수치는 납세 자료를 토대를 한 것이다. 군납용과 같은 비과세 판매일 경우는 포함되지 않았기 때문에, 1인당 소비량은 과소추정된 수치일 수 있다. 또한 소비량 추정치가 거주자 인구를 기반으로 한 것으로서, 어떤 주(州)의 거주자들은 값이 싼 알코올 음료를 다른 주에 가서

구매하는 경우가 있기 때문에, 이런 판매가 발생한 주에서는 1인당 소비량 수치가 더 높게 나타날 수 있다. 워싱턴 D. C. 그리고 관광객 및 사업차 출장 온 사람들이 많은 주에서는 소비량이 더 높다고 보고하였는데, 그 이유는 여행객들에게 판매된 분량을 거주민이 소비한 것으로 계산하였기 때문이다.

국가 간 비교는 어려울 뿐이다. 국가 간 알코올 사용 패턴은 다양한 방식으로 비교가 이루어졌다. 금주(禁酒)는 지중해 연안 국가에서는 비교적 흔하며 덴마크에서는 보기 드문 일이다. 알코올 소비의 횟수는 독일 및 프랑스 같은 와인을 생산하는 국가뿐만 아니라, 덴마크에서도 가장 높은 것으로 보이는데, 덴마크에서는 와인보다는 맥주와 증류주(spirits, 火酒)를 더 선호한다. 전체 소비량에서 국가 간 비교결과는 일관되지 못하지만, 영국과 독일에서의 주류 소비량이 가장 높은 것으로 보인다. 아일랜드는 대중적인 이미지와는 반대로, 영국에 비해서 주류 소비율이 낮다. 미국의 경우 국가 간 비교 시 알코올 소비량이 비교적 평균치에 해당되었고, 이스라엘은 소비량이 비교적 낮았다. 러시아의 경우(일반적으로 줄여서 보고하는 것으로 잘 알려짐) 겉보기에 평균 소비량은 그리 크지 않지만(95), 러시아 남성들에게 폭음하는 비율이 상대적으로 높다는 것은 잘 입증되어 있다(17).

미국에서는 대부분의 성인이 가볍게 음주한다. 약 35%는 금주하며, 55%는 일주일에 3번 이하로 마시며, 그리고 단지 4%만이 하루에 평균 1온스 또는 그 이상을 마신다.

음주 패턴은 나이와 성별에 따라 다르다. 남녀 모두에서 음주 유병률은 25세에서 34세 사이의 연령대에서 가장 높고 금주는 가장 낮다(9). 남성은 여성에 비해서 모든 연령대에서 2~4배 더 과음('heavy' drinkers)을 하는 경향이 있다(16, 69, 143). 65세 이상의 연령층에 대해서는 남녀 모두 금주자가 음주자보다 더 많았으며, 남성의 10~20%와 여성의 2~3%만이 과음을 하는 것으로 나타났다(19, 63, 119). '과음(heavy drinking)'은 개인의 건강에 해로울 수 있는데, 미국 정부의 기준에 의하면, 남성의 경우 일주일에 14회 이상의 음주, 여성의 경우 일주일에 7회 이상의 음주를 하는 경우로 정의된다(35, 37, 38, 137).

음주 소비 수준은 인구 계층별로 두드러지게 달라진다. 미국에서는 북동부 지역에서의 소비 수준이 가장 높은 반면, 남부 지역은 가장 낮다. 미국에서는 젊은 남성이 다른 어느 집단에 비해서 더 많이 마신다(52). 음주한다고 보고한 청소년의 비율은 나이가 들면서 꾸준히 증가하여, 최고 학년의 아동들에서는 80~90%에 달한다. 이때 즈음에는, 소년들 못지않게 많은 소녀들도 술을 마신 "적이 있다(ever)"고 보고 한다.

대부분의 알코올은 소수의 사람들이 소비한다. 즉 음주하는 인구의 70%는 전체 알코올 소비량의 단지 20%를 소비할 뿐이며, 음주자들 30%는 전체 알코올의 80%를 소비하고, 10%의 음주자가 전체 알코올의 50%를 소비한다(95).

주류 소비와 알코올 중독과는 구분되어야 한다. 알코올 중독은 증가하고 있는가? 아니 감소하고 있다고 말할 수 있다(98). 1795년에 미국의 저명한 의사인 Benjamin Rush 가 추산하기를, 매년 4,000명의 미국인이 '독주에 대한 지나친 탐닉(over-indulgence in ardent spirits)'으로 사망한다고 하였다. 당시 미국의 인구가 약 4백만 명임을 감안하면, 이는 10만 명당 100명의 비율인 셈이다. 미국에서 공식적으로 보고된 알코올 중독에 의한 사망률은 10만 명당 2명꼴이다. Rush 박사의 추정치가 의심스럽다는 것을 인정 하더라도, 오늘날 미국에서의 알코올 중독은 200년 전에 비해서는 덜 유행하고 있는 것일 수 있다.

알코올 중독의 유병률을 추정하는 데에는 여러 가지 문제점이 있다. 첫째는 알코 올 중독의 명확한 정의에 대해 불일치하고 있다는 점이다(58, 96). 둘째는 개념화 (conceptualization) 작업이 시간의 흐름에 따라서 발전해 왔다는 점이다. 셋째는 세대 별 조사를 실시했을 때, 알코올 중독자들은 대부분의 사람들에 비해서 집에 없는 경우가 더 많았다는 점이다.

유병률의 추정치에 대해 회의적이 되는 네 번째 이유는 통계치의 산출 과정에서 알코올을 옹호하는 태도가 한 가지 가능한 요인이 될 수 있다는 것이다. 정부 관리들 은 재정지원을 꺼려하는 입법부로부터 돈을 짜내기 위해 많은 능력을 들이고 있으 며, 그리고 일부의 관리들은 한편으로는 알코올 중독 유병률의 감소를 통해 정부가 좋은 일을 하고 있다는 것을 보여주기를 원하면서도, 다른 한편으로는 유병률이 높 아서 입법부에서 이 문제에 돈을 좀 더 쓰도록 자극하게 되기도 원하기 때문에 딜레 마에 빠져 있다. 예를 들면, 1960년대 후반에는 미국 정부에서는 5백만 명의 미국인 이 알코올 중독을 갖고 있다고 발표하였다. 이 수치는 30년도 못 되어서 1,400만 명까지로 부풀어 올랐다. 이와 같이 증가한 것은 알코올 중독에 대한 연구와 치료에 대해 중앙 정부에서 노력을 더 많이 기울인 것과 부합된다(73).

그럼에도 불구하고, 이상의 모든 염려사항을 감안하면, 타당성이 확립된 이 장애의 유병률을 가능한 한 정확하게 파악하는 것이 필요하다. 어떤 학자들은 Grant 등(54)의 조사 결과에 동조하리라 보는데, 이들은 2004년에 보고하기를, 알코올 및 관련 장애의 국가 역학 조사(National Epidemiologic Survey of Alcohol and Related Disorders: NESARC) 결과 『DSM-IV』 기준인 12개월 동안에 걸친 알코올 남용 및 의존의 유병률이 각각 4.7%와 3.8%로 나타났다고 하였다.

알코올 문제는 학교 부적응의 전력과 관련이 있다(32). 고등학교 중퇴자 그리고 무단결석이 잦고 비행의 과거력이 있는 사람들은 특히 알코올 중독의 위험성이 높은 것으로 나타난다.

특정 직업의 종사자들은 다른 유형의 직업 종사자들에 비해서 알코올 중독에 더 취약하다. 웨이터, 바텐더, 항만 노동자, 음악가, 작가, 그리고 보도 기자는 간경변에 걸리는 비율이 상대적으로 높으며, 회계사, 집배원, 그리고 목수는 그 비율이 상대적으로 낮다(85).

임상적 양상(Clinical Picture)

알코올 중독은 행동 장애(behavioral disorder)이다. 문제를 일으키는 특정 행동은 많은 양의 알코올을 반복적으로 소비하는 것이다. 이러한 행동의 저변에 깔린 동기는 종종 불분명하다(8). 왜 과음을 하느냐고 물어보면, 알코올 중독이 있는 사람들은 자신의 음주를 우울이나 불안 또는 상황적 문제 같은 특별한 기분 탓으로 돌리는 경우가 가끔 있다. 이들은 때로는 음주에 대한 강렬한 '욕구(need)'를 기술하는데, 이런 욕구는 갈망(craving) 또는 강박충동(compulsion) 등으로 다양하게 기술된다. 그러나 또한 알코올 중독이 있는 환자들은 자신의 지나친 음주에 대해 그럴듯한 변명을 하지 못하는 경우도 종종 있다(82).

다른 약물 의존의 경우와 마찬가지로, 알코올 중독에는 오랜 기간 동안 취한 상태에 있을 정도로 충분한 양의 약물(알코올)을 얻고자 하는 생각에 빠져있는 것(preoccupation)이 동반된다. 이는 환자가 이런 생각에 빠져있는 것을 부정(deny)하거나 또는 자기가 친구들보다 더 많이 마시지 않는다고 주장하면서 자신의 욕구를 합리화(rationalize)하려고 하는 알코올 중독 초기에 특히 그렇다. 이와 같이 부정(부인) 또는 합리화의 일환으로, 과음하는 사람들은 과음자들과 함께 시간을 보내는 경향이 있다.

David라는 이름의 한 알코올 중독 환자는 다음과 같이 설명하고 있다(52):

> 나의 욕구는 나 자신과 타인들로부터 숨기기가 쉽다(아마도 나는 나 자신과 타인을 속이고 있을지도 모른다). 나는 술 마시는 사람들하고만 어울린다. 나는 술을 마시는 여자와 결혼했다. 술 마시는 데에는 항상 이유가 있다. 나는 축 쳐지고, 긴장되고, 피곤하며, 화가 났고, 행복하기 때문이다. 나는 다른 어떤 이유보다도 행복하기 때문에 종종 술을 마실지도 모른다. 그리고 술 마실 기회—술 마시는 것이 적절해 보이고 기대되는 상황일 때—는 끝없이 많다. 즉 축구 경기, 낚시 나가기, 파티, 휴일, 생일, 크리스마스, 또는 단순히 토요일 밤이라는 것이 이유가 된다. 음주는 유쾌한 모든 것들과 얽혀들게 되었다. 즉 음식, 성생활, 사교생활 등. 내가 술 마시는 것을 중단하면, 이 모든 것들이, 잠시 동안 나에게는 흥미가 없어지게 된다. 이렇게 이 모든 것이 음주와 연결되어 있다.

알코올 중독이 진전되고 음주로 인한 문제들이 좀 더 심각해지면, 이런 사람은 혼자 술 마시고, 몰래 마시게 되며, 술병을 감추고, 그리고 자신의 상태의 심각성을 들키지 않기 위해 다른 수단을 취하게 된다. 여기에는 죄의식과 후회의 감정이 동반되는 경우가 거의 대부분이며, 이런 감정은 이제는 거꾸로 술을 더 많이 마시게 해서, 일시적이나마 이런 감정을 누그러뜨리게 될 수 있다. 후회는 오랜 시간 동안 술을 못 마신 그 다음 날 아침에 특히 강렬해질 수 있고, 그 결과 아침에 술을 마시게 될 수 있다(66):

> 수십 년간 [David 가 쓴 글], 나는 술을 마셨고, 숙취를 느낀 적이 거의 없었지만, 이제는 숙취가 끔찍하기만 하다. 나는 몸이 안 좋아져서—두통, 매스꺼움, 기운이 없어지기는 했지만, 정신 상태는 최악이었다. 나는 일찍 일어나서 내가 얼마나 멍청이인가, 내가 너무나 많은 다른 사람들과 나 자신에게 어떻게 상처를 주었는지를 생각하곤 했다. '죄책감(guilty)'과 '우울(depression)'이라는 단어는 나의 이런 느낌을 기술하는데 피상적인 표현에 불과하다. 이런 지겨움(loathing)은 거의 신체적인 것으로서, 몸이 무거운 짐 같

아서 단지 어느 한쪽으로만 일으킬 수 있으며, 그것도 술을 마셔야만 가능해서, 나는 아침마다 술을 마셨다. 두 번 또는 세 번 (술을) 마시고 나면, 내 손은 떨지 않게 되어, 나는 약간의 아침을 먹을 수 있게 되며, 죄책감도 거의 사라져 버린다.

술을 계속해서 마시면, 처음에는 죄책감과 불안을 줄이기 위해 시작했다고 하더라도, 일반적으로 불안과 우울을 가져온다(83). 우울장애와 불안장애와 연관된 온갖 증상—치료가 어려운 말기의 불면증(insomnia), 기분 저조(low mood), 성마름(irritability), 그리고 흉부통증, 심계항진 및 호흡곤란(dyspnea)이 동반된 불안 발작(anxiety attacks)이 포함됨—이 종종 나타난다. 알코올은 일시적으로 이런 증상들을 경감시켜주어서, 음주-우울-음주의 악순환을 가져오며, 결국에는 고전적인 금단 증후군(classical withdrawal syndrome)을 초래할 수 있다. 종종 환자는 술을 끊기 위해 엄청난 노력을 하여 며칠 또는 몇 주 동안 성공할 수 있을지 모르나, 이내 곧 다시 술을 마시게 될 뿐이다:

어느 시점에선가는 나는 아내, 집, 또는 직장도 없게 되었다. 나는 단지 술 마시는 일밖에는 하는 일이 없었다. 이제는 술을 꾸준히 마셔서, 매일매일 마신다. 나는 식욕을 잃었고 끼니도 걸렀다(게다가 돈도 떨어졌다). 나는 발한과 떨림으로 밤중에 깨게 되면 술을 마셨다. 아침에는 일어나 토하고 나서 또 술을 마셨다. 이것은 계속될 수가 없는 일이었다. 나의 전처는 아파트에서 몸을 떨면서 무언가를 멍하니 바라보고 있는 나를 발견하고 병원에 입원시켰다. 거기에서 나는 알코올을 끊었고, 퇴원했으나, 이내 곧 술을 다시 마셨다. 나는 다시 병원에 입원하였으며, 이번에는 6개월 동안이나 술을 못 마셨다. 나는 신경질적이 되었고(nervous) 잠을 잘 수가 없었지만, 어느 정도 자신감을 회복하여 파트타임 일을 찾았다. 그러던 중 나의 전 직장 상사가 다시 돌아와서 일할 것을 제안해 와서 나는 축하주를 마셨다. 그 다음 날 밤 나는 두 모금(drinks) 술을 마셨으며 한 달 가량 지나자 나는 이전처럼 많은 술을 마시게 되었고 결국 다시 실직하고 말았다.

이와 같은 반복된 음주 경험은 곧 좌절감과 절망감으로 이끈다. 환자가 의사에게 진찰받을 즈음에는, 이미 바닥까지 내려간 상태인 경우가 많다. 이런 상황은 희망이 없어 보이고, 오랜 동안의 과음으로 인해 이들의 문제는 너무나 많아져서 이런 문제를 해결하기 위해 아무 것도 할 수 없다는 것을 느끼게 된다. 이 시점에 이르러서야, 이들은 자신의 알코올 중독을 인정할 마음의 준비가 되어 있겠지만, 음주를 멈추는 데에는 자신이 너무 무력하다는 것을 느끼게 된다. 그러나 많은 사람들이 진짜 ―영구적으로― 술을 끊었으며 이는 뒤에서 살펴볼 것이다.

알코올은 경우에 따라서 고전적인 기억상실증(amnesia)을 일으키는 몇 개 안 되는 향정신성 약물 중의 하나이다. 알코올 중독이 아닌 사람들조차도 술을 마시면 이와 같은 기억상실(깜깜기억[blackouts])을 겪지만, 일반적으로 알코올 중독이 있는 사람들보다는 훨씬 적은 횟수로 겪는다(25, 68). 이와 같은 기억상실증 일화는 알코올 중독자에게는 특히 괴로운 일이다. 왜냐하면 이들은 취해 있는 동안에 자신도 모르게 누군가에게 해를 끼치거나 경솔한 행동을 했을까봐 두려워할 수 있기 때문이다(52):

39세의 한 세일즈맨은 낯선 호텔 방에서 잠을 깼다. 그는 숙취가 약간 있었지만 그 외에는 정상인 것으로 느껴졌다. 그의 옷들은 옷장에 걸려 있었다. 그는 면도도 깨끗하게 한 상태였다. 그는 옷을 입고 로비로 내려갔다. 그는 호텔 직원으로부터 자신이 라스베이거스에 있으며 2일 전에 그 호텔에 투숙하였다는 것을 알게 되었다. 그가 계속 술을 마셨던 것은 확실했고, 직원의 말에 따르면, 그가 만취한 것 같지는 않았다고 했다. 그날은 토요일 14일이었다. 그가 마지막으로 기억하는 것은 그가 월요일 9일에 세인트루이스의 한 술집에 앉아있었던 것이었다. 그는 하루 종일 술을 마셔 취했지만 오후 3시까지의 기억은 완전했다. 그러다가 그 이후의 기억은 '커튼이 내려진 것처럼' 텅 비어 있었다. 약 5일 동안의 기억이 텅 비어 있었다. 3년이 지났어도, 그때의 5일 간의 기억은 여전히 비어 있었다. 그는 이러한 경험에 매우 놀라서 2년 동안 금주하였다.

일시적인 기억상실(blackout: 깜깜기억)에 대한 연구들은 기억상실이 후행성(anterograde)이라는 것을 알려준다(97). 일시적인 기억상실 중에는 당사자는 먼(remote) 기억과 즉각 기억(immediate memory)은 비교적 온전하지만, 특정한 단기 기억의 결손(short-term memory deficit)이 있어서 5분 전이나 10분 전에 일어났던 일은 회상해내지 못한다. 이들에게서는 다른 지적 능력은 잘 보존되고 있기 때문에, 복잡한 행위를 수행할 수 있으며 일상적인 관찰자에게는 정상인 것으로 보인다. 오래전부터 알코올성 기억상실(alcoholic blackouts)은 술을 마시고 있을 때 일어난 사건을 잊으려는 욕망 때문에 나타나 동기화된 억압(repression)이라기보다 새로운 정보를 응고화(consolidation)시키는 것이 손상된 것을 나타내고 있다고 알려져 있다(49).

그러나 때로는 신기한 일이 생기기도 한다. 음주자는 이전에 술을 마셨을 때에 일어났던 일이 생각나기도 하는데, 이 일은 맑은 정신 상태에서는 잊어버리고 있던 것이다. 예를 들면, 알코올 중독이 있는 사람들은 술을 마실 때 돈이나 알코올을 감추었는데, 멀쩡할 때는 잊고 있다가도, 다시 술을 마시게 되면 기억이 되살아나곤 한다는 것을 종종 보고한다(49):

> 한 47세의 주부는 술을 마실 때 종종 편지를 썼다. 때로는 편지에 쓸 내용을 메모를 하고는 편지를 쓰기 시작했지만 끝내지를 못했다. 다음 날 정신이 맑은 상태에서 그녀는 자신이 쓴 메모를 이해할 수 없곤 하였다. 그래서 그녀는 다시 술을 마시기 시작하였으며, 몇 잔의 술을 마신 후에야 그 메모의 의미가 분명해져 편지를 다시 쓰곤 했다. "그것은 마치 내려놓았던 연필을 다시 주워드는 것 같아요."

일화적인(anecdotal) 보고에 의하면, 벤조디아제핀 약물에 알코올을 섞으면 알코올을 소요되는 기준보다 적게 마셔도 깜깜기억(blackout) 이 나타날 가능성을 증가시킨다고 한다(93, 120). 또한 벤조디아제핀은 그 자체의 효과만으로도 투여량에 비례해서 단기적인 후행성 기억 손상을 가져올 수 있다(15, 84, 99). 일반적으로 벤조디아제핀은 심각한 알코올 중독과 관련된 심한 기억상실을 일으키지는 않는다. 그러나 벤조디아제핀을 처음 복용하는 사람들은 단 한 번의 복용으로도 기억에 극적인(dramatic) 영향을 받을 수 있다(15).

알코올 문제가 있는 사람들이 의사를 찾아갈 때 즈음에는, 이들은 이미 음주로 인한 의학적 그리고 사회적 합병증이 상당히 발전된 상태인 경우가 종종 있다(뒤에서 '합병증'의 절을 보시오).

알코올 중독을 식별하기(Identifying Alcoholism)

알코올 중독을 치료하기 전에, 우선 알코올 중독인지 아닌지를 알아야만 한다.

의사들은 세 가지 접근법으로 음주 문제를 조기에 확인할 수 있는 아주 좋은 입장에 있다. 즉 의사들은 환자로부터 과거력을 수집할 수 있고, 신체검사를 실시할 수 있으며, 그리고 실험실 검사(laboratory tests)를 지시할 수 있다.

의사는 환자를 검사할 때 환자의 과거력을 환자로부터 이끌어내서 궁극적으로는 진단 기준에 해당 여부를 판단하기 위해서, 자신의 스타일에 맞게 알코올 증상에 관한 질문을 잘 설계해야만 한다. 환자와 소통관계(라포[rapport])가 형성되고, 검사자(examiner)가 이 절의 내용을 물을 준비가 되었으면 임상적 접근은 직접적으로 이루어지거나("현재와 과거의 당신의 음주 습관에 대해 말씀해주세요") 또는 간접적으로 진행될 수 있다("지금까지 음주로 인해 사회, 직장, 대인관계에서 지장을 받거나, 또는 법적 처분을 받은 적이 있습니까?"). 검사자는 짧고 날카로운 스타카토(staccato) 식의 질문, 판단하는 식의 접근(judgmental approach), 또는 공격적인 스타일은 피해야 하는데, 이런 것들은 모두 환자로 하여금 마음을 열게 하는 데 방해가 될 수 있기 때문이다. 지난 30년 동안에 다양한 단축형 선별용 검사가 여러 상황에서 쓰일 수 있도록 개발되어 왔다. 여기에는 미시건 알코올 중독 검사(Michigan Alcoholism Screening Test: MAST)(122), CAGE 설문지(CAGE questionnaire)(45), 알코올 사용 장애 판별 검사(Alcohol Use Disorders Identification Test: AUDIT)(114), 그리고 TWEAK 선별용 설문지(TWEAK screening questionnaire)(112) 등이 있다. 이런 검사도구 속의 선별용 문항이 임상가로 하여금 질문할 거리들을 만들고 나아가서는 자기 나름의 접근하는 스타일까지도 발전시키는 데 도움이 될 수 있기는 하지만, 독자가 유념할 것은 짧게 검사하는 것으로는 모든 해당 사례를 잘 파악해내지 못하고 질환을 진단해낼 수 없다는 것이다. 임상가들은 시간을 들여서 라포를 형성하고 환자와 대화를 통해서 알코올 소비 패턴의 세부적 과거력을 얻어내며 문제 음주의 진단적 평가를 내리는데 필요한 정보를 충분히 얻어내야만 한다.

다음에는 음주 문제를 시사하는 몇 가지 의학적 지표를 소개한다.

1. 노인환(arcus senilis: 각막 주변에 생기는 불투명한 고리 모양의 띠)은 보통 나이가 들면서 생기는데, 시각 장해를 일으키지도 않고 해롭지 않은 상태로 여겨진다. 각막에 생기는 이 환 모양은 혈액 속의 지방 물질로 형성된 것이다. 알코올은 혈중 지방을 증가시키며 알코올 중독이 있는 많은 환자들은 자기 나이 또래에 비해 이 환 모양이

많은 것으로 보고되고 있다.

2. 코가 빨간 것(red nose; acne rosacea)은 알코올성 음료에 취약한 것을 시사해준다. 그러나 빨간 코를 가진 사람들은 절대 금주자(teetotalers)이거나 또는 심지어 열렬한 (주류제조판매) 금지주의자(prohibitionists)인 경우도 종종 있으며, 이들은 이와 같이 빗대어 말하는 것에 대해 분개한다.

3. 붉은 손바닥(palmer erythema: 손바닥의 홍반)을 갖고 있는 사람도 또한 알코올 중독의 가능성이 시사되지만 이것만으로는 알코올 중독이라고 진단할 수 없다.

4. 검지와 중지 사이 또는 가슴에 담배로 인한 화상이 있거나 타박상 및 멍든 것은 음주로 인한 인사불성(alcoholic stupor)을 의심해야 한다.

5. 간이 통증 없이 커지는 것은 간이 처리할 수 있는 양보다 더 많은 알코올을 섭취하고 있음을 시사할 수 있다. 지속적으로 심한 상복부 통증과 무언가 있는 느낌(tenderness)이 등짝까지 번져가는 것은 췌장염을 시사하며, 때로는 알코올이 그 원인이다.

6. 발과 다리의 감각이 약해지고 기운이 없는 것은 과도한 음주로 인해 발생할 수 있다.

7. 실험실 검사는 또 다른 단서를 제공해준다. 알코올 중독의 중요한 생물 지표는 감마-크루타밀 트랜스펩피디아제(gamma-glutamyl transpeptidase: GGT), 알라닌 아미노 전이효소(alanine aminotransferase: ALT), 아스파르트산 아미노 전달효소(aspartate aminotransferase: AST), 평균 혈구 용적(mean corpuscular volume: MCV), 탄수화물 결핍 전이(carbohydrate-deficient transferring: CDT)(90) 등이 있다. 역사적으로 볼 때, 임상 실제에서 가장 흔히 사용되는 검사는 GGT이다. 알코올 환자의 절반 이상이 위와 같은 단백질의 함유량이 더 높지만, 이는 알코올 중독과 관련이 없는데, 왜냐하면 알코올과 무관하게 생긴 간 질환, 담 질환, 비만, 그리고 약물 치료 시에도 높아지기 때문이다. 2001년에는 새롭고 좀 더 정확한 검사인 탄수화물 결핍 전이 검사(carbohydrate-deficient transferrin[CDT] test)가 미국 식약청으로부터 승인을 받았다(FDA)(10, 90). CDT라는 생물 지표(biomarker)는 유럽에서는 오랫동안 널리 쓰여 왔다. 드물게 나타나는 유전적 변종(genetic variants)과 같은 몇 개 안되는 다른 의학적 상황에서는 검사결과가 틀린 양성(false-positive)으로 나오기도 한다.

또 다른 접근법은 일반적으로 많이 상용되는 혈액 화학 검사(blood chemistry tests)를 실시한 후 그 결과를 음주 소비의 조기 탐지(Early Detection of Alcohol Consumption:

EDAC)(92)라고 불리는 검사에서 2차 판별 분석(quadratic discriminant analysis)을 실시하는 것이다. 각각의 검사 수치가 정상 범위에 있다 하더라도, 전체적으로 보면 최근의 과음 여부를 아주 정확하게 탐지해주는 뚜렷한 '지문(fingerprint)'이 나타난다. 이 검사는 알코올 중독을 가려내주기보다는 과도한 음주를 가려내준다. EDAC 는 선별 도구로서는 아주 유용하지만 CDT를 통한 확인 작업이 요구된다.

알코올 남용의 증세를 찾으면서, 의사들은 때로는 환자들로 하여금 소외감을 갖게 하는 도덕 중심적 태도(moralistic attitude)에 빠져들 수 있다. 의사들은 개인적 이유로 음주가 나쁜 것이라고 믿을 수도 있겠지만, 의사들이 유념해야 할 비교적 최근의 연구결과에 따르면 적당한 음주가 실제로 장수하는 데 도움이 될 수 있다는 점이다 (127, 135). 구체적으로 알코올의 '이로운' 효과로는 심장 질환(예를 들면, 고밀도의 리포 단백질[high-density lipoprotein: HDL] 콜레스테롤에 의한 심장 보호 효과를 통해서 주로 발생하는 심근경색[myocardial infarction], 심부전증[heart failure], 뇌경색[ischemic stroke] 등)의 가능성을 줄여주는 것일 수 있으며, 당뇨병, 치매 및 골다공증의 위험도 줄여준다. 모든 사망 관련 원인으로부터 사망률을 가장 크게 낮추어주는 것은 하루에 한두 잔 정도의 음주와 관련되어 있다. 그러나 이 수준을 넘어서게 되면, 의학적 합병증에 대한 위험도는 J자(字) 모양의 곡선처럼 음주 소비량에 따라 급격하게 증가한다(56, 109, 127).

이런 모든 것들이 알코올을 무절제하게 복용해도 괜찮다는 것으로 해석되어서는 안 된다. 알코올 남용 및 의존에 대한 위험성은 비음주자들이 건강에 이로울 가능성을 위해 음주하는 것을 가로막을 정도로 크다. 그러나 알코올을 안전하게 즐기는 능력이 입증된 건강한 사람들에게는, 계속해서 살펴볼 필요성은 있겠지만, 금주 권유를 할 필요는 없다. 알코올 중독에 있어, 금주가 이로운 것으로 간주된다. 게다가 중간 수준의 음주는 자동차 사고, 고혈압, 유방암 등을 유발하고 C형 간염 환자에게는 역효과를 내며, 임신 중의 음주는 태아의 선천적 결손과도 관련이 있다.

생물학적 연구결과(Biological Findings)

알코올 중독의 생물학적 과정에 대한 현대의 이해는 아직 초보 수준이다. 아편이나 니코틴과 달리, 알코올에 대해서는 인간의 두뇌 속의 수용기(receptor)에 대해 알려진 바가 없다(43). 알코올은 두뇌 속의 다양한 영역에 있는 많은 신경전도체 계통(neurotransmitter systems)에 영향을 미치는데, 이런 신경전도체는 중독의 토대가 되는 보상(reward) 및 강화(reinforcement) 과정에서 역할을 발휘하는 것으로 알려져 있다. 알코올이 공급되면 GABA(뇌의 주요 억제성 신경전달물질[inhibitory neurotransmitter])가 높아지고, 글루타민산염(glutamate; 흥분성 신경전달물질[excitatory neurotransmitter])이 억제되며, 그리고 도파민, 세로토닌 및 아편성 펩티드(opioid peptides)가 증가된다(21, 43). 지금까지 연구된 바에 의하면, 보상, 강화, 내성 및 금단 현상을 매개하는 (mediating) 신경전도체 계통의 유전적 변이(variations)는 일부 사람들에 있어서 중독의 특징이 되는 갈망(craving)과 조절능력 상실(loss of control)에 빠지기 쉽게 할 수 있다(21, 43).

발달 과정(Natural History)

초기 연구들은 알코올 중독의 발달 과정이 남녀 간에 다소 차이가 있는 것으로 보인다고 시사했지만(61, 141), 나중의 연구들은 이에 대해 불분명한 것으로 나타났다. 많은 연구들에서의 문제점은, 연구방법이 회고적(retrospective) 속성으로 인한 문제점, 추적조사 기간이 짧은 것, 미리 선정된 모집단(select populations), 그리고 알코올 중독의 정의에 대한 일관성 부족이었다. 그러나 이런 문제점을 감안하더라도, 알코올 중독은 성차와는 무관하게, 음주 시작 후 몇 년 만에 빨리 의존으로 진행되거나 또는 10년이나 15년 동안에 걸쳐서 오랫동안 경과가 진행되는 것으로 보인다.

남성의 경우, 알코올 중독의 증상이 45세 이후에 처음 나타나는 경우는 흔치 않다 (12, 52). 만약 그렇다면, 의사는 주요 정동 장애(primary affective disorder) 또는 뇌 질환의 가능성에 유의해야 한다. 알코올 중독은 남성의 경우에 비해 여성의 경우는 덜 광범위하게 연구되었지만, 증거에 의하면 이 장애의 경과가 여성의 경우에는 더 다양한 것으로 시사된다. 여성은 발병이 더 늦는 경우가 종종 있으며(27, 64), 자발적인 회복(spontaneous remission)은 더 적은 것으로 보인다(36). 또한 이 장애가 있는 여성은 우울증의 과거력이 있기 쉽다(141).

그동안 음주의 유형 또는 패턴이 학계에서 주목을 받아왔다. 음주 패턴은 아주 다양하여, 알코올 중독을 단 한 개의 특별한 패턴과 전적으로 연관 짓는 것은 옳지 않다. 전반적으로 볼 때 알코올 의존은 만성적으로 경감했다가 재발을 되풀이하는 장애로서 그 경감 기간도 다양하다.

알코올 중독은 일반적으로 알고 있는 것보다 '자발적(spontaneous)' 경감 비율 (remission rate)이 높다. 알코올 중독으로 정신병원에 처음 입원하는 비율은 60대와 70대에서는 현저하게 떨어지며, 이는 알코올과 관련한 위반 행위로 체포되는 것도 마찬가지이다. 알코올 중독이 있는 사람들에서의 사망률은 중간 수준의 음주자들에 비해 2~3배 높겠지만, 이와 같이 사망으로 인해 음주자의 수효가 감소한 것만 갖고 서는 중년기와 중년 후반기에서의 문제 음주의 외견상 감소를 설명하기에는 아마도 불충분할 것이다(55, 135).

알코올 환자로부터 얻은 설문 자료에 근거하여, Jellinek은 알코올 중독의 문제 증상이 자연스럽게 시간적 순서에 따라 나타나며, 기억상실은 이 질환의 초기 '전조 (prodromal)' 증상(symptoms)의 하나라는 견해를 표방했다(66). 이 뒤의 연구들(25, 49, 97)에서는 이 견해를 반박해왔고, 현재는 음주로 인한 문제는 그 나타나는 순서가 다양할 수 있으며 기억상실이 알코올 중독이 곧 나타날 것을 알려주는 신호를 뜻하 는 것은 아니라고 믿어지고 있다. 오랫동안에 문제없이 과음을 해온 사람이라도, 나중에는 단기간 내에 문제들을 많이 나타내게 되는 경우가 자주 있다. 표 10.3에는 병원에 입원한 남성 알코올 중독자로서 특별히 골라낸 것이 아닌 환자들(unselected series)에게서의 알코올 중독의 평균 발병 연령이 제시되어 있다.

표 10.3 모든 피험자에서 알코올 관련 문제의 발생 (N=100)

알코올 관련 문제	있음 (%)	평균 발생 나이	알코올 관련 문제를 보고하는 피험자의 백분율 (처음 발생시 나이를 기준으로)*										
			<20	20-24	25-29	30-34	35-39	40-44	45-49	50-54	55-59	60-64	65-70
1. 주정(술취한[drunken]) 일화가 잦음	98	27	18	17	21	18	13	7	3		1	1	
2. 주정 일화가 주말에 있음	82	28	11	18	21	32	6	8	2		1		
3. 아침에 음주	84	31	2	17	15	25	17	9	11	1	1	1	
4. 술 마시면 흥청대기	76	31	7	14	18	21	13	9	12	5	1		

항목													
5. 식사를 거르는 것	86	32	2	11	14	29	15	10	10	6	1		1
6. '몸이 떨림(Shakes)'	88	33	1	11	15	24	17	9	16	3	2		1
7. 음주로 직장을 잃음	69	34	3	7	19	19	26	7	9	6	3		
8. 음주로 인한 별거나 이혼	44	34		16	7	23	14	20	14	7			
9. 기억상실	64	35	2	6	16	28	25	8	9	3	3		
10. 익명의 알코올중독자 집단모임에 가입	39	36		8	8	28	20	15	8	10	3		
11. 음주로 인한 입원	100	37		3	14	18	20	13	14	9	6		
12. 알코올 금단 증후군	45	38		2	11	11	40	16	7	11	2	1	

* 수치는 읽기 편하도록 근사치를 넣음. 따라서 총합이 100%가 안 될 수 있음.

Goodwin et al. (50)에서 발췌함

역사적으로 볼 때, 1960년에 Jellinek(67)은 알코올 중독을 관찰 가능한 음주 패턴에 따라서 분류하는 흥미로운 유형론(typology)을 개발하였다. 1976년에 Edwards와 Gross의 후속 연구(39)에서는 준거(criteria)를 사용해서 알코올 의존 증후군의 진단을 내리기 위한 신뢰할만한 토대를 수립하는 쪽으로 이 방면의 연구방향을 세웠다. 이 두 연구자가 세운, 특정의 관찰 가능한 행동에 대한 '잠정적 서술(provisional description)'(예: 1. 음주 행동의 범위가 좁혀지는 것[narrowing], 2. 술을 찾는 행동이 돌출되어 보이는 것[salience], 3. 알코올에 대한 내성의 증가, 4. 금단증상이 반복되는 것, 5. 술을 마셔서 금단증상을 회피하게 되는 것, 6. 음주 충동이 있음을 깨닫는 것, 7. 금주 후 재발)은 『DSM-III-R』, 『DSM-IV』, 『DSM-IV-TR』(표 10.1 참조)와 국제진단기준(IDC-10)에서 알코올 의존에 대한 공식적 기준의 토대가 되었다.

합병증(Complications)

알코올 중독은 그로 인한 문제들에 의해 규정되기 때문에, 알코올 중독의 증상과 합병증은 불가피하게 서로 중복된다. 저자들은 사회적 및 의학적 합병증을 따로따로 살펴볼 것이다.

알코올 중독자는 별거 및 이혼할 확률이 높다(52). 알코올 중독이 있는 사람들은 직장 문제가 있는 경우가 많은데, 여기에는 결근이 잦은 것과 실직하는 것이 포함된다. 또한 이들은 사고를 내는 빈도가 높아서, 집에서, 직장에서, 그리고 자동차 운전

중에 자주 사고를 낸다. 미국에서 고속도로 사고 사망자의 약 40%는 음주 운전자이다(4). 유죄선고를 받은 중범죄자의 거의 절반은 알코올 중독자이며(52), 대도시에서 경찰관의 활동의 약 절반은 알코올 관련 범행과 연관되어 있다. 미연방항공위원회(Federal Aviation Commission) 자료에 따르면, 자가용 비행기 추락사고로 사망한 파일럿의 약 10%는 음주 상태였다고 한다(≪뉴욕 타임즈≫, 1995. 4. 9.).

의학적 합병증은 3가지 범주로 나뉜다. 즉 (1) 과음으로 인한 급성 영향, (2) 과음에 따른 만성 영향, (3) 금단의 영향이 있다. 다량의 알코올을 마시면 우리 몸의 연수에 있는 호흡 중추를 억압하여 직접 사망에 이르게 할 수 있다. 급성 출혈성 췌장염이 단 한 번의 과음으로 발생하는 경우가 가끔씩 나타난다.

만성적인 과음은 직·간접적으로 거의 모든 신체 장기에 영향을 줄 수 있다. 소화계통은 특히 알코올의 해로운 영향을 특히 받기 쉽다. 만성 위염이 생길 수 있는데, 물론 대부분 알코올성 위염은 알코올 자체의 직접적 영향이라기보다는 만성적 헬리코박터 파일로리 감염이 그 원인이다. 관련된 연구결과에 대한 최근의 개관에서의 결론은, 가용한 증거들이 급성 또는 만성 음주에 따라서 위궤양이나 십이지장궤양 질환의 위험성이 증가하는 것을 보여주지 않았다고 한다(134).

알코올이 위내장 계통에 미치는 가장 해로운 영향은 간장에 대한 것이다. 수십년간의 연구에도 불구하고, 알코올이 간에 어떻게 해를 끼치는 지에 정확하게 알려진 것이 아직 없다. 알코올은 아세트알데히드 생성(acetaldehyde production), 산화체 손상(oxidant injury), 그리고 친염증성 사이토카인(proinflammatory cytokines)을 위시한 이미 알려져 있는 경로(known pathways)를 통해 조직 손상을 유도한다. 그러나 이런 과정에서의 저변의 기제(underlying mechanisms)는 복잡해서, 세포 수준의 신호 변환 경로(cellular pathways of signal transduction), 종양 괴사 요인(tumor necrosis factor)의 활성화, 그리고 지질 과산화(lipid peroxidation)를 촉진시키는 자유 기(free radicals)의 생성이 포함되어, 이런 과정을 통해 종국에는 미토콘드리아(mitochondria) 속에서의 산화체 손상(oxidant injury)이 초래된다.

알코올성 간 질환의 첫 번째 단계는 지방간인데, 이는 과도한 음주에 대해 신속하게 나타나는 반응이다. 고지방 다이어트만으로도 지방간을 일으키지만, 알코올은 이러한 다이어트용 지방의 섭취가 없을 때조차 간지방을 생성시킨다. 고지방 다이어트는 만성적 과음과 연관된 지방간 및 간 질환의 발생 가능성을 높여준다(77, 81).

지방간이 가역적(reversible)이기는 하지만, 위와 같은 상황에서는 간세포(hepatocytes)는 신체적으로 안 좋은 여건에 취약해서 생존율이 줄어들게 된다. 지속적인 알코올 섭취는 어떤 사람들에게는 염증 반응(inflammatory responses) 및 섬유증(fibrosis)의 진행과 그리고 종국에는 간경변을 일으키게 된다. 서구 국가에서 대부분의 Laennec 간경변이 있는 대부분의 환자들은 폭음하는 자들이지만, 극심한 알코올 중독이 있는 사람들은 대부분 간경변을 일으키지 않는다(아마도 10% 미만에서만 간경변이 발생). 이런 결과는 간경변을 일으키는 데 있어 알코올의 직접적인 역할에 대한 의문점을 풀어주지 못한 채로 그대로 내버려두게 만들었다. 간경변은 알코올과 다이어트뿐만 아니라 다른 요인, 아마도 유전 등의 영향이 모두 혼합되어 발생하는 것으로 보인다(104).

알코올 중독자는 평균적으로 매일 섭취하는 칼로리의 절반을 알코올에서 얻기 때문에, 필수 영양분의 섭취가 부족하게 되면 심각한 영양실조가 초래될 수 있다. 췌장염과 같은 알코올에 의한 위내장계 합병증은 영양분의 흡수 저하를 통해 영양실조를 가일층 초래할 수 있다. 또한 알코올은 비타민 A와 같은 영양분의 퇴화(degradation)를 촉진시킨다. 실험연구를 통해 영양결핍(nutritional deficiencies)만으로도 간을 손상시킬 수도 있다는 것이 밝혀졌지만, 적당한 영양 섭취만으로는 만성적 과음의 해로운 영향으로부터 간을 보호해주지 못한다(81).

알코올 중독은 신경계통의 병리(pathology)와 관련이 있다. 가장 흔한 신경과적 합병증인 말초 신경장애(peripheral neuropathy)가 복합 비타민 B의 결핍에 의한 것인지, 아니면 알코올의 직접적인 독성의 영향에 의한 것인지에 대해서는 아직도 논란이 있다(7). 이는 통상 적절한 영양 공급으로 원래대로 되돌아오게 된다. 구후시(球後視) 신경장애(retrobulbar neuropathy)는 약시(retrobulbar; 때로는 '담배-알코올성 약시[tobacco-alcohol amblyopia]로 불림)를 일으킬 수 있는데, 이것도 비타민 치료로 원상 복구되는 것이 보통이다.

다른 신경과적 합병증에는 전방엽 소뇌 퇴행성 질환(anterior lobe cerebellar degenerative disease)(115)과 베르니케-코르사코프 증후군(Wernicke-Korsakoff syndrome)(22)이 있다. 후자는 타아민의 결핍에 의해 생긴다(52). 급성 베르니케 단계(stage)는 시각 장해(ocular disturbances; 안구탕진증[nystagmus] 또는 외전 신경마비[sixth-nerve palsy]), 운동실조증(ataxia), 그리고 의식의 혼탁(confusion)으로 구성된다. 이런 증상은 통상 며칠 지나면 깨끗이 없어지지만 만성뇌 증후군(chronic brain syndrome; 코르사코프 정신증[Korsakoff psychosis])으로 진전될 수도 있다. 단기 기억 상실(short-term memory; 순행성 기억상실증 [anterograde amnesia])은 코르사코프 정신증의 가장 특징적인 양상이다. '작화증 (confabulation; 가공의 이야기를 꾸며내는 것)'도 나타날 수 있다. 베르니케-코르사코프 증후군(Wernicke-Korsakoff syndrome)은 유두체(mammillary bodies)의 괴저성 손상(necrotic lesions), 시상(thalamus), 그리고 다른 뇌간 부위(brain stem areas)와 연관되어 있다. 티아 민(thiamine)은 초기 베르니케 증세를 빠르게 원상회복시켜주며 비가역적인 코르사코 프 치매(irreversible Korsakoff dementia)로의 진전을 예방해주는 수도 있다. 일단 치매가 생기면, 티아민은 더 이상 도움이 되지 않는 것이 보통이다(본 교재의 11장도 보시오).

알코올을 지나치게 마시면 두뇌 피질이 위축(cortical atrophy)되는 지의 여부는 수 십 년 동안 논쟁거리였다. 방사선 촬영 증거와 병리적 증거를 종합해서 살펴보니 만성 알코올 중독의 경우 두뇌에서 특히 백질(white matter)의 축소(shrinkage)뿐만 아 니라 회백질(gray matter)의 축소도 나타난다는 데 의견이 일치되었다. 전두엽은 만성 적 알코올 섭취로 인해 유발된 손상에 가장 민감한 것으로 보인다(75, 121, 126, 130). 또한 운동 피질, 소뇌, 뇌교, 유두체, 시상 및 시상하부도 영향을 받는다. 뇌실과 피질 의 고랑(ventricular and cortical sulci)이 확대된다. 이와 같은 뇌의 백질이나 회백질의 변화는 금주하면 한 달 이내에 원상회복될 수도 있지만, 영구적이고 비가역적인 (irreversible; 회복될 수 없는) 손상이 지속될 수 있는데, 이는 아마도 신경세포의 망실 (neuronal loss)에 기인할 것이다(75, 126, 130).

만성 알코올 중독에서는, 인지적 손상(cognitive impairments)이 뇌의 실행 기능 (executive functioning; 판단, 적절한 정동, 병식[통찰, insight], 사회적 기능, 동기, 주의, 학습 및 기억, 그리고 추상적 문제해결[abstract problem solving]을 포함)의 영역에서 나타난다는 것이 잘 기술되어 있다. 오랫동안 과음하게 되면 특히 시공간(visuospatial) 능력(47) 그리고 걸음걸이(gait), 균형잡기(balance), 하체의 안정적 자세 유지(postural stability) 기능에 손상이 오게 된다(57, 130, 131). 만성 알코올 중독으로 인한 인지적 손상은 오래전부터 뇌의 '전두(frontal)' 영역의 비정상을 반영하는 것으로 여겨져 왔지만(75), 보다 최근의 연구에서는 교소뇌(pontocerebellar)와 피질시상계(cerebellothalamocortical systems)에도 손상이 나타나는 것을 시사하고 있다(57, 131). 알코올 섭취의 양이 알코 올 중독자의 인지적 손상이 심각한 정도와 일관성 있게 비례하는 것은 아닌 것으로 밝혀졌지만, 평생 술 마시는 것은 걸음걸이 및 균형잡기에서의 문제와 관련이 있다 (131). 금주를 꾸준히 하면 뇌 기능의 일부가 회복될 수 있을지도 모르지만, 신경세포의 망실에 기인하는 손상은 영구적이고 비가역적일 수 있다(75, 105, 130).

알코올 중독으로 인한 그 밖의 의학적 합병증으로는 심근증(cardiomyopathy), 혈소판감소증(thrombocytopenia) 및 빈혈증(anemia), 그리고 근육질환(myopathy)이 있다. 과음이 유방암의 가능성이 높은 것과 분명히 연관이 있지만, 가볍거나 중간 수준의 음주도 유방암의 위험성을 높여줄 가능성이 있는지에 대해서는 아직도 논란이 있으며(56, 76), 폐경기 여성은 젊은 여성에 비해 위험성이 더 높을 수 있다(127). 또한 알코올 중독이 뇌졸중(stroke)의 위험성이 높은 것과도 관련이 있다고 보고되고 있는데(88), 가볍거나 중간 수준의 음주는 (뇌졸중에 대한) 보호 기능을 나타내는 수도 있을 것이다(106).

알코올이 (태아의) 기형 발생(teratogenic)을 일으키지는 않는지에 대해서는 수 세기 동안 의심되어 왔지만, 최근 수십 년 동안에서야 임산부의 알코올 중독이 뚜렷한 패턴의 출생 시 결손과 관련이 있음이 입증되었다. 이를 태아기 알코올 증후군(fetal alcohol syndrome)이라고 부른다. 이런 영향을 받은 아기들은 크기가 작고 발달 지연(developmental delays; 짧은 눈꺼풀[short palpebral fissures], 눈구석 주름[epicanthal folds] 및 상악골 형성 저하증[maxillary hypoplasia] 등), 두개안면 기형(craniofacial abnormalities), 그리고 소두증(microcephaly)이 다양하게 복합적으로 혼합된 것을 보인다. 이런 아동들에게서 관찰되는 관련 행동 및 인지 문제에는 정보처리 및 기억의 손상, 지능결손(intellectual deficiencies), 과잉활동성(hyperactivity), 충동성(impulsivity), 그리고 사회적 및 의사소통 기술의 결핍(social and communication skills deficits)이 있다. 태아기 알코올 증후군에서 확인된 해마, 뇌량, 소뇌(특히 전방 충부[anterior vermis]), 그리고 기저신경절(basal ganglia; 특히 미상핵[caudate nucleus]) 부위에서의 뇌의 비정상적인 상태는 행동 및 인지 문제의 일부를 설명해줄 수 있을 것이다(86, 108, 126). 현재 동물 연구결과는 다양한 종(species)에서 에틸알코올이 기형을 발생시키는 속성이 있음을 입증해주었는데, 이와 같이 동물에서 관찰된 기형의 상당수는 인간의 경우에 기술되어 있는 기형과 흡사하다(33, 72).

태아기 알코올 증후군은 정신지체(mental retardation)의 주요한 원인으로 알려져 있다(44). 태아기 알코올 증후군의 유병률에 대한 연구결과를 종합적으로 개관한 결과에서는 신생아 1,000명당 약 0.5~2명 정도의 비율로 이것이 발생한다고 추정하였다. 알코올과 관련된 모든 신경발달(neurodevelopmental) 장애의 유병률은 꽤 높아서, 신생아 1,000명당 최소 10명꼴이다(87). 태아기 알코올 증후군의 아기를 출산하는 임산부보다 훨씬 많은 여성이 임신 중에 음주한다. 출생 전에 (엄마 뱃속에서) 과도한 알코올 섭취에 노출된 아동들이 이 증후군을 최고조로 나타내지는 않지만, 많은 아동들이 보다 경미한 유형의 뇌의 비정상 그리고 관련된 인지 및 행동 결손을 겪고 있다. 태아기 알코올 증후군과 연관된 것으로 알려진 수준 이하인 중간 수준의 음주를 임신 중에 한 경우에도 행동 및 신경인지(neurocognitive) 상의 손상을 가져올 수 있다. 그러나 태아의 기형 형성 또는 그 밖의 임신 기간 중의 문제의 위험성에 대한 자료는 아직 결정을 내릴 만한 수준이 못 된다(56). 태아에 해를 끼칠 수 있는 알코올의 분량에 대해서도 정확하게 결정된 것이 없다. 임산부에게 안전한 수준의 음주량에 대한 어떤 기준치(역치[threshold])도 아직 결정되지 않았다. 그러므로 1981년에 미국 외과 의사들이 제시한, 임신 중 금주에 관한 일반적인 권고사항이 아직까지도 널리 활용되고 있다(56).

대발작(grand mal convulsions; '경련 발작[rum fits]')은 간혹 가다 발생하고, 때로는 금주 후 2~3일간이나 길게 나타나기도 한다. 원래 알코올 중독에서 나타나는 발작은 간질과는 무관한 것이다. 즉 술을 마시지 않고 있으면 뇌전도(electroencephalograms: EEGs)는 정상으로 나타나며 경련이 금단 중에만 나타날 뿐이다(62).

소위 만성적인 알코올성 환각증(chronic alcoholic hallucinosis)은 환각—통상적으로는 환청—이 지속되는 것을 지칭하는데, 이는 그 밖의 금주 증상이 가라앉고 환자가 과음하는 것을 멈추었어도 오랫동안 지속된다(2). 이런 일은 드물게 나타나는데, 그 원인에 대해 한 세기 동안 논란이 있었지만, 음주가 이런 상태를 실제로 가져오는지의 여부는 아직까지 규명되지 않았다.

'알코올 금단 증후군(alcohol withdrawal syndrome)'이란 용어가 '진전(震顫) 섬망(delirium tremens: DTs)'이란 말보다 낫다. 후자는 금단 증후군 중에서 한 가지 특정한 현상을 지칭하는 것이다. 가장 흔한 금단 증상은 떨림(tremulousness)으로서, 이러한 떨림은 금주 후 몇 시간만 지나면 통상 나타나며, 심지어 음주 중('상대적 금주[relative abstinence]')에도 시작되는 수가 있다. 또한 일시적인 환각이 나타날 수 있다. 나타나는 경우, 이는 음주를 멈춘 후 통상 12~24시간 지나서 시작된다(52). 이런 상태와 연관해서 때때로 나타나는 환각과 의식의 혼탁(confusion)은 두려움 및 이와 관련된 행동을 촉발시키는 수가 있는데, 이를테면 테러로 오인하여 이로부터 탈출하기 위해 병원 창문에서 뛰어 내리거나 그 밖의 혼란된(disorganized) 유형의 자해와 같은 행동을 촉발시킬 수 있다.

30세의 한 신문기자가 일주일 동안 과음하면서 음식도 거의 먹지 못한 후, 모닝커피 한 잔을 마시려고 하는데 자신의 손이 너무 격렬하게 떨려서 커피를 입에 갖다 대지 못할 정도인 것을 발견하였다. 그는 약간의 위스키를 간신히 잔에 부어서는 가능한 한 많이 마셨다. 손의 떨림은 약해졌지만 이제는 메스꺼움을 느꼈고 '헛구역질(dry heaves)'이 시작되었다. 그는 반복해서 술을 마셔 보았지만 알코올을 토해내고 말았다. 그는 몸이 아프고 몹시 불안해져서 의사인 친구에게 전화할 마음을 먹게 되었다. 그 의사는 입원을 권유했다.

입원하자, 이 환자는 손이 가만히 있다가 격렬하게 떠는 것을 현저하게 나타냈으며, 혀와 눈꺼풀도 떨리고 있었다. 뿐만 아니라 그는 '속에서도(internal)' 떨리는 느낌을 느꼈다. 병원 침대에 누워있으면서, 창문 밖의 소음이 참을 수 없을 정도였고 동물의 '환영'이 보이기 시작했고 어느 때는 돌아가신 친척도 보였다. 그는 무서워서 간호사를 불렀고, 간호사는 그에게 신경안정제를 갖다 주었다. 그는 점차 평안해지면서 떨림도 줄어들었다. 이제는 보이는 현상 모두가 '가공적인 것(imaginary)'이라는 것을 알게 되었다. 자신이 어디에 있는지도 이제는 알게 되었고 지남력이 회복되었다. 며칠 뒤 떨림은 사라졌고 더 이상 환각 현상도 일어나지 않았다. 그는 아직도 수면에 어려움이 있지만 그 밖의 다른 것은 예전처럼 정상으로 돌아왔으며 다시는 술을 마시지 않겠다고 맹세하였다(pp. 41-42)(128).

알코올 금단 증후군은 드문 현상으로서, 이런 현상이 발생할 때는 의학적 질환이 중간에 끼어있는 경우가 종종 있다. 알코올 금단 증후군의 진단을 내리려면, 동요(agitation)와 생생한 환각(vivid hallucinations) 같은 그 밖의 금단 증상 이외에도 기억 장해가 전반적으로(gross memory disturbance) 나타나야 한다. 고전적으로는, 알코올 금단 증후군은 금주 후 2~3일이 지나면 시작되고 1~5일 이내에 진정된다(2). 금단 중에 섬망(delirium)이 나타날 때는 그 사이에 생긴(intercurrent) 의학적 질환을 필히 의심해 보아야 한다. 의사는 긴장대장부전(hepatic decompensation), 폐렴, 경막하혈종(subdural hematoma), 췌장염, 골절(fractures)에 특히 유의해야 한다.

자살은 알코올 중독의 중요한 합병증이다. 자살의 약 4분의 1은 알코올 중독자에게서 발생하는데, 35세 이상의 백인 남성에게서 특히 많다. 알코올 환자는 (주요 우울증이 있는 환자와 달리) 부인, 가까운 친척이 사망하거나, 또는 다른 심각한 대인관계 상의 붕괴를 겪은 후에 특히 자살을 저지르기가 쉬운 것으로 보인다(31, 133).

가계 연구(Family Studies)

어느 나라이든지 알코올 중독의 모든 가계연구에서는 일반계층에 비해서 알코올 중독 환자의 친척들 사이에서 알코올 중독 비율이 훨씬 높다는 것을 보여주고 있다(43). 예를 들면, 부모가 알코올 중독자인 경우에는 당사자가 알코올 중독에 걸릴 위험성이 4배로 높아진다. 그러나 가계로 전해 내려오는 모든 것이 유전되는 것은 아니다(139). 예를 들면, 프랑스어를 구사하는 것은 가계를 통해 전해 내려오지만 유전되는 것은 아니다. 가계를 통해 전해 내려오는 질환의 경우, 유전(nature)과 환경(nurture)을 어떻게 구분해 내는가? 쌍둥이 연구와 입양아 연구는 모두 이 책에서 기술된 많은 상태에 대한 이와 같은 의문점을 해결하기 위하여 사용되어 왔으며, 알코올 중독의 경우도 마찬가지이다. 여기에서는 그런 연구결과에 대해 간략하게 소개한다.

몇몇의 쌍둥이 연구들은 알코올 중독의 일치율이 이란성 쌍둥이에 비해서 일란성 쌍둥이의 경우에 주목할 정도로 높다는 것을 입증해주었는데, 알코올 중독의 정도가 더 심할수록, 그 차이도 더 큰 것으로 나타났다(43, 103, 136). 1960년대부터 1980년대에 이르기까지, 북유럽에서 수행된 초기의 쌍둥이 연구들에서는 남자 쌍둥이의 경우 위와 같은 효과가 나타난 것을 기술하고 있지만, 여성 쌍둥이의 경우에는 그다지 뚜렷하지 않았다. 당시에는 유전 가능성을 검증하기 위한 통계적 검증력이 충분히 확보될 수 있도록 많은 여성을 포함시키지 못했다. 그러나 이후의 연구에서는 충분한 수효의 여성을 포함시킨 결과, 알코올 중독의 위험성에 대한 유전 가능성의 수준이 남성과 동일하게 50~60% 범위에 있는 것으로 밝혀졌다(20, 103, 136). 미국과

북유럽에서 1970년 초반부터 시작된, 북유럽과 미국에서의 여러 개의 입양아 연구들의 결과는, 알코올 중독이 친아버지로부터 유전되는 것으로 보이고, 양부는 알코올 중독의 유전에 대하여 측정 가능한 수준으로 기여도를 나타내지 못하는 것을 시사하고 있다(23, 24, 53, 118). 또한 친아버지가 알코올 중독자인 경우 그의 아들은 친아버지가 알코올 중독이 아닌 경우의 자식과 비교했을 때 아동기 품행장애(childhood conduct disorder)의 비율이 높았다.

알코올 중독의 위험성이 유전되기 쉽다는 증거가 압도적이기는 하지만, 알코올 중독이 또한 가족 중에 알코올 중독자가 없는 집안에서도 나타난다는 보고를 간과하기 쉽다. 대부분의 연구에서는, 입원한 알코올 중독 환자의 대략 절반 정도가 알코올 중독의 가족력을 갖고 있었으며, 나머지 절반은 그렇지 않았다. 많은 연구자들은 이 두 집단을 비교해왔는데, 그 결과 두 가지의 일관된 결론에 도달했다. 알코올 중독의 가족력이 있는 알코올 중독자는 (1) 알코올 중독의 가족력이 없는 사람들에 비해서 보다 이른 나이에 알코올 의존의 첫 증세를 보였으며, (2) 보다 심각한 유형의 알코올 의존을 보여서, 그 경과가 더 빠르고 폭발적인 속성을 나타냈다(43).

알코올 중독에 종종 동반되는 정신과 장애들은 알코올 중독이 있는 가족들에게서 더욱 잘 나타난다(여성의 경우에는 특히 우울, 불안, 신체화 및 섭식장애, 남성의 경우에는 과잉활동성[hyperactivity] 및 알코올 이외의 다른 약물 사용 장애와 반사회적 성격장애)(43, 100). 이와 같이 동반된 장애는 가족 중에 알코올 중독자가 있는 환자에서보다 가족 중에 알코올 중독자가 없는 환자들에게서 더 자주 나타난다는 것을 시사해주는 증거가 일부 있다(23, 51). 그러나 어떤 연구들에서는 반사회적 성격장애와 아동기 품행장애 그리고 과잉활동성이 가계를 통해 전해 내려오는 특정한 유형의 알코올 중독과 확실히 관련이 있을 수 있음을 시사해주고 있다(61, 101, 133). Cloninger는 경과가 뚜렷하고 반사회적 성격장애와 연관이 있는 알코올 중독의 두 가지 하위 유형을 정의했다. I 유형의 알코올 중독(Type I alcoholism)은 성인기에 발생하고 범법 행동이 없이 급속히 의존 상태로 진행되는 것이고, II 유형(Type II)은 남성에게서 주로 나타나고, 보다 이른 나이에 발생하며, 사회병질을 나타내는 것이 특징으로서, I 유형에 비해서 유전성이 더 높다(29, 124).

알코올 중독에서 (개인적으로) 다른 정신과 장애가 상당히 동반되고 (가족 내에서) 여타의 정신과 장애가 있는 자가 많은 것(coaggregation)에도 불구하고, 가용한 증거에 따르면 알코올 중독에 대한 유전적 취약성(genetic liability)의 약 75%가 해당 질병에만 국한된다(disease specific)는 것이 시사된다(43). 두 개의 주요 연구에서는 아편제, 코카인 및 마리화나에 대한 의존성이 가계를 통해 전해 내려오는 것은 알코올과는 무관함을 입증해주었다(14, 89). 그러나 니코틴은 알코올에 대한 중독 취약성이 가계를 통해 전해 내려오는 데 동반될 수 있다(43).

감별 진단(Differential Diagnosis)

만성적인 과음은 다양한 정신과 증상을 불러일으키고, 이 증상들이 다양하게 얽여서 나타나면 다른 정신과 장애와 비슷해 보이는 상태를 야기할 수 있다. 따라서 어떤 사람이 과음하고 있다가 금단 중에 있다면, 이 사람이 알코올 중독 이외의 다른 정신과적 상태를 겪고 있는지의 여부를 결정하기가 어렵다.

다른 약물을 복용하는 것도 종종 알코올 중독에 동반된다. 어떤 증상이 알코올에 의해 야기된 것인지와 (크랙[crack]) 코카인, 암페타민, 그리고 기타 등등의 다른 약물에 의한 것이지를 결정하기가 어려울 수 있다. 과음을 하고 음식을 먹지 않았던 환자들은 저혈당이 되기 쉽고(138), 이런 저혈당 상태는 알코올 금단 시에 보이는 것들과 유사한 증상을 일으킬 수 있다.

알코올 중독과 흔히 연관된 정신과적 상태는 주요 우울증이다(18). 알코올 중독이 있는 여성은 남성에 비해서 주요 우울증을 겪고 있는 경우가 더 많은 것으로 보인다(20, 146). 주요 우울증의 진단은 당사자의 과거력 또는 오랫동안 금주하고 있는 기간에 환자를 관찰한 결과를 토대로 내릴 수 있다(18). 동반된 주요 우울증은 남성의 경우에 비해서 여성의 경우에 1차적 진단(primary diagnosis)이 되는 경우가 더 많다(146); 더욱이, 주요 우울증의 가족력이 있고 알코올 중독이 발생하기 전에 우울증이 먼저 발생한 경우는 주요 우울증이 1차적 장애(primary disorder)임을 시사해준다(18).

'알코올 성격(alcoholic personality)' 유형을 찾기 위한 집중적인 연구는 거의 1세기 동안 진행되어 왔다. 이런 노력은 지금도 계속되고 있지만(144), 알코올 중독에 대한 다소간의 소질(predisposition)이 있는 것으로 발견된 유일한 성격 유형은 반사회적 성격장애 뿐으로서, 그 유병률은 남성 알코올 중독자의 경우 약 15%, 여성 알코올 중독자는 5%이다(60, 107, 116).

임상적 관리(Clinical Management)

알코올 중독의 치료와 금단증상의 관리는 별개의 문제이다. 심각한 의학적 합병증이 없다면, 알코올 금단증상은 대개 일시적이고 국한되어 있다(self-limited). 즉 환자는 치료를 안 받아도 며칠 내에 회복된다(2). 불면증과 자극과민성(irritability)은 더 오래 지속될 수 있다.

금단증상의 치료는 증상에 따라 다루어져야 하고 예방을 목적으로 해야 한다. 동요(agitation)와 떨림(tremulousness)은 다양한 약물을 사용하여 진정시킬 수 있다. 예를 들면, 알코올, 파라알데히드(paraldehyde; 진정제), 클로랄 수화물(chloral hydrate; 진통제), 클로니딘(clonidine; 혈압강하제), 베타 아드레날린 길항제(beta adrenergic antagonists), 그리고 카르바마제핀(carbamazepine; 항경련제) 등으로 진정 효과를 볼 수 있다. 그러나 현재 벤조디아제핀계(benzodiazepines) 약물(예: 로라제팜[lorazepam], 디아제팜[diazepam], 옥사제팜[oxazepam], 클로르디아제폭사이드[chlordiazepoxide] 등)이 금단증상을 위해 투여해야 할 약물로 간주되고 있다. 전체적으로 보았을 때, 이런 약물은 뛰어난 치료제로 여겨지는데, 왜냐하면 그 효과성(efficacy; 금단증상의 감소), 안정성(투약량[dosing]), 발작(seizure) 위험성의 감소 가능성, 그리고 제한적인 부작용(limited side effect profile; 특히 다른 약제와 비교했을 때) 때문이다. 이들 여러 가지의 약물은 술에 취한 환자들에게 별 위험 없이 비경구적(非經口的)으로(parenterally) 투여할 수 있으며 금단 기간 중에는 입을 통해 계속 복용할 수도 있다. 페노타이아진 계통의 약물의 사용은 가능한 한 피해야 하는데, 왜냐하면 이런 약물들은 발작(seizure)이 나타나는 역치를 낮추어줄 뿐만 아니라 연구결과에 따르면 저혈압(hypotension) 또는 간성 뇌질환(hepatic encephalopathy)에 의해 사망률이 높아지는 것과도 연관이 있다고 한다.

어떤 임상가들은 알코올 금단증상을 관리할 때 벤조다이제핀계 약물을 일정에 따라 투여하면서 생명 신호(vital signs)를 자주 점검하고(매 4~6시간마다 점검하지만 때로는 매 시간마다 하기도 함) 증상의 강도를 평가하여 필요시 보조 약물을 추가로 투여한다. 그러나 많은 치료센터에서는 알코올 금단에 대해서는 증상에 따라 필요한 처치를 하는 방향으로 옮겨 가고 있는 것으로 보인다. 이런 접근방식에서는 『알코올의 임상기관용 금단 척도 개정판*Clinical Institute Withdrawal Assessment for Alcohol revised*(CIWA-Ar)』(132)을 사용하는데, 이는 신속히 실시할 수 있는 척도로서 (척도에 근거하여) 자주 점검하고, 지시되는 대로(indicated) 벤조다이제핀계 약물을 투여한다. 이 접근방식은 널리 인정받아 온 것으로서 (금단을 위해) 소요되는 벤조다이제핀계 약물의 양을 줄여주어서 입원기간을 단축시켜주는 것으로 알려졌다(113).

많은 양의 비타민—특히 비타민 B—의 투여는 꼭 필요한데, 이런 비타민이 말초신경장애(peripheral neuropathy) 및 베르니케-코르사코프 증후군(Wernicke-Korsakoff syndrome)을 예방하는 역할을 하기 때문이다. 비타민 B는 물에 잘 녹기 때문에 다량으로 복용해도 위험하지 않다.

환자가 구토나 설사 때문에 탈수증상만 보이지 않으면, 이 액체를 입 이외의 통로로 투여할 이유가 없다. 일반적 통념과 달리, 알코올 금단 중인 환자는 통상 탈수증상을 보이지 않는다. 실제로는, 이들은 액체를 다량으로 섭취하는 것이기 때문에(78) 또한 알코올 금단 중에 삼투 수용기(osmoreceptors)의 재설정(resetting)으로 인해 항이뇨 상태(antidiuretic state)가 초래되기 때문에 수분과다(overhydrated) 상태로 빠질 수가 있다(42). 금단의 초기 단계 중에는 과잉호흡(hyperventilation)이 호흡성 알칼리혈증(respiratory alkalosis)을 일으킬 수 있는데, 이 증세는 저마그네슘증(hypomagnesemia)과 함께 합쳐지면 금단 발작(withdrawal seizures)을 일으키는 것으로 보고되었다(94). 금단 발작의 과거력이 있는 환자에게는, 종래 디페닐히단토인(diphenylhydantoin; 다일랜틴 [Dilantin])이 처방되어 왔을 것이다. 그러나 위약 효과를 통제한 시행(placebo-controlled trials)에서는 이런 개입방식이 효과가 없음을 보여주고 있다(62). 다행히도 최근의 증거(34)에 따르면 로라제팜(lorazepam)이 알코올 금단으로 인한 발작을 방지하는 데 도움이 될 수 있다고 한다.

섬망까지 나타나게 된 환자들은 그들 자신과 타인에게 위험을 줄 수 있는 것으로 간주되어야 하며, 보호 조치를 실시해야 한다. 통상적으로는, 진정제를 통해서 환자의 동요(agitation)를 충분히 진정시켜주기 때문에, 신체를 구속할 필요는 없을 것이다. 극심한 동요 상태의 환자에게는 정맥 주사를 통해 벤조디아제핀의 투여량을 높여가는 것이 필요할 수도 있다. 가장 중요한 것은, 섬망이 나타날 경우, 이전의 진단에서 심각한 의학적 질환을 놓치지는 않았는지를 확인하기 위해서 탐색작업을 실시해야 한다는 것이다. 환자가 섬망 상태에 있을 때에는, 앞에서 언급했듯이, 항상 사람이 곁에 있어야 한다. 때로는 친구나 친척이 곁에 있는 것도 도움이 된다.

합병증이 없는 외래 알코올 환자에 대한 해독 작업은 알코올 중독이 있는 환자들 중의 상당수에 대하여 효과가 있고 안전한 것으로 확인되었다(5, 30, 59, 125, 145). 그 접근 방식은 다양하지만, 약물을 쓰지 않는 해독 작업은 증상이 경미하고, 알코올 의존성이 경미한 수준에서 중간 수준 사이에 있으며, 이전에 의미 있는 금단증상을 나타낸 적이 없는 환자들에게 가장 적합하다. 환자들을 돌봐주면서 안전, 휴식 및 적절한 영양식을 제공해주는 주거형 치료 시설에서 3일 내지 4일을 머무르게 할 수 있다. 이런 시설에 있는 동안에도 관찰을 통해 합병증이 발생하는 경우 의학적 치료를 실시하게 된다.

알코올 중독의 처치는 금단현상이 가라앉을 때까지는 시작해서는 안 된다. 처치에는 두 가지 목표가 있다. (1) 맨 정신을 되찾는 것(sobriety) 그리고 (2) 알코올 중독과 관련된 정신과적 상태의 증세 호전에 있다. 알코올 중독에서 회복되는 사람들 중 소수는 궁극적으로는 절주하게 된다. 그러나 한차례 과음을 했다면 몇 달 간은 완전히 금주하는 것이 바람직하다. 그 이유는 세 가지가 있다. 첫째, 이는 환자의 동기 수준을 평가하고 환자에게 최선의 성과를 가져올 수 있는 최적의 치료법이 무엇일지를 선택하기 위한 시간을 벌어다줄 수 있다. 둘째, 의사가 환자에게 공존하는 정신과적 문제의 가능성을 진단하기 위해서는 상당한 기간 동안 환자가 맑은 정신을 유지하고 있는 가운데 살펴보아야 하기 때문이다. 셋째, 환자가 알코올 없이도 일상생활상의 문제에 대처할 수 있다는 것을 깨닫는 것이 중요하기 때문이다. 대부분의 재발은 병원에서 퇴원한 후 6개월 이내에 발생한다. 그 이후로는 재발은 그 빈도가 점점 더 줄어들게 된다(102, 142).

디술피람(disulfiram; 항남용제[Antabuse])은 금주를 지속하는 데 도움이 된다. 이것은 알코올 중독의 처치를 위해서 미국 식품의약청(U.S. Food and Drug Administration: FDA)에서 인가를 받은 최초의 약물이다. 이 약물은 알데히드 탈수소효소(aldehyde dehydrogenase)를 억제해주어서, 알코올을 섭취했을 때 아세트알데히드가 축적되게 한다. 아세트알데히드는 독성이 높아서 극심한 불안, 구토, 안면홍조 및 두통을 일으킨다. 드물기는 하지만 저혈압을 가져와서 쇼크를 야기할 수 있고 심지어는 죽음에 이르게 할 수도 있다(21). 그러나 최근에는 디술피람을 예전에 비해서 더 적은 양

(250mg)으로 처방하고 있으며, 수십 년간 디술피람의 사용으로 인해 사망한 경우는 없었다. 알코올 섭취 시 디술피람을 복용하면 이 약물을 꾸준히 복용하는 환자들의 대부분이 알코올을 함께 섭취하는 것을 회피하게 될 정도로 충분히 혐오감을 가져 다준다. 수행된 연구 중 가장 규모가 큰 연구에서는, 디술피람을 복용하고 있는 사람들은 위약을 복용하고 있는 사람들에 비해서 말짱한 정신 상태(sobriety)의 수준이 더 높지가 않았다. 즉 약물(디술피람 또는 위약)만 꾸준히 복용하고 있는 사람들은 말짱한 정신 상태를 보여주었으며, 환자들 중 단지 19%만이 약물을 꾸준히 복용하였다(21). 따라서 디술피람의 사용 시 주요한 불리한 점은 환자가 약물을 복용하면서 음주하는 데 있는 것이 아니라 약물을 잠깐 복용했다가 곧 약물복용을 중단하는 데 있다. 어떻든 간에, 디술피람을 여러 날 또는 몇 주간 복용했다가 중단하더라도 3일에서 5일 동안은 금주를 하게 만드는데, 왜냐하면 이 약물이 몸 밖으로 배출되려면 그 정도의 긴 기간이 소요되기 때문이다. 따라서 처치 프로그램의 초기에는 환자가 3일 내지 4일의 간격으로 처치 기관에 올 때 환자에게 디술피람을 처방하는 것이 유용할 수 있다.

1995년에 미국 FDA에서 알코올 중독의 처치를 위해 승인한 두 번째 약물은 날트레손(naltrexone; ReVia)이다. 날트레손에 대한 무선화 통제 시행결과들을 최근 종합분석(meta-analysis)한 결과에 따르면, 날트레손은 재발률을 의미 있게 줄여주고 금주기간을 12주 이상으로 늘려주었다고 한다(129). 이 약물의 효과는 인상적이었다. 즉 이 약물로 치료한 환자 다섯 명 중 한 명꼴로 재발이 방지되었다(142). 날트레손의 투약이 단기간 동안은 효과가 있는 것으로 보이지만, 장기간 사용 시 그 효용성에 대한 증거는 덜 인상적이다(142).

최근에 세 번째 약물이 미국 FDA로부터 알코올 중독 치료제로 승인되었다. 아캄프로세이트(Acamprosate; calcium homotaurine)는 글루타민계(glutaminergic) 계통과 가바 활성화 계통(GABA-ergic systems)을 조절(modulate)하는 것으로 여겨지고 있다(142). 관련된 15개 연구들에 대한 체계적인 개관의 결과, 이 약물은 심리사회적 처치(psychosocial treatments)와 병행하면 재발률을 줄여주는데(단독 시 68% 대 병행 시 80%), 이는 단기간뿐만 아니라 장기간(6개월 후에도) 지속되는 것으로 나타났다(21, 142).

2001년에, COMBINE 프로젝트가 시작되었는데, 이는 11개의 연구기관이 연계해서 4년 동안 수행한 연구로서(11), 알코올 의존에 대해 가장 최근에 승인된 약물학적 처치—날트레손(naltrexone)과 아캄프로세이트(acamprosate)—를 복합적인 행동적 개입법(combined behavioral interventions: CBI) 및 위약과 비교하기 위한 것이었다(CBI는 인지행동 치료법[cognitive-behavioral therapy], 12단계 촉진법[12-step facilitation], 동기증진 면담[motivational interviewing], 그리고 지원 기관의 관여[support system involvement]가 융통성 있게 통합된 것으로 정의됨). 다소 복잡하게 발견된 연구결과에 대한 광범위한 개관은 이 책의 범위에서 벗어나지만, 몇 가지 주제가 주목할 만한데, (1) 날트렉손, CBI, 또는 이 두 가지를 모두 적용받은 사람들은 최선의 성과를 얻었다. (2) CBI가 병행되거나 병행되지 않은 아캄프로세이트 투약은 아무런 효과가 없었다. (3) 어떤 방식으로 결합된 처치법도 의학적 관리를 제공받으면서 날트렉손 또는 CBI 치료만 단독으로 받은 경우보다 더 나은 효과를 보여주지 못했다. 그리고 (4) 위약을 복용하고 건강관리 전문가를 만나는 것은 처치 기간 중에 CBI 치료만 받은 경우보다 더 긍정적인 효과가 있었다. 이와 같은 효과적인 개입법들 중에서 어느 것이 이 분야에서 많이 인정받게 될지는 시간이 지나봐야만 알 수 있을 것이다.

진정제와 항우울제의 경우, 금주를 지속하게 하거나(maintaining abstinence) 조절된 음주를 하게 하는데(controlled drinking) 그 효과가 신뢰 있는 것으로 나타나지 않았다 (21, 74, 117).

역사적으로 보면, 다양한 혐오조건형성(aversive conditioning) 기법들이 시도되었지만 그 다음에는 포기되었다. 즉 아포모르핀(apomorphine)과 에메틴(emetine)은 구토를 가져왔고(140), 숙시닐콜린(succinylcholine)은 호흡곤란(apnea)을 일으켰으며(28), 전기자극(electrical stimulation)은 고통을 일으켰기 때문이다(65). 이런 절차들이 효과가 있는지를 보여주기 위해 필요한 통제 시행(controlled trials)은 전혀 수행된 적이 없으며, 윤리적 문제점도 제기된 바 있다.

수십 년 동안에 걸쳐서, 아주 다양한 심리학적 접근법들이 알코올 중독의 처치를 위해 시도되어 왔다. 그러나 그 중 어떤 것도 다른 접근법에 비해서 확실히 더 낫다고 입증된 것이 없다(74, 117). 그럼에도 불구하고, 알코올 문제가 있는 많은 사람들이 익명의 알코올 중독자 집단프로그램(Alcoholics Anonymous)에 참여해서 효과를 보았는지는 저자들은 잘 모르지만, 대부분의 임상가들은 알코올 중독이 있는 환자들이 적어도 시험 삼아 그런 치료모임에 참여하는 것을 격려해주어야 한다는 데 의견의 일치를 보고 있다. 이제는 알코올 중독에 대한 집중적 심리치료(intensive psychotherapy)는 효과가 없다는 것이 널리 받아들여지고 있다.

치료비용의 증가로 인해 알코올 처치가 입원 환자 치료 분위기에서 외래 통원 치료하는 쪽으로 옮겨 가고 있다. 병원에 입원해서 받는 치료는 처치에의 저항 (treatment resistance)이 있거나, 의학적 합병증이 있거나, 또는 재발을 가져오기 쉬운 (relapse-conducive) 가정환경이 있는 환자들에게만 적용한다. 연구결과에 의하면, 대부분의 환자들은 입원해서 치료받는 만큼이나 단기적인 외래 통원 처치 서비스에서도 그에 못지않은 효과를 보고 있다(52, 109). 단기적인 행동 치료 및 교육 훈련은 1차 진료담당 의료인(primary care practitioners)이 사무실 같은 환경에서 실시해도 충분할 정도로 단순하다.

주목할 만한 것은 MATCH 프로젝트 (1)의 결과인데, 이는 미국에서 8년간에 걸친 여러 기관에서 실시된 임상연구로서, 처치 반응(알코올 섭취의 감소로 정의됨)을 3가지의 서로 다른 심리학적 치료법 간에 비교한 결과이다. 3가지의 다른 심리학적 치료는 (1) 12단계로 구성된 촉진 요법(12-step facilitation therapy), (2) 인지행동 치료 (cognitive-behavioral therapy), 그리고 (3) 동기증진 요법(motivational enhancement therapy) 이다. 흥미로운 것은 이와 같은 세 가지의 치료기법들이 모두 음주 횟수와 음주량의 감소에서 주요한 호전효과를 보여주었다는 것이다. 또한 증세 호전은 우울증, 알코올 관련 문제들, 그리고 간 기능에서 나타났다. 이렇게 해서 나타난 효과는 12개월간의 처치 기간 동안에 그리고 그 후의 39개월간의 추적조사 기간에도 지속되었다. 이와 같이 효과적인 개입법에 대한 자세한 논의는 이 책의 범위를 넘어서는 것이지만, 이와 같이 단기적인 치료적 접근방법들은 1차 의료기관이 되는 의사의 진료실에서 볼 수 있는 계층에 대해서 효과가 있는 것이 사실이다.

결론적으로, 완전한 금주는 알코올 중독이 있는 환자에게는 가장 이상적인 목표 이지만, 과음하는 사람에게 자신의 음주량을 적어도 해롭지 않은 수준으로까지 줄이도록 동기를 유발시키는 것은 그 다음가는 목표이다. 더욱이, 강조되어야할 점은, 재발이 알코올 중독의 특징이기 때문에, 이 질환을 치료하는 의사는 이런 재발이 일어났다고 해서 화를 내거나 너무 비관적인 생각에 빠지지 않도록 해야 한다. 알코올 중독이 있는 환자는 적어도 정신과 의사를 만나는 것만큼 또는 그 이상으로 자주 정신과 이외의 의사도 만나고 있으며, 가정의 및 내과의사도 때로는 도움이 더 된다는 증거도 있다(48). 이는 특히 치료적 접근이 따뜻하지만 권위를 갖고 이루어지며,

'통찰(insight)'이나 '이해(understanding)'를 덜 강조하는 경우에 그럴 수 있다. 왜냐하면 알코올 중독의 원인이 알려지지 않았기 때문에, (알코올 중독을) '이해(understanding)' 한다는 것은 사실상 특정 이론을 수용한다는 것을 의미한다. 이것은 일시적인 편안함 을 안겨다 줄 수는 있겠지만 지속적인 효과를 제공해주는 경우는 거의 없을 것이다.

참고문헌

1. Matching alcoholism treatments to client heterogeneity: treatment main effects and matching effects on drinking during treatment. Project MATCH Research Group. J. Stud. Alcohol, 59:631-639, 1998.

2. Alcohol and alcoholism. In *Adams and Victor's Principles of Neurology*, 7th edition, Victor, M., Ropper, A. H. New York: McGraw-Hill, pp. 1004-1015, 2001.

3. Alcohol Consumption, 2000. Atlanta: Centers for Disease Control and Prevention. http://www.infoplease.com/ipa/A0762367. html. Last accessed February 23, 2006.

4. Traffic safety facts 2002: zero tolerance laws. Washington, DC: Traffic Safety Administration, US Department of Transportation. http://www-nrd.nhtsa.dot.gov/pdf/nrd.30/NCSA/TSF 2002/2002old facts.pdf. Last accessed April 4, 2004.

5. Alterman, A. I., Hayashida, M., and O'Brien, C. P. Treatment response and safety of ambulatory medical detoxication. J. Stud. Alcohol, 49:160-166, 1988.

6. American Psychiatric Association. *Diagnostic and Statistical Manual of Mental Disorders*, 4th edition, text revision. Washington, DC: Author, 2000.

7. Ammendola, A., Tata,M. R., Aurilio, C., Ciccone, G., Gemini, D., Ammendola, E., Ugolini,G., and Argenzio, F. Peripheral neuropathy in chronic alcoholism: a retrospective cross-sectional study in 76 subjects. Alcohol Alcohol., 36:271-275, 2001.

8. Anderson, P., Cremona, A., Paton, A., Turner, C., and Wallace, P. The risk of alcohol. Addiction, 88:1493-1508, 1993.

9. Anthony, J. C., and Echeagaray-Wagner, F. Epidemiologic analysis of alcohol and tobacco use. Alcohol Res. Health, 24:201-208, 2000.

10. Anton, R. F., Dominick, C., Bigelow, M., and Westby, C. Comparison of Bio-Rad %CDT TIA and CDTect as laboratory markers of heavy alcohol use and their relationships with gamma-glutamyltransferase. Clinica Chemica Acta, 47:1769-1775, 2001.

11. Anton, R. F., O'Malley, S. S., Ciraulo, D. A., Cisler, R. A., Couper, D., Donovan, D. M., Gastfriend, D. R., Hosking, J. D., Johnson, B. A., LoCastro, J. S., Longabaugh, R., Mason, B. J., Mattson, M. E., Miller, W. R., Pettinati, H. M., Randall, C. L., Swift,

R., Weiss, R. D.,Williams, L. D., and Zweben, A. Combined pharmacotherapies and behavioral interventions for alcohol dependence: the COMBINE study: a randomized controlled trial. JAMA, 295:2003-2017, 2006.

12. Atkinson, R. M., Tolson, R. L., and Turner, J. A. Late versus early onset problem drinking in older men. Alcohol. Clin. Exp. Res., 14:574-579, 1990.

13. Barchiesi, B. J., Eckel, R. H., and Ellis, P. P. The cornea and disorders of lipid metabolism. Surv. Ophthalmol., 36:1-22, 1991.

14. Bierut, L. J., Dinwiddie, S. H., Begleiter, H., Crowe, R. R., Hesselbrock, V., Nurnberger, J. I., Jr., Porjesz, B., Schuckit, M. A., and Reich, T. Familial transmission of substance dependence: alcohol, marijuana, cocaine, and habitual smoking: a report from the Collaborative Study on the Genetics of Alcoholism. Arch. Gen. Psychiat., 55:982-988, 1998.

15. Blin, O., Simon, N., Jouve, E., Habib, M., Gayraud, D., Durand, A., Bruguerolle, B., and Pisano, P. Pharmacokinetic and pharmacodynamic analysis of sedative and amnesic effects of lorazepam in healthy volunteers. Clin. Neuropharmacol., 24:71-81, 2001.

16. Blow, F. C., Barry, K. L., Fuller, B. E., Booth, B.M. Chapter 8. Analysis of the National Health and Nutrition Examination Survey (NHANES): longitudinal analysis of drinking over the life span. Rockville, MD: Substance Abuse and Mental Health Services Administration (SAMHSA), US Department of Health and Human Services. http://www.oas.samhsa.gov/aging/chap8.htm. Last accessed February 25, 2006.

17. Bobak, M., McKee, M., Rose, R., and Marmot, M. Alcohol consumption in a national sample of the Russian population. Addiction, 94:857-866, 1999.

18. Brady, K. T., and Verduin, M. L. Pharmacotherapy of comorbid mood, anxiety, and substance use disorders. Subst Use Misuse, 40:2021-2028, 2005.

19. Breslow, R. A., Faden, V. B., and Smothers, B. Alcohol consumption by elderly Americans. J. Stud. Alcohol, 64:884-892, 2003.

20. Brienza, R. S., and Stein, M. D. Alcohol use disorders in primary care: do genderspecific differences exist? J. Gen. Intern. Med., 17:387-397, 2002.

21. Buonopane, A., and Petrakis, I. L. Pharmacotherapy of alcohol use disorders. Subst Use Misuse, 40:2001-2008, 2005.

22. Butters, N., and Brandt, J. The continuity hypothesis: the relationship of longterm alcoholism to the Wernicke-Korsakoff syndrome. Recent Dev. Alcohol, 3:207-226, 1985.

23. Cadoret, R. J., Cain, C. A., and Grove, W. M. Development of alcoholism in adoptees raised apart from alcoholic biologic relatives. Arch. Gen. Psychiat., 37:561-563, 1980.

24. Cadoret, R. J., and Gath, A. Inheritance of alcoholism in adoptees. Br. J. Psychiat., 132:252-

258, 1978.

25. Campbell, W. G., and Hodgins, D. C. Alcohol-related blackouts in a medical practice. Am. J. Drug Alcohol Abuse, 19:369-376, 1993.

26. Chaucer, G. The Canterbury Tales: The Pardoner's Tale. In *The Student's Chaucer*, Skeats, W. W. (ed.). New York: Oxford Univ. Press, 1900.

27. Chung, N., Langenbucher, J., McCrady, B., Epstein, E., and Cook, S. Use of survival analyses to examine onset and staging of DSM-IV alcohol symptoms in women. Psychol. Addict. Behav., 16:236-242, 2002.

28. Clancy, J., Vanderhoof, E., and Campbell, P. Evaluation of an aversive technique as a treatment for alcoholism. Q. J. Stud. Alcohol, 28:476-485, 1967.

29. Cloninger, C. R., Sigvardsson, S., Gilligan, S. B., von Knorring, A. L., Reich, T., and Bohman, M. Genetic heterogeneity and the classification of alcoholism. Adv. Alcohol Subst. Abuse, 7:3-16, 1988.

30. Collins, M. N., Burns, T., van den Berk, P. A., and Tubman, G. F. A structured programme for out-patient alcohol detoxification. Br. J. Psychiat., 156:871-874, 1990.

31. Conner, K. R., and Duberstein, P. R. Predisposing and precipitating factors for suicide among alcoholics: empirical review and conceptual integration. Alcohol. Clin. Exp. Res., 28:6S-17S, 2004.

32. Crum, R. M., Ensminger, M. E., Ro, M. J., and McCord, J. The association of educational achievement and school dropout with risk of alcoholism: a twenty-fiveyear prospective study of inner-city children. J. Stud. Alcohol, 59:318-326, 1998.

33. Cudd, T. A. Animal model systems for the study of alcohol teratology. Exp. Biol. Med. (Maywood), 230:389-393, 2005.

34. D'Onofrio, G., Rathlev, N. K., Ulrich, A. S., Fish, S. S., and Freedland, E. S. Lorazepam for the prevention of recurrent seizures related to alcohol. N. Engl. J. Med., 340:915-919, 1999.

35. Dawson, D. A., Grant, B. F., and Li, T. K. Quantifying the risks associated with exceeding recommended drinking limits. Alcohol. Clin. Exp. Res., 29:902-908, 2005.

36. Dawson, D. A., Grant, B. F., Stinson, F. S., Chou, P. S., Huang, B., and Ruan, W. J. Recovery from DSM-IV alcohol dependence: United States, 2001-2002. Addiction, 100:281-292, 2005.

37. Dawson, D. A., and Room, R. Towards agreement on ways to measure and report drinking patterns and alcohol-related problems in adult general population surveys: the Skarpo conference overview. J. Subst. Abuse, 12:1-21, 2000.

38. Dufour, M. C. If you drink alcoholic beverages do so in moderation: what does this mean?

J. Nutr., 131:552S-561S, 2001.

39. Edwards, G., and Gross, M. M. Alcohol dependence: provisional description of a clinical syndrome. Br. Med. J., 1:1058-1061, 1976.

40. Edwards, G., Gross, M. M., Keller, M., Moser, J., and Room, R. Alcohol-Related Disabilities,WHOOffset Publ., no. 32. Geneva:World Health Organization, 1977.

41. Eidelman, R. S., Vignola, P., and Hennekens, C. H. Alcohol consumption and coronary heart disease: a causal and protective factor. Semin. Vasc. Med., 2:253-256, 2002.

42. Emsley, R. A., Potgieter, A., Taljaard, J. J., Coetzee, D., Joubert, G., and Gledhill, R. F. Impaired water excretion and elevated plasma vasopressin in patients with alcohol-withdrawal symptoms. Q. J. Med., 64:671-678, 1987.

43. Enoch, M. A., and Goldman, D. The genetics of alcoholism and alcohol abuse. Curr. Psychiat. Rep., 3:144-151, 2001.

44. Eustace, L. W., Kang, D. H., and Coombs, D. Fetal alcohol syndrome: a growing concern for health care professionals. J. Obstet. Gynecol. Neonatal Nurs., 32:215-221, 2003.

45. Ewing, J. A. Detecting alcoholism. The CAGE questionnaire. JAMA, 252:1905-1907, 1984.

46. Ewing, J. A., and Rouse, B. A. Corneal arcus as a sign of possible alcoholism. Alcohol. Clin. Exp. Res., 4:104-106, 1980.

47. Fama, R., Pfefferbaum, A., and Sullivan, E. V. Perceptual learning in detoxified alcoholic men: contributions from explicit memory, executive function, and age. Alcohol. Clin. Exp. Res., 28:1657-1665, 2004.

48. Ferraro, F. M., Hill, K. G., Kaczmarek, H. J., Coonfield, D. L., and Kiefer, S. W. Naltrexone modifies the palatability of basic tastes and alcohol in outbred male rats. Alcohol, 27:107-114, 2002.

49. Goodwin DW. Blackouts and alcohol induced memory dysfunction. In: Mello,N. K., Mendelson, J. H. (eds.). Recent advances in studies of alcoholism. Publication No. HSM 71-9045.Washington, DC: US Government Printing Office, pp. 508-536, 1971.

50. Goodwin, D. W. Alcohol in suicides and homicides. Q. J. Stud. Alcohol, 34:144-156, 1973.

51. Goodwin, D. W. Commentary: on defining alcoholism and taking stands. J. Clin. Psychiat., 43:394-395, 1982.

52. Goodwin, D. W. *Alcoholism: The Facts*. New York: Oxford Univ. Press, 1995.

53. Goodwin, D. W., and Hill, S. Y. Chronic effects of alcohol and other psychoactive drugs on intellect, learning and memory. In *Chronic Effects of Alcohol and Other Psychoactive Drugs on Cerebral Function*. Toronto: Addiction Research Foundation Press, 1975.

54. Grant, B. F., Dawson, D. A., Stinson, F. S., Chou, S. P., Dufour, M. C., and Pickering, R. P. The 12-month prevalence and trends in DSM-IV alcohol abuse and dependence:

United States, 1991–1992 and 2001–2002. Drug Alcohol Depend., 74:223–234, 2004.

55. Greenfield, T. K., and Kerr, W. C. Tracking alcohol consumption over time. Alcohol Res. Health, 27:30–38, 2003.

56. Gunzerath, L., Faden, V., Zakhari, S., and Warren, K. National Institute on Alcohol Abuse and Alcoholism report on moderate drinking. Alcohol. Clin. Exp. Res., 28:829–847, 2004.

57. Harper, C., and Matsumoto, I. Ethanol and brain damage. Curr. Opin. Pharmacol., 5:73–78, 2005.

58. Hasin, D. Classification of alcohol use disorders. Alcohol Res. Health, 27:5–17, 2003.

59. Hayashida, M., Alterman, A. I., McLellan, A. T., O'Brien, C. P., Purtill, J. J., Volpicelli, J. R., Raphaelson, A. H., and Hall, C. P. Comparative effectiveness and costs of inpatient and outpatient detoxification of patients with mild–tomoderate alcohol withdrawal syndrome. N. Engl. J. Med., 320:358–365, 1989.

60. Hesselbrock, M. N. Childhood behavior problems and adult antisocial personality disorder in alcoholism. In *Psychopathology and Addictive Disorders*, Meyer, R. E. (ed.). New York: Guilford Press, pp. 78–94, 1986.

61. Hesselbrock, V. M., Stabenau, J. R., Hesselbrock, M. N., Meyer, R. E., and Babor, T. F. The nature of alcoholism in patients with different family histories for alcoholism. Prog. Neuropsychopharmacol. Biol. Psychiat., 6:607–614, 1982.

62. Hillbom, M., Pieninkeroinen, I., and Leone, M. Seizures in alcohol–dependent patients: epidemiology, pathophysiology and management. CNS Drugs, 17:1013–1030, 2003.

63. Holbert, K. R., and Tueth, M. J. Alcohol abuse and dependence. A clinical update on alcoholism in the older population. Geriatrics, 59:38–40, 2004.

64. Holdcraft, L. C., and Iacono, W. G. Cohort effects on gender differences in alcohol dependence. Addiction, 97:1025–1036, 2002.

65. Hsu, J. J. Electroconditioning therapy of alcoholics. Q. J. Stud. Alcohol, 26:449–459, 1965.

66. Jellinek, E. M. Phases of alcohol addiction. Q. J. Stud. Alcohol, 13:673–684, 1952.

67. Jellinek, E. M. *The Disease Concept of Alcoholism*. New Haven, CT: College & University Press, 1960.

68. Jennison, K. M., and Johnson, K. A. Drinking–induced blackouts among young adults: results from a national longitudinal study. Int. J. Addict., 29:23–51, 1994.

69. Karlamangla, A., Zhou, K., Reuben, D., Greendale, G., and Moore, A. Longitudinal trajectories of heavy drinking in adults in the United States of America. Addiction, 101:91–99, 2006.

70. Keller, M. On defining alcoholism: with comment on some other relevant words. In *Alcohol,*

Science and Society Revisited. Ann Arbor, MI: University of Michigan Press, 1982.

71. Keller, M., McCormick, M., and Efron, V. A *Dictionary of Words about Alcohol*, 2nd edition. New Brunswick, NJ: Rutgers University Center of Alcohol Studies, 1982.

72. Kelly, S. J., Day, N., and Streissguth, A. P. Effects of prenatal alcohol exposure on social behavior in humans and other species. Neurotoxicol. Teratol., 22:143-149, 2000.

73. Kessler, R. C., McGonagle, K. A., Zhao, S., Nelson, C. B., Hughes, M., Eshleman, S., Wittchen, H. U., and Kendler, K. S. Lifetime and 12-month prevalence of DSM-III-R psychiatric disorders in the United States. Results from the National Comorbidity Survey. Arch. Gen. Psychiat., 51:8-19, 1994.

74. Kranzler, H. R. Pharmacotherapy of alcoholism: gaps in knowledge and opportunities for research. Alcohol Alcohol., 35:537-547, 2000.

75. Kril, J. J., and Halliday, G. M. Brain shrinkage in alcoholics: a decade on and what have we learned? Prog. Neurobiol., 58:381-387, 1999.

76. Kropp, S., Becher, H., Nieters, A., and Chang-Claude, J. Low-to-moderate alcohol consumption and breast cancer risk by age 50 years among women in Germany. Am. J. Epidemiol., 154:624-634, 2001.

77. Lakshman, M. R. Some novel insights into the pathogenesis of alcoholic steatosis. Alcohol, 34:45-48, 2004.

78. Lambie, D. G. Alcoholic brain damage and neurological symptoms of alcohol withdrawal—manifestations of overhydration. Med. Hypotheses, 16:377-388, 1985.

79. Laskins, N. E., Williams, G. D., Yi, H.-Y., and Smothers, B. A. Surveillance report #66. Apparent per capita ethanol consumption: national, state, and regional trends, 1977-2002, Bethesda, MD: National Institute on Alcohol Abuse and Alcoholism, 2004.

80. Li, T. K., Hewitt, B. G., and Grant, B. F. The Alcohol Dependence Syndrome, 30 years later: a commentary. The 2006 H. David Archibald lecture. Addiction, 102:1522-1530, 2007.

81. Lieber, C. S. Alcoholic fatty liver: its pathogenesis and mechanism of progression to inflammation and fibrosis. Alcohol, 34:9-19, 2004.

82. Ludwig, A. M. On and off the wagon. Reasons for drinking and abstaining by alcoholics. Q. J. Stud. Alcohol, 33:91-96, 1972.

83. Mackenzie, A., Funderburk, F. R., and Allen, R. P. Sleep, anxiety, and depression in abstinent and drinking alcoholics. Subst Use Misuse, 34:347-361, 1999.

84. Maczaj, M. Pharmacological treatment of insomnia. Drugs, 45:44-55, 1993.

85. Mandell, W., Eaton, W. W., Anthony, J. C., and Garrison, R. Alcoholism and occupations: a review and analysis of 104 occupations. Alcohol. Clin. Exp. Res., 16:734-746, 1992.

86. Mattson, S. N., Schoenfeld, A. M., and Riley, E. P. Teratogenic effects of alcohol on brain and behavior. Alcohol Res. Health, 25:185-191, 2001.

87. May, P. A., and Gossage, J. P. Estimating the prevalence of fetal alcohol syndrome. A summary. Alcohol Res. Health, 25:159-167, 2001.

88. Mazzaglia, G., Britton, A. R., Altmann, D. R., and Chenet, L. Exploring the relationship between alcohol consumption and non-fatal or fatal stroke: a systematic review. Addiction, 96:1743-1756, 2001.

89. Merikangas, K. R., Stolar, M., Stevens, D. E., Goulet, J., Preisig, M. A., Fenton, B., Zhang, H., O'Malley, S. S., and Rounsaville, B. J. Familial transmission of substance use disorders. Arch. Gen. Psychiat., 55:973-979, 1998.

90. Miller, P. M., and Anton, R. F. Biochemical alcohol screening in primary health care. Addict. Behav., 29:1427-1437, 2004.

91. Molina, P. E., McClain, C., Valla, D., Guidot, D., Diehl, A. M., Lang, C. H., and Neuman, M. Molecular pathology and clinical aspects of alcohol-induced tissue injury. Alcohol. Clin. Exp. Res., 26:120-128, 2002.

92. Montalto, N. J., and Bean, P. Use of contemporary biomarkers in the detection of chronic alcohol use. Med. Sci. Monit., 9:RA285-RA290, 2003.

93. Morris, H. H., III, and Estes, M. L. Traveler's amnesia. Transient global amnesia secondary to triazolam. JAMA, 258:945-946, 1987.

94. Murck, H., and Steiger, A. Mg2+ reduces ACTH secretion and enhances spindle power without changing delta power during sleep in men—possible therapeutic implications. Psychopharmacol. (Berl)., 137:247-252, 1998.

95. National Institute on Alcohol Abuse and Alcoholism. Drinking in the United States: main findings from the 1992 National Longitudinal Alcohol Epidemiologic Survey (NLAES). In *U.S. Alcohol Epidemiologic Data Reference Manual*, 1st edition. Rockville, MD: Author, 1992.

96. National Institute on Alcohol Abuse and Alcoholism. State trends in alcohol problems 1979-1992. In *U.S. Alcohol Epidemiologic Data Reference Manual, Vol. 5*, 1st edition. Rockville, MD: Author, 1996.

97. Nelson, E. C., Heath, A. C., Bucholz, K. K., Madden, P. A., Fu, Q., Knopik, V., Lynskey, M. T., Lynskey, M. T., Whitfield, J. B., Statham, D. J., and Martin, N. G. Genetic epidemiology of alcohol-induced blackouts. Arch. Gen. Psychiat., 61:257-263, 2004.

98. Nephew, T. M., Williams, G. D., Stinson, F. S., Nguygen, K., and Dufour, M. C. Apparent per capita alcohol consumption: national, state, and regional trends, 1977-1998, Surveillance Report # 55. Rockville, MD: National Institute on Alcohol Abuse and

Alcoholism, 2000.

99. Nichols, J. M., and Martin, F. The effect of heavy social drinking on recall and event-related potentials. J. Stud. Alcohol, 57:125-135, 1996.

100. Nurnberger, J. I., Jr.,Wiegand, R., Bucholz, K., O'Connor, S., Meyer, E. T., Reich, T., Rice, J., Schuckit, M., King, L., Petti, T., Bierut, L., Hinrichs, A. L., Kuperman, S., Hesselbrock, V., and Porjesz, B. A family study of alcohol dependence: coaggregation of multiple disorders in relatives of alcohol-dependent probands. Arch. Gen. Psychiat., 61:1246-1256, 2004.

101. Penick, E. C., Read, M. R., Crowley, P. A., and Powell, B. J. Differentiation of alcoholics by family history. J. Stud. Alcohol, 39:1944-1948, 1978.

102. Pickens, R. W., Hatsukami, D. K., Spicer, J. W., and Svikis, D. S. Relapse by alcohol abusers. Alcohol. Clin. Exp. Res., 9:244-247, 1985.

103. Prescott, C. A., Caldwell, C. B., Carey, G., Vogler, G. P., Trumbetta, S. L., and Gottesman, I. I. The Washington University Twin Study of alcoholism. Am. J. Med. Genet. B Neuropsychiatr. Genet., 134:48-55, 2005.

104. Ramaiah, S., Rivera, C., and Arteel,G. Early-phase alcoholic liver disease: an update on animal models, pathology, and pathogenesis. Int. J. Toxicol., 23:217-231, 2004.

105. Reed, R. J., Grant, I., and Rourke, S. B. Long-term abstinent alcoholics have normal memory. Alcohol. Clin. Exp. Res., 16:677-683, 1992.

106. Reynolds, K., Lewis, B., Nolen, J. D., Kinney, G. L., Sathya, B., and He, J. Alcohol consumption and risk of stroke: a meta-analysis. JAMA, 289:579-588, 2003.

107. Robins, L. N., Tipp, J., and Przybeck, T. Antisocial personality. In *Psychiatric Disorders in America: The Epidemiologic Catchment Area Study*, Robins, L. N., Regier, D. A. (eds.). New York: The Free Press, 1991.

108. Roebuck, T. M., Mattson, S. N., and Riley, E. P. A review of the neuroanatomical findings in children with fetal alcohol syndrome or prenatal exposure to alcohol. Alcohol. Clin. Exp. Res., 22:339-344, 1998.

109. Room, R., Babor, T., and Rehm, J. Alcohol and public health. Lancet, 365:519-530, 2005.

110. Roueché, B. *Alcohol*. New York: Grove Press, 1962.

111. Rush, B. *An Inquiry into the Effects of Ardent Spirits upon the Human Body and Mind*, 6th edition. New York: Cornelius Davis, 1811.

112. Russell, M. New assessment tools for risk drinking during pregnancy: T-ACE, TWEAK, and others. Alcohol. Health Res. World, 18:55-61, 1994.

113. Saitz, R., Mayo-Smith, M. F., Roberts, M. S., Redmond, H. A., Bernard, D. R., and Calkins, D. R. Individualized treatment for alcohol withdrawal. A randomized

double-blind controlled trial. JAMA, 272:519-523, 1994.

114. Saunders, J. B., Aasland, O. G., Babor, T. F., de, l. F., Jr., and Grant, M. Development of the Alcohol Use Disorders Identification Test (AUDIT): WHO Collaborative Project on Early Detection of Persons with Harmful Alcohol Consumption—II. Addiction, 88:791-804, 1993.

115. Scholz, E., Diener, H. C., Dichgans, J., Langohr, H. D., Schied, W., and Schupmann, A. Incidence of peripheral neuropathy and cerebellar ataxia in chronic alcoholics. J. Neurol., 233:212-217, 1986.

116. Schuckit, M. A. The clinical implications of primary diagnostic groups among alcoholics. Arch. Gen. Psychiat., 42:1043-1049, 1985.

117. Schuckit, M. A. Recent developments in the pharmacotherapy of alcohol dependence. J. Consult. Clin. Psychiat., 64:669-676, 1996.

118. Schuckit, M. A., Goodwin, D. A., and Winokur, G. A study of alcoholism in half siblings. Am. J. Psychiat., 128:1132-1136, 1972.

119. Schultz, S. K., Arndt, S., Lutz, G. M., Petersen, A., and Turvey, C. L. Alcohol use among older persons in a rural state. Am. J. Geriat. Psychiat., 10:750-753, 2002.

120. Schwartz, R. H., Milteer, R., and LeBeau, M. A. Drug-facilitated sexual assault ("date rape"). South. Med. J., 93:558-561, 2000.

121. Scroop, R., Sage, M. R., Voyvodic, F., and Kat, E. Radiographic imaging procedures in the diagnosis of the major central neuropathological consequences of alcohol abuse. Australas. Radiol., 46:146-153, 2002.

122. Selzer, M. L. The Michigan alcoholism screening test: the quest for a new diagnostic instrument. Am. J. Psychiat., 127:1653-1658, 1971.

123. Sigerist, H. E. *The History of Medicine*. New York: M.D. Publications, 1960.

124. Sigvardsson, S., Bohman, M., and Cloninger, C. R. Replication of the Stockholm Adoption Study of alcoholism. Confirmatory cross-fostering analysis. Arch. Gen. Psychiat., 53:681-687, 1996.

125. Soyka, M., and Horak, M. Outpatient alcohol detoxification: implementation efficacy and outcome effectiveness of a model project. Eur. Addict. Res., 10:180-187, 2004.

126. Spampinato, M. V., Castillo, M., Rojas, R., Palacios, E., Frascheri, L., and Descartes, F. Magnetic resonance imaging findings in substance abuse: alcohol and alcoholism and syndromes associated with alcohol abuse. Top. Magn. Reson. Imaging, 16:223-230, 2005.

127. Standridge, J. B., Zylstra, R. G., and Adams, S. M. Alcohol consumption: an overview of benefits and risks. South. Med. J., 97:664-672, 2004.

128. Stephens, D. A., Atkinson, M. W., Kay, D. W., Roth, M., and Garside, R. F. Psychiatric morbidity in parents and sibs of schizophrenics and non-schizophrenics. Br. J. Psychiat., 127:97-108, 1975.

129. Streeton, C., and Whelan, G. Naltrexone, a relapse prevention maintenance treatment of alcohol dependence: a meta-analysis of randomized controlled trials. Alcohol Alcohol., 36:544-552, 2001.

130. Sullivan, E. V., and Pfefferbaum, A. Neurocircuitry in alcoholism: a substrate of disruption and repair. Psychopharmacol. (Berl)., 180:583-594, 2005.

131. Sullivan, E. V., Rosenbloom,M. J., and Pfefferbaum, A. Pattern of motor and cognitive deficits in detoxified alcoholic men. Alcohol. Clin. Exp. Res., 24:611-621, 2000.

132. Sullivan, J. T., Sykora, K., Schneiderman, J., Naranjo, C. A., and Sellers, E. M. Assessment of alcohol withdrawal: the revised clinical institute withdrawal assessment for alcohol scale (CIWA-Ar). Br. J. Addict., 84:1353-1357, 1989.

133. Tarter, R.Minimal brain dysfunction as an etiological predisposition in alcoholism. In *Evaluation of the Alcoholic: Implications for Research, Theory and Practice*, Meyer, R., Glueck, J., Babor, T., Jaffe, J., Stanbenau, J. (eds.). Washington, DC: U.S. Department of Health and Human Services, 1971.

134. Teyssen, S., and Singer, M. V. Alcohol-related diseases of the oesophagus and stomach. Best Pract. Res. Clin. Gastroenterol., 17:557-573, 2003.

135. Thun, M. J., Peto, R., Lopez, A. D., Monaco, J. H., Henley, S. J., Heath, C. W., Jr., and Doll, R. Alcohol consumption and mortality among middle-aged and elderly U.S. adults. N. Engl. J. Med., 337:1705-1714, 1997.

136. Tyndale, R. F. Genetics of alcohol and tobacco use in humans. Ann. Med., 35:94-121, 2003.

137. U.S.Department of Health and Human Services and U.S.Department of Agriculture. *Nutrition and Your Health: Dietary Guidelines for Americans*, 5th edition. Washington, DC: USDA, 2000.

138. van de Wiel, A. Diabetes mellitus and alcohol. Diabetes Metab. Res. Rev., 20: 263-267, 2004.

139. Velleman, R., and Orford, J. The adult adjustment of offspring of parents with drinking problems. Br. J. Psychiat., 162:503-516, 1993.

140. Volkow, N. D., Wang, G. J., Hitzemann, R., Fowler, J. S., Overall, J. E., Burr, G., and Wolf, A. P. Recovery of brain glucose metabolism in detoxified alcoholics. Am. J. Psychiat., 151:178-183, 1994.

141. Walter, H., Gutierrez, K., Ramskogler, K., Hertling, I., Dvorak, A., and Lesch, O. M.

Gender-specific differences in alcoholism: implications for treatment. Arch. Womens Ment. Health, 6:253-258, 2003.

142. Williams, S. H. Medications for treating alcohol dependence. Am. Fam. Physician, 72:1775-1780, 2005.

143. Wilsnack, R. W., Vogeltanz, N. D., Wilsnack, S. C., Harris, T. R., Ahlstrom, S., Bondy, S., Csemy, L., Ferrence, R., Ferris, J., Fleming, J., Graham, K., Greenfield, T., Guyon, L., Haavio-Mannila, E., Kellner, F., Knibbe, R., Kubicka, L., Loukomskaia, M., Mustonen, H., Nadeau, L., Narusk, A., Neve, R., Rahav, G., Spak, F., Teichman, M., Trocki, K., Webster, I., and Weiss, S. Gender differences in alcohol consumption and adverse drinking consequences: cross-cultural patterns. Addiction, 95:251-265, 2000.

144. Windle, M., and Scheidt, D. M. Alcoholic subtypes: are two sufficient? Addiction, 99:1508-1519, 2004.

145. Wiseman, E. J., Henderson, K. L., and Briggs, M. J. Individualized treatment for outpatients withdrawing from alcohol. J. Clin. Psychiat., 59:289-293, 1998.

146. Zilberman, M. L., Tavares, H., Blume, S. B., and el Guebaly, N. Substance use disorders: sex differences and psychiatric comorbidities. Can. J. Psychiat., 48:5-13, 2003.

147. American Psychiatric Association. *Diagnostic andStatistical Manual of Mental Disorders*, 4th edition, text revision. Washington, DC: Author, 2000.

제11장 섬망과 치매(급성 및 만성 뇌 증후군)
Delirium and Dementia(Acute and Chronic Brain Syndromes)

　섬망(delirium), 기억상실장애(amnestic disorders) 및 치매(dementia)는 종종 기질적 뇌 증후군(organic brain syndromes) 또는 간단히 뇌 증후군(brain syndromes)으로 지칭된다. 임상적 진단은 기본적으로 정신상태검사(mental status examination)에 근거를 두고 내려지며, 뇌의 구조 및/또는 기능에 영향을 미치는 것으로 알려진 파악 가능한 (recognizable) 의학적 장애 및 신경학적 장애가 있는 환자에게 통상 적용된다. 『DSM-IV-TR』에서는, 이러한 상태는 '섬망, 치매, 그리고 기억상실장애 및 그 밖의 인지장애(Delirium, Dementia, and Amnestic and Other Cognitive Disorders)'로 기술되어 있다. 좀 더 오래되었고, 대단히 광범위한 용어인, '뇌 증후군(brain syndrome)'은 아직도 문헌에서 찾아볼 수 있으며, '급성뇌 증후군(acute brain syndrome)'과 '만성뇌 증후군 (chronic brain syndrome)'이란 말은 정신과 이외의 다른 많은 분야에서 아직도 쓰이고 있다. 이런 말들은 여기에서도 역사적 정확성을 기하기 위해서 그리고 참조할 기준점으로서 사용되었다. 정신의학에서는, 급성뇌 증후군은 섬망으로 알려져 있으며, 이는 통상 단기적이고(brief) 아마도 가역석(reversible)인 것이다. 섬망은 흥분 (excitement) 및 동요(agitation)와 연관되어 있으며, 또한 이는 환각(hallucination)과 망상 (delusion)과 연관되어 있는 경우도 많다. 기억상실장애는 흔하지 않으며, 기억의 곤란(disturbance of memory)이 그 특징이다. 만성뇌 증후군, 또는 치매는 대부분 진행성이며(progressive), 회복할 가능성이 제한적인 경우가 종종 있다.

진단은 의식/주의결여(consciousness/inattention), 지남력(orientation), 기억, 그리고 그 밖의 지적(intellectual) 혹은 인지적(cognitive) 기능의 장해(impairment)를 확인하고 내려진다. 그 밖에도 다른 정신과 증상이 나타날 수 있는데, 여기에는 망상, 환각, 우울증, 강박증 및 성격 변화가 해당된다. 판단력도 손상된다. 환자는 이 장애를 겪고 있는 것을 알아차릴 수도(aware) 있고 또는 그렇지 않을 수도 있다.

역사적 배경(Historical Background)

뇌 증후군의 임상적 양상이 다른 정신과 장애와 별개의 것으로 처음 인정된 시기가 언제인지는 확실하게 알려져 있지 않다. 이 주제에 대해서는, 광범위하고 흥미로운 자료가 의학 교재를 선정하여 주석을 달아서 모아놓은 모음집 속에 제시되어 있다(49).

영어로 작성된 최초의 기술 중 하나는 1615년에 Thomas Adams라는 성직자가 그의 논문 「신비주의적 혼란, 광인의 세계(Mystical Bedlam, the World of Mad-Men)」에서 제시한 것이다(3). 그는 기술하기를, "상상과 판타지를 어루만지듯이, 약간 미친 것 같기는 하지만, 이들은 보이는 대로 사물을 올바르게 판단할 수 있지만, 그러나 이들은 사고력과 이성적 추론에 대해서는 정상적인 판단에서 벗어나 있다."라고 했다. 1694년에 William Salmon(78)은 치매의 사례를 상세하게 기술했는데, 환자가 "(위에 언급된) Bedlam 논문에 소개된 남자처럼 미쳤거나 주의가 산만하지도 않지만, [그러나] 지적 능력이 쇠퇴했다."고 썼다.

1761년에 형태 병리학(morphologic pathology) 분야에서의 위대한 이탈리아 개척자 Giovanni Battista Morgagni는 임상적 양상과 경과를 사후 부검결과와 체계적으로 연결 짓는 일을 최초로 수행하였는데, 이전의 정신질환 환자의 뇌 속에서 '딱딱한(hardness)' 특정 영역을 기술하였다(63). 그러나 그는 임상적 양상과 해부학적 발견 사이의 상관관계가 일관성이 없는 것을 강조했다. Morgagni의 업적은 Antoine Laurant Jesse Bavle가 등장하는 무대를 마련해주었는데, Bayle은 1822년에 마비(paresis)에 관한 최초의 체계적인 임상병리(clinicopathologic) 연구를 출간하였다. 이 연구에서는, 진행형 치매를 위시한 임상 증상을 뇌의 선세포조직(parenchyma)과 뇌막(meninges)의 변화와 상관관계가 지워졌다(correlated)(9). Balye의 발견은 1826년에 Louis Florentin Calmeil에 의해서 확증되었다(21).

뇌 증후군을 이해하는 데 또 다른 중요한 이정표는 Korsakoff로서 그는 자신의 이름을 기념해서 넣어 붙인 장애에 대해서 연구하였다(90). 그의 관찰은, 1887년과 1891년 사이에 보고되었는데, 극심한 기억상실을 나타내는 특별한 유형의 치매와 뇌간(brain stem) 영역의 손상 사이를 연관 짓는 것이었다.

수십 년간 축적된 사례보고와 임상경험은 주변 환경에 주의를 기울이지 못하는 것(inattention), 지남력 장애(disorientation), 그리고 기억 장해(memory impairment)가 중독(intoxications), 신체계통의 감염(systemic infections) 또는 명백한 뇌 손상이 있을 때 흔히 나타나는 임상적 증후군의 핵심적 징표(hallmarks)임을 알려주고 있다. 초기에는 체계적인 연구가 드물었다. 그러나 현대의 부검(necropsy) 연구들은 뇌 증후군, 특히 만성적 유형의 뇌 증후군이 기질적 뇌 병리(organic brain pathology)와 연관되어 있음을 일관되게 발견해냈다.

역학(Epidemiology)

섬망의 역학에 대한 연구는 그 범위가 비교적 좁게 실시된 것이 많았다. 이는 흔히 폐렴(pneumania), 계통적 감염(systemic infections), 에이즈(AIDS), 울혈성 심부전(congestive heart failure), 고열(high fever), 유체 및 전해질 불균형(fluid and electrolyte imbalance), 화상(burns), 투석(dialysis), 뇌졸중(stroke), 수술 후 상태(postoperative state; 특히 심장과 고관절 관련), 부상 후 상태(post-injury state), 고령(advanced age), 그리고 알코올이나 그 밖의 약물에 의한 중독/금단(withdrawal)이 있을 때 발생한다. 일반적인 의학적 상태로 입원한 환자들에서의 유병률은 10%에서 30%에 이르며, 입원한 노인 환자들에서는 10%에서 40%에 걸쳐있는 것으로 보고되었다(57). 수술한 환자의 51%까지(88) 그리고 임종의 말기 환자의 80%까지에서 섬망이 발전된다(61). 몇 가지의 새로운 도구들이 (섬망의) 평가를 보조하기 위해 개발되었지만, 그 도구의 탐지능력의 문제, 섬망의 정의, 추정치의 범위가 넓은 것, 그리고 일반화 가능성(generalizability)에 관한 염려가 많다. 거의 모든 전문가들이 동의하는 한 가지 쟁점(issue)은, 유병률의 수치가 상당히 과소 추정된 것이 아닌가 하는 것이다.

베르니케-코르사코프 증후군(Wernicke-Korsakoff syndrome)으로 알려진 기억상실 증후군의 유병률은 사후(postmortem) 연구에서 0.8%에서 2.8% 사이에 있는 것으로 추정되었다(12, 44). 범위의 상한선에 대한 추정치는 1970년대와 1980년대에 오스트레일리아에서의 사례의 역학조사 수치에 기초한 것이다.

치매에 대한 초기의 역학조사 결과는 입원률에 토대한 보삽법(extrapolation) 계산 등의 많은 요인들에 기인하는 심각한 결함을 갖고 있었다(59). 이제는 알츠하이머형 치매(dementia of the Alzheimer type: DAT)와 뇌혈관성 치매(vascular disease of the brain)가 치매로 나타나는 질환 중에서 가장 흔한 두 가지 유형이며, 아마도 가장 잘 이해된 것이라는 점이 잘 알려져 있다. 그 밖의 다른 치매 원인—여기에는 치매가 동반된 파킨슨병(Parkinson disease with dementia), 루이 소체가 있는 치매(dementia with Lewy bodies), 그리고 전측두엽 치매(fronto-temporal dementias)(2, 14, 48)가 포함되는데—도 기술되었지만, 제대로 이해되지 못하고 있다.

DAT와 혈관성 치매의 유병률은 나이에 따라서 증가한다. DAT의 발생률(incidence) 및 유병률(prevalence)에 대한 최근의 추정치에 의하면, 이 질환은 나이가 50세 미만의 사람들에게서는 드물지만, 60세에서 64세 사이의 사람들 중에서는 약 1%가 이 질환으로 인한 증상을 나타낸다. 이 이후에는 이 질환의 유병률은 5년마다 두 배가 되는 것으로 여겨지며, 나이가 85세가 넘는 분들의 3분의 1이 DAT 증상을 나타낸다(17).

임상적 양상(Clinical Picture)

섬망은 거의 항상 의학적 장애, 외과적 장애, 또는 신경과 장애, 혹은 약물 중독 상태(intoxications)/금단과 연관되어 있다. 이와 같은 연관성은 그 일관성이 크게 높기 때문에 이유가 밝혀지지 않은 섬망의 경우에는 위와 같은 질환이 이미 있거나 발달하고 있는 중일 가능성에 유의해야 한다. 예를 들면, 폐렴 환자는 다른 임상적 양상이 드러나기 몇 시간 전에 섬망을 나타내는 경우가 때때로 있다.

섬망은 그 임상적 양상이 다양할 수 있지만, 두 가지의 양상이 특별히 진단적 중요

성을 갖는다: 의식의 장애(disorder of consciousness; 즉, 환경에 대한 자각[awareness]의 감소)와 인지의 변화(즉, 최근 기억[recent memory] 및/또는 지남력의 결손[impairment]). 이들 중 최소한 한 개라도 없으면, 진단은 의심될 수밖에 없다.

환자들은 자신이 있는 위치가 어디인지를 잘 모르겠으며, 욕실이 어딘지 찾을 수 없다고 호소하는 수가 있다. 또는 아무도 자기에게 식사를 주지 않았다고 씁쓸히 주장하는 수도 있는데, 이런 환자의 침대 옆에 있는 접시에는 갓 먹고 남은 음식물이 있는데도 그러하다. 그 밖의 흔한 임상적 양상으로는, 우울하거나 또는 무서운 기분(depressed or fearful mood), 무감동(apathy), 자극과민성(irritability), 판단력의 손상, 의심(suspiciousness), 망상, 환각, 그리고 공격적이고(combative), 비협조적이거나(uncooperative), 또는 겁에 질린(frightened) 행동이 들어있다.

섬망의 임상적 양상의 예를 들면, 정동이 변덕스럽고(labile), 왔다갔다(shifting) 하면서, 갑자기 울음을 터뜨리고 난리치는 것이 동반되는 경우가 있다. 시비 걸듯이, 요구적인 태도를 보이는 것("내가 계속 불렀는데도 아무도 나에게 주의를 기울이지 않아요."); 무섭거나 위협적인 얼굴이 환시로 보이는 것("그들은 항상 나를 보면 안됐다는 듯이 씩 웃었어요. … 그들은 무언가 나쁜 일이 일어나리라는 것을 알고 있나 봐요."); 병실, 직원, 또는 음식을 바꾸어달라고 이해되지 않는 이유를 들어 압박하는 것, 그리고 옷을 입고 병원을 떠나거나 또는 "자신을 해치려고 하는" 다른 환자들로부터 "벗어나려고" 부적절한 노력을 기울이는 것 등이 있다.

의식의 결손/부주의(inattention), 지남력 장애(disorientation), 기억의 손상, 의심, 환각, 그리고 공격적이거나 겁먹은 행동이 함께 나타나는 것이 섬망이다. 이는 가장 극적이고(dramatic), 임상적으로 극심한 유형의 섬망이다. 이는 어떤 전조 증상도 없이 빠르게 발전하거나 또는 오랜 시간이나 며칠간 조용히 혼란(quietly confused) 상태에서 무감동 상태에(apathetic) 빠져있던 환자의 경우에는 점진적으로 발전하는 수가 있다. 때때로 이는 만성적 상태의 치매의 합병증으로 나타나 증세를 악화시키는 수도 있다. 『DSM-IV-TR』에 따른 섬망의 진단기준은 표 11.1에 제시되어 있다.

표 11.1 [일반적인 의학적 상태에 기인하는] 섬망(delirium)의 진단기준

A. 의식의 장해(disturbance of consciousness, 즉, 환경에 대한 자각[awareness]의 명료성이 감퇴)에 주의를 집중하고, 유지하고, 옮기는 능력의 감퇴가 수반됨.

B. 인지의 변화(기억력 결손, 지남력 결손, 언어 결손 등) 또는 지각 장해가 있는데, 이미 존재하거나, 확진된 것이거나, 또는 진행 중인 치매로 잘 설명되지 않는다.

C. 장해가 단기간(통상 몇 시간에서 며칠)에 발전되었으며, 하루 중에도 변동하는 경향이 있다.

D. 장해가 일반적인 의학적 상태의 직접적인 생리적 효과에 의해 유발된 것이라는 증거가 과거력, 신체검사, 또는 실험실 검사결과에서 나온다.

*『DSM-IV-TR』(94)의 진단 기준에서 번안함.

섬망은 하루 간격으로 심지어는 매 시간마다 두드러지게 변동할 수 있다. 어떤 환자들은 일일주기(diurnal) 패턴을 보여서 밤에 가장 뚜렷하고 극심한 증상을 나타낸다. 그들은 전날 밤에 대한 기억이 흐릿한 것만 제외하고는 아침에는 정상으로 보이기도 하지만, 밤에는 지남력 상실, 혼란(confused), 그리고 환각 증세를 있는 그대로 드러내는 수가 있다. 어떤 경우에는, 지남력 상실이나 최근 기억의 곤란을 확인하려면 환자의 정신 상태(mental status)를 반복해서 점검해야만 한다.

지남력 상실(disorientation)은 시간, 장소, 또는 사람에 대해서 나타날 수 있다. 시간에 대한 지남력 상실이 가장 흔하고, 사람에 대한 것이 가장 적게 나타난다. 한동안 아팠거나 병원에 입원했던 환자들이 나타나는 사소한 실수를 지나치게 크게 받아들여서는 안 된다. 그러나 지속적으로 월 또는 년도를 정확하게 회상해 내지를 못하고, 특히 올바른 답을 알려준 지 얼마 되지 않았는데도 계속 그럴 경우, 환자 자신이 현재 있는 곳이 어딘지를 계속해서 알지 못하는 것, 또는 최근의 일을 정확하게 회상해내지 못하는 것은 진단적 의미가 있다. 증상이 밤에 더 뚜렷이 나타나기 때문에, 섬망의 첫 증세는 간호 일지에 기록되는 수가 있다. 환자가 간호사를 이웃이나 친척같이 딴 사람으로 잘못 알고 있다는 보고("내 여동생이 여기서 뭐하고 있지?") 또는 환각을 겪고 있다는 보고는 환자가 지남력 상실을 뚜렷이 나타내고 공격적인 모습을 보일 때까지 무시되는 경우가 때때로 있다.

종합병원에서 관찰되는 섬망은 통상적으로 환자가 신체적으로 중병에 걸려있음을 보여주는 것이다. 가용한 증거에 의하면, 환자의 상태가 간호사의 돌보는 행위나 처치에 방해가 되거나 또는 다른 환자들에게 피해를 주는 경우에는, 섬망이 없으면서 나이, 성별 및 인종에서 짝 맞추었으면서도(matched; 배합되면서) 의학적으로 비슷한 질환을 갖고 있는 환자들에 비해서 그 예후가 더 나쁘다(23, 35). 베르니케-코르사코프 증후군(기억상실 장애[amnestic disorder])은 장기간의 알코올 사용과 더불어 섬망 (베르니케 뇌연화증[Wernicke encephalopathy])을 가져오는 티아민 결핍(thiamine deficiency)과 연관되어 있다. 또한 이 증후군은 소모증(marasmus), 위암 및 인간 면역 결핍 바이러스(HIV)를 위시한 다른 질환과 관련된 영양실조(malnourishment) 때문에 도 일어날 수 있다(52). 섬망을 나타내는 환자들은 깨끗이 회복되거나 또는 코르사코 프 증후군, 즉 영구적 기억력 결손으로 발전되는 경우도 있다. 기억력 손상이 있는 환자들은 새로 학습한 정보(예: 간호사의 이름, 병동의 호수 등)를 회상하지 못하거나 (후행성[anterograde] 기억상실), 베르니케 뇌연화증이 시작된 이후의 정보(예: 자기가 어떻게 병원에 왔는지, 누구와 함께 왔는지 등)를 기억해내지 못한다(역행성[retrograde] 기억상실). 기억력의 손상이 극심한 사람들은 자신의 기본 욕구도 해소시킬 수 없을 정도로 일상생활의 기능에서 상당한 기능 손상을 보인다.

『DSM-Ⅵ-TR』에 따른 치매의 진단 기준은 표 11.2에 제시되어 있다. 치매가 있는 많은 환자들은 우울 증상(54) 또는 두통, 복통 및 변비 같은 신체적 증상을 호소하는 수가 있다. 다른 환자들은 친척들이 의사한테 데려오기도 하는데, 왜냐하면 성질을 부리고, 사회적으로 당황스럽게 만드는 행동, 또는 의심을 보이기 때문이다. 인지 손상과 기억 손상(impairment)은 환자의 과거력을 알아내야만 확진할 수 있다.

표 11.2 그 밖의 일반적인 의학적 상태로 인한 치매의 진단 기준

A. 복합적인 인지 결손이 다음의 두 가지 양상으로 나타난다:
  (1) 기억 결손(새로운 정보를 학습하는 능력의 손상, 또는 이전에 학습된 정보의 회상 능력의 장해)
  (2) 다음의 인지 장해(cognitive disturbances) 중의 하나(또는 그 이상):
    (a) 실어증(Aphasia; 언어 장해)
    (b) 실행증(Apraxia; 운동 기능은 정상이지만, 운동 활동을 수행하는 능력의 장해)
    (c) 실인증(Agnosia; 감각 기능은 정상이지만, 물체를 알아보거나[recognize] 또는 구분하지[identify] 못함)
    (d) 실행 기능(executive functioning; 즉, 계획하기[planning], 조직화하기[organizing], 순서대로 배열하기[sequencing], 추상적 사고능력[abstracting])의 장해

B. 진단 기준 A1과 A2의 인지 장해로 인해 사회적 또는 직업적 기능에 심각한 장해가 유발되고, 이전의 기능 수준보다 상당히 감퇴되어 있음을 보여준다.

C. 장해가 아래에 나열된 일반적인 의학적 상태의 한 가지에 의한 직접적인 생리적 효과로 유발된 것이라는 증거가 과거력, 신체 검사, 또는 실험실 검사결과에서 나온다:
  인간 면역결핍 바이러스(HIV) 질병으로 인한 치매

두부 외상(head trauma)으로 인한 치매

파킨슨 병(Parkinson's disease)으로 인한 치매

헌팅턴 병(Huntington's disease)으로 인한 치매

크로이츠펠트-야콥 병(Creutzfeld-Jacob disease)으로 인한 치매

위에 열거되지 않은, 예를 들면, 정상압 뇌수종, 갑상선 기능저하증, 뇌종양, 또는 비타민 B-12

결핍 등의 그 밖의 일반적인 의학적 상태로 인한 치매

D. 결손이 섬망의 경과 중에는 전혀 나타나지 않는다.

*『DSM-IV-TR』(94)의 진단 기준에서 번안함.

우울증이 있는 환자들은 기억력의 감퇴를 호소하기도 하는데, 몇몇 연구들에서는 많은 환자들에게서 단기 기억의 손상이 있음을 밝혀주었다. 기억 감퇴는 우울증이 경감되면서 호전된다(83). 그러나 때로는 기억의 어려움을 호소하는 것(가성치매 [pseudodementia])과 실제의 기억 손상을 구분하는 것이 중요하다. 어떤 학자들은 '가성치매'라는 용어는 호도할 가능성이 있다고 주장하기도 했는데, 왜냐하면 우울증에는 임상적 양상의 일부로서 주목할 정도의 인지 손상이 들어갈 수 있기 때문이며, 이는 특히 나이가 많은 환자들에게서 더욱 그렇기 때문이다.

따라서 이 상태에 대한 보다 적절한 명칭은 우울증에서의 인지 손상(cognitive impairment of depression)일 수 있다고 시사된 바 있다. 우울증을 겪고 있는 일부 중년층과 노인 환자들의 경우, 기억 손상을 호소하는 정도가 체계적인 검사(systematic testing)에서 나타난 기억 손상의 정도에 비해서 걸맞지 않게 더 크며, 환자가 스스로 인식한 기억 곤란의 정도는 우울증이 호전되면서 약해지고 가라앉는다(22, 50, 62, 92). 우울증과 인지 손상 사이의 관계는 때로는 수수께끼같이 헷갈리는 것이 사실이다. 우울증이 있는 일부 환자들, 특히 나이가 많은 환자들의 경우에는 인지적인 어려움을 너무 많이 호소해서 감별 진단의 문제를 일으키는 수도 있다는 점을 인식하는 것이 중요하다. 이런 경우에는, 의사는 확진(firm diagnosis)을 내릴 때 조심스럽게 해야 하며, 임상적 양상이 드러나는 대로 진단을 바꿀 준비가 되어 있어야 한다.

치매의 경우, 환자의 병식(insight)은 크게 변동할 수 있다. 때로는, 특히 질환의 초기에는, 환자는 스스로 말하기를, "저는 물건들을 자주 잃어버리곤 해요. 그걸 어디에 두고 왔는지 모르겠어요. 가끔 집으로 운전해 돌아올 때 집의 방향이 기억나지 않는 경우도 가끔씩 있어요."라고 하는 경우가 있다. 그러나 특히 질환이 진전되면서부터는 종종, 환자는 어떤 기억의 곤란도 없다고 부인하고는 자기가 걱정거리 때

문에 생각에 빠져있었거나 또는 외부로부터 방해를 받아서 주의가 분산되었던 탓이라고 고집한다. 길을 찾아가지를 못하겠고 다른 사람들의 의도가 무엇인지가 혼란스럽다 보면 자극과민성(irritability)과 분노(anger)로 이어질 수 있다: "아무도 나에게 상황을 설명해주려고 하지 않아요. 아무도 내 기분이 어떤지 관심도 없어요. 나는 그들에게 보여주려고 해요." 특정한 인지 검사(cognitive tests)를 위시해서 특정 과제를 수행해내지 못하는 것에 대해 좌절을 느끼다보면 종종 의심(suspicion)과 저항(resistance)으로 이어지게 된다: "그것은 어리석은 짓이에요. 내가 진짜로 원하면 전 그걸 할 수 있어요. 그렇지만 내가 왜 그걸 해야 하는지 타당한 이유를 모르겠어요. 당신은 나를 헷갈리게 하고 속여먹으려고 하는군요." 청결과 몸단장에 대해 신경을 안 쓰는 것(inattention), 식사예절의 퇴보(deterioration), 욕이나 상스러운 말을 쓰는 것, 사회적 위축(social withdrawal) 및 전반적으로 분별심이 없는(inconsiderate) 태도, 갑자기 이유 없는 분노의 폭발, 그리고 심지어는 신체적 폭력까지 행사하는 것은 이 장애가 악화됨에 따라서 가족들에게 점차 무거운 짐이 될 수 있다; 이들에게는 입원이 필요할 수도 있다.

치매에서 가장 중요한 점은 어떤 사례의 경우에는 치매의 저변에 깔린 질환이 치료될 수 있다는 것이다(46). 이런 사례는 가능한 한 빨리 파악되어야 하는데, 왜냐하면 회복이 치매의 지속기간과 관련될 수 있기 때문이다. 약물 중독(10, 69, 81, 87, 89), 간 부전(liver failure)(79), 갑상선 기능저하증(hypothyroidism)(34, 82), 악성 빈혈(pernicious anemia)(84), 마비(paresis)(40), 경막하 혈종(subdural hematomas), 양성 뇌종양(benign brain tumors)(5), 정상 압력 뇌수종(normal-pressure hydrocephalus)(55, 70)은 흔하지는 않지만 치매의 원인이 된다. 물론 위에서 맨 끝에 제시된 정상 압력 뇌수종의 진단과 타당성에 대해서는 논란이 계속되고 있다(4). 당뇨의 인슐린 치료로 인한 저혈당(hypoglycemia)의 반복, 작은 섬 세포의 종양(islet-cell tumors), 또는 소계식(subtotal) 위 절제 수술을 받은 환자에게서 글루코스가 너무 빨리 영양분으로 흡수될 때에도 극심한 치매로 이어질 수 있다(6, 7, 20). 이런 모든 장애는 치료가 가능하다. 만성적인 알코올 남용은 기억 손상과 연관되어 있으며(58, 60, 75), 이 기억 손상은 베르니케 -코르사코프 증후군과는 다른 것으로서, 조기에 발견되면, 더 이상의 음주를 못하게 해서 상태를 역전시킬 수 있는 경우가 종종 있다; 그러나 베르니케 뇌병증이나 간성 뇌증과는 별개로 알코올에 의해 유도된 치매의 타당성에 대해서는 논란이 계속되고 있다(86). 만성적인 신장 투석을 하는 동안 물이 많이 사용되는 상황에서 물에서 나온 알루미늄 중독에 의해 유발되는 치매는 1980년 이래 사용되고 있는 현대적인 정수 기술을 통해 이제는 피해갈 수 있다(1, 71).

대부분의 치매는 뇌 자체의(intrinsic) 질병(표 11.3) 또는 뇌에 공급하는 기능을 맡은 혈관 속의 동맥경화성(arteriosclerotic) 변화(표 11.4)에 의한 결과이다. '혈관성 치매(vascular dementia)'라는 용어가 더 오래된 용어인 '동맥경화성 치매(arteriosclerotic dementia)'보다 선호되고 있는데, 후자의 용어는 치매가 뇌조직의 손실에서 비롯된다는 생각을 반영하고 있는 것이다. 치매의 그 밖의 원인은 다양한데, 여기에는 앞에서 언급된 노년기 전 단계의(presenile) 퇴행성 뇌질환(brain degenerations; 대개 치료할 수 없음), 중추신경계(CNS) 질병(일부는 치료할 수 있음), 계통성 질병(systemic disease; 대개 치료할 수 있음), 그리고 약물/물질(일부는 원상태로 되돌릴 수 있음[correctable])(표 11.5) 등이 있다. 특히 흥미로운 것은 비교적 새로운 '유형'의 치매로서, 후천성 면역 결핍증(AIDS)과 관련되어 CNS에 영향을 받아 나타난 것이다. 사실상, 인간 면역결핍 바이러스(HIV)의 감염으로 인해서 초기에 또는 심지어 처음으로 나타난 임상적 양상이 치매가 될 수도 있다(41). 결국, 치매는 한 가지 이상의 원인으로부터 발생할 수도 있고 때로는 다중적인 원인으로부터 발생할 수도 있기 때문에, 임상가가 치매라는 문제의 근원을 찾는 것이 어렵게 된다(표 11.6).

표 11.3 알츠하이머형 치매의 진단 기준

A. 복합적인 인지 결손이 다음의 두 가지 양상으로 나타난다:
   (1) 기억 손상(새로운 정보를 학습하는 능력의 결손 또는 이전에 학습한 정보를 회상하는 능력의 결손)
   (2) 다음의 인지 장해 가운데 1개(또는 그 이상):
      (a) 실어증(언어 장해)
      (b) 실행증(운동 기능은 정상이지만, 운동 활동을 하는 능력의 결손)
      (c) 실인증(감각 기능은 정상이지만, 물체를 알아보거나 구분하지 못함)
      (d) 실행 기능(즉, 계획, 조직화하기, 순서대로 배열하기[sequencing], 추상적 사고 능력)의 장해

B. 진단 기준 A1과 A2의 인지 결손이 사회적 또는 직업적 기능에서 심각한 손상을 일으켜야 하고, 병전의 기능 수준보다 상당히 감퇴되어 있음을 나타낸다.

C. 경과는 서서히 발병하고, 지속적인 인지 감퇴를 보이는 특징이 있다.

D. 진단 기준 A1과 A2의 인지 장해는 다음 가운데 어떤 경우로 인한 것도 아니어야 한다.
  (1) 기억과 인지에서 점진적인 장해를 일으키는 기타 중추신경계 상태(예: 뇌혈관 질환, 파킨슨 병, 헌팅턴 병, 경막하혈종, 정상압 수두증, 뇌종양)
  (2) 치매를 일으키는 전신적 상태(예: 갑상선 기능저하증, 비타민 B12 또는 엽산 결핍, 나이아신 결핍, 과칼슘혈증, 신경매독, 인간 면역결핍 바이러스 병)
  (3) 물질에 의해 유도된 상태

E. 장해가 섬망의 경과 중에만 나타나지 않는다.

F. 장해가 다른 축 I의 장애(예: 주요 우울장애, 정신분열증)로 더 잘 설명되지 않는다.

*『DSM-IV-TR』(94)의 진단 기준에서 번안함.

표 11.4 혈관성 치매의 진단 기준

A. 복합적인 인지 결손이 다음의 두 가지 양상으로 나타난다:
  (1) 기억 손상(새로운 정보를 학습하는 능력의 결손 또는 이전에 학습한 정보를 회상하는 능력의 결손)
  (2) 다음의 인지 장해 가운데 1개(또는 그 이상):
    (a) 실어증(언어 장해)
    (b) 실행증(운동 기능은 정상이지만, 운동 활동을 하는 능력의 결손)
    (c) 실인증(감각 기능은 정상이지만, 물체를 알아보거나 구분하지 못함)
    (d) 실행 기능(즉, 계획, 조직화하기, 순서대로 배열하기[sequencing], 추상적 사고 능력)의 장해

B. 진단 기준 A1과 A2의 인지 결손이 사회적 또는 직업적 기능에서 심각한 손상을 일으켜야 하고, 병전의 기능 수준보다 상당히 감퇴되어 있음을 나타낸다.

C. 국소적 신경과적 증세와 증상(예: 심부건반사[deep tendon reflexes]의 항진, 신전 족부반사 반응[extensor plantar response], 가성구마비[pseudobulbar palsy], 걸음걸이[gait] 장해, 사지의 기운 없음) 또는 장해와 원인적으로 관련이 있다고 판단되는 뇌혈관 질환(예: 피질과 그 저변의 회백질의 복합형 경색[multiple infarctions])에 대한 검사의 증거가 있다.

D. 위 결손이 섬망의 경과 중에만 나타나는 것은 아니다.

*『DSM-IV-TR』(94)의 진단 기준에서 번안함.

표 11.5 치매의 원인들

중추신경계 퇴행성 상애(Primary CNS degenerative disorders)(DAT/혈관성 치매를 포함하지 않음)
  1. 전측두엽 치매(피크 병[Pick disease] 포함)
  2. 루이소체 치매
  3. 치매가 있는 파킨슨병
  4. 헌팅턴 병

중추신경계 질환(CNS disease)
  1. 뇌부상(뇌진탕[concussion]/뇌손상[damage])
  2. 종양(Neoplasms)
  3. 혈관성 질환
  4. 정상 압력 뇌수종
  5. 바이러스/박테리아 감염
  6. 경막하 혈종
  7. 만성 발작(Chronic seizures)

전신 질환(Systemic disease)
  1. 영양 결핍(니아신, B12)
  2. 간장병(Hepatic disease)
  3. 신장질환(Renal disease)
  4. 윌슨 병(Wilson disease)
  5. 내분비(Endocrine)(갑상선 기능저하증, 부갑상선 기능저하증[hypoparathyroidism])
  6. 다발성 경화증(Muliple sclerosis)
  7. 만성 신진대사 조절부전(저칼슘혈증[hypocalcemia], 저혈당증[hypoglycemia])
  8. 자가면역질환(Autoimmune disease)
  9. 면역계 질환(Immune system disease)
  10. 심장혈관계 질환(Cardiovascular disease)

약물/물질
  1. 알코올로 유발된 치매

표 11.6 여러 가지 원인으로 인한 치매

A. 복합적인 인지 결손이 다음의 두 가지 양상으로 나타난다:
  (1) 기억 손상(새로운 정보를 학습하는 능력의 결손 또는 이전에 학습한 정보를 회상하는 능력의 결손)
  (2) 다음의 인지 장해 가운데 1개(또는 그 이상):
    (a) 실어증(언어 장해)
    (b) 실행증(운동 기능은 정상이지만, 운동 활동을 하는 능력의 결손)
    (c) 실인증(감각 기능은 정상이지만, 물체를 알아보거나 구분하지 못함)
    (d) 실행 기능(즉, 계획, 조직화하기, 순서대로 배열하기[sequencing], 추상적 사고 능력)의 장해

B. 진단 기준 A1과 A2의 인지 결손이 사회적 또는 직업적 기능에서 심각한 손상을 일으켜야 하고, 병전의 기능 수준보다 상당히 감퇴되어 있음을 나타낸다.

C. 과거력, 신체검사, 또는 검사 소견에서 장해가 하나 이상의 원인으로 인한 것임이 입증되어야 한다 (예: 두부 외상 및 만성적인 알코올 사용, 알츠하이머형 치매 및 그 이후의 혈관성 치매)

D. 결손이 섬망의 경과 중에만 나타나지 않는다.

*『DSM-IV-TR』(94)의 진단 기준에서 번안함.

발달 과정(Natural History)

앞에서 언급했듯이, 섬망은 여러 가지의 의학적 질환의 진행 과정 중에 발생할 수 있다. 따라서 어떤 환자가 동시에 심장부전(heart failure), 감염, 발열, 그리고 탈수증을 나타내고 또한 다양한 약물을 처방받고 있는 경우에는 이 환자에게서 가장 결정적인 요인을 파악하기란 불가능한 경우가 종종 있다. 일반적으로, 섬망은 그 저변에 깔려 있던 비정상 요인이 바로잡히면 가라앉게 되어있다. 때때로, 환자들이 중병에 걸려서 섬망을 앓는 기간이 길어졌다면, 정신이 다시 회복되어 또렷해지기 전에 의학적 비정상을 조절하느라 시일이 많이 소요되었을 것이다. 약물 중독이나 약물 금단(예: 알코올, 바비투레이트, 또는 벤조디아제핀의 경우)으로 인해 발생한 급성 섬망은 약물을 끊고도 며칠이 지나야 가라앉기 마련이다.

베르니케-코르사코프 증후군은 수십 년간의 과음과 영양결핍 이후에 발달한다. 환자들은 진전 섬망(delirium tremens)에서 나타나는 그 밖의 고전적인 증세(자율신경계의 불안정[autonomic instability]과 떨림[tremulousness])가 없이 현저한 섬망 상태를 보이는 것이 보통이다. 환자들은 보행실조(ataxia)를 나타내는 수도 있다. 의식의 혼탁 상태(confusion)가 걷히면, 상당한 후행성 건망증과 역행성 건망증이 현저하게 드러날 수 있다. 흥미롭게도, 오래된 기억(remote memory)과 지적 기능(intellectual function)은 보존되어 있다. 환자가 나타내는 결손은 영구적일 수 있지만(52), 환자들에 대한 일련의 연구(one series)에서는 20%가 회복되었다(77).

치매는 통상 잠행성으로(insidiously) 발달한다. 초기에 나타나는 증세는 미세하기 때문에, 돌이켜 봐야만 그 증세의 의미를 깨달을 수 있게 된다. 쉽게 피로해지는 것(fatigability), 변덕스러움(moodiness), 주의산만(distractibility), 우울증, 자극과민성(irritability), 그리고 부주의함(carelessness)은 기억 곤란, 지적능력의 퇴보(intellectual deterioration), 그리고 지남력 상실이 명백히 쉽게 탐지되기 오래 전부터 이미 나타나 있었을 수 있다. 그 저변에 깔린 뇌 질환에 따라서 치매는 오랜 기간 안정되어 있거나 또는 전반적인 무능력과 사망으로까지 진전될 수도 있다(13, 59, 76, 91). 섬망과 치매는 모두 사망률이 높은 것과 관련이 있는 것으로 보인다(11).

생물학적 연구결과(Biological Findings)

섬망은 외부 요인에 의해 유발된 뇌 기능 상의 동요(perturbation)이다. 이런 변화에 대한 특정의 취약 요인—여기에는 나이, 질환, 뇌 질환, 또는 약물이 포함되는데—은 모두 이 장애에서 일부 역할을 발휘할 가능성이 있다. 유전 요인들은 실제로 역할을 발휘한다고 간주되지는 않고 있다.

베르니케-코르사코프 증후군은 또한 외부 요인, 즉 티아민 결핍에 의해서도 일어난다는 것이 널리 받아들여지고 있다. 티아민 결핍을 가져오는 다른 원인에 의해서도 동일한 유형의 장애가 발생하기 때문에, 유전 요인은 이 질환에 실제로 기여하는 것으로 간주되지 않는다. 일반적으로 의견의 일치를 보고 있는 병리적 손상(pathological lesions)은 양쪽 측두엽에 위치하고 있으며 해마와 유두체가 연결되어 있는 곳이다(44).

수십 년간 노년기 전의 치매(presenile dementia)인 알츠하이머형 치매(DAT)와 노인성 뇌질환(senile brain disease), 즉 치매(dementia) 사이를 구분해왔다. 물론 이 두 집단의 환자들에서 해부학적으로 발견된 사실(노인성 반점[senile plaques], 신경섬유 엉킴 [neurofibrillary tangles], 그리고 과립공포성 퇴행적 변화[granulovacuolar degenerative changes]) 이 비슷함에도 불구하고 이런 구분이 유지되었다(또한 '가계 연구' 절을 보시오). 현재의 임상 실제에서는 이 두 조건이 동일한 것으로 간주되고 있다(76, 91).

최근의 연구결과는 알츠하이머 유형의 치매(dementia of the Alzheimer type)가 노년기 전이거나 또는 노년기이거나에 관계없이, 많은 두뇌 영역과 두뇌 계통(brain areas and systems)에서의 다양한 병리적 및 생화학적 변화와 연관되어 있다는 것을 보여주고 있다(53). 증거에 의하면, 알츠하이머 질병의 특징인 신경섬유의 엉킴이 신경세관 (neurotubules)에서 비롯된 것이고 반점(plaques)은 아밀로이드 침전(amyloid deposits)에서 비롯된 것임을 시사해준다(27, 42, 53). 아밀로이드의 생성, 처리 및 침전이 이런 수수께끼에서의 핵심인 것으로 보이며, 큰 관심의 대상이 된다.

DAT에서 손상된 콜린계 기능(cholinergic function)의 역할은 불분명하다. 그러나 증거에 따르면, 동물과 인간에서 나이와 관련된 기억 손상이 콜린계 기능부전과도 관련되어 있을 수 있다는 것이 시사되고 있다(8, 28, 68, 93). 알츠하이머병 환자가 호소하는 문제가 단순히 나이와 관련된 변화가 좀 더 빠르게 진행되어서 그런 것인지 또는 어떤 좀 더 특정적인 요인(more specific factors)이 관련되어서 그런지는 아직 분명하지 않다.

혈관성 치매는 일반적으로 뇌혈관의 질병이나 외상에 의한 것으로 여겨진다. 그 진행경과는 그 저변에 깔린 원인과 연관되어 있는 것이 보통이며, 급속도로 진행할 수도 있고, 단계적으로 진행할 수 있고(stepwise progressive), 또는 최고봉에 오른 뒤에는 별다른 진전이 없을 수도(plateau without advance) 있다. 범위가 넓은 뇌졸중 그리고 탐지 가능한 수준의 인지 변화 사이에 연관성이 있다는 것은 이해되지만, 신경세포가 서서히 망실됨에 따라서 공식적인 수준의 치매로까지 진전되는 과정이 정확하게 상응하는지는 아직 불명확하다.

컴퓨터 단층 촬영법(computerized tomography: CT), 자기공명 영상법(magnetic resonance imaging: MRI), 그리고 양전자 방출 단층 촬영법(positron emission testing: PET)은 치매의 진단에서 유용한 정보를 제공해줄 수 있다. 그러나 인지 손상과 방사선 촬영결과 사이의 상관관계가 때로는 낮을 수 있다는 점을 인식하는 것이 중요하다. 물론 모든 기법이 정교화하게 발전하면 미래에는 이런 상관관계가 높아질 가능성이 있다.

합병증(Complications)

중요한 결정을 할 때 판단을 잘못 내리는 것, 자기 스스로 건강관리를 못하는 것, 사고를 내는 것, 공격성, 그리고 자살은 섬망과 치매의 주된 합병증이다. 의사가 결정을 내려야 하는 가장 어려운 것 중의 하나는 섬망/치매 때문에 그의 정신 능력에 대해서 의구심을 불러일으키는 환자들에 관한 것이다. 많은 만성 뇌 질환의 진행경과 중의 어느 시점에서인가는, 환자가 보이는 혼란(confusion), 건망증(forgetfulness), 성질 폭발(temper outbursts), 그리고 의문시되는 금융 거래는 가족 및 친구들에게 이 환자가 자신의 일과 건강관리를 스스로 적설하게 해낼 수 있는 능력을 계속해서 갖고 있는지 의문을 갖게 하기 마련이다. 큰 액수의 돈을 잃어버리거나 (남에게) 거저 주는 것, 부도 수표를 발행하는 것, 옷을 지극히 아무렇게나 입는 것, 전례 없던 성적 행동(예: 성기를 내보이거나 아동을 성추행함), 집에서 나가 돌아다니는 것, 길을 잃는 것, 그리고 예측할 수 없는 성질 폭발을 보이는 환자를 자신의 행동으로부터 보호하고 안전한 환경에서 오래 머무르게 할 수 있게 하기 위해서는 법적 조치가 필요할 수도 있다. 어떤 섬망 환자의 경우에는, 환자가 자살할 작정으로 창문에서 뛰어내린 것인지 또는 정신적 혼란 및 두려움으로 인해 추락한 것인지를 구분하기가 불가능하다.

부차적 우울증(secondary depression)이 합병증으로 수반되는 치매는 자살 위험과 연관된 정신과적 장애들 중 하나이다. 물론 그 자살률은 전체 자살에서 단지 조그만 부분만을 차지할 뿐이다(72). 또한 위험할 수 있는 쓰러짐(serious falls)의 중요한 위험 요인으로서 치매—특히 알츠하이머형 치매—의 영향 가능성은 잘 인식되어 있다(64).

가계 연구(Family Studies)

치매의 가계 유병률(familial prevalence)에 대한 조사는 주로 가장 흔한 형태의 치매인 알츠하이머형 치매(DAT)에 초점이 맞춰져 왔다. 지난 20년이 넘는 기간에 걸쳐서 많은 수효의 가계(family) 연구(15, 16) 그리고 연계(linkage) 연구(37, 38)의 결과들은 DAT 사례 중 5% 미만이 조기 발생(early onset; 65세 이전)으로 일어나며, 상(常)염색체(autosomal) 우세의 전송 패턴(dominate pattern of transmission)을 따르며, 그리고 세 개의 염색체와 연계되어 있다는 것을 보여주었다(1, 14, 21번 염색체)(37, 43). 각각의 유전자는 조기에 발생한 DAT가 있는 가계 내에서의 여러 세대를 조사하고 돌연변이(mutations; 염색체1-프레세닐린2[Chromosome 1-resenilin-2], 염색체14-프레세닐린1[Chromosome 14-resenilin-1], 염색체21-아미로이드 전구단백질[Chromosome 21-myloid precursor protein])(39, 45, 47, 56, 80)를 확인해서 그 위치를 파악했는데, 이런 돌연변이는 DAT의 원인이 되는 단백질의 생성에 영향을 미친다. 또한 이런 기제를 세심하게 규명한 결과, 늦게 발생하는(late-onset) DAT가 아포리포단백질 E(Apolipoprotein E: APOE)(65) 그리고 염색체19(66)와 연관되어 있다는 것이 발견되었다. 주목할 만한 것은, 가계 연구결과는 (가계도 상에서) 더욱 작은 덩어리(aggregates)로 모여 있고 멘델 유전의 증거가 명확하지 않다는 것을 보여주었다. APOE는 돌연변이가 아니지만, 민감성 유전자(susceptibility gene)로 간주되는데, 이는 DAT을 유발하는 필요충분조건이 아니라는 뜻이다. 그러나 APOE-4 대립형질(allele)이 있으면 이 장애에 걸릴 위험이 높아진다. 수많은 연구들에서 DAT에 걸릴 위험성을 계산한 결과, 하나의 APOE-4 대립형질이 그 위험성을 세 배에서 다섯 배까지 높여주며, 두 개의 APOE-4 대립형질은 8배나 높여준다는 것을 알려주었다(24, 67). APOE가 가장 중요한 것으로 알려진 유전적 위험요인이기는 하지만, 이것만으로는 모든 유전적 위험성을 설명해주지 못한다 (67). 이 장애에 대한 유전적 (그리고 환경적) 기여도를 충분히 이해할 수 있으려면 많은 연구가 수행될 필요가 있다.

감별 진단(Differential Diagnosis)

그 밖의 정신과적 상태도 섬망/치매와 비슷해 보일 수 있다: 환자의 불안 발작은 1차적인 불안 장애(anxiety disorder)를 시사해줄 수 있으며, 기분 저조(low mood)와 무감동(apathy)은 정동 장애(affective disorder)를, 환각과 망상은 정신분열증(schizophrenia)을 시사해줄 수 있다. 각각의 경우에서 결정적인 질문은 환자가 부주의, 지남력 상실, 또는 기억 손상을 보이느냐의 여부에 있다. 이상과 같은 정신 상태(mental status) 상의 비정상성이, 명확하게 존재할 경우에는, 뇌 증후군을 시사하는(pathognomonic) 것이라고 할 수 있다. 즉 이는 합병증이 수반된 것이 아니고(uncomplicated), 소위 기능적 장애(functional disorder)를 나타내고 있는 것이 아니다. 또 다른 정신과적 질환이 있는 환자가 부주의, 지남력 손상, 또는 기억 손상을 나타낸다면, 우리는 무언가 다른 어떤 것이 발생한 것은 아닌지 의심해 보아야 한다: 즉 약물에 대한 반응 또는 의학적이거나 신경과적인 질환일 수가 있다.

환자가 정신상태 검사(mental status examination)에 협조할 수 없거나 하려고 하지 않으면, 섬망이 의심될 수 있다. 행동, 말, 또는 태도 상에서 갑작스런 변화가 있었고, 그리고 행동 변화가 치매를 일으키는 경우가 많은 임상적 상태에서 발전되는 것이라면, 섬망의 진단이 고려되어야 한다. 확진은 부주의, 지남력 상실, 또는 기억 손상의 증거가 나타날 때까지 기다려야만 한다. 이런 증거는 환자를 세심하게 관찰하면 점차 드러나는 것이 보통이다.

임상적 관리(Clinical Management)

가능하기만 하면, 저변에 깔린 의학적 또는 신경과적 상태를 교정하는 것이 섬망/치매가 있는 환자들에게서의 주된 치료 목표이다. 동시에, 어떤 처치법들도 뇌 증후군 그 자체를 관리하는 데 종종 도움이 된다. 간호 돌봄(nursing care)을 잘 해주는 것도 매우 중요하다. 차분하고, 동정적이며, 안심시키는 식으로 접근하면 겁에 질려 있고(frightened), 싸우려고 드는(combative) 환자를 조용하고 협조적인 모습으로 바꾸어줄 수 있다. 섬망이 있는 환자는 주변으로부터의 자극을 종종 잘못 해석하므로 그 정서적 반응은 예측불가능하다. 그러므로 이런 환자에게는 주변 환경을 친숙하고, 안정되며, 모호하지 않게 마련해주는 것이 중요하다. 친숙한 간호사, 간병인, 또는 친척들이 간단한 설명을 반복해주고 자주 안심시켜주는 것이 도움이 될 수 있다. 환자들은 불빛이 계속 환하게 있으면 더 잘 지낸다. 그림자나 어둠은 환자를 쉽게 겁먹게 한다.

CNS에 영향을 주는 약물은 최소한으로만 효과를 낼 만큼만 사용해야 하는데, 왜냐하면 섬망이 있는 환자는 이런 약제에 민감한 경우가 많기 때문이다. 실제로 섬망은 진정제(sedatives)나 최면제(hypnotics)에 의해 종종 촉발되며, 이런 약물을 중단하면 가라앉기도 한다. CNS에 작용하는 약물은 전적으로 안전한 것이 아니다. 약물의 복용량과 정신 상태에 세심하게 주의를 기울이는 것이 가장 중요하다.

어떤 환자들은 스스로 자신을 해치지 못하도록 막을 필요가 있다. 통상 환자와 꾸준히 함께 할 수 있으면서—환자와 대화하고, 주변 일에 대해서 설명해주고, 환자를 안심시켜주는— 친척, 친구, 또는 간호사가 종합병원에서 실시하는 행동 제한을 가하지 않고서도 환자가 적절한 돌봄을 받아들일 수 있을 정도로 충분히 진정시킬 수 있다. 이런 돌봄이 이루어지지 않거나 불가능할 때에는, 혼란스럽고 겁에 질린 환자가 침대 밖으로 떨어지거나 창문에서 뛰어내리게 될 위험성을 떠안지 말고, 신체적 구속이나 정신과로 이전시키는 것이 필요할 수 있다.

병원에 정신과가 없거나 환자의 의학적 상태나 처치를 위해서 침대에서 쉬는 것이 요구된다면, 신체의 구속이 필요할 수도 있다. 명백한 것은, 이렇게 신체가 구속된 환자는 면밀하게 관찰해야 하며, 환자를 속히 안정시켜서 신체의 구속 기간을 단축시키려면 앞에서 기술된 조치들이 계속 시행되어야 한다.

베르니케-코르사코프에 대한 특정 치료는 처음에는 티아민을 삽입하는(parental) 방식으로 투여한 뒤 구강으로(oral) 섭취하게 하는 것이다. 알코올을 더 이상 복용하지 않고 중단하며 좋은 영양을 섭취하는 것이 목표이다. 이들의 상당수가 집이나 시설에서 세심한 관찰을 필요로 한다.

치매 환자의 가족들의 조직체(예: 알츠하이머병 협회[Alzheimer's Association] 및 그 밖의 단체)는 치매 상태가 환자의 가족들에게 가져오는 광범위한 문제들을 다루는 데 필요한 정서적인 지원과 실제적인 조언을 제공하는 데 큰 도움이 될 수 있다(36). 치매가 가족들에게 미치는 영향이 너무 커서 가족들을 압도하는 경우가 너무 많으므로, 이런 점을 의사는 감안하여 가족들의 부담을 최소한 가끔씩이라도 줄여줄 수 있도록 적절한 조치를 취해야 한다(31-33).

알츠하이머형 치매를 치료하기 위한 새로운 약물들이 많이 개발되고 있다는 점도 언급해야겠다(27). 효능이 있고(potent), 중추계에 작용하며(centrally active), 가역적인 아세틸콜린에스테라아제 억제제(reversible acetylcholinesterase inhibitors)—타크린(tacrune), 도네페질(donepezil), 리바스티그민(rivastigmine), 갈란타민(galantamine)—는 임상 시행(clinical trials)에서 효과가 있는 것으로 보고되었으며(18, 19, 29, 51, 74) 그리고 치료로서 표준이 되었지만(30), 위험이 없지는 않다. 이상의 모든 약제는 전반적인 기능과 인지에서의 증세 호전과 연관이 있었다(25, 73, 85). 이런 증세 호전의 결과로 손상받은 행동의 감소, 일상생활의 안정화(일시적이기는 하지만)가 나타났고, 양로원에 들어가는 시기가 늦추어 지게 되었으며, 그리고 돌보는 사람의 부담이 줄어들게 되었다(26).

참고문헌

1. Dialysis dementia in Europe. Report from the Registration Commitee of the European Dialysis and Transplant Association. Lancet, 2:190-192, 1980.

2. Cummings, J. L. (ed.). *The Neuropsychiatry of Alzheimer's Disease and Felated Dementias.* London: Martin Duntiz, 2003.

3. Adams, T. *Mystical Bedlam, the World of Mad-Men.* London: George Purslowe for Clement Knight, 1615.

4. Anderson, M. Normal pressure hydrocephalus. Br. Med. J., 293:837-838, 1986.

5. Avery, T. L. Sevencases of frontal tumour with psychiatric presentation. Br. J. Psychiat., 119:19-23, 1971.

6. Bale, R. N. Brain damage in diabetes mullitus. Br. J. Psychiat., 122:337-341, 1973.

7. Banerji, N. K., and Hurwitz, L. J. Nervous system manifastations after gastric surgery. Acta Neural. Scand., 47:485-513, 1971.

8. Bartus, R. T., Dean III, R. L., Beer, B., and Lippa, A. S. The cholinergic hypothesis of geriatric memory dysfunction. Science, 217:408-414, 1982.

9. Bayle, A. L. J. *Reserches sur l'arachnitis chronique.* Paris: Gabon, 1822.

10. Bergman, H., Borg, S., and Holm, L. Neuropsychological impairment and exclusive abuse of sedatives or hypnotics. Am. J. Psychiat., 137:215-217, 1980.

11. Balck, D. W., Warrack, G., and Winokur, G. The Iowa record-linkage study. I. Excess mortlity among patients with organic mental disorders. Arch. Gen. Psychiat., 42:78-81, 1985.

12. Blansjaar, B. A., Horjus, M. C., and Nijhuis, H. G. Prevalence of the Korsakoff syndrome in The Hague, The Netherlands. Acta Psychiat. Scand., 75:604-607, 1987.

13. Blessed, G., and Wilson, I. D. The contemporary natural history of mental disorder in old age Br. J. Psychiat., 141:59-67, 1982.

14. Bolla, L. R., Filley, C. M., and Palmer, R. M. Dementia DDx. Office diagnosis of the four major types of dementia. Geriatrics, 55:34-46, 2000.

15. Breitner, J. C., Folstein, M. F., and Murphy, E. A. Familial aggregation in Alzheimer

dementia- I . A. model for the age-dependent expression of an autosomal dominant gene. J. Psychiat. Res., 20:31-43, 1986.

16. Breitner, J. C., Murphy, E. A., and Folstein, M. F. Familial aggregation in Alzheimer dementia- II. Clinical genetic implications of age-dependent onset. J. Psychiat. Res., 20:45-55, 1986.

17. Brookmeyer, R., Gray, S., and Kawas, C. Projections of Alzheimer's disease in the United States and the public health impact of delaying disease onset. Am. J. Publ. Health, 88:1337-1342, 1998.

18. Bullock, R. New drugs for Alzheimer's disease and other dementias. Br. J. Psychait., 180:135-139, 2002.

19. Bullock, R. Galantamine: use in Alzheimer's disease and related disorders. Expert Rev. Neurother., 4:153-163, 2004.

20. Burton, R. A., and Raskin, N. H. Alimentary(post gastrectomy) hypoglycemia. Arch. Neurol., 23:14-17, 1970.

21. Calmiel, L. F. De la paralysie considérée chez les aliénés, Paris: 1826.

22. Cavenar, J. O., Maltbie, A. A., and Austin, L. Depression simulating organic brain disease. Am. J. Psychiat., 136:521-523, 1979.

23. Cole, M. G., and Primeau, F. J. Prognosis of delirium in elderly hospital patients. Can. Med. Ass. J., 141:41-46, 1991.

24. Coder, E. J., Saunders, A. M., Strittmatter, W. J., Schmechel, D. E., GAskell, P. C., Small, G. W., Roses, A. D., Jaines, J. L., and Pericak-Canve, M. A. Gene dose of apolipoprotein E type 4 allele and the risk of Alzheimer's disease in late on set families. Science, 261:1921-923, 1993.

25. Corey-Bloom, J., Anand, R., and Veach, J. A randomized trial evaluating the efficacy and safety of ENA 713(ricastigmine tartrate), a new acetylcholinesterase inhibitor, in patitents with mild to moderately severe Alzheimer's disease. Int. J. Geriat. Psychopharm., 1:55-65, 1998.

26. Cummings, J. L. Cholinesterase inhibitors: A new class of psychotropic compounds. Am. J. Psychiat., 157:4-15, 2000.

27. Dahl, D., Selkoe, D. J., Pero, R. T., and Bignami, A. Immunostaining of neurofibrillary tangles in Alzheimer's senile dementia with a neurofilamnet aniserum. J. Neurosci., 2:113-119, 1982.

28. Davis, K. L., Mohs, R. C., and Tinklenberg, J. R. Enhancement of memory by physostigmine(letter to te editor). N. Engl. J. Med., 301:946, 1979.

29. Davis, K. L., Thal, L. J., Gamzu, E. R., Davis, C. S., Woolson, R., Gracon, S. I., Drachman,

D. A., Schneider, L. S., Whitehouse, P. J., Hoover, T. M., and et al. A double-blind, placebo-controlled multicenter study of tacrine for Alzheimer's disease. The Tacrine Callaborative Study Group. N. Engl. J. Med., 327:1253-1259, 1992.

30. Doody, R. S., Stevens, J. C., Beck, C., Dubinsky, R. M., Kaye, J. A., Gwyther, L., Mohs, R. C., Thal, L, J., Whitehouse, P. L., DeKosky, S. T., and Cummings, J. L., Practice parameter: management of dementia(an evidence-based review). Report of the Quality Standards Subcommittee of the American Academy of Neurology. Neurology, 56:1154-1166, 2001.

31. Eagles, J. M., Beattie, J. A., Blackwood, G. W., Restall, D. B., and Ashcroft, G. W. The mental Health of elderly couples: I. The effects of a cognitively impaired spouse. Br. J. Psychiat., 150:299-303, 1987.

32. Eagles, J. M., Craig, A., Rawlinson, F., Restall, D. B., Beattie, J. A., and Besson, J. A. The psychological well-being of supporters of the demented elderly. Br. J. Psychiat., 150:293-298, 1987.

33. Eagles, J. M., Walker, L. G., Blackwood, G. W., Beattie, J. A., and Restall, D. B. The mental health of elderly couples: II. Concordance for psychiatric morbidity in spouses. Br. J. Psychiat., 150:303-308, 1987.

34. Easson, W. Myxedema with psychosis. Arch. Gen. Psychiat., 14:277-283, 1966.

35. Francis, J., Martin, D., and Kapoor, W. N. A prospective study of delirium in hospitalized elderly. JAMA, 263:1097-1101, 1990.

36. Fuller, J., Ward, E., Evans, A., Massam, K., and Gardner, A. Dementia: supportive groups for relatives. Br. Med. J., 1:1684-1685, 1979.

37. George-Hyslop, P. H. Molecular genetics of Alzheimer's disease. Biol. Psychiat., 47:183-199, 2000.

38. George-Hyslop, P. H., Myers, R. H., Haines, J. L., Farrer, L. A., Tanzi, R. E., Abe, K., James, M. F., Conneally, P. M., Polinsky, R. J., and Gusella, J. F. Familial Alzheimer's disease: progress and problems. Neurobiol. Aging, 10:417-425, 1989.

39. George-Hyslop, P. H., Tanzi, R. E., Polinsky, R. J., Haines, J. L., Nee, L., Watkins, P. C., Myers, R. H., Feldman, R. G., Pollen, D., and Drachman, D. The genetic defect causing familial Alzheimer's disease maps on chromosome 21. Science, 235:885-890, 1987.

40. Gjestland, T. The Oslo study of untreated syphilis; an epidemiologic investigation of the natural course of the syphilitic infection based upon a re-study of the Boeck-Bruusgaard material. Acta Derm. Venereol., 35:3-368, 1955.

41. Grant, I., and Martin, A. *Neuropsychology of HIV Infection*. New York: Oxford University

Press, 1994.

42. Grundke-Iqbal, I., Johnson, A. B., Wisniewski, H. M., Terry, R. D., and Iqbal, K. Evidence that Alzheimer neurofibrillary tangles originate from neurotubules. Lancet, 1:578-580, 1979.

43. Hardy, J. Amyloid, the presenilins and Alzheimer's disease. Trends Neurosci., 20:154-159, 1997.

44. Harper, C., Rodriguez, M.,Gold, J., and Perdices,M. The Wernicke-Korsakoff syndrome in Sydney—a prospective necropsy study. Med. J. Aust., 149:718, 720, 1988.

45. Harrison, P. Alzheimer's disease and chromosome 14. Different gene, same process? Br. J. Psychiat., 163:2-5, 1993.

46. Hendrie, H. C., Unverzagt, F. W., and Austrom, M. G. The dementing disorders. Psychiat. Q., 68:261-279, 1997.

47. Heston, L. L., Orr, H. T., Rich, S. S., and White, J. A. Linkage of an Alzheimer disease susceptibility locus to markers on human chromosome 21. Am. J. Med. Genet., 40:449 -453, 1991.

48. Holmes, C., Cairns, N., Lantos, P., and Mann, A. Validity of current clinical criteria for Alzheimer's disease, vascular dementia and dementia with Lewy bodies. Br. J. Psychiat., 174:45-50, 1999.

49. Hunter, R., and Macalpine, I. *Three Hundred Years of Psychiatry. 1535-1860*, London: Oxford University Press, 1963.

50. Kahn, R. L., Zarit, S. H., Hilbert, N. M., and Niederehe, G. Memory complaint and impairment in the aged. The effect of depression and altered brain function. Arch. Gen. Psychiat., 32:1569-1573, 1975.

51. Knapp, M. J., Knopman, D. S., Solomon, P. R., Pendlebury, W. W., Davis, C. S., and Gracon, S. I. A 30-week randomized controlled trial of high-dose tacrine in patients with Alzheimer's disease. JAMA, 271:985-991, 1994.

52. Kopelman, M. D. The Korsakoff syndrome. Br. J. Psychiat., 166:154-173, 1995.

53. Kosik, K. S. Alzheimer's disease: a cell biological perspective. Science, 256:780-783, 1992.

54. Lazarus, L. W., Newton, H., Cohler, B., Lesser, J., and Schweon, C. Frequency and presentation of depressive symptoms in patients with primary degenerative dementia. Am. J. Psychiat., 144:41-45, 1987.

55. Leading article. Communicating hydrocephalus. Lancet, 2:1011-1012, 1977.

56. Levy-Lahad, E., Wasco, W., Poorkaj, P., Romano, D. M., Oshima, J., Pettingell, W. H., Yu, C. E., Jondro, P. D., Schmidt, S. D., Wang, K., Crowley, A.C., Fu, Y.-H., Guenette, S. Y., Galas, D., Nemens, E., Wijsman, E.W., Bird, T. D., Schellenberg,

G. D., and Tanzi, R. E. Candidate gene for the chromosome 1 familial Alzheimer's disease locus. Science, 269:973-977, 1995.

57. Lipowski, Z. J. Delirium (acute confusional states). JAMA, 258:1789-1792, 1987.

58. Lishman, W. A. Cerebral disorder in alcoholism. Syndromes of impairment. Brain, 104:1-20, 1981.

59. Liston, E. H. The clinical phenomenology of presenile dementia. A critical review of the literature. J. Nerv. Ment. Dis., 167:329-336, 1979.

60. Martin, P. R., McCool, B. A., and Singleton, C. K. Genetic sensitivity to thiamine deficiency and development of alcoholic organic brain disease. Alcohol. Clin. Exp. Res., 17:31-37, 1993.

61. Massie, M. J., Holland, J., and Glass, E. Delirium in terminally ill cancer patients. Am. J. Psychiat., 140:1048-1050, 1983.

62. McAllister, R. W., and Price, T. R. Severe depressive pseudodementia with and without dementia. Am. J. Psychiat., 139:626-629, 1982.

63. Morgagni, G. B. *The Seats and Causes of Diseases Investigated by Anatomy*, Alexander, B., trans. edition. London: Millar et al., 1769.

64. Morris, J. C., Rubin, E. H., Morris, E. J., and Mandel, S. A. Senile dementia of the Alzheimer's type: an important risk factor for serious falls. J. Gerontol., 42:412-417, 1987.

65. Myers, R. H., Schaefer, E. J., Wilson, P. W., D'Agostino, R., Ordovas, J. M., Espino, A., Au, R., White, R. F., Knoefel, J. E., Cobb, J. L., McNulty, K. A., Beiser, A., and Wolf, P. A. Apolipoprotein E epsilon4 association with dementia in a populationbased study: the Framingham study. Neurology, 46:673-677, 1996.

66. Pericak-Vance, M. A., Bebout, J. L., Gaskell, P. C., Jr., Yamaoka, L. H., Hung, W. Y., Alberts, M. J., Walker, A. P., Bartlett, R. J., Haynes, C. A., Welsh, K. A., Heyman, E.A., Clark, C. M., Roses, A. D. Linkage studies in familial Alzheimer disease: evidence for chromosome 19 linkage. Am. J. Hum. Genet., 48:1034-1050, 1991.

67. Plassman, B. L., and Breitner, J. C. The genetics of dementia in late life. Psychiat. Clin. N. Am., 20:59-76, 1997.

68. Potamianos, G., and Kellett, J. M. Anti-cholinergic drugs and memory: the effects of benzhexolonmemory ina groupof geriatric patients.Br. J. Psychiat.,140:470-472, 1982.

69. Preskorn, S. H., and Simpson, S. Tricyclic-antidepressant-induced delirium and plasma drug concentration. Am. J. Psychiat., 139:822-823, 1982.

70. Rice, E., and Gendelman, S. Psychiatric aspects of normal pressure hydrocephalus. JAMA, 223:409-412, 1973.

71. Rob, P. M., Niederstadt, C., and Reusche, E. Dementia in patients undergoing long-term dialysis: aetiology, differential diagnoses, epidemiology and management. CNS Drugs, 15:691-699, 2001.

72. Robins, E., Murphy, G. E., Wilkinson, R. H., Jr., Gassner, S., and Kayes, J. Some clinical considerations in the prevention of suicide based on a study of 134 successful suicides. Am. J. Publ. Health, 49:888-899, 1959.

73. Rogers, S. L., Farlow, M. R., Doody, R. S., Mohs, R., and Friedhoff, L. T. A 24-week, double-blind, placebo-controlled trial of donepezil in patients with Alzheimer's disease. Donepezil Study Group. Neurology, 50:136-145, 1998.

74. Rogers, S. L., Friedhoff, L. T., and the Donepezil Study Group. The efficacy and safety of donepezil in patients with Alzheimer's disease: results of a US multicentre, randomized, double-blind, placebo-controlled trial. Dementia, 7:293-303, 1996.

75. Ron, M. A. Brain damage in chronic alcoholism: a neuropathological, neuroradiological and psychological review. Psychol. Med., 7:103-112, 1977.

76. Ron, M. A., Toone, B. K., Garralda, M. E., and Lishman, W. A. Diagnostic accuracy in presenile dementia. Br. J. Psychiat., 134:161-168, 1979.

77. Ropper, A. H., and Brown, R. H. *Adams and Victor's Principles of Neurology*, 8th edition. New York: McGraw-Hill, 2005.

78. Salmon, W. *Iatrica: Sen Praxis Medendi. The Practice of Curing Disease*, 3rd edition. London: Rolls, 1964.

79. Schafer, D. F., and Jones, E. A. Hepatic encephalopathy and the gamma aminobutyric-acid neurotransmitter system. Lancet, 1:18-20, 1982.

80. Schellenberg, G. D., Bird, T. D., Wijsman, E. M., Orr, H. T., Anderson, L., Nemens, E., White, J. A., Bonnycastle, L., Weber, J. L., Alonso, M. E., Potter, H., Heston, L. L., and Martin, G. M. Genetic linkage evidence for a familial Alzheimer's disease locus on chromosome 14. Science, 258:668-671, 1992.

81. Schentag, J. J., Cerra, F. B., Calleri, G., DeGlopper, E., Rose, J. Q., and Bernhard, H. Pharmacokinetic and clinical studies in patients with cimetidine-associated mental confusion. Lancet, 1:177-181, 1979.

82. Smith, C. K., Barish, J., Correa, J., and Williams, R. H. Psychiatric disturbance in endocrinologic disease. Psychosomat. Med., 34:69-86, 1972.

83. Sternberg, D. E., and Jarvik, M. E. Memory functions in depression. Arch. Gen. Psychiat., 33:219-224, 1976.

84. Strachan, R., and Henderson, J. Psychiatric syndromes due to avitaminosis B12 with normal blood and marrow. Q. J. Med., 34:303-317, 1965.

85. Tariot, P. N., Solomon, P. R., Morris, J. C., Kershaw, P., Lilienfeld, S., and Ding, C. A 5-month, randomized, placebo-controlled trial of galantamine in AD. The Galantamine USA-10 Study Group. Neurology, 54:2269-2276, 2000.

86. Thomas, P. K. Brain atrophy and alcoholism. Br. Med. J., 292:787, 1986.

87. Trimble, M. R., and Reynolds, E. H. Anticonvulsant drugs and mental symptoms: a review. Psychol. Med., 6:169-178, 1976.

88. Tune, L. E. Postoperative delirium. Int. Psychogeriatr., 3:325-332, 1991.

89. Tune, L. E., Damlouji, H. F., Holland, A., Gardner, T. J., Folstein, M. F., and Coyle, J. T. Association of postoperative delirium with raised serum levels of anticholinergic drugs. Lancet, 2:651-653, 1981.

90. Victor, M., Adams, R. D., and Collins, G. H. *The Wernicke-Korsakoff Syndrome*. Philadelphia: F.A. Davis, 1971.

91. Wells, C. E. Chronic brain disease: an overview. Am. J. Psychiat., 135:1-12, 1978.

92. Wells, C. E. Pseudodementia. Am. J. Psychiat., 136:895-900, 1979.

93. Whitehouse, P. J. The cholinergic deficit in Alzheimer's disease. J. Clin. Psychiat., 59 Suppl 13:19-22, 1998.

94. American Psychiatric Association. *Diagnostic and Statistical Manual of Mental Disorders*, 4th edition, text revision. Washington, DC: Author, 2000.

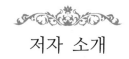

저자 소개

CAROL S. NORTH, MD, MPE

Carol North는 미국 텍사스주 Dallas에 있는 VA North Texas Health Care System의 위기 정신의학(Crisis Psychiatry) 책임자이고, 외상 및 재난 프로그램(Program in Trauma and Disaster)의 소장이며, University of Texas의 Southwestern Medical Center 에서 정신의학과 교수이자 수술/응급의학 교실의 교수로 있다.

SEAN H. YUTZY, MD

Sean Yutzy는 미국 New Mexico 대학의 정신의학과 교수이다.

〈원 저자 Goodwin & Guze〉

Donald W. Goodwin, M.D.

미국 Kansas 의대의 정신의학과 교수이자 학과장이다.

Samual B. Guze, M.D.

미국 Washington 의대의 정신의학과의 Spencer T. Olin Professor이자 학과장이며, 의대 부학장이다.

역자 소개

이봉건

충북대 심리학과 교수.

서울대 심리학과 석사, 박사 (임상심리 전공).

미국 뉴욕 주립대학(Albany소재) 심리학과 부설 Center for Stress and Anxiety Disorders 방문교수(visiting scholar).

한국임상심리학회 학회지 편집위원장 역임.

충북대학교 사회과학연구소장 역임.

한국심리학회 산하 임상심리학회장 역임.

충북대학교 학생생활상담센터 소장 역임.

복지부 산하 정신보건요원협회 이사 역임.

한국명상학회 초대 회장 역임.

전자우편주소 : clinpsy@chol.com

〈자격증〉

임상심리전문가 (한국임상심리학회) /정신보건임상심리사1급 (보건복지부).

범죄심리전문가 (한국심리학회).

명상지도전문가 (K-MBSR) R급 전문가(한국명상학회 홈피 mbsr.or.kr).

인지행동치료전문가 (학회홈피 www.kacbt.org).

현재 연구관심 분야 및 실제 활동(practice): 인지행동치료상담, 불안장애의 행동치료, 응용정신생리학 및 바이오피드백, 동양 비교 전통(esoteric tradition)의 응용 등.

〈저·역서〉

이봉건 역 (2012). 이상심리학, 11판. 시그마프레스. 523쪽.

이봉건 역 (2005). 의식심리학(意識心理學)(The Psychology of Consciousness). 서울: 학지사. 405쪽.

이봉건, 이철원 공역 (2017). 범죄수사심리학. 서울: 학지사.

이봉건 저 (출판 중). 명상치유의 원리와 실제. 서울: 학지사.

〈논문〉

구효진, 이봉건 (2011). 사회인지 동영상을 활용한 사회성기술훈련이 정신분열병 환자의 대인관계기술에 미치는 효과. 한국심리학회지: 임상, 30(2), 381-396.

김령아, 이봉건 (2009). 스트레스 감소를 위한 마음챙김명상(MBSR)에 기반을 둔 직장인 지원 프로그램(EAP)의 개발을 위한 예비연구. 스트레스연구, 17(2), 91-100.

김민경, 이봉건, 전양환 (2003). Brief Psychiatric Rating Scale - 평정방법에 따른 평정자간 신뢰도와 자기보고식 검사와의 상관연구. 한국심리학회지: 임상, 22(3), 685-698.

김은희,이봉건 (2008). 정신장애인을 위한 재활프로그램 개발. 충북대 사회과학연구, 25(1), 53-76.

김진실, 이봉건 (2012). 알코올 의존 환자를 대상으로 한 인지행동치료를 병행한 자기사랑 프로그램의 효과 연구. 한국심리학회지: 임상, 31(1), 289-304.

김태경, 이봉건 (1999). 전두근 EMG 바이오피드백 훈련에서 청각과 시각 피드백의 효용성 비교. 스트레스학회지, 7(2), 55-62.

박경호, 이봉건, 이철원 (2016). 조현병 환자의 재기태도와 약물태도의 관계: 인지적 병식의 조절효과를 중심으로. 한국심리학회지: 건강, 21 (1), 257-271.

이봉건 (2013). 마음챙김명상(MBSR)이 암 환자들의 통증과 불안에 미치는 효과. 스트레스연구, 21(4), 263-274.

이봉건 (2001). 명상과 바이오피드백에 대한 동서 심리학적 고찰. 심리과학, 10(1), 19-31. (서울대 사회대 심리과학연구소 발간).

이봉건 (2006). 바이오피드백이 가미된 이완 및 호흡조절에 의한 스트레스 감소-사례연구. 한국심리학회지: 임상, 25(3), 603-622.

이봉건 (2008). 한국판 마음챙김 명상(K-MBSR)이 대학생의 우울증상, 마음챙김 수준 및 몰입수준에 미치는 효과. 한국심리학회지: 임상, 27(1), 333-345.

이봉건 (2015). 마음챙김명상(MBSR)의 암에 대한 심리적·생리적 효과: 사례에 대한 질적 연구. 한국심리학회지: 건강, 20 (1), 359-370.

이봉건 (2015). 수형자 사회적응을 위한 명상 프로그램 개발과 효과성 연구 -사례분석 중심으로-. 교정복지연구, 39, 137-180.

이봉건 (2017). 몸풀기 조신(調身) 수련과 조식(調息) 수련을 병행한 명상 프로그램이 심신이완과 마음의 안정에 미치는 효과. 한국명상학회지, 7(1), 87-102.

이봉건 외(2001). 또래아동의 비행 행동이 피해아동의 삶의 질에 미치는 영향 및 그 개선방안 -집단괴롭힘 소위 '왕따'(bullying)를 중심으로-. 한국심리학회지: 임상, 20(3), 413-441.

이봉건 (1993). 심인성 두통(Psychogenic Headache)의 심리학적 처치에 대한 개관, 대한신심스트레스학회지. 1(1), 85-96.

이봉건 (1996). 두통의 발생 및 이와 관련된 심리학적 특성들 -대학생 집단을 중심으로-. 대한신심스트레스학회지, 4(2), 1-9.

이봉건, 신재숙 (2007). 단기 한국판 마음챙김명상(K-MBSR)의 스트레스 감소효과 -II형 당뇨 환자를 대상으로 한 사례연구-. 인지행동치료, 7(2), 63-82.

이봉건, 정인원, 김재진, 신철진 (2002). 심상자극과 GSR의 관계에 대한 예비연구. 감성과학회지, 5(2), 11-22.

한상미, 이봉건 (1999). 문제 음주 대학생에 대한 단기 인지행동 집단치료의 효과. 한국심리학회지: 임상, 18(2), 1-13.

히선무, 이봉건 (2016). 사회불안에 대한 수용전념치료(ACT) 치료변인의 효과. 인지행동치료, 16(4), 445-467.

Goodwin & Guze의
이상 행동의 이해와 분류

ⓒ글로벌콘텐츠, 2018

1판 1쇄 발행__2018년 01월 30일
1판 2쇄 발행__2018년 10월 10일

지은이__Carol North & Sean Yutzy
옮긴이__이봉건
펴낸이__홍정표

펴낸곳__글로벌콘텐츠
　　　　등록__제25100-2008-24호
　　　　이메일__edit@gcbook.co.kr

공급처__(주)글로벌콘텐츠출판그룹
　　　　대표__홍정표
　　　　편집디자인__김미미　기획·마케팅__노경민
　　　　주소__서울특별시 강동구 풍성로 87-6 201호
　　　　전화__02) 488-3280　팩스__02) 488-3281
　　　　홈페이지__http://www.gcbook.co.kr

값 20,000원
ISBN 979-11-5852-171-4 93510